AF259386

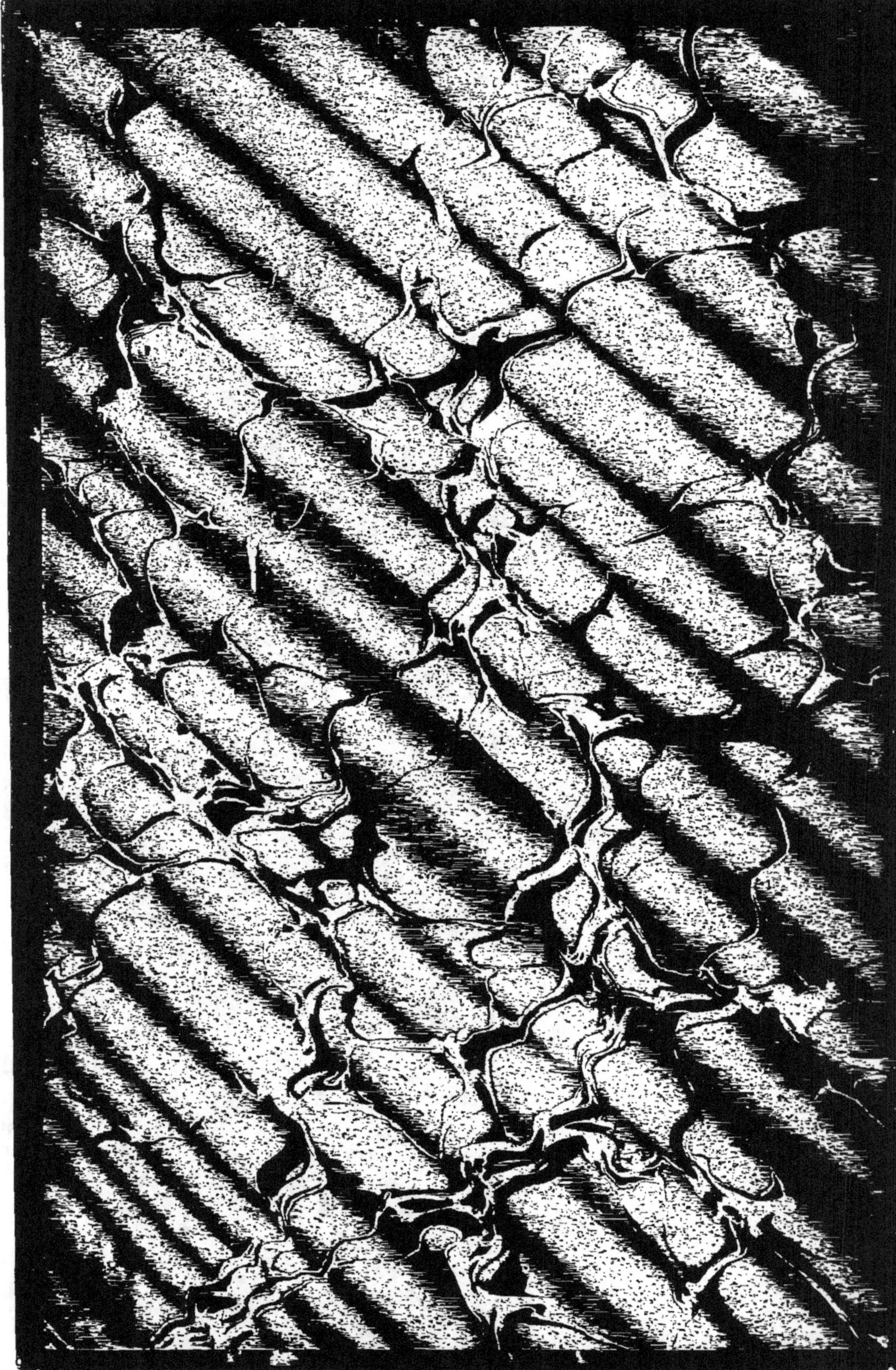

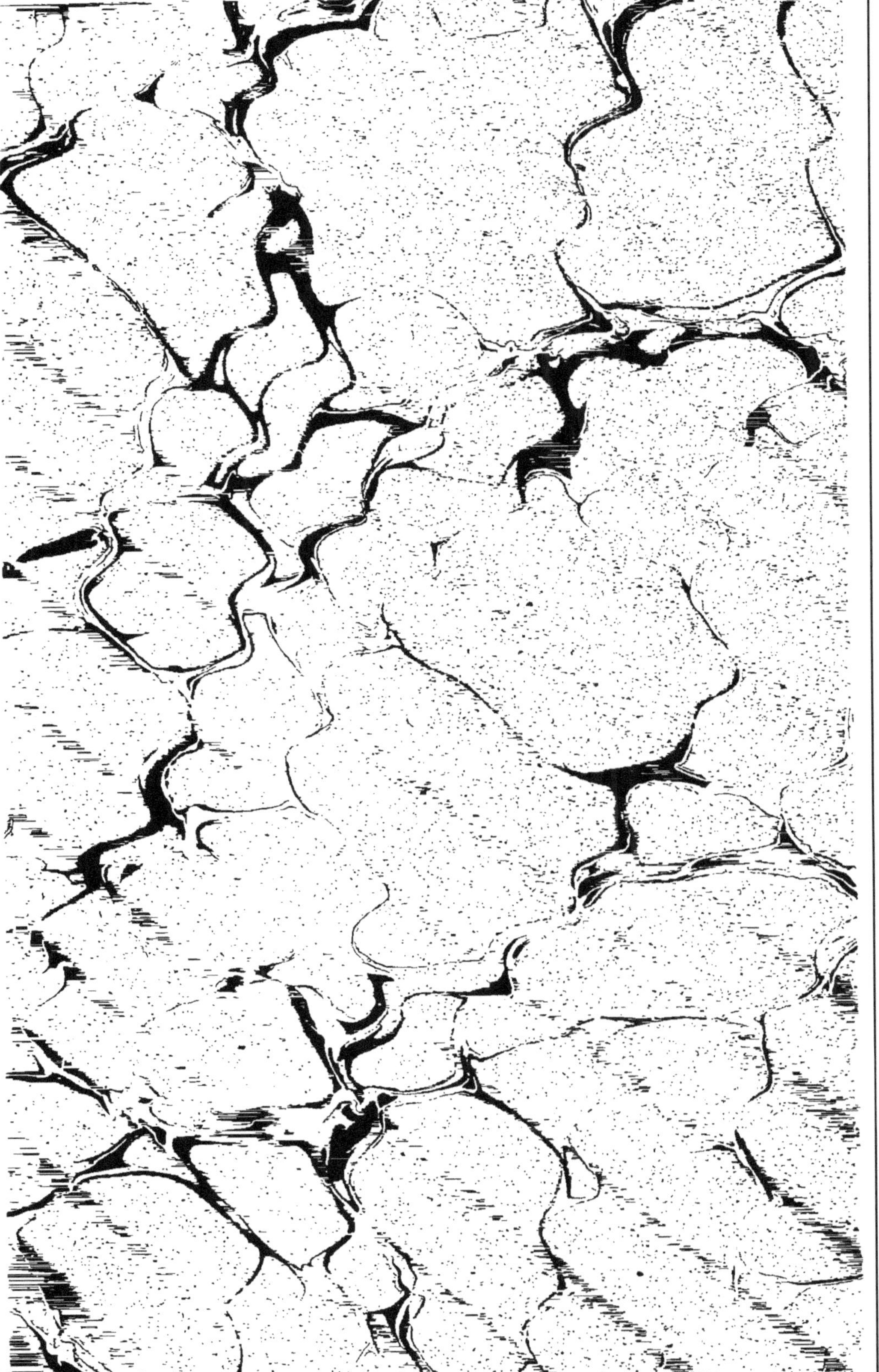

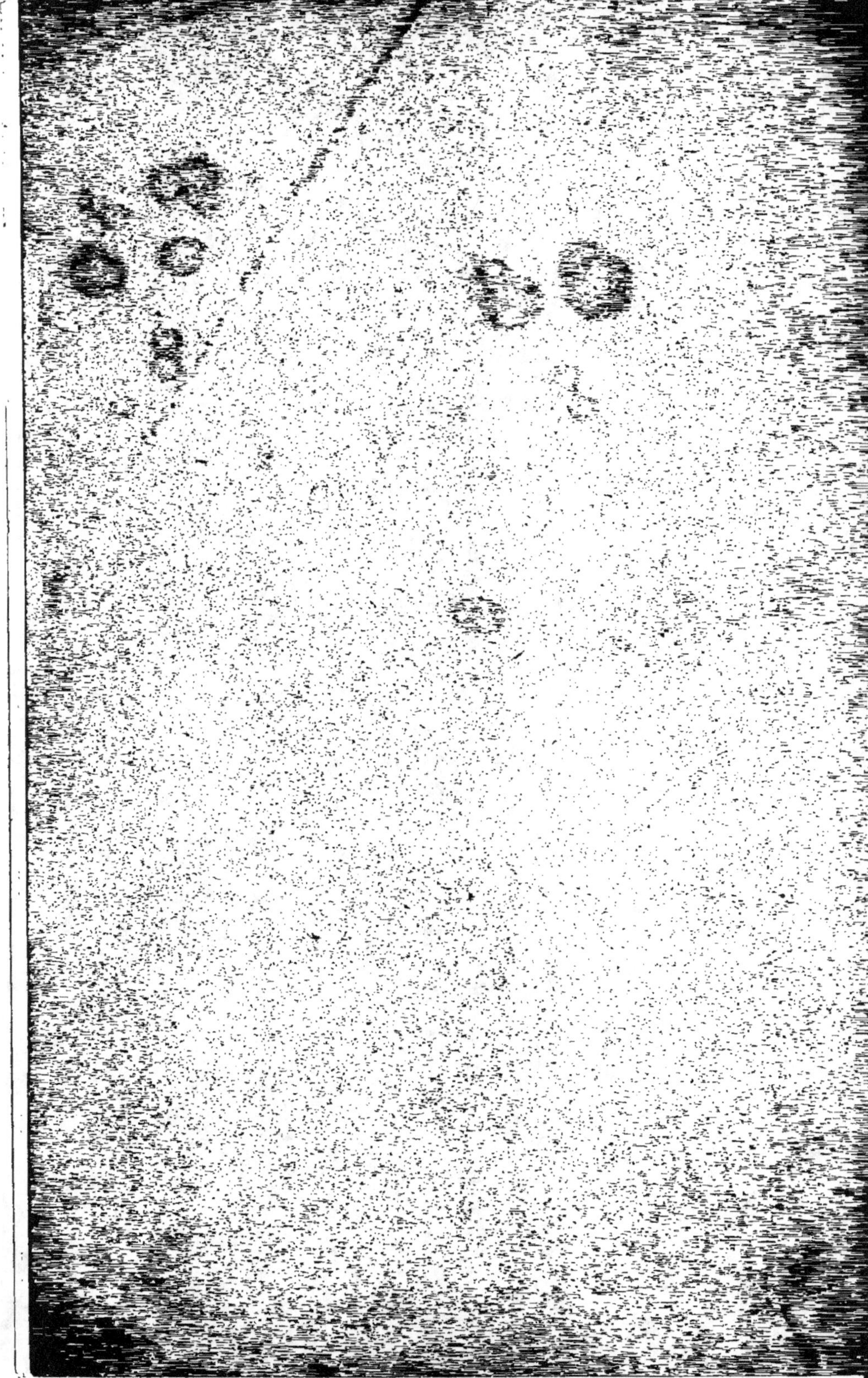

PRÉCIS D'HYGIÈNE

DE

LA PREMIÈRE ENFANCE

TRAVAUX DU MÊME AUTEUR

LE LAIT

Caractères dans l'état de santé et de maladie
Altérations et falsifications
Germes de maladies, microorganismes du lait

PRÉFACE DU DOCTEUR PIERRE BUDIN

1893. J.-B. Baillière et Fils, 1 vol. in-18 de 400 pages
avec figures intercalées dans le texte. . . . . 3 fr. 50

De la Phlegmatia alba dolens, Montpellier, 1877.

Quelques considérations sur les déviations menstruelles, in-8, 24 p.,
Paris, 1879

Des Phénomènes supplémentaires des règles (Annales de gynécologie,
juillet et août 1879 et février 1880).

Recherches statistiques sur la menstruation dans les Bouches-du-
Rhône (Assoc. franç. pour l'avancement des sciences, Montpellier,
1879, et Annales de gynécologie, décembre 1879).

De l'Ovulation et de la Menstruation (Assoc. franç. pour l'avancem. des
sciences, Montpellier, 1879).

Recherches sur la mens'ruation en Syrie (Annales de gynécologie,
mars 1887).

Étude des déviations menstruelles (Annales de gynécologie, janvier,
février, mars, p. 60, 1885).

Des Corps étrangers du vagin (Revue médico-pharm. de Constantinople,
31 juillet 1889).

Hygiène de la première enfance, 1re édition, Paris, 1889, in-8°.

Mariages précoces et leurs conséquences (Annales de gynécologie,
mars 1889).

Nécessité d'un complément à la loi Roussel. Congrès internat. d'hygiène,
Paris, 1889. (Archives de tocologie, septembre 1889).

Impaludisme et allaitement (Archives de tocologie, Paris, mai 1889).

Éclampsie puerpérale (Assoc. franç. pour l'avancem. des sciences,
Marseille, 1891).

La Dengue de Syrie et d'Égypte à Marseille (Assoc. franç. pour
l'avancem. des sciences, Marseille, septembre 1891).

Identité de la dengue et de la grippe-influenza, in-8, p. 48, Paris,
1890.

Revue internationale de bibliographie médicale, pharmaceutique et
vétérinaire, Revue analytique bi-mensuelle, 4e année.

Lyon. — Imp. PITRAT AÎNÉ, A. REY Successeur, 4, rue Gentil — 5011

PRÉCIS D'HYGIÈNE

DE LA

PREMIÈRE ENFANCE

PAR

LE DR JULES ROUVIER

PROFESSEUR A LA FACULTÉ FRANÇAISE DE MÉDECINE DE BEYROUTH
MEMBRE FONDATEUR DE LA SOCIÉTÉ OBSTÉTRICALE DE FRANCE, ETC.

Préface du DR PIERRE BUDIN

Professeur agrégé à la Faculté de Médecine de Paris
Membre de l'Académie de Médecine, Accoucheur de la Charité

Avec Figures intercalées dans le texte

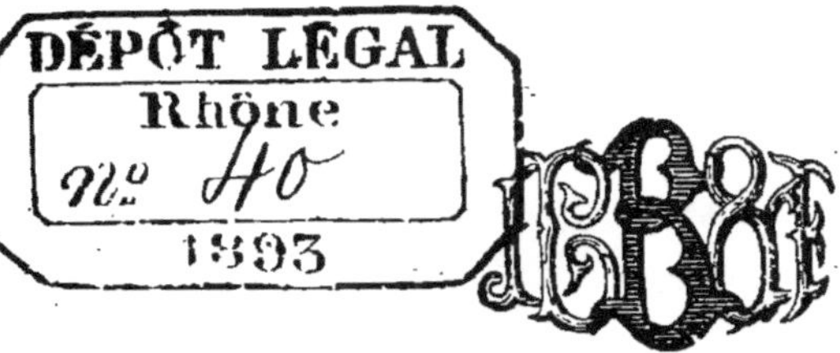

PARIS

LIBRAIRIE J.-B. BAILLIÈRE ET FILS

RUE HAUTEFEUILLE, 19, PRÈS DU BOULEVARD SAINT-GERMAIN

1893

PRÉFACE

C'est pendant les premiers jours, c'est pendant les premiers mois de la vie que la mortalité est de beaucoup la plus considérable, c'est à cette époque que les moindres fautes commises contre l'hygiène entraînent des désastres. Aussi, écrire un livre qui expose clairement les connaissances acquises, les progrès réalisés et la conduite à tenir pour les parents et pour les médecins, c'est rendre un grand service.

M. le Professeur Rouvier vient de le faire. Il a abordé toutes les questions qui intéressent l'enfant pendant les deux premières années et, en le lisant, on sera frappé de voir que s'il n'a reculé devant aucun détail, il a aussi abordé les sujets les plus élevés de la sociologie.

Il a touché à tous les détails, même les plus minutieux, et il a bien fait, car c'est surtout quand il s'agit des soins à donner aux enfants qu'on peut dire avec raison, *la pratique vit de détails*. Les mères qui le liront lui en sauront, j'en suis sûr, le plus grand gré.

Il a aussi abordé les questions les plus hautes de la sociologie afin de faire connaître les mesures qui ont été conseillées pour diminuer la mortalité des nouveau-nés. Il a étudié les sociétés de charité maternelle, les associations des femmes en couches, les colonies maternelles, les crèches, les asiles pour les femmes enceintes, les tours, la recherche de la paternité, la loi Roussel, etc., en un mot, toutes les questions qui sont relatives à la protection de l'enfance.

En parcourant ces pages, on reconnaît que M. Rouvier possédait toutes les qualités nécessaires pour les écrire, on retrouve chez lui le professeur, le clinicien, le père de famille et le savant : le professeur qui a beaucoup lu, beaucoup réfléchi pour instruire les élèves dont l'éducation médicale lui était confiée ; le clinicien qui a minutieusement observé à l'hôpital et dans sa pratique particulière ; le père de famille qui s'est trouvé pour ses propres enfants aux prises avec mille difficultés ; le savant qui voit quelles sont les limites atteintes actuellement par la science, qui sait que beaucoup de questions ne sont pas encore résolues et qui le dit sincèrement.

Il y a plus de mères que de bonnes nourrices, dit M. Rouvier. Que de tristesses dans cette simple phrase ! Si la mère est bonne nourrice, l'enfant presque certainement est sauvé ; si elle n'a pas de lait, que deviendra-t-il ? Que de difficultés pour l'élever, surtout pendant les premiers mois ! Et M. Rouvier ajoute :

« Le lait de femme fait défaut, l'offre est au-dessous de la demande ; il faut donc en prendre son parti, et mieux vaut régler minutieusement la direction de l'allaitement artificiel que de l'écarter, sans réfléchir, par la question préalable.

« La catégorie d'enfants pauvres voués d'avance à l'allaitement artificiel est beaucoup plus nombreuse qu'on ne croit. Parmi leurs mères, bien peu sont d'excellentes nourrices. Les unes, faute d'alimentation suffisante, ne tardent pas à perdre leur lait, les autres occupées tout le jour, pour gagner leur pain, à un travail pénible ou peu rémunéré, ne peuvent ni allaiter elles-mêmes leurs enfants, ni payer les frais toujours élevés d'une nourrice sur lieu; force est pour elles de recourir à l'allaitement artificiel pour leurs enfants, à moins qu'elles ne se résignent à confier ces petits êtres à des nourrices à la campagne, ce qui est pire. Les personnes de la classe inférieure, susceptibles de mener à bien un allaitement naturel, se laissent aussi séduire par l'appât d'un gain élevé, en se plaçant comme nourrices dans les grandes villes. Elles se comportent donc exactement comme les précédentes, lorsqu'elles ne sèvrent pas prématurément leurs enfants. »

Aussi, M. Rouvier a-t-il étudié avec soin tout ce qui concerne cet allaitement artificiel. Rien ne saurait remplacer le sein, cela est indiscutable; mais que faire quand on n'a pas de nourrice? Celui qui trouvera le moyen de rendre l'allaitement artificiel aussi simple, aussi efficace que l'allaitement maternel, aura bien mérité de ses semblables. Trouvera-t-on jamais ce moyen ?

Nous voyons tous les jours des enfants magnifiques qu'on nous montre comme des types de ce que peut donner l'allaitement artificiel; de plus, les chiffres prouvent que, si l'enfant augmente beaucoup dans les premiers temps de la vie lorsqu'il est mis au sein, son accroissement paraît être plus considérable encore à partir du cinquième mois quand il est alimenté avec du lait de vache et qu'il le supporte; mais, il ne faut pas l'oublier, dans les premières semaines, l'allaitement artificiel est très dangereux.

En novembre 1891, j'ai mis au monde, aux Champs-Élysées, dans une famille étrangère, un enfant qui, quarante-huit heures après sa naissance, pesait 3040 grammes. On ne voulut à aucun prix prendre une nourrice au sein. Les parents devaient, quelque temps après, se rendre en Angleterre et ils craignaient qu'une femme française se trouvant complètement isolée dans ce pays, ne pouvant parler sa langue avec personne, ne consentît point à y demeurer. On avait du reste arrêté une *nurse* habituée à élever artificiellement des enfants *to the bottle* et qui certainement réussirait à en faire un magnifique poupon. L'allaitement artificiel fut donc institué dès le début. C'était l'hiver, la saison était relativement favorable. Sachant combien l'estomac des nouveau-nés digère difficilement le lait de vache (nous n'avions pas, à cette époque, le lait stérilisé), je conseillai le lait d'ânesse. Du 6 novembre au 1er décembre, l'enfant augmenta de 1180 grammes, c'est-à-dire de 47^{gr},2 en moyenne par jour. La mère voulut alors abandonner le lait d'ânesse qui réussissait admirablement et donner du lait de vache coupé avec de l'eau. Le 1er décembre, l'enfant pesait 4220 grammes; le 30, 4404 grammes seulement; il n'avait donc augmenté que de 184 grammes, c'est-à-dire de 6^{gr},3 en moyenne par jour. Du 30 décembre au 4 février, l'accroissement fut un peu plus accentué, il atteignit 12^{gr},9 par jour. Le tube digestif, qui avait au début très bien supporté le lait d'ânesse, dont la composition se rapproche beaucoup de celle du lait de femme, ne put digérer le lait de vache et l'enfant souffrit beaucoup. Lorsqu'il eut atteint le quatrième mois, ses organes étant devenus capables de mieux assimiler, sa santé se rétablit, et du 4 février au 11 mars il augmenta de 30 grammes par jour. Comme il s'est très bien développé par la suite, on aura oublié les anxiétés du début et on le donnera probablement comme un exemple de ce que produit, avec une *nurse* anglaise, l'allaitement artificiel. Mais que d'inquiétudes on avait eues!

Ne pourrait-on pas, de faits analogues, s'ils se répétaient suffisamment, tirer des conclusions pratiques? Une administration chargée d'élever des nouveau-nés possède une nourrice, elle lui confie un enfant qu'elle allaite pendant trois ou quatre mois. S'il est alors très bien portant, il supportera plus facilement l'allaitement artificiel et on le confiera à une autre femme. Un autre nouveau-né sera donné à la nourrice qui l'élèvera de même pendant trois ou quatre mois, et ainsi de suite tant que son lait ne sera pas tari. Une bonne nourrice pourrait ainsi, non pas à proprement parler élever plusieurs enfants, mais permettre à plusieurs nouveau-nés d'atteindre un âge auquel leur estomac supportera facilement l'allaitement artificiel. Il y aurait toujours plus de mères que de bonnes nourrices, c'est vrai, mais si une bonne nourrice pouvait remplacer plusieurs mères, il y aurait compensation au moins en partie.

Et que de questions analogues restent à résoudre! En les

in diquant chaque fois que l'occasion s'en présente, M. Rouvier montre dans quelle voie peuvent s'engager ceux qui veulent faire de nouvelles et utiles recherches.

Il y a quelques mois, en terminant une conférence sur l'allaitement, nous disions :

« Nous avons assisté dans ces dernières années à une véritable révolution. Autrefois, il régnait dans les maternités une affection très meurtrière, la fièvre puerpérale. Aujourd'hui, grâce aux travaux qui ont suivi les découvertes de Pasteur, les femmes en couches ne doivent plus mourir. Dans les services hospitaliers bien tenus, il n'y a plus de décès, les résultats y sont meilleurs qu'en ville, dans les maisons les plus riches, parce que l'antisepsie est plus facilement faite à l'hôpital.

« Espérons que nous allons assister à une révolution semblable pour les enfants. Grâce aux travaux récents qui sont encore la conséquence des découvertes de Pasteur, grâce à la stérilisation du lait que chacun pourra faire chez soi, la mortalité des enfants, qui était grande, va diminuer considérablement. Tous, pauvres et riches, pourront conserver leurs petits et goûter les douces joies du foyer sans en éprouver les tristesses, et cela au grand bénéfice de la patrie qui a besoin de tous ses enfants, que dis-je, au grand bénéfice de l'humanité tout entière. »

Puisse le livre de M. le professeur Rouvier contribuer à l'apparition de cette ère nouvelle !

P. BUDIN.

7 Novembre 1892.

TABLE DES MATIÈRES

FIN DE LA TABLE DES MATIÈRES

HYGIÈNE DE LA PREMIÈRE ENFANCE

PREMIÈRE PARTIE

L'ENFANT

ORGANISATION SPÉCIALE DE L'ENFANT. SOINS SPÉCIAUX

CHAPITRE PREMIER

ANATOMIE ET PHYSIOLOGIE

Tête. — Le développement de la tête présente, dans l'enfance, un intérêt majeur, à cause des relations étroites du cerveau avec son enveloppe osseuse de protection. A la naissance, les diverses parties constitutives du crâne, dont l'ossification progressive du centre à la périphérie n'est pas achevée, ne sont point encore réunies entre elles par les sutures. Elles sont séparées par des espaces de grandeur variable, dont les plus considérables, appelés *fontanelles*, s'observent sur les points les plus éloignés des noyaux d'ossification vers les angles des os. Pendant la vie intra-utérine, il existe six fontanelles. A la fin de la grossesse deux subsistent, la grande fontanelle ou fronto-pariétale, à peu près située sur le vertex au sommet de la tête, et la fontanelle postérieure ou occipitale. Les rapports de la première avec les os qui doivent former la voûte expliquent le motif de sa persistance jusqu'au quinzième mois au moins, et au trente-sixième mois au plus, chez les enfants bien portants (H. Roger). Chez le nouveau-né, elle affecte une forme quadrilatère et possède une largeur de 0,021. Elsæsser a constaté qu'elle augmente dans le cours de la première année ; au neuvième mois elle égale 0,0313. Cette augmentation serait exceptionnelle. A la suite de mensurations méthodiques faites sur 465 enfants, Kassowitz a été porté à conclure que la grande fontanelle diminue normalement après la naissance, si l'ossification du crâne n'est point entravée par une cause morbide. Elle peut même disparaître rapidement, éventualité très favorable de l'évolution normale, tant que les sutures elles-mêmes ne sont pas ossifiées. L'augmentation de superficie ou l'arrêt prolongé de sa diminution sont (si on exclut l'hydrocéphalie) des indices certains de rachitisme.

Vogel a comparé la grande fontanelle à une soupape de sûreté, obviant aux dangers que présenteraient le développement rapide du cerveau et sa tendance à l'hyperémie, dans une boîte osseuse aussi rigide que le crâne.

La tête du nouveau-né est énorme, eu égard à son volume définitif à l'âge adulte. Sa circonférence l'emporte de trois à quatre centimètres sur celle de la poitrine. Cette particularité, coïncidant avec un tronc grêle, donne à l'enfant quelque analogie avec un gigantesque bilboquet.

Plus volumineuse chez les garçons que chez les filles, la tête rappelle par sa forme, en miniature, celle de la mère. Son poids est, jusqu'au deuxième mois, une cause d'instabilité ; l'enfant ne réussit qu'alors à la tenir en équilibre. Ce terme est avancé ou retardé, si les dimensions de la tête s'écartent de la moyenne habituelle. La débilité générale et les maladies sont toujours une cause de retard, d'autant plus prolongée que l'organisme est plus gravement atteint.

VISAGE. — Chez l'adulte, le visage est une sorte de miroir où se reflètent les impressions physiques et morales, un terrain neutre appartenant à la fois au corps et à l'âme. Sur lui se traduisent, en signes non équivoques, la joie et la crainte, le chagrin et la souffrance, la santé et la maladie. En séméiotique, on arrive même à déterminer la nature de certaines affections à la seule inspection du facies.

Dans le premier âge de la vie, cette région de l'organisme revêt une importance capitale. Car, à cette époque, l'intelligence dort encore d'un profond sommeil, et la parole fait absolument défaut. Le visage reflète déjà, mais imparfaitement, les sensations éprouvées par le petit être. C'est un miroir, mais un miroir obscurci par de la poussière ou de la vapeur d'eau déposée à la surface. Quelque habileté est nécessaire pour éloigner toute crainte inutile dans l'état de santé, comme pour diagnostiquer et combattre à temps, dans le cas contraire, les symptômes primordiaux d'une maladie grave ou d'une indisposition passagère.

Le développement exagéré de la région frontale par rapport à celui de la partie faciale proprement dite, l'absence de sourire, la régularité extrême de cette physionomie dont les saillies sont à peine accusées, constituent un ensemble assez régulier, mais complètement dénué d'expression. La beauté véritable ne s'y manifeste qu'un peu plus tard, d'autant plus apparente que l'intelligence s'épanouit davantage.

BOUCHE. — Les lèvres et la muqueuse buccale sont roses, lisses, toujours humides. Les gencives sont recouvertes d'un repli muqueux saillant, décrit sous le nom de membrane de Robin et Magitot. Cette conformation facilite la succion ; elle constitue des lèvres supplémentaires, qui, en s'appliquant sur le mamelon, donnent au nourrisson une prise plus solide et plus étendue (Miller).

Ranke a signalé, dans l'épaisseur des muscles de la joue, une petite boule graisseuse, enveloppée d'une capsule, et maintenue en place par plusieurs cordons qui la relient aux tissus voisins. Ce petit corps graisseux jouerait un rôle essentiel dans la succion et subsisterait intact dans l'athrepsie, lorsque la graisse des téguments a complètement disparu.

Sur la face supérieure de la langue, le lait dépose de légers grumeaux, qui rappellent les mucédinées de muguet par leur aspect blanchâtre. La voûte palatine est d'une teinte plus pâle que le reste de la bouche. Les amygdales sont naturellement volumineuses.

Glandes salivaires. — Joerg, Bidder, Schmidt, Ritter, Burdach, etc., croyaient que, dans les six à huit semaines après la naissance, les glandes salivaires sécrétaient en petite quantité une salive privée de ptyaline. Cette opinion a été combattue par Vogel, Schiffer et Korowin, et Zweifel en a démontré la fausseté. D'après ce dernier, seule la glande parotide contient ce ferment. Le pouvoir saccha-rifiant est peu marqué jusqu'à la fin de la première année, où il est à peine le dixième de celui de l'adulte. Gubler et Bauzon ont constaté l'acidité habituelle de la salive des nouveau-nés.

Tronc. — A la naissance, le tronc a 270 millimètres de longueur. Il est moins développé chez les garçons que chez les filles (Fasbender). Le volume exagéré du thorax et surtout de l'abdomen, hors de proportion avec l'organisation de l'adulte, enlève au corps de l'enfant toute harmonie de structure. Le volume considérable du foie et des organes de la digestion distend les parois abdominales et fait involon-tairement songer à la conformation des batraciens, tels que les grenouilles. A un an, la longueur du tronc atteint de 36 à 40 centimètres.

Les mamelles proéminent et renferment souvent dans les deux sexes un liquide lactescent (Morgagni. Billard, Scanzoni, Cobbald, Natalis Guillot, Gubler, Quévenne, Frey, etc.). Milne-Edwards et Kölliker ont émis l'opinion que ce liquide, désigné en Allemagne sous le nom de *lait de sorcière*, résulte probablement de la fonte de la portion centrale des cylindres constitutifs des glandes mammaires, lorsqu'ils se creusent pour devenir des canaux. De Sinety établit une distinction entre la sécrétion des mamelles à la naissance et celle qui apparaît après le quatrième jour. Cette dernière seule est constituée par du lait véritable.

Chez les garçons, la peau du scrotum contenant déjà les testicules, est épaisse, ridée et rouge. Le prépuce dépasse le gland d'une certaine longueur. Chez les filles, les nymphes sont parfois masquées par les grandes lèvres. Le méat urinaire est, comme la vulve, situé sur un plan vertical, d'où projection antérieure du jet de l'urine dans la miction.

Membres. — Chez le nouveau-né, les membres inférieurs sont à peine aussi longs que les supérieurs, soit 216 millimètres. La distance de l'occiput et de la hanche est rigoureusement égale à celle de la hanche et de la plante des pieds. A douze mois, cette dernière distance augmente dans le rapport 522 : 478 (Zeising). Les ongles, très durs, dépassent les sommets des doigts. Ils sont plus courts aux orteils. A un an, les membres ont de 24 à 30 centimètres.

Ces dimensions si restreintes, surtout pour les extrémités abdominales, choquent la vue. Aussi l'enfant perd-il à être contemplé sans ses vêtements. On dirait une statue plus ou moins parfaite, d'argile encore trop molle, qui se serait affaissée sur elle-même, vers sa base, sous l'action de la pesanteur. On conçoit et on admire l'expédient habile des mères qui masquent cette disproportion, sous les plis savamment calculés d'une robe ou d'une tunique. Par contre, rien ne paraît plus hideux et plus ridicule que la manie des gens de la campagne de vouloir affubler de trop bonne heure leurs garçons de pantalons, vestes, etc., vêtements faits pour un autre âge, qui exagèrent l'imperfection du corps, dans la première enfance.

Attitude. — Pour occuper le moins de volume possible dans le sein maternel, le fœtus, durant la gestation, se développe dans une attitude toute spéciale. La tête est penchée sur la poitrine ; au-dessous, les bras sont accolés au thorax, et les avant-bras croisés devant le sternum ; les cuisses sont ramenées contre l'abdomen, et les jambes, fléchies sur les cuisses, sont entre-croisées. En somme, le corps du fœtus présente assez exactement l'aspect d'un ovoïde. Après la naissance, le nouveau-né a une grande tendance a reprendre, quelque temps encore, l'attitude conservée pendant les mois de la grossesse. Cette attitude est légèrement modifiée par la *présentation*, lors de l'accouchement. Si l'enfant est venu par l'occiput, la tête demeure habituellement dans la flexion en avant ; elle reste au contraire dans l'extension après les présentations de la face. Dans ce dernier cas, la tête paraît momentanément comme aplatie sur les côtés ; et, si l'on fait passer un plan vertical par la fontanelle supérieure, en avant des deux oreilles, on voit que, des deux parties de la tête, la plus volumineuse est la postérieure. L'équilibre entre le crâne et la face étant rompu, l'occiput, sous l'influence de la pesanteur, est ramené en arrière et repose directement sur les premières vertèbres dorsales. Dans les présentations du siège, quand l'enfant est venu *plié en deux*, les membres inférieurs ont une propension remarquable à se redresser sur le ventre.

La souplesse des ligaments articulaires et la débilité des muscles permettent à l'enfant sain de garder, dans son berceau, les positions les plus variées, qui seraient les plus incommodes à l'adulte. Il dort indifféremment sur le dos, le côté ou le ventre ; la tête plus basse que les pieds ou ramenée sur les genoux. On profite de cette propriété pour changer souvent la position qu'on lui donne, pendant son sommeil. L'action de la pesanteur se faisant ainsi sentir alternativement sur divers points, le corps et surtout le crâne se développent plus régulièrement, et l'on évite des déformations osseuses plus tard irrémédiables.

LOCOMOTION, MOUVEMENTS. — Les premiers mouvements de l'enfant paraissent d'abord automatiques, le caractère volontaire se manifeste lorsque les mains commencent à

suivre les objets qu'on leur présente. A quatre ou cinq mois,
la station assise est possible. De huit à neuf mois, les jambes
supportent le poids du corps, mais la marche s'effectue rarement avant un an.

La race humaine paraît donc inférieure à la plupart des
animaux, dont les petits peuvent marcher le jour même de
leur naissance. Le retard, apporté dans l'établissement de
la locomotion, pendant la première enfance, a son explication
anatomique. En effet, le faisceau pyramidal, partie du né-
vraxe, qui régit cette fonction, n'est qu'inparfaitement
développé, au moment où l'enfant vient au monde (Flechsig,
Parrot, Grancher). Ce faisceau qui a pour point de départ
le cerveau, n'existe alors qu'à l'état rudimentaire dans le
bulbe et dans la moelle.

La marche s'établit et se perfectionne peu à peu, au fur et
à mesure que le faisceau pyramidal se développe avec l'âge,
à condition toutefois qu'il y ait intégrité de la zone corticale
motrice, des ganglions cérébraux, des leviers osseux et
enfin des articulations (Grancher).

Les petites filles marchent plus tôt que les petits garçons,
en moyenne de dix à seize mois. Les plus précoces commencent dès huit mois, un mois plus tôt que les petits garçons les plus favorisés. La plupart des garçons font leurs
premiers pas de douze à seize mois. *Tout enfant qui ne
marche pas à deux ans est malade.*

Les enfants très volumineux sont généralement un peu en
retard sur les autres. Le développement excessif de leur
organisme tend à rompre plus facilement l'équilibre nécessaire dans la locomotion normale.

Chez les enfants, la largeur des pas reste sensiblement
la même, quel que soit l'âge du sujet ; la longueur s'accroît
en raison directe de l'âge (Grancher).

Peau. — Après un accouchement normal, la peau conserve durant quatre ou cinq jours une coloration d'un rouge
foncé qui s'efface à la pression du doigt, passe à la teinte

jaunâtre, pour revenir ensuite graduellement à la nuance primitive. Cette teinte peut durer huit, dix et même quinze jours. Elle est surtout persistante et prononcée chez les enfants faibles et les avortons (Tarnier). Très souvent, elle s'allie à une teinte subictérique. Cet ictère ne dépend point de troubles fonctionnels du foie. Il est hémaphéique, c'est-à-dire produit par des transformations de la matière colorante du sang qui remplit les capillaires cutanés et infiltre les tissus environnants. Les enfants vigoureux sont aussi exposés que les enfants chétifs à cet ictère, d'ailleurs, sans gravité.

Quelques jours plus tard, la peau revêt une nuance d'un rose transparent, légèrement plus accentuée aux pommettes. Au bout de deux ou trois mois seulement, se manifestent les caractères propres à chaque constitution mitigés plus ou moins par les influences de race, d'habitation, de climat, etc. Dans la race nègre, la coloration noire des téguments ne commence qu'un certain temps après la naissance.

Van Swieten a signalé l'opinion, généralement répandue et parfaitement justifiée, que plus la peau d'un nouveau-né est rouge, plus elle acquerra de finesse, et de blancheur à l'âge adulte.

A la suite d'accouchements laborieux, par l'effet de la compression du cordon ombilical ou des troubles occasionnés dans la circulation utérine par le seigle ergoté, certains enfants naissent avec une teinte bleu violacée, surtout apparente à la face. Cette coloration se dissipe au bout de vingt-quatre ou trente-six heures, s'il n'y a point de malformation ou de maladie du cœur et des poumons.

Tarnier a signalé la présence sur les téguments, de taches d'un rouge vif, sans relief, disséminées en nombre variable. Leur siège habituel est surtout le visage, le front, les paupières, les lèvres. Ces taches bien distinctes des *nævi materni*, s'effacent sous la pression du doigt, et semblent le résultat d'une hyperémie locale. Elles n'ont aucune importance, et disparaissent spontanément au bout de quelques mois.

Durant le premier trimestre, la peau du nourrisson est légèrement humide et comme gluante, surtout dans les replis et sillons du cou, des aînes et des aisselles. Il se manifeste par suite, souvent en ces points, des ulcérations superficielles, où le derme est mis à nu. Ces lésions préoccupent beaucoup les mères qui leur attribuent gratuitement une certaine gravité. Des soins minutieux de propreté, des onctions légères avec de la vaseline boratée (1/4), ou mieux encore l'emploi d'une poudre composée de : lycopode 2 parties, oxyde de zinc et acide borique *aa* 1 partie, ont bientôt raison de ces phénomènes. Tout rentre dans l'ordre et comme la peau est devenue plus sèche, les mêmes troubles ne se reproduisent plus.

D'après Langerst cité par Miller, la graisse sous-cutanée des jeunes enfants contient 31 pour 100 de palmitine, tandis que celle des adultes en renferme une proportion bien inférieure, 10 pour 100. Cette différence favoriserait la solidification de la peau par le froid, spécialement la sclérose.

Desquamation épidermique. — L'apparition, sur les téguments, de débris épithéliaux en forme d'écailles, fait aussitôt redouter aux jeunes mères une manifestation de la diathèse herpétique. Ce phénomène régulier, de la première quinzaine après la naissance, a une tout autre origine ; c'est la conséquence du renouvellement de l'épiderme. Cette exfoliation débute de très bonne heure, du premier au quatrième jour. Elle affecte deux formes principales : celle de fine poussière ou celle de plaques larges de plusieurs centimètres. Sa durée persiste deux à quatre septénaires, et son maximum d'intensité correspond au septième jour. Il y a exception à cette règle chez les sujets malades et affaiblis, chez lesquels la durée se prolonge au delà du terme habituel (Parrot). Très tardive chez les avortons, l'exfoliation débute quelquefois avant la naissance (Jules Rouvier,

Depaul, Charrier), et a été prise pour la macération de l'épiderme.

Poils et cheveux. — La plupart des nouveau-nés viennent au monde avec presque tout le corps, les épaules surtout, couvert de poils fins, qui tombent dans les premières semaines. Les primipares s'effraient de ce symptôme, quand il est marqué sur le visage de leurs enfants du sexe féminin. Il est facile de calmer leurs appréhensions à ce sujet. Il est bon de les avertir aussi de la chute des premiers cheveux qui survient dans le cours du second mois. Ils sont remplacés par d'autres plus fins et plus clair-semés.

La coloration des cheveux change fréquemment dans le cours de la première année. Il n'est pas rare de voir les teintes s'accentuer ou par contre diminuer d'intensité.

Glandes cutanées. — Les glandes sudoripares fonctionnent très peu et la sueur est presque totalement absente le premier mois. Bouchaud évalue à 55 grammes par vingt-quatre heures la transpiration d'un enfant après la quatrième semaine. Camerer a recueilli les quantités suivantes chez sa petite fille :

Le	1er jour	. . . .	98 grammes
—	2e	—	79 —
—	3e	—	85 —
—	4e	—	92 —
—	5e	—	96 —
—	6e	—	99 —
Du	9e au 12e jour.	. . . .	138 —
—	18e — 21e	—	132 —
—	31e — 33e	—	126gr,9
—	46e — 59e	—	154gr,7
—	105e — 113e	—	235 grammes
—	161e — 163e	—	291gr,7

Il y avait donc, par kilogramme de poids du corps, 26 à 46 grammes de perspiration, et par kilogramme de lait de femme, 228 à 361 grammes de perspiration. Du deux cent onzième au deux cent quarante-cinquième jour, par le lait de vache, la perspiration insensible de l'enfant fut

371 grammes ou 55 grammes par kilogramme de poids de corps et 297 grammes par kilogramme de lait de vache (Camerer).

Du second au douzième mois, les glandes sébacés du cuir chevelu sécrètent abondamment un produit gras, qui, mélangé à la poussière et aux débris épidermiques, constitue un enduit adhérent, distribué inégalement par plaques brunes. Beaucoup de mères de famille s'imaginent à tort qu'il faut respecter cette croûte, pour le bien de l'enfant. C'est une erreur, et la chevelure n'a rien à perdre d'en être débarrassée, au contraire. Il suffit pour faire disparaître ces plaques, de les enduire avec du jaune d'œuf, de l'huile d'olive, et de laver avec de l'eau tiède et du savon. On trouve au-dessous le cuir chevelu intact, sans la moindre congestion.

D'après Küstner, les points blancs répandus sur les diverses parties de la face, et dus à la dilatation des follicules sébacés et à leur réplétion par du sébum, sont d'abord très abondants, et diminuent progressivement de nombre, à mesure que le fœtus se développe, si bien qu'au terme de la grossesse, les points du bout du nez seuls persistent. Les assertions de cet auteur sont basées sur l'examen de 29 enfants nés avant terme, et de 70 enfants nés à terme.

Digestion. — *Estomac.* — L'estomac du nouveau-né ne ressemble à celui de l'adulte, ni pour la forme, ni pour la capacité, ni pour la direction. Le grand cul-de-sac, la grande courbure et les parois latérales sont peu développés. La capacité varie de 20 à 40 centimètres cubes à la naissance. Elle équivaut à 46 centimètres cubes pendant la première semaine ; à 72 ou 82 centimètres cubes pendant la deuxième semaine ; à 80 ou 92 centimètres cubes de la troisième à la quatrième semaine ; à 140 centimètres cubes dans le troisième mois ; à 260 centimètres cubes dans le cinquième mois ; à 375 centimètres cubes dans le neuvième mois (Fleischmann). Le rapport, entre le poids de l'eau nécessaire pour le remplir et le poids du corps, est de 1 à 50 ou 60 chez le nouveau-né, de 1 à 40 chez l'enfant d'un mois, de 1 à 23 chez l'adulte (Tarnier). Son grand axe, au lieu d'être horizontal ou légèrement oblique de gauche à droite, est à peu près vertical. Grâce à cette disposition, les aliments séjournent très peu dans la cavité stomacale, où le sérum (petit-lait) est directement absorbé. Le suc gastrique transforme en substances solubles le caséum et les autres matières albuminoïdes, dissout les substances gélatineuses et les sels de chaux, et empêche la fermentation putride.

Léo et Escherich ont effectué d'intéressantes recherches chez des nourrissons bien portants, sur le contenu de l'estomac, pendant la première année de l'existence. Immédiatement après le repas, la réaction du bol alimentaire est neutre ou alcaline, chez les enfants allaités au sein ; neutre ou faiblement acide, chez ceux nourris au lait de vache. L'acidité du contenu stomacal augmente, pendant la digestion qui dure une à deux heures.

Dès les premiers jours de la vie, on trouve, dans les sécrétions des glandes stomacales, de l'acide chlorhydrique, combiné aux éléments du lait, de la pepsine et du labferment (pexine). Celui-ci, d'après Duclaux, continue à être fourni en abondance, tant que l'alimentation reste lactée. Il n'existe qu'en très petite quantité chez l'adulte ; c'est grâce à lui que, dans le premier âge, l'estomac digère mieux le lait.

L'estomac du nourrisson n'est pas en état de tuer les germes qui existent dans le lait, ou même d'en empêcher le développement : d'abord, parce qu'il produit trop peu de ferment et trop peu d'HCl ; ensuite, parce que le lait est riche en matériaux alcalins et spécialement en sels de chaux qui contre-balancent l'effet du suc gastrique et de la fermentation lactique dans l'estomac. Voilà pourquoi les enfants nourris par leur mère sont dans des conditions bien supérieures à celles des autres.

Avec 50 centimètres cubes de lait de femme, il suffit de 8 à 9 centimètres cubes d'HCl normal pour obtenir la réaction de Günzburg, tandis que, avec la même quantité de lait de vache, il faut 15 ou 16 centimètres cubes d'HCl, c'est-à-dire environ $1^{gr},40$ de suc gastrique. Un enfant qui prend un litre de lait de vache aurait donc besoin de 3 litres de suc gastrique pour former les sels, et le surplus serait destiné à digérer de l'albumine et à empêcher les fermentations anormales. Il ne faut donc pas s'étonner si l'HCl libre manque à toutes les périodes de la digestion et si tous les germes introduits avec le lait de vache passent dans l'intestin (Escherich).

Les recherches récentes de A. Clopatt confirment la différence du chimisme stomacal chez les enfants nourris au sein et chez ceux nourris par l'allaitement artificiel. Leur suc gastrique est toujours de réaction acide. L'acidité, chez les enfants nourris au sein, a varié, après une heure de digestion entre 0,020 et 0,080 pour 100. La digestion stomacale s'est accomplie, sans formation d'HCl libre ; ce n'est que, par exception, que les analyses en ont révélé des traces. Les chlorures fixes ont montré une certaine constance : dans la plupart des cas, ils ont varié entre 0,050 et 0,060 pour 100 exprimés en HCl. La quantité de chlore combiné a en général, chez les enfants au sein, sensiblement surpassé l'acidité ; en d'autres termes, les chlorures organiques formés n'ont pas tous donné une réaction acide, une partie d'entre eux est alcaline ou tout au moins neutre.

Chez les enfants nourris artificiellement, l'acidité a souvent été plus grande que chez les enfants nourris au sein ; à la fin de la première heure, elle a plusieurs fois dépassé 0,100 pour 100 exprimés en HCl. Chez ces nourrissons, Clopatt a constaté la présence d'acides autres que HCl. Les variations de l'acidité et des autres quantités, déterminées par des analyses, n'ont pas été, après un même repas, chez le même enfant, strictement proportionnelles au temps. Ce résultat n'est pas inattendu, et dépend, il est clair, de la faculté digestive de l'enfant variant suivant certaine circonstances.

Ces recherches confirment *expérimentalement* la supériorité du lait de femme sur le lait de vache, comme aliment des nourrissons, fait déjà démontré en clinique.

D'après Miller, pour que l'HCl empêche les fermentations il doit être dans la proportion de 1,6 pour 1000 ; or dans huit analyses le D^r van Pateren n'a vu cette proportion atteindre que 0,6 et 0,8 pour 1000 chez des nouveau-nés qui lui avaient fourni du suc gastrique, puisé directement dans l'estomac par un appareil approprié.

A jeun, l'estomac renferme toujours un liquide fortement acide, de la pepsine et du mucus. Cette acidité est produite par des sels acides et non point par des acides libres. Pendant la digestion, une partie de l'HCl se trouve neutralisée une autre donne lieu à la formation de composées acides, probablement du phosphate acide de soude. L'acidité augmente dans les maladies. Les produits de la digestion : sont, au bout d'une demi-heure, de la propeptone, et, plus tard, de la peptone (Leo).

Le lait séjourne peu dans l'estomac du nourrisson. La caséine s'y dédouble en deux substances ; la première, albuminoïde, qui se change en peptone, est résorbée, comme l'albumine du lait de femme. (Cette transformation en peptone n'est pas obligatoire.) La seconde riche en acide phosphorique est probablement résorbée dans l'intestin où se passe le temps le plus important de la digestion.

Pancréas. — En passant dans le duodénum, les matières albuminoïdes achèvent de se transformer par le suc pancréatique, qui agit aussi sur les graisses, en les émulsionnant et en les dédoublant en acides gras et en glycérine, mais ne peut transformer l'amidon en glycose. Le suc pancréatique ne possède de pouvoir saccharifiant qu'à partir du troisième mois.

Foie. — La bile émulsionne les corps gras. Versée en

abondance dans l'intestin, où l'absorption est très active, elle s'oppose à la fermentation putride comme le suc gastrique dans l'estomac. Lorsque la bile et le suc pancréatique ne sont pas sécrétés en quantité suffisante, les matières grasses ne sont pas complètement absorbées, et se retrouvent dans les selles ; ce sont les selles graisseuses de Wegscheider.

Le foie occupe la majeure partie de la cavité abdominale. Cet organe pèse en moyenne, chez les enfants d'un an, 281 grammes. A. Stocquart, qui a obtenu ces résultats de 13 observations, donne, en même temps, les dimensions suivantes :

102 millimètres pour le diamètre transverse du lobe droit.
109   —   —   antéro-postérieur   —
57   —   —   transverse du lobe gauche.
59   —   —   antéro-postérieur du lobe gauche.

La rate pèse 8 grammes seulement.

Intestin. — La longueur du tube intestinal est à peu près six fois supérieure à celle du corps. Chez l'adulte, la proportion est plus faible 4,5 : 1. La longueur de l'intestin grêle égale douze fois la longueur de la bouche à l'anus. L'absorption est très active, grâce aux villosités, et au développement remarquable du système des vaisseaux lymphatiques. Il y a résorption totale du sucre, de l'albumine et de la majeure partie de la matière grasse contenue dans le lait.

D'une manière générale, les actes de nutrition ont beaucoup plus d'énergie chez l'enfant que chez l'adulte. Cela s'explique sans difficulté : le premier doit acquérir par les fonctions de nutrition, non seulement les éléments nécessaires pour subvenir aux pertes quotidiennes, mais encore à celles qu'exige son accroissement si rapide.

Évacuations alvines. — Dans le cours de la grossesse, l'intestin du fœtus sert de réceptacle aux produits de sécrétion de sa muqueuse et de diverses glandes voisines, surtout du foie. Le mélange de ces éléments compose une matière visqueuse, de couleur verdâtre, appelée méconium, à cause de sa ressemblance avec le suc du pavot. Ce méconium n'est généralement expulsé de l'ampoule rectale qu'après la naissance, sauf dans quelques cas où l'enfant souffre avant ou pendant le travail. Cette règle comporte des exceptions. La première évacuation a lieu au bout de six à douze heures ; elle est quelquefois retardée jusqu'après vingt-quatre heures. Si cette limite est dépassée, il est convenable, après s'être assuré de la bonne conformation de l'anus et du rectum, d'administrer de légers laxatifs, sirop de chicorée, manne, huile d'amandes douces, etc., ou simplement d'introduire, dans l'orifice anal, un petit suppositoire composé avec du savon.

Le méconium est seul expulsé pendant les deux premiers jours. Sa quantité varie de 30 à 127 grammes, elle est en moyenne de 74 grammes (Depaul). Il ne renferme encore aucun microbe (Escherich). Le troisième jour, il est mélangé aux selles véritables qui s'établissent ensuite. Lorsque la digestion se fait bien, elles doivent être bien liées, inodores, colorées en jaune d'or. Leur nombre, d'abord de trois ou quatre les premiers jours, se réduit à une ou deux plus tard. Ces selles rappellent les œufs brouillés, par leur aspect.

Les déjections normales de l'enfant ne sont presque exclusivement formées que par les sécrétions intestinales (Escherich).

La couleur jaune leur est communiquée par la matière jaune de la bile, la bilirubine. Les oxydations successives de cette substance la transforment en biliverdine, bilicyanine, etc. Les garde-robes revêtent alors les teintes vertes, bleues, etc.

Escherich a signalé, dans les matières fécales normales des enfants nourris de lait, la présence obligée de deux bactéries qu'il a désignées sous le nom de bactérie aérogène du lait et de bactérie banale du côlon. Le première exercerait une action fermentative intense sur les substances hydro-carbonées et transformerait notamment le sucre de lait en acide lactique, acide carbonique et hydrogène. Les résultats de cette fermentation sont, d'après Baginsky, une légère proportion d'acide lactique et d'acétone, et une quantité très notable d'acide acétique. La production de ce dernier s'effectue aussi bien en l'absence d'oxygène qu'en présence de l'air, et n'est pas entravée par les éléments de la bile.

Les gaz accompagnant la formation de l'acide acétique sont l'acide carbonique, le méthane et l'hydrogène.

Eu égard à ses propriétés biologiques, Baginsky propose de substituer à la dénomination de bactérie du lait, déjà appliquée à d'autres bactéries de ce liquide, celle de bactérie acétique.

Les selles vertes ou verdâtres, sauf le cas où l'enfant absorbe du colostrum ou un lait mêlé de colostrum, sont un signe de mauvaise digestion. Elles renferment en petites quantités, des acides de la bile non transformés, apparte-nant au groupe formique, acide caprique, palmitique, stéarique, etc.

Contrairement à l'opinion acceptée jusqu'alors sans con-teste, Pfeiffer soutient que les selles vertes sont alcalines. Comme Stadeler l'a montré en 1880, l'addition de solutions étendues ou concentrées d'acide chlorhydrique ou lactique aux selles jaunes ne modifie pas leur couleur, mais leur communique un jaune plus intense. Par l'addition de solu-tions de potasse ou de soude, la bilirubine se change en bili-verdine, et transforme, par le fait, les selles normales en selles vertes. L'examen par le papier de tournesol confirme l'acidité des selles jaunes, tandis que les selles vertes sont trouvées neutres ou faiblement acides.

Pfeiffer explique logiquement l'origine de cette transformation qui facilite la multiplication des microbes reconnus par divers auteurs dans la diarrhée verte. Lorsqu'un enfant fait des repas trop copieux, la sécrétion du suc gastrique est insuffisante à fournir la quantité d'acide nécessaire. Cette insuffisance d'acide se retrouve dans le catarrhe stomacal. En passant dans l'intestin, l'acidité du bol alimentaire, si faible déjà, disparaît par le mélange avec la bile et le suc pancréatique. Alors se produit le changement de bilirubine en biliverdine. Cette théorie explique les bons résultats de l'administration des acides dans la diarrhée verte.

Les matières peuvent encore avoir une couleur tout à fait noire et une odeur de tannerie ou de corroierie. Comme les précédentes (Blache et Odier), elles dénotent des troubles de digestion.

La présence de gros flocons blanchâtres dans les selles, regardés comme des coagula de caséine ou de graisses neutres mêlées à des débris épithéliaux (Ewald, Wegscheider), est aussi le signe de troubles digestifs, occasionnés par une alimentation défectueuse, ou des repas trop copieux. Car, pour Escherich, l'enfant digère mieux la caséine de vache que l'adulte.

Bouchaud évalue, à 80 grammes environ par jour, la totalité des évacuations alvines d'un enfant à la mamelle. Cette moyenne est bien supérieure à celle de l'adulte. Elle s'explique par la quantité plus considérable d'aliments absorbés et par l'absorption moins complète du bol alimentaire, traversant trop vite les voies gastro-intestinales.

Les analyses de Reichardt et Wegscheider donnent pour composition des selles des nourrissons, 4,9 pour 100 seulement de résidu sec, dont 13,7 de matières organiques et 1,2 de matières inorganiques. Chez l'adulte, le résidu sec est 25 pour 100 environ. D'après Forster, les fèces du nourrisson n'entraînent que 36,5 pour 100 de cendres de lait, quantité atteignant 46,8 pour 100, d'après Rubner, à l'âge adulte.

RESPIRATION. — Au sortir des voies maternelles, la première inspiration du nouveau-né a lieu : les poumons entrent en activité. Une révolution subite se produit dans cet organisme. La section et la ligature du cordon mettant fin à la circulation utéro-placentaire qui fournissait au fœtus l'oxygène dont il avait besoin, l'obligent désormais à puiser directement ce gaz dans l'atmosphère, par l'entremise des organes thoraciques. L'établissement de la respiration coïncide avec celui de la petite circulation ou circulation pulmonaire. La veine pulmonaire transporte le sang oxygéné dans le cœur qui le répartit dans les différents organes.

Avant la naissance, les lobes des poumons sont formés d'un grand nombre de lobules d'un tissu rouge analogue à celui du foie d'un adulte, compacts, sans aréoles visibles, lâchement unis par des lames cellulaires si l'enfant est encore loin de sa maturité, mais d'autant plus intimément unis que ce terme est plus rapproché. Dès que l'air vient distendre ces lobules, leur couleur de foie disparaît ; à leur surface se dessinent les cellules pulmonaires, qui sont blanches, et dans l'épaisseur des parois de ces cellules se distribue une multitude de vaisseaux capillaires injectés de sang ; de là l'aspect blanc rosé, ou plutôt la marbrure capillaire rosée à fond blanc des poumons qui ont respiré (Devergie). Selon Casper, la couleur du poumon des nouveau-nés, n'est pas la teinte grise avec taches ardoisées du poumon d'un adulte, c'est un fond couleur rouge bleuâtre, marbré de taches rouges circonscrites et nombreuses, ou quelquefois u nfond couleur rouge vermeil avec des taches d'un rouge bleu foncé.

La première inspiration, dans presque tous les cas, reconnaît trois causes :

1º Un acte réflexe provoqué par le contact de l'air avec la peau du fœtus, à sa sortie des voies génitales (Marshall Hall, Asdrabali, W. Reyer, Preyer, F. Von, Preuschen, Joannis Martel) ;

2° Une excitation de la moelle allongée par le sang surchargé d'acide carbonique par l'arrêt de la respiration placentaire (Vierordt, Pflüger, Jolly, Rosenthal, Schrœder) ;

3° La suppression soudaine de la compression supportée par le tronc de l'enfant qui produit une expansion rapide des parois de la poitrine et de l'abdomen (R. Barnes).

Chez l'enfant, la respiration est surtout diaphragmatique à cause du faible développement des muscles du thorax. D'après Depaul, elle est costale pendant la veille et abdominale pendant le sommeil.

Le volume d'air, inspiré par le nouveau-né, est bien supérieur proportionnellement à la quantité d'air inspiré par l'adulte. Pendant les trois premiers jours, le volume d'air inspiré augmente progressivement, puis il se ralentit le quatrième jour. Les alvéoles ne sont pas complètement dilatées le deuxième jour, et, fait important pour la médecine légale, le poumon est en partie atélectasique (Dohrn, Eckerlein).

Les mouvements respiratoires n'ont, au début de la vie, aucune relation avec les émotions, aucune expression émotionnelle. Le soulèvement de la poitrine, durant le chagrin, la suspension de la respiration, durant l'attention, etc., ne se présentent pas durant la première jeunesse, mais la respiration de l'enfant se fait d'une façon très singulière pendant les premières semaines, de sorte que l'on peut se tromper sur ces points. Chez le nouveau-né, la respiration est tantôt violente, tantôt faible, entrecoupée de pauses et d'arrêts, puis rythmique, ensuite tantôt profonde, tantôt légère. Le type respiratoire qui prédominera plus tard s'établit peu à peu (Preyer).

Plus l'enfant est âgé, plus les mouvements respiratoires sont réguliers et moins ils sont nombreux. Leur nombre, d'abord de 44 par minute, s'abaisse à 35 ou 40 vers la troisième année, et à 25 vers la cinquième année. Ce chiffre, relativement élevé, trouve sa raison d'être dans la plus grande quantité de chaleur nécessaire à l'enfant, plus exposé que l'adulte à se refroidir, par la petitesse de son corps.

Cris. — Le langage proprement dit n'existe pas pour le nouveau-né. L'articulation des paroles, phénomène complexe, exige le concours de divers organes dont le fonction-nement est encore rudimentaire chez lui. Mais si le nouveau-né ne traduit point en paroles ses impressions et ses besoins particuliers, il les manifeste par des cris.

Comme le premier état de l'homme, dit J.-J. Rousseau, est la misère et la faiblesse, ses premières voix sont la plainte. L'enfant sent ses besoins et ne peut les satisfaire, il implore le secours d'autrui par des cris. S'il a faim ou soif, il pleure ; s'il a trop froid ou trop chaud, il pleure ; s'il a besoin de mouvement et qu'on le tienne au repos, il pleure ; s'il veut dormir et qu'on l'agite, il pleure.

Les cris ou vagissements se décomposent en deux bruits intimement confondus, coïncidant l'un avec l'expiration, l'autre avec l'inspiration.

Leur nombre et leur force varient selon la constitution de l'enfant ; leurs caractères, avec ses sensations. Ils constituent un véritable langage sans paroles, dont, avec un peu d'expérience, on réussit rapidement à saisir le sens. Le *cri de la faim* ne se montre que toutes les deux ou trois heures après une tétée, lorsque l'enfant est habitué à prendre ses repas à intervalles réguliers et à dormir sans le secours du balancement du berceau ou des bras de la nourrice. Il cesse en mettant l'enfant au sein. Le *cri de la douleur* continue même quand on distrait l'enfant, quand on l'expose à la lumière (Valleix), quand on veut lui donner le sein. En dehors des maladies, ce cri est généralement occasionné par le malaise résultant de langes trop serrés ou par des coliques. Il suffit pour calmer l'enfant, dans le premier cas, de relâcher ses vêtements, dans le second, de le placer sur le ventre, en lui donnant de petits coups sur le siège. W. Preyer a remarqué aussi les bons résultats donnés par ce changement de position, et l'influence calmante du chant, du piano, du sifflement sur de très jeunes nourrissons. Dans ces cas, dit-il, il y a substitution à un sentiment de malaise, accompagné de ses conséquences motrices, ou de son activité réflexe, d'une nouvelle impression.

Les enfants bien portants, qui crient à tout moment sans motifs sont dits *méchants*. Il est dangereux, sous prétexte de leur former le caractère, de les laisser crier sans essayer de les apaiser malgré leurs exigences; car des cris exagérés peuvent entraîner, à cet âge si tendre, des accidents redoutables. Le *cri de la joie* ne se manifeste pas avant l'âge de trois mois et demi. Formé de sons saccadés, avec prolongement final, il est d'intensité moyenne. Il diffère essentiellement des autres cris à modulation plus grave ou plus aiguë, et de caractère nettement plaintif.

Politzer interprète ainsi les autres cris des enfants. Des cris effarés, pendant deux ou trois minutes, survenant exactement une heure ou une heure et demie après le sommeil, indiquent que l'enfant a le cauchemar. Des cris périodiques cinq ou dix minutes, à diverses reprises du jour ou de la nuit, cessant avec l'émission des urines, dénotent un spasme vésical. Au moment de la défécation, ils sont le signe d'une fissure anale. Des cris continus de douleur, l'enfant enfonçant sa tête dans l'oreiller font naître l'idée d'une otite externe ou moyenne. Les cris prolongés qui s'accentuent encore lorsqu'on touche l'enfant, accompagnés de fièvre et de sueurs profuses, se rencontrent chez les rachitiques et chez les enfants affaiblis par de grandes diarrhées ou des insomnies rebelles.

CIRCULATION. — *Modifications consécutives à la naissance.* — L'établissement définitif de la respiration exerce une influence des plus marquées sur divers organes de la circulation.

Le canal veineux d'*Arantius*, voie de communication entre la veine ombilicale et la veine cave inférieure devient inutile et se ferme du onzième au trentième jour (Théremin) après la délivrance et la ligature du cordon. La seconde branche de la veine ombilicale qui se rendait dans le rameau gauche de la veine-porte, subit le même sort pour la même raison. Théremin ne l'a jamais trouvée perméable du côté de la veine-porte, après le quatrième mois. Les artères ombilicales s'obturent en majeure partie, sauf quelques divisions vésicales ou utérines. Le processus d'oblitération a pour point de départ les artères situées près de l'anneau et s'étend, de proche en proche, jusqu'à la jonction avec les artères iliaques. Il résulte d'un épaississement graduel des parois, diminuant le calibre des vaisseaux, sans amoindrir la grosseur apparente.

L'afflux du sang dans les poumons par les bifurcations de l'artère pulmonaire supprime peu à peu la circulation du canal artériel qui faisait communiquer directement cette artère avec la crosse de l'aorte. L'oblitération du canal artériel est complète vers trois ans. Celle du trou de Botal, dans la cloison interauriculaire du cœur, est rarement achevée à la même époque, et se manifeste après un laps de temps extrêmement variable.

Les recherches de Théremin sont pourtant en désaccord avec ces données généralement admises. Cet auteur a constamment trouvé fermé le trou ovale à partir de l'âge de neuf mois. A partir de trois mois, la proportion des oblitérations était déjà de 80 pour 100. Avant ce résultat définitif, la communication entre les deux oreillettes est interceptée par une valvule. Du côté de l'oreillette droite, elle constitue une dépression ayant la forme et l'étendue de l'ancien orifice (fosse ovale), et dans l'oreillette gauche, une sorte de cicatrice souvent couverte de trabécules saillantes.

Il est très rare que le bord antérieur de la valvule compris entre les deux piliers adhère à la paroi de l'oreillette gauche, sous laquelle il est venu s'appliquer. Habituellement, on peut engager, au-dessous de lui, un stylet qui, après un trajet de quelques millimètres, tantôt est arrêté dans un cul-de-sac, tantôt pénètre dans l'oreillette droite par un orifice caché sous le bourrelet qui circonscrit en arrière la fosse ovale. Cette dernière disposition est de beaucoup la plus fréquente (Parrot).

Cœur. — D'après 1820 mensurations pratiquées sur des enfants bien portants âgés d'un à douze ans, S. Wassilewski a trouvé que chez 0,6 pour 100 seulement le choc du cœur se produit sur la ligne maxillaire, chez 98 pour 100 ce même choc se produit plus en dehors, et chez 1,5 pour 100 plus en dedans. Chez 43,3 pour 100 on perçoit le choc dans le quatrième espace intercostal, chez 21,5 pour 100 dans le quatrième et le cinquième, et chez 35 pour 100 dans le cinquième espace. Le déplacement plus marqué du cœur, dans le sens horizontal, est la conséquence de la plus grande élévation du diaphragme chez l'adulte, et de la grande différence existant entre le diamètre transverse et le diamètre antéro-postérieur, à ce niveau de la cage thoracique. Chez les enfants, ces deux diamètres sont égaux jusqu'à l'âge de deux ans. A partir de cette époque, ils diffèrent un peu, mais bien moins que chez l'adulte. Le ventricule gauche est, à la naissance, plus faible que le droit, et ses parois ne s'accroissent que plus tard.

Pouls. — Chez l'enfant bien portant, le pouls n'offre pas toujours la régularité qu'il a chez l'adulte. Rilliet et Barthez ont appelé l'attention sur ce point. Le nombre de pulsations est passible d'écarts considérables sous l'influence de la moindre émotion morale, du cri, des mouvements. Gerhardt, Seux l'estiment à 120 ou 140 par minute dans les premières semaines de la vie, à 110 dans la deuxième année, à 100 jusqu'à cinq ans, à 90 jusqu'à huit ans.

Trousseau a trouvé les moyennes suivantes en 1845 :

Enfants âgés	Éveillés	Endormis	Nombre d'observations
De 15 jours à 1 mois . . .	142	124	11
De 1 à 2 mois	133	124	20
De 2 à 6 mois	146	112	21
De 6 mois à 1 an	124	120	33
De 1 an à 21 mois	120	104	20

Depaul fixe, d'après 41 garçons et 29 filles, la moyenne avant la naissance et pendant le travail de 138 à 142 pulsations, et après la naissance à 130. C'est à peu près le chiffre indiqué par Gorham, Floyer, Parrot, J. Rouvier, Muller, Sœmmering, Haller, Mignat, Jacquemier, Billard, etc. Dans la première minute de la vie, le nombre de pulsations s'abaisse brusquement à 83, avant l'excision du cordon. Cette moyenne remonte à 160 de la troisième à la quatrième minute (Lediberder). La moyenne de 87 pulsations, obtenue par Valleix, chez treize sujets d'un à dix jours, est certainement trop faible.

Le pouls est moins fréquent chez les enfants vigoureux que chez les enfants délicats. La tension artérielle, chez les uns et les autres, correspond à 111 millimètres de mercure, et celle de l'adulte à 200 millimètres (Vierordt).

Sang. — La composition du sang présente chez le nouveau-né quelques particularités intéressantes. Parrot, Stierling, Lépine et Hayem ont montré que la proportion des hématies ou globules rouges se rapproche de celle de l'adulte, mais celle des leucocytes ou globules blancs est plus considérable. Cadet a compté en moyenne 19.400 globules blancs par millimètre cube, dans les deux premiers jours, quantité qui s'abaisse ensuite à 7 ou 8000 (Hayem), mais reste supérieure à celle de l'adulte, limitée à 6400. Sous le rapport de leurs dimensions, les globules rouges sont très inégaux. Il en est de supérieurs aux plus grands de l'adulte, et d'inférieurs aux plus petits.

La couleur du sang d'abord très foncée dans les premières heures, reste encore plus noirâtre que chez l'adulte, douze jours après la naissance. La densité de ce liquide est aussi plus grande; il renferme une proportion de 29,85 pour 100 de matériaux solides, au lieu de 21,90 pour 100 (Denis). Riche en hémoglobine (Wiskemann), il est pauvre en fibrine (Vierordt, Steiner). Comme résultat, il a peu de tendance à se coaguler, ce qui aggrave le pronostic des hémorragies dans le jeune âge. Krueger suppose que cette proportion relativement inférieure de fibrine est la conséquence d'une moindre activité sécrétoire des globules blancs. Welcker a évalué la quantité du sang contenu dans le nouveau-né à un dix-neuvième du poids du corps. Schuecking trouve ce chiffre trop faible; il estime la quantité du sang des nouveau-nés qui ont subi la section immédiate du cordon en moyenne à 1/15 du poids du corps. Chez les autres, elle en représente le 1/10.

Température. — Liebig a estimé la température de l'enfant après la naissance à 39° centigrades; d'après 11 cas, Edwards l'a vue osciller entre 34° et 35°,5 ; Despretz la fixe à 35°,05; Mignot dans 14 cas, H. Roger dans 33 cas, Parrot dans 50 cas, ont obtenu des moyennes de 37°,6 à 37°,7 ; Wurster, Alexeef, Schæfer, Auvard, Bonnal et Lépine sont d'accord pour signaler chez le nouveau-né, au moment de la naissance, une température plus élevée que celle de sa mère. Andral regarde comme extrêmement probable que cet excès de chaleur provient de l'utérus.

D'après Preyer, la température varie avec le développement du nouveau-né. Les enfants de moins de 48 centimètres ont en moyenne 37°,72; ceux de 48 à 50 centimètres, 37°,76; ceux de plus de 50 centimètres, 37°,67.

La chaleur, supérieure à 37° au sortir des voies génitales, tombe graduellement à 35°,25 en quelques minutes, par suite du refroidissement consécutif à l'évaporation du liquide amniotique qui recouvre les téguments du nouveau-né et du fonctionnement imparfait de la fonction pulmonaire (Andral). Raudnitz donne une moyenne inférieure, 34°. L'abaissement est parfois plus marqué. Auvard a observé dans un cas une chute de 5 degrés en une heure, de 37°,6 à 33°,1. Prouff a constaté, chez un nouveau-né avant terme, un minimum de 33°; Schultze une température plus basse encore (31°,3). Après cette chute rapide, la température remonte ensuite pour atteindre le chiffre normal au bout de treize heures (Raudwitz), ou au moins le second jour (Roger, Schuetz). Dans la première semaine de la vie, l'âge comparatif du nouveau-né n'a plus d'action sur la température redevenue normale. Mais il y a entre le sommeil et l'état de veille un écart d'un tiers de degré.

Pendant la première année de la vie, le genre d'alimentation influe sur la température moyenne. D'après Meinert, en été, les enfants élevés au biberon, recevant une nourriture trop substantielle et une quantité d'eau insuffisante à la régularisation du calorique, auraient une température rectale oscillant entre 38° et 38°,6.

SYSTÈME NERVEUX. — *Anatomie.* — Le développement du système nerveux est très précoce chez l'embryon. Il conserve son importance majeure pendant toute la vie intra-utérine, et, dans le cours de la première enfance, continue à jouir d'un surcroît d'activité, hors de proportion avec ce que l'on observe à l'âge adulte. Voilà pourquoi, chez le nouveau-né, l'encéphale pèse en moyenne 352 grammes (Hecker et Buhl), soit un huitième ou un dixième du poids du corps, lorsque, chez l'adulte, son poids moyen de 1375 grammes correspond à peine au quarante-quatrième du poids du corps.

D'après les déterminations de Bischoff, le poids relatif du cerveau augmente dans le premier trimestre de la vie; car, au bout du premier mois, il est au reste du corps dans la proportion de 1 à 7. Au bout du troisième mois, il est dans la proportion de 1 à 5. Dans toute la première année de la vie, le rapport est de 1 à 6. Dans la deuxième, il tombe à 1 : 14.

Les sillons et les circonvolutions du cerveau sont déjà accusés chez le nouveau-né. Cependant la plupart des sillons secondaires manquent encore et ne sont au complet qu'après cinq semaines (Sernow).

C'est immédiatement après la naissance que le poids du cervelet présente son maximum d'augmentation. Chez le nouveau-né, il ne constitue que les 6,7 pour 100 du poids total du cerveau. Chez l'enfant de deux mois, il en constitue les 9,1 pour 100.

La croissance de la partie antérieure du cerveau commence par être insignifiante. A partir de la sixième année, elle est plus considérable et correspond au développement plus rapide alors de l'os frontal.

La croissance de la moelle épinière est relativement faible. On sait que sa longueur va toujours en diminuant par rapport à celle du canal rachidien. Chez le nouveau-né, elle est environ 85 pour 100 de la longueur de ce canal. Chez l'enfant de deux ans, elle n'en est plus que 81 pour 100 environ (Uffelmann, Ravenel). Ce volume relativement considérable d'organes si délicats nous explique la multiplicité de leurs troubles pathologiques.

Réflexes. — Soltmann a trouvé que, chez les animaux nouveau-nés (lapins, chiens, chats), les mouvements réflexes sont, le plus souvent, très peu accusés. Il n'en est pas de même dans l'espèce humaine. J. Farago a étudié ces mouvements chez 117 enfants bien portants, dont 49 garçons et 68 filles, tous âgés de moins de seize jours. Dans tous ces cas, le réflexe rotulien existait très nettement : tantôt il se manifestait sous forme d'un soubresaut peu marqué, de courte durée, mais le plus souvent, on pouvait constater des mouvements très violents de la jambe, accompagnés d'une contraction clonique, passagère du triceps crural. Ce réflexe était beaucoup plus marqué chez les enfants vigoureux que chez les enfants débiles ou nés avant terme. Farago a constaté l'existence des réflexes abdominal, plantaire et palpébral chez tous les enfants examinés sans exception. Ses résultats diffèrent quelque peu des observations d'Eulenburg et de Pélizœus.

Eulenburg a trouvé (1878) que, chez 241 enfants de moins de douze mois, le réflexe rotulien, était d'abord moins fréquent que chez les adultes. Néanmoins, là où il se présentait, il était plus net qu'ultérieurement, en particulier chez 41 enfants d'un mois, et chez 16 (sur 17) enfants d'un jour. Des observations ultérieures de cet expérimentateur et de son assistant, le Dr Haase (1882), confirment la rareté relative du phénomène chez 116 enfants d'un à vingt-quatre mois. Dans sept cas, il manque des deux côtés; dans trois cas, d'un seul côté. Le réflexe du pied a manqué dans la grande majorité des cas; on ne l'a vu nettement que chez 22 des 116 enfants. Les réflexes osseux furent plus rares encore : réflexe tibial chez 14; réflexe radial chez 14 sur 116. Par contre, les réflexes du ventre, du nez, de la cornée, de la pupille, ne manquèrent dans aucun cas. Le réflexe auriculaire fut peu marqué dans cinq cas seulement. Chez 20 enfants sur 78 garçons d'un à soixante mois, le réflexe du crémaster fit défaut (W. Preyer).

Organes des sens. Vision. — On se représente en général les yeux de l'enfant comme pétillants de malice. Chez le nouveau-né, le développement encore imparfait de ces organes, éveille plutôt en nous l'idée opposée. La race humaine semble ici se rapprocher, jusqu'à un certain point, de quelques espèces animales, chats, lapins, etc., dont les petits viennent au monde avec les paupières closes.

La couleur de l'iris n'est pas toujours bleue, mais on trouve assez souvent l'iris brun. La différence des artères et des veines n'est pas aussi marquée que chez l'adulte. Dans un dixième des cas existent des extravasations sanguines dans la rétine (Kœnigstein).

La perception de la lumière existe chez les nouveau-nés à terme, immédiatement, ou quelques minutes, quelques heures au plus, après la naissance : la lumière et l'obscurité sont perçues et la différence en est saisie. La sensibilité à la lumière est telle, au moment du réveil, ou au sortir d'un séjour à l'obscurité, qu'il se produit une véritable antipathie pour la lumière vive, alors que la lumière modérée est recherchée par l'enfant. Après quelques jours passés à la lumière diffuse, ordinaire, les objets brillants et vivement éclairés causent du plaisir à l'enfant qui dirige souvent sa tête vers la fenêtre (W. Preyer).

La faculté de distinguer les couleurs est tardive. Elle commence à des époques très différentes selon les enfants. Dans les premiers jours, on ne peut affirmer avec certitude que la distinction du clair et de l'obscur ; encore, celle-ci est-elle imparfaite, puisque, d'après Flechsig les bandelettes optiques, blanches encore chez le nouveau-né, n'acquièrent, que trois ou quatre jours après la naissance, leur substance médullaire et leur pigment. D'après les observations d'Uffelmann sur ses trois enfants, jusqu'au seizième ou au dix-septième mois, le nourrisson ne distingue que le noir et le blanc. Il apprend ensuite à reconnaître le rouge, puis le vert, plus tard encore le bleu, enfin le jaune. Preyer et Uffelmann s'accordent à regarder, comme rare, l'existence avant la troisième année de la faculté de distinguer toutes ces couleurs. Généralement elle n'apparaît pas avant le trente-sixième mois, mais l'exercice peut amener des résultats extraordinaires. Elle peut se manifester alors de très bonne heure. A vingt et un mois, ma petite fille s'amusant avec des jetons en os pour jeu, colorés de quatre manières différentes, en rouge, en vert, en jaune ou en violet, sut très bien séparer du mélange, les diverses fiches et les réunir en quatre monceaux distincts sans confondre les diverses couleurs.

Pendant les premiers jours de la vie, il est rare que l'enfant garde longtemps les yeux ouverts. Même éveillés, les nouveau-nés ont bien plus souvent les yeux fermés qu'ouverts. Dans ce cas, il se manifeste le plus souvent de l'asymétrie. Un œil reste ouvert, alors que l'autre est fermé en totalité ou en partie. Preyer a encore observé ce fait le trente et unième jour.

Le même auteur a constaté que, chez les nouveau-nés, très souvent, un œil se meut indépendamment de l'autre, et la tête se dirige dans un sens opposé à celui vers lequel se meuvent les yeux. Il en est des muscles des yeux comme des autres muscles du corps et du visage : le nouveau-né les contracte sans but précis. Parmi les mouvements qui se produisent, durant l'état de veille, on peut remarquer des mouvements de convergence très nets : l'enfant semble atteint de strabisme. Mais, au début de la troisième semaine, le strabisme, se présente beaucoup plus rarement (Preyer). L'enfant n'acquiert que peu à peu, par l'exercice, la faculté de coordoner les mouvements des globes oculaires. D'après Uffelmann, souvent il n'y arrive que vers la fin du troisième ou du quatrième trimestre, jamais avant la fin des six premiers mois.

Raehlmann et Witkowski n'ont jamais vu le regard se fixer réellement avant le dixième jour.

A six ou huit semaines, les yeux fixent et suivent les objets qui les entourent. Dès lors, ils sont aptes à remplir le but pour lequel ils ont été créés.

L'accommodation est parfaite, bien avant que la perception des distances ait commencé d'exister.

Von Jaeger (1861) croit que, dans les premiers temps, l'œil de l'enfant est généralement myope. Ce qui tiendrait aux dimensions plus restreintes du rayon de courbure des surfaces réfringentes (Uffelmann, Mauthner, von Hasner, Reuss). Ely conclut au contraire de ses expériences (1880) que l'emmétropie, la myopie et la presbytie sont toutes innées et que cette dernière prédomine. Königstein, d'après trois cents examens d'enfants (1881), pense que, dans le premier âge, l'œil est, selon toute vraisemblance, approprié à la vision à longue portée.

Le développement des glandes lacrymales paraît tardif. Leur sécrétion très faible suffit à peine à lubrifier la cornée transparente. Lorsqu'elle augmente d'abondance, les larmes apparaissent.

Audition. — Le nouveau-né vient au monde plus ou moins sourd ; plutôt plus que moins. Cette surdité normale ne tient pas seulement à ce que l'oreille moyenne est pendant un temps infiltrée d'un tissu gélatineux d'origine encore mal connue, en même temps qu'elle est hyperémiée et gonflée ; la raison en est surtout à l'absence d'air dans la cavité tympanique (Preyer, Uffelmam, Fabrice d'Acquapendente, Troeltsch, Wendt, Wreden). Il faut que la respiration se soit bien établie et qu'elle ait fonctionné pendant quelque temps, pour que la cavité se débarrasse de ce tissu gélatineux et que ses parois se dégonflent, il faut qu'il y ait eu des mouvements de déglutition : en somme, il faut au moins plusieurs heures.

Chez les enfants nés avant terme, l'état fœtal de l'oreille moyenne peut persister plus de vingt heures après la naissance. Aussi, ces enfants doivent-ils demeurer sourds un peu plus longtemps que les autres (Lesser).

Même en l'absence du tissu gélatineux, la cavité tympanique contient du liquide amniotique (Scheel, Herholt) attiré par les mouvements de déglutition du fœtus, et la muqueuse du conduit auditif externe hyperémiée et gonflée d'après Moldenhauer et von Trœlsch, contribue aussi à provoquer un certain degré de surdité. Du reste, cette surdité normale se rencontre chez les mammifères. Elle a ses avantages en prévenant les convulsions dues aux impressions subites et violentes. Elle peut durer plusieurs jours, ou même une ou deux semaines ; mais si, à quatre semaines, un enfant à terme ne réagit pas aux impressions sonores, il y a lieu de craindre la surdité et par suite la surdi-mutité (Preyer).

D'après cet auteur, l'époque à laquelle les sons provoquent des réactions appréciables, varie donc suivant les enfants, puisque tels entendent dès le premier jour, et tels au quinzième seulement. En général, cependant, il y a des réactions dès le premier ou le deuxième jour ; mais elles sont plus ou moins vives, et il y faut une excitation d'intensité variable comme l'ont vu Genzmer et Moldenhauer. Le plus souvent, l'audition est faible au début et acquiert plus d'acuité avec le temps. Chez le fils de M. Preyer, elle ne commença qu'au quatrième jour.

Souvent à la sixième ou à la huitième semaine, mais presque toujours à la douzième ou à la treizième (au quatrième mois d'après Vierordt), l'enfant tourne la tête du côté du bruit. Au troisième mois, le tintement des jouets à grelots ou autres, ainsi que la musique lui font un sensible plaisir. Les bruits intenses, de même que les sons aigus et perçants, lui sont désagréables, l'effraient et le font pleurer (J. Rouvier, Uffelmann). Même résultat, si sans s'adresser directement à lui, les parents élèvent la voix pour gronder ses frères et sœurs ou les domestiques.

Toucher. — La sensibilité au contact existe certainement chez le nouveau-né, mais elle est plus faible, et les réactions provoquées par les excitations de nature à provoquer la douleur, sont certainement moins vives et moins durables que chez les enfants plus âgés. Comme Preyer, j'ai constaté que la sensibilité tactile de la langue est fort vive : le contact d'un corps non sapide avec l'extrémité de cet organe provoque des mouvements de succion ; avec le milieu, ce contact ne provoque que des signes de répulsion ; avec la base, il provoque des symptômes de nausées. Ces réactions se rencontrent dans la presque totalité des cas, et l'on peut en conclure que la sensibilité tactile de la langue existe dès la naissance. Il en est de même pour les lèvres et pour la muqueuse nasale, dont l'attouchement provoque des éternuements avec effusion de larmes. C'est encore ici un réflexe héréditaire, inné, comme la fermeture des yeux qui se produit après excitation de la conjonctive des paupières.

La sensibilité tactile de la main, du pied, est très nette dès la naissance : celle de l'avant-bras, de la jambe, de la cuisse, etc., est beaucoup plus obtuse comme cela a lieu chez l'adulte, d'ailleurs. D'une façon générale, la sensibilité tactile de l'enfant est plus vive, jusqu'à l'époque où, malgré l'excitabilité cérébrale accrue, l'excitabilité périphérique a diminué par suite de la multiplicité des excitations.

La sensibilité thermique existe dès la naissance, car la physionomie du nouveau-né plongé dans le bain tiède indique un état de satisfaction marquée, et les différences dans la température du biberon sont nettement appréciées par l'enfant (Preyer).

Cette sensibilité à la température est très prononcée dans la cavité buccale. Ma femme nourrissait elle-même ma seconde petite fille. Pour parer à toute surprise, je tins à l'habituer à prendre tous les jours une certaine quantité de lait au biberon. L'enfant le prenait sans trop de répugnance. Elle ne vidait jamais entièrement le flacon d'une capacité de 300 grammes qui n'était guère cependant rempli qu'à moitié. Elle s'arrêtait un peu plus tôt ou un peu plus tard, suivant que la température s'était abaissée plus ou moins vite. On avait beau lui représenter un grand nombre de fois ensuite, elle ne consentait à le reprendre que si un séjour suffisant dans l'eau bouillante avait rendu au lait sa première température.

Goût. — La sensibilité gustative semble bien développée à une époque précoce. Dès le premier jour, le sucre produit une impression agréable qui peut être masquée un instant par la surprise, mais apparaît aussitôt après. Kussmaul et Genzmer ont vu que le nouveau-né réagit de façons très différentes à la quinine, au vinaigre, au sel et au sucre. Mais très souvent, la différence des réactions est masquée, l'impression de surprise commune à tous les cas, étant d'abord la plus forte ; cependant, il ressort d'expériences diverses, celles de Genzmer en particulier, que, dans certains cas, les nouveau-nés répondent par la même mimique à la saveur amère, acide ou sucrée. Ceci indique qu'il faut tenir compte du degré d'intensité des saveurs, car tel enfant qui ne perçoit pas le goût désagréable d'une solution faible de quinine, perçoit très bien celui d'une solution plus forte. Il peut très bien arriver qu'avec des solutions sapides trop étendues, l'on ne provoque qu'une seule et même réaction, ce qui ferait croire à l'identité des sensations gustatives. Si, au contraire, l'on opère avec des solutions suffisamment fortes, l'enfant réagit d'une façon différente et caractéristique, dès le début, à chaque impression. La sensibilité gustative existe donc dès la naissance, mais elle est moins fine, moins délicate qu'elle ne le devient plus tard par l'exercice (Preyer).

Odorat. — On n'a guère fait d'expérience sur l'odorat du nouveau-né humain. Celles que l'on a tentées ne satisfont pas aux exigences de la critique. On ignore si les substances odorantes produisent réellement quelque effet sur le nerf olfactif des jeunes enfants, dès le premier jour : cela paraît pourtant vraisemblable. Le sens de l'odorat est d'une médiocre utilité pour l'enfant, qui ne s'en sert guère, comme l'adulte d'ailleurs, et qui n'apprend en réalité que fort tard à l'employer, dans l'acte de flairer. Chez les animaux, au contraire, l'odorat est d'un puissant secours pour la recherche des aliments, et en particulier des mamelles maternelles (Preyer).

Intelligence. — Les notes recueillies par Preyer sur l'interprétation des objets par son fils, à partir du sixième mois, sont fort intéressantes. A six mois, l'enfant comprend très bien le sens d'un signe de tête amical de son père : il comprend **que** c'est une marque de bienveillance. Au même âge, voyant le visage de son père dans un miroir, il regarde l'original et l'image, comme pour les comparer. Tout visage étranger est reconnu tel. J'ai fait les mêmes observations au même âge, chez mes enfants. L'enfant étant élevé au biberon, tout ce qui ressemble à cet ustensile attire vivement son attention et tout objet en verre ou porcelaine, de forme analogue excite ses désirs. Il s'intéresse pareillement à toute boîte ressemblant à celle où l'on enferme la farine qui lui est réservée, et il comprend très bien les apprêts de ses repas : il les suit d'un œil intéressé.

Mais à d'autres égards, les erreurs d'interprétation sont très fréquentes. A quinze mois, il veut prendre la flamme de la bougie, mais ne recommence jamais, ayant appris à ses dépens que cela ne va pas sans une vive douleur. Dans son bain, il cherche à attraper les filets d'eau qui lui tombent sur la tête ; il les croit des ficelles et s'étonne de son insuccès ; à dix-sept mois, il cherche à attraper la fumée de tabac : la notion des distances est très incomplète, elle ne peut d'ailleurs se constituer que par l'exercice simultané de la vision et du toucher (Preyer).

En admettant que pour vouloir un acte quelconque, un enfant doit nécessairement s'en faire une idée ; Preyer place à la fin du quatrième mois le commencement d'éclosion de l'intelligence.

Les actes de la volonté demandent un développement intellectuel en rapport avec les difficultés d'exécution, et leur signification plus ou moins compliquée. Ils se manifestent donc à des époques différentes. Preyer les a relevées dans le tableau (p. 37) que l'on consultera avec grand avantage :

Mouvements	Aucun rudiment encore	Première tentative	Avec réflexion et suite	Observations
Acte de secouer la tête.		4e jour (?)	16e sem.	Pour refuser.
Attitude droite de la tête.	10e sem.	11e sem.	16e sem.	
Préhension.	114e jour	117e jour	17e sem.	
Redressem. du buste.	12e sem.	16e sem.	22e sem.	Le redress. se fait sans aide dans la position dorsale.
Acte de montrer.	4e mois	8e mois	9e mois	
Acte de s'asseoir.	13e sem.	14e sem.	42e sem.	Sans appui ni doss.
Acte de se tenir debout	21e sem.	23e sem.	48e sem.	Sans aide.
Acte de marcher.	40e tem.	41e sem.	66e sem.	Sans aide, libre.
Acte de se lever.	13e sem.	28e sém.	70e sem.	Sans appui, ni sec.
A. de franchir un seuil.	65e sem.	68e sem.	70e sem.	Seul.
Acte d'embrasser.	11e mois	12e mois	23e mois	
Acte de grimper.	24e mois	26e mois	27e mois	Sans aide, ni sec.
Acte de sauter.	24e mois	27e mois	28e mois	

A partir du vingtième mois, l'enfant est capable d'associer certaines idées et de les mettre à exécution avec esprit de suite. A cet âge, ma petite fille, allant toujours fureter, et non sans profit, dans une armoire où sa mère déposait des gâteaux, on fut obligé d'y mettre ordre, en fermant la porte à clef. Par précaution, cette clef fut placée sur un autre meuble. L'enfant ne dit rien. Le lendemain, elle trouve, dans le jardin, une autre clef cassée, s'en empare aussitôt et s'empresse de la placer dans la serrure du meuble qui recelait les friandises.

Langage — Au cinquième mois environ, dit Gyoux, l'enfant fait entendre un son laryngé qui n'est pas encore articulé, mais qui est plus qu'un simple cri. Vers le huitième et le neuvième mois, sa voix augmentant sans cesse, il remue ses lèvres à l'imitation de sa mère, pour balbutier quelques mots. Les facultés intellectuelles et affectives restées obtuses se révèlent alors par le mode d'expression le plus élevé de la vie de relations : le langage articulé ou la parole.

L'enfant fait d'abord entendre des voyelles, que l'oreille distingue clairement les unes des autres.

La prononciation des consonnes se fait d'une façon pour ainsi dire instantanée. La conjugaison des voyelles et des consonnes constitue les syllabes, les mots, le langage parlé.

Les premières syllabes que l'enfant articule, à peu près les mêmes dans toutes les langues, sont formées des consonnes labiales, *p*, *b*, des nasales, *m*, *n*, et de la voyelle, *a*.

Son premier mot est un mot de reconnaissance pour sa mère, qu'il désigne *maman*. C'est en même temps l'annonce de l'existence individuelle qui doit isoler l'enfant de celle qui l'a élevé et entouré d'amour, le placer de plus en plus en relation avec la nature extérieure, au milieu de laquelle il puisera des sensations nouvelles, des idées, des jugements, et dont l'étude bientôt attentive devra, en multipliant la somme de ses connaissances, développer ses facultés morales, donner à sa volonté un élan utile et affermir sa connaissance.

On remarque que, si l'enfant prend l'habitude de mal articuler certaines syllabes, il la conserve pendant longtemps, et quelquefois toute la vie. *Il est donc essentiel de l'accoutumer, dès ses premières paroles, à articuler convenablement les syllabes qui sont prononcées devant lui.*

Le soin et la patience que l'on apportera dans l'éducation de son langage pourront le préserver du bégaiement, du zézaiement et du grasseyement. On sait quelles difficultés il y a à vaincre plus tard, pour faire disparaître l'un de ces défauts, s'il a été contracté (Gyoux).

Tempéraments. — Dans le premier âge de la vie, l'enfant ne possède aucun attribut du tempérament qu'il acquerra quelques années plus tard. La classification par tempéraments des nourrissons est donc facile à établir, puisqu'ils rentrent tous dans la même classe : celle du tempérament lymphatico-nerveux. Par ces caractères, le rejeton rappelle fidèlement durant les premiers mois de l'existence, le tronc sur lequel il s'est développé. Le tempérament lymphatico-nerveux est très répandu dans le sexe féminin.

Les caractères du lymphatisme sont une peau blanche et fine ; des cheveux généralement blonds, une rondeur des formes due à une musculature médiocre et à une exubérance de tissu cellulaire ; les iris faiblement colorés, même pour les enfants chez lesquels cette membrane doit prendre plus tard une teinte foncée ; des chairs blanches et molles accusant une sorte de bouffissure générale. L'élément nerveux est accusé par une sensibilité vive, une émotivité prompte à entrer en jeu, une vivacité extrême des mouvements et des expressions, et une grande mobilité de l'innervation (Foussagrives).

SÉCRÉTION URINAIRE. — Le fonctionnement physiologique des organes exige la régularité des sécrétions. Aussi, attache-t-on une grande importance à l'examen de l'urine.

Dans un travail remarquable, Parot et Albert Robin ont éclairci la plupart des questions concernant la sécrétion rénale. Je leur emprunte les détails suivants, complétés à l'aide des recherches de P. Cruse, Camerer, Vierordt, Bouchaud, Martin et Ruge, etc.

Quantité. — La première miction spontanée est d'environ 10 centimètres cubes (Martin et Ruge). Elle se fait généralement au bout de douze heures. Mais il se passe quelquefois quarante-huit heures avant qu'elle se produise. Le genre d'alimentation du nouveau-né est la cause de cette différence. L'enfant allaité par une mère primipare absorbe moins de lait, que s'il prend le sein d'une nourrice dont la sécrétion mammaire est abondante, ou encore s'il est nourri au biberon. La sécrétion urinaire est en rapport avec l'absorption. 643 grammes d'urine rendus par l'enfant à la mamelle dénotent l'absorption d'un litre de lait. Le plus souvent à partir du troisième jour, l'urine est excrétée au moins quatre ou cinq fois par jour, et de préférence après les repas. La quantité d'urine émise par les nourrissons est la suivante chaque jour :

Age	Camerer	Bouchaud
1er jour . . .	48 grammes	»
2e — . . .	53 —	12 à 36 grammes
3e — . . .	172 —	
4e — . . .	226gr,5	
5e — . . .	181 grammes	70 à 200 —
6e — . . .	205 —	
7e — . . .	» —	
8e — . . .	» —	
9e —	357 —	
12e —		
14e — . . .	» —	
18e —	385 —	250 à 437 —
21e —		
31e —	398 —	
33e —		
46e —	447 —	
69e —		
70e — . . .	» —	
105e —	517 —	»
113e —		
161e —	466 —	»
163e —		

Un nouveau-né urine quatre fois plus qu'un adulte par kilogramme de poids (P. Cruse, Parrot et Robin). Dans le courant du troisième mois, la quantité moyenne d'urine émise en vingt-quatre heures est 90 centimètres cubes par kilogramme (Vierordt); dans le cinquième mois, elle est de 150 centimètres cubes (Camerer), et augmente encore dans la suite avec l'âge. A l'âge adulte, elle n'est plus que 20 à 25 grammes par kilogramme.

Propriétés physiques. — L'urine normale du nourrisson de cinq à trente jours est en moyenne de 1003 à 1004. Elle ne dépasse jamais 1007. Les deux premiers jours, elle est plus colorée, plus rare, plus dense et quelquefois opalescente. Elle offre les mêmes caractères chez les enfants dont l'alimentation est défectueuse. Le sexe, l'âge et la température n'exercent aucune influence sur ses caractères physiques (Parrot et A. Robin).

Du cinquième au dixième jour, elle est encore le plus souvent trouble, de couleur foncée, et de réaction acide (P. Cruse).

Peu à peu, sa teinte primitive disparaît, et elle devient incolore, inodore, d'une grande limpidité et d'une fluidité remarquable. Dans un tiers des cas seulement, elle a un ton jaune paille très clair, analogue à celui du vieux vin de Chablis. Elle est un peu plus foncée chez les enfants d'un poids élevé, et plus pâle chez les nourrissons allaités par leur mère ou une bonne nourrice, que chez les nourrissons élevés au biberon.

Le poids spécifique de l'urine diminue rapidement du cinquième au dixième jour ; lentement, au contraire, à partir du dixième jour. Seulement la quantité d'acide phosphorique ne cesse d'aller en augmentant à partir de la naissance (P. Cruse).

Sédiments. — Au début, les urines se déposent très rapidement par refroidissement, mais à partir du cinquième jour (Martin et Ruge), l'urine n'est plus sédimenteuse ; par le repos, elle laisse déposer une très minime quantité d'éléments anatomiques, à savoir des cellules de la vessie, de l'urètre, du vagin, et plus rarement, dans les premiers jours de la vie, des cellules détachées des tubes de Bellini.

Dans les circonstances tout à fait exceptionnelles, l'urine peut donner un très léger dépôt de cristaux d'acide urique, ou d'oxalate de chaux, ou d'urate de soude (urine du premier jour, alimentation insuffisante ou vicieuse, etc.). Les ferments végétaux paraissent s'y développer plus rapidement que dans l'urine des adultes.

Caractères chimiques. — Elle a généralement, d'après Parrot et Robin, une réaction neutre au papier de tournesol. Martin et Ruge l'ont trouvée le plus souvent acide. Suivant Parrot, son acidité indique le plus souvent un intervalle trop long entre les tétées, et dans un certain nombre de cas, peut mettre sur la voie d'un état pathologique.

Elle contient par litre, $3^{gr},03$ d'urée, soit 80 centigrammes par kilogramme chez un enfant de 3850 grammes; mais dans les vingt-quatre heures l'enfant de onze à trente jours rend environ 91 centigrammes d'urée, soit 23 centigrammes par kilogramme de son poids (Parrot et Robin).

Martin et Ruge donnent des moyennes bien inférieures aux précédentes. Ils fixent la quantité moyenne excrétée en vingt-quatre heures par un nouveau-né à $0^{gr},1923$; soit cent quatre-vingts fois moins que l'adulte. A cinq mois, l'enfant élimine d'après Picard, 50 centigrammes d'urée par kilogramme de poids du corps.

La présence de l'urée dans l'urine des nouveau-nés a été niée par John Moore, Rayer, Longet, Béclard, etc.; elle est au contraire admise par Fourcroy, Lionel Beale, Ch. Robin, Harley, Quinquaud. L'âge, le poids et la température influencent probablement la quantité d'urée.

Lorsque les urines de deux enfants dont l'âge, le poids et la température diffèrent, présentent des quantités inégales d'urée, avant d'expliquer cette différence par un état pathologique, on devra s'assurer que l'excédent d'urée dépasse les limites fixées plus haut. Il existe un rapport constant entre la quantité d'urée, la couleur et la réaction de l'urine; de telle sorte que l'inspection et la réaction de celle-ci, permettent d'apprécier cliniquement la portion d'urée, sans réactif et sans dosage.

Les variations de l'urée, suivant l'âge, le poids et la température sont facilement explicables par les modifications exercées sur la nutrition par ces influences. Quand l'urine du nouveau-né est modifiée dans l'un de ses caractères au delà des limites tracées ci-dessus, il faut songer d'abord à une irrégularité dans l'alimentation, ensuite à un état morbide.

On trouve dans l'urine des nouveau-nés des traces d'acide urique, elles sont plus fortes les premiers jours (Gautier). Du sixième au huitième jour, Martin et Ruge ont trouvé en moyenne $21^{mg},4$ d'acide urique, soit vingt-cinq fois moins que chez l'adulte. Mais en rapportant ces moyennes à 1 kilogramme de poids du corps, on voit qu'elles sont invariables ou à peu près aux différents âges.

L'urine ne renferme ni matières extractives cliniquement appréciables, ni albumine, après le dixième jour (P. Cruse), ni glucose, mais de l'acide hippurique, de l'allantoïne, des chlorures et des phosphates, dont les quantités varient avec l'âge et l'alimentation; des sulfates, de la chaux, de la magnésie, de la potasse et de la soude. Le nouveau-né ingère en vingt-quatre heures et par kilogramme de son poids, deux fois plus d'azote que l'adulte. Il en rend six fois moins par l'urine, quoiqu'il fixe au moins, autant d'oxygène; il brûle donc moins, tout en absorbant plus de combustible et au moins autant de comburant. Cet excès de l'assimilation sur la désassimilation expérimentalement démontré, est en rapport avec l'augmentation journalière du poids, augmentation à laquelle doit aussi prendre part une partie de l'oxygène absorbé. Le nouveau-né n'excrète moins de chlorures que l'adulte que parce qu'il en ingère une quantité beaucoup plus faible.

Il y a des circonstances où d'après le groupement des altérations de l'urine, on peut préciser l'existence d'un état pathologique spécial ou d'un symptôme particulier (œdème des nouveau-nés, diarrhée, etc.). Dans d'autres cas, l'étude des urines permet de prévoir l'apparition prochaine d'accidents déterminés, tels que l'œdème, l'athrepsie, etc. En effet, une lésion de nutrition précède évidemment l'apparition des signes extérieurs de ces affections, et l'enfant est déjà malade, alors qu'aucun symptôme ne révèle au dehors cet état de souffrance, dont les altérations de l'urine donnent la mesure.

Infarctus uratiques. — Denis et Billard ont signalé dans les reins des nouveau-nés, des concrétions cristallisées d'urates sous forme de cylindres jaunâtres, brisés sur plusieurs points et constitués par des globules sphériques.

On retrouve une poussière composée d'éléments analogues dans les calices, le bassinet, le bas fond de la vessie, l'urètre et le prépuce. Pour Cless, Schlossberger, Virchow. Vogel, etc., ces infarctus uratiques composés d'urate d'ammoniaque sont physiologiques, mais Parrot a démontré qu'ils sont composés d'urate de soude, et résultent d'un défaut de nutrition. Suivant Virchow, Martin, Hessling, Vogel et Raphaël, l'infarctus se trouve presque invariablement chez les enfants décédés entre le premier et le deuxième jour de la vie, il est d'une extrême rareté chez les mort-nés, et même très rare chez ceux qui n'ont respiré qu'un jour. Sa présence a donc une grande importance en médecine légale, elle prouve aussi sûrement que l'enfant a vécu que la dilatation du poumon par l'air.

TAILLE. — La longueur d'un enfant de naissance représente à peu près le tiers de sa taille définitive. Elle est en moyenne de 0,496 millimètres pour les garçons, et de 0,483 millimètres pour les filles (Quételet). Pour l'obtenir exactement, dans les Maternités, on se sert d'une tige graduée avec curseur mobile, assez analogue à celle des cordonniers. L'extrémité renflée de la tige se place sur le vertex, le curseur est ramené sur la plante des pieds, après extension du tronc et surtout des membres inférieurs sur un plan horizontal. L'insertion du cordon se trouve à 2, 3 ou 4 centimètres au-desous du point central qui divise la longueur du corps, en deux parties égales.

La taille a d'étroites relations avec le poids. Au-dessous de 3000 grammes, elle est de 47 à 49 centimètres; de 3000 à 3500 grammes, elle monte à 49, 50 ou 51 centimètres. Au-dessus de 3500 grammes, elle atteint 51, 52, 53 centimètres.

D'après Wernich, sur 3268 garçons, la taille suit une progression constante jusqu'à ce que la mère soit âgée de quarante à quarante-quatre ans; elle atteint alors 51^{cm},46. Sur 3115 filles, le maximum 50^{cm},72 s'observe plus tôt de trente-cinq à trente-neuf ans. En général, sans distinction de sexe, sur 6,383 enfants, la longueur maximum 51^{cm},90. répond à la période de quarante à quarante-quatre ans.

La taille du nouveau-né varie avec sa race. Sur 200 observations, François Ogston trouve 19 pouces 12 lignes pour la moyenne des enfants écossais; 18 pouces pour les anglais, et seulement 17 pouces pour les français.

Croissance. — La taille s'accroît de 40 millimètres dans le premier mois, de 37 pour le second, de 20 dans le troisième, et de 10 à 15 dans les suivants. Dans la première année, la croissance est de 198 millimètres, soit un sixième de son accroissement total.

Les moyennes de Kœhner s'écartent un peu des précédentes. Voici les résultats qu'il a obtenus.

1er jour . .	50 centimètres	13e semaine .	60 centimètres	
16e — . .	52 —	15e — .	60 —	
25e — . .	53 —	18e — .	63 —	
6e semaine .	54 —	44e — .	71 —	
8e — . .	54,5 —	52e — .	75 —	
11e — . .	57 —			

La croissance est de 90 millimètres dans la seconde année, de 73 dans la troisième, de 65 dans la quatrième et la cinquième, et de 50 millimètres dans les dix suivantes. A six ans, la taille est doublée; à quatorze ans, elle n'a plus qu'un douzième à acquérir. Cet accroissement est activé par les maladies aiguës ou fébriles, et retardé par une alimentation défectueuse et certaines affections constitutionnelles comme la scrofule et le rachitisme.

La différence de taille constatée chez les nouveau-nés suivant le sexe, se maintient durant la croissance d'après Delemer, Feigniaux, Guiette et van Essch.

Ages	Garçons	Filles	Différence
1 jour	0,500	0,499	0,001
1 an	0,698	»	»
2 ans.	0,796	0,790	0,006
3 —	0,867	0,853	0.014
4 —	0,930	0,913	0,017
5 —	0,986	0,978	0,008
6 —	1,045	1,035	0,010
7 —	»	1,091	»
8 —	1,160	1,154	0,006
9 —	1,221	1.205	0,016
10 —	1,280	1,256	0,024
11 —	1,334	1,286	0,048
12 —	1,384	1,340	0,044
13 —	1,431	1,417	0,014
14 —	1,489	1,475	0,014
15 —	1,549	1,496	0,053
16 —	1,600	1,518	0,082
17 —	1,640	1,553	0,087
18 —	»	1,564	»
19 —	1,665	1,570	0,095
20 —	»	1,574	»
Croissance terminée .	1,684	1,579	0,105

Quételet a établi pour les habitants de Bruxelles les lois suivantes, applicables aux régions méridionales de l'Europe : 1° la croissance la plus rapide a immédiatement lieu après la naissance ; l'enfant dans l'espace d'un an croît d'environ 20 centimètres ; 2° la croissance de l'enfant diminue à mesure que son âge augmente jusque vers l'âge de quatre ou cinq ans, époque où il atteint le maximum de la vie probable : ainsi pendant la seconde année qui suit la naissance, l'accroissement n'est que la moitié de ce qu'il était la première, et pendant la troisième le tiers environ ; 3° après l'âge de la puberté, la taille continue encore à croître, mais faiblement ; ainsi de seize à dix-sept ans, elle croît de 4 centimètres ; dans les deux années qui suivent, elle croît de 2cm,50 seulement ; 4° la croissance totale de l'homme ne paraît pas encore terminée à vingt-cinq ans.

Poids. — Le poids des enfants nés à terme, bien portants, de femmes saines, après une grossesse satisfaisante, varie entre 2500 grammes et 3500 grammes.

PAYS ET VILLES	AUTEURS	GARÇONS		FILLES		TOTAL	
		nombre	poids moyen	nombre	poids moyen	nombre	poids moyen
			kg		kg		kg
Paris	Tardieu.	»	»	»	»	4.014	3.250
—	Joulin.	»	»	»	»	»	3.500
—	Bailly.	»	»	»	»	»	3.250
—	Tarnier.	»	3.268	»	3.110	17.064	»
Copenhague	Ingerslev.	1.833	3.380	1.617	3.279	3.450	3.333
Bruxelles.	Quételet.	63	3.200	56	2.900	119	2.950
Breslau.	Fesser.	»	»	»	»	»	3.230
Bonn.	Schrœder.	»	»	»	»	364	3.179
Munich.	Hecker.	»	»	»	»	1.000	3.255
Christiania	H. Vogt.	»	»	»	»	3.563	3.370
»	Scanzoni.	»	»	»	»	9 000	3.178
»	Fehling.	»	»	»	»	»	3.250
»	Naegelé.	»	»	»	»	»	3.280
»	Winckel.	56	3.750	44	3.500	100	3.640
»	Elsaesser.	»	»	»	»	»	3.365
»	Thomp. Lask	»	3.586	»	3.389	200	3.480

Dans sa statistique, Tardieu a relevé 493 enfants de 3600 grammes à 4 kilogrammes, 115 de 4 kilogrammes à 4500 grammes et 20 seulement au-dessus de 4.500 grammes dont un atteignant le chiffre maximum 5300 grammes. Ce poids que l'on observe une fois sur 20.000 accouchements (Pinard) a été encore quelquefois dépassé. Mme Lachapelle a reçu un enfant de 6000 grammes ; Baudelocque et Depaul, chacun un de 6500 grammes ; Merriman et Bouchacourt chacun un de 7 kilogrammes, Waller et Flamm chacun un de 7200 grammes ; Osiander un de 7250 grammes ; Martin, Mayer et Ch. Waller chacun un de 7500 grammes ; J. Ramsbootham un de 8 kilogrammes ; Wulf un de 8250 grammes ; J. D. Oœens et R. Barnes chacun un de 8875 grammes ; Cazeaux et Riembault un de 9 kilogrammes ; Crantz un de 11.500 grammes.

Les recherches d'Alfred Gonner et de P. Negri tendraient à prouver que le poids moyen du fœtus correspondrait à une longueur du pied de 8 centimètres : au-dessus ou au-dessous de ce chiffre, le poids serait dépassé ou diminué. Avec un pied inférieur à 73 millimètres le fœtus ne serait pas à terme.

J. Rouvier, Winckel, Foisy, Depaul, Lauro de Franco et P. Segond s'accordent à reconnaître que le poids moyen des filles est inférieur à celui des garçons.

Causes de modifications du poids. — Quelques circonstances peuvent modifier les moyennes précédentes :

Dans les accouchements gémellaires, la moyenne quoique abaissée, est encore en faveur des garçons. Foisy évalue d'après treize observations de grossesses doubles, le poids moyen des garçons à 2450 grammes, celui des filles à 2013 grammes. Lauro de Franco dans vingt observations est arrivé à des résultats identiques.

D'après Hecker, Mathews Duncan, Foisy, Ingerslev, Fasbender, Wolf, Sobbe, J. Rouvier, Issmer, H. Vogt, Rumpe, l'âge de la mère et son état de primi ou de multiparité influent aussi sur le poids de l'enfant.

Age de la mère. — Mathews Duncan conclut de 2053 observations que la vigueur du système reproducteur de la femme attestée par le poids de l'enfant, va croissant jusqu'à vingt-cinq ou trente ans pour diminuer ensuite jusqu'au terme de la fécondité. Sur 1518 observations, Foisy a trouvé le poids maximum chez les garçons issus de mères âgées de quarante à cinquante ans, ou chez les filles de mères âgées de trente à trente-quatre ans. Pour Wernich le poids maximum de 3292 garçons correspond à un âge de trente-cinq à trente-neuf ans chez la mère, celui de 3127 filles à un âge de quarante à quarante-quatre ans, et en moyenne sans distinction de sexe sur 6419 cas à un âge de trente-cinq à trente-neuf ans, se rapprochant de celui d'Ingerslev, quarante ans; de H. Vogt, sur 3593 enfants, trente-cinq à quarante ans; mais supérieur à celui de Fasbender, trente à trente-cinq.

Nombre de grossesses. — Le poids moyen des nouveau-nés, appartenant à des multipares, 7 livres 227 d'après Mathews Duncan, est supérieur à celui des nouveau-nés de primipares 7 livres 10. Cette différence se retrouve dans le travail d'Ingerslev : 1723 enfants de primipares pesaient en moyenne 3254 grammes et 1727 enfants de multipares 3412 grammes. Sur 6887 enfants nés de primipares de de 1860 à 1876 à la Maternité de Paris, Tarnier trouve un poids moyen de 3164 grammes pour 3810 garçons et 3101 grammes pour 3177 filles. Sur 3866 enfants de multipares, dans la même période le chiffre s'élève à 3372 grammes pour 4613 garçons et 3120 grammes pour 4053 filles. A Bâle, sur 480 enfants, Altherr donne pour le poids des enfants nés de multipares une différence de 57 grammes (filles) à 120 grammes (garçons) en plus du poids des enfants de primipares.

Le poids moyen des premier-nés est ainsi formulé :

Fasbender 189 grammes, d'Outrepont 144 grammes, Hecker 140 grammes, Spiegelberg 120 grammes, et Veit 100 grammes au-dessous de celui des enfants ultérieurs.

Un tableau de H. Vogt dressé (1889) avec 3.563 enfants nés à la maison d'accouchement de Christiania et Bergen montre aussi que les premiers-nés ont le poids le plus bas. Pour les deuxième et troisième grossesse le poids est environ le même. Il y a une progression presque uniforme pour les trois grossesses suivantes.

Rumpe indique au-dessous de trente ans, pour les enfants

de primipares, 3121^{gr},6 ; pour ceux de multipares 3315^{gr},5 ; au-dessus de trente ans, pour les enfants de primipares 3133^{gr},8 ; pour ceux de multipares 3173^{gr},43. Les enfan's de multipares pèsent donc toujours plus que les enfants de primipares, ils ont aussi une longueur plus grande.

Issmer a essayé de prouver, dans un mémoire basé sur 7612 enfants à terme, que le poids augmente non seulement avec l'âge des mères et le nombre de grossesses, mais qu'en plus à une certaine année correspond une grossesse, qui donne et le plus gros enfant et le plus favorable pronostic pour la mère et l'enfant, c'est l'âge de prédilection.

Wernich a posé les conclusions suivantes :

1° L'âge aussi bien que le nombre des accouchements influent sur l'accroissement de poids et de longueur, et chaque facteur agit suivant une progression ;

2° De très longs intervalles entre les grossesses successives troublent la progression des poids moins que des intervalles très courts ;

3° La variation des sexes, trouble l'accroissement des poids des enfants, au détriment bien prononcé des filles venues plus tard ;

4° Les premiers-nés, dont les mères ont été menstruées très tard, sont moins volumineux que les enfants d'autres mères, et principalement de celles qui ont été menstruées de très bonne heure.

Seront exceptés de ces règles générales, les enfants de races naines et de femmes à constitution débile ou dont la grossesse a subi l'influence soit d'une diathèse, syphilis, scrofule, etc., soit de troubles pathologiques, vomissements, hémorragies, etc., qui par leur fréquence ont affaibli l'ensemble de l'organisme. Car le nouveau-né rappelle ses parents, dont il n'est que la réduction en miniature surtout au physique, et son poids, comme son développement dépendent de leur santé générale.

Race. — La race influe sur le poids des nouveau-nés, comme sur leur taille. Sur deux cents cas, Franscis Ogston a trouvé pour poids moyen des Écossais 7 livres 3 onces alors que celui des Anglais n'est que de 6 livres 11 onces, et celui des Français 6 livres 4 onces.

Perte de poids après la naissance. — L'enfant perd de 100 à 310 grammes de son poids pendant les premiers jours après la naissance, et ne commence à croître sensiblement qu'après cette période à durée variable de deux à sept jours, en moyenne de trois jours. Cette observation de Quételet a été confirmée par Von Siebold, Winckel, Blache et Odier, Quinquaud, Haak, Foisy, Lauro de Franco, Grégory. Schutz, Fleischmann, Wolf, Steiner, etc., mais elle comporte d'après Bouchaud et Kesmarzki, quelques exceptions que Wolf évalue à 9 pour 100 des cas. J'en ai observé des exemples.

Les filles perdent plus que les garçons, les enfants les plus gros diminuent davantage. Suivant Winckel, Grégory, K. Vierordt, Schuetz, les enfants alimentés au lait de vache ne commencent pas à gagner du poids aussitôt que les enfants nourris au sein de la mère. L'avantage à ce point de vue est aux garçons sur les filles, et aux enfants de multipares sur ceux de primipares (Kezmarski, Schutz, Wolf).

D'après F. Hillebrand, chez les enfants de primipares la durée de la diminution du poids est en moyenne de deux jours, onze heures, et la perte de poids en moyenne de 241 grammes, soit 7,30 pour 100 du poids initial. Le neuvième ou le dixième jour, 23,7 pour 100 des garçons, 36,6 pour 100 des filles n'ont pas encore regagné leur poids. Chez les enfants de multipares, la perte de poids est 188 grammes, soit 5,6 pour 100 du poids initial ; elle dure un jour et trois quarts.

Les enfants qui ont subi la section tardive du cordon diminuent moins de poids dans les premiers jours de la vie que ceux qui ont subi la section précoce (Hofmeier, Budin, Ribemont, Zweifel). Ils commencent plutôt à se développer, mais l'accroissement quotidien est moindre jusqu'au neuvième jour (Hofmeier). Ribemont croit au contraire qu'il est plus rapide.

Causes de la perte de poids. — Les causes de la perte de poids sont les suivantes : 1° l'expulsion du méconium, évaluée à 60 ou 90 grammes ; 2° l'évacuation des urines, estimée de 10 à 15 grammes ; 3° l'établissement de la respiration et de la transpiration pulmonaire et cutanée, dont les pertes varient entre 55 et 100 grammes ; 4° la petite quantité de liquide absorbé les premiers jours.

La perte de poids est en rapport direct du retard apporté à l'allaitement. Chez les enfants mis de bonne heure au sein et qui têtent vigoureusement, je n'ai jamais constaté de perte de poids.

A côté des causes physiologiques de perte de poids chez le nouveau-né, se manifestent aussi quelquefois des causes pathologiques, telles que la débilité congénitale, l'ictère, l'ophtalmie purulente, les affections inflammatoires du poumon et de l'intestin, l'inanition, etc. La vaccine et toutes les affections du premier âge (N. Guillot, Siebold, Sutils et Malgaigne), l'ophtalmie des nouveau-nés (Schutz), ralentissen' l'accroissement physiologique.

Dans les conditions normales, au neuvième jour, un enfant à terme et sain a toujours recouvré le poids qu'i avait en naissant. A partir de cette époque il doit s'ac croître régulièrement, d'après Bouchaud, de 20 à 25 gramme par jour pendant les cinq premiers mois, et de 10 à 15 gramme pendant les sept mois suivants. Blache et Odier, Segond don nent le chiffre de 30 grammes comme moyenne de l'accrois sement quotidien, tout en admettant une variation possib' de 15 à 40 grammes.

Pesées régulières. — Il y a un intérêt majeur à vérifi de temps en temps, une fois par semaine au moins, da

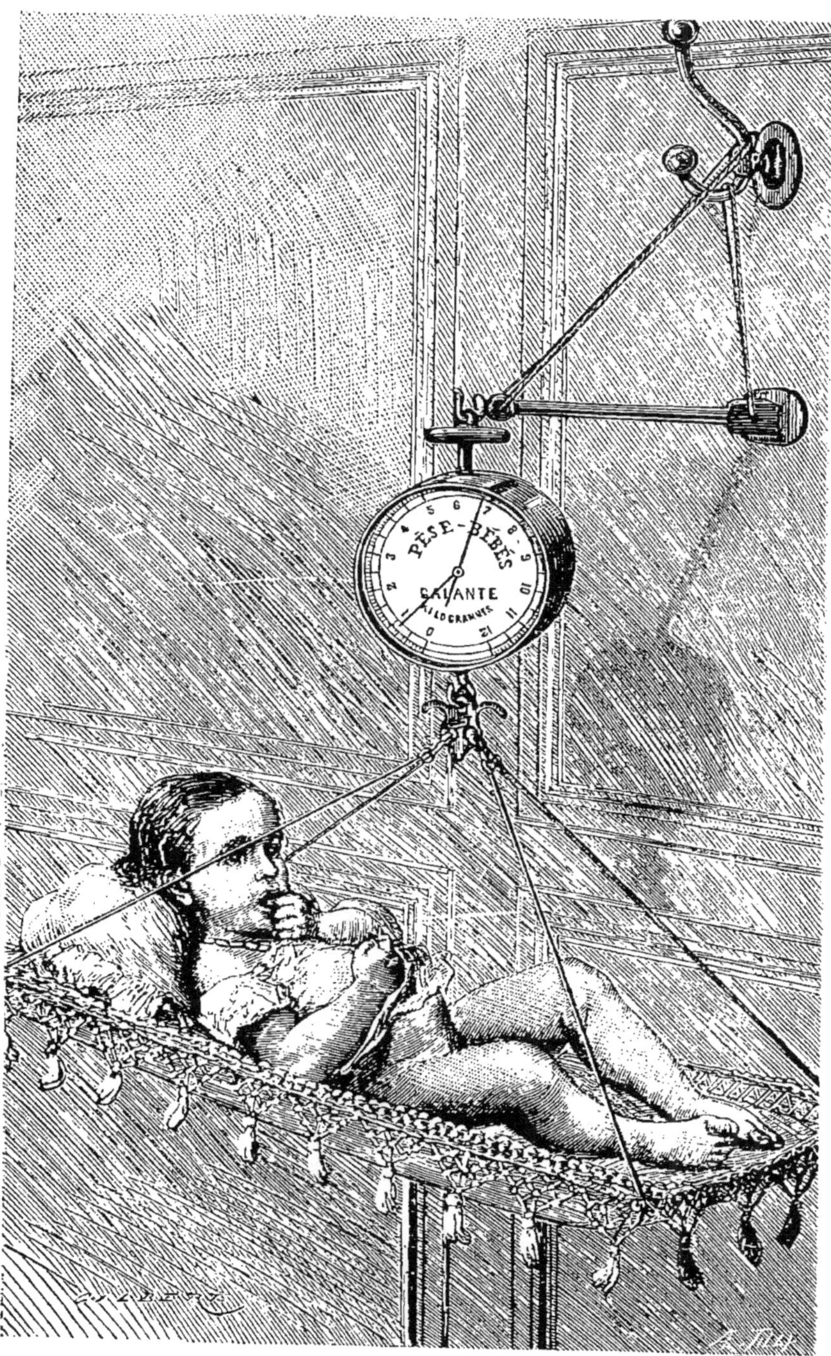

FIG. 1. — Pèse-bébé du Dr Bouchut, assujetti á la muraille.

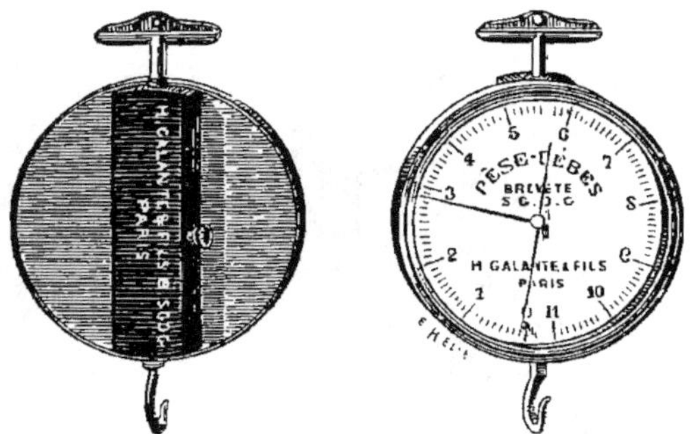

Un petit frein à ressort agit sur l'arbre de l'aiguille. Ce frein est commandé de l'extérieur par un bouton sur lequel il suffit d'appuyer légèrement pour rendre à l'aiguille toute sa liberté.

Fig. 2. — Pèse-bébé du Dr Bouchut.

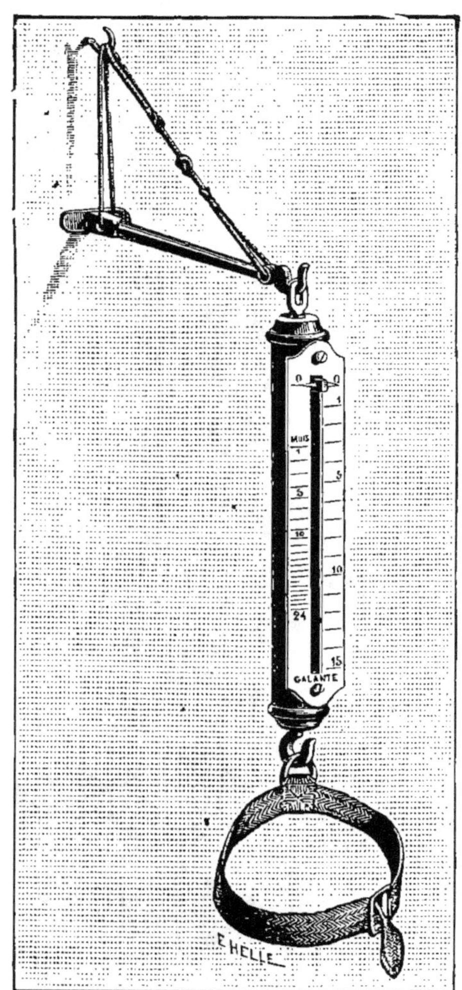

Fig. 3. — Pèse-bébé du Dr Sutils.

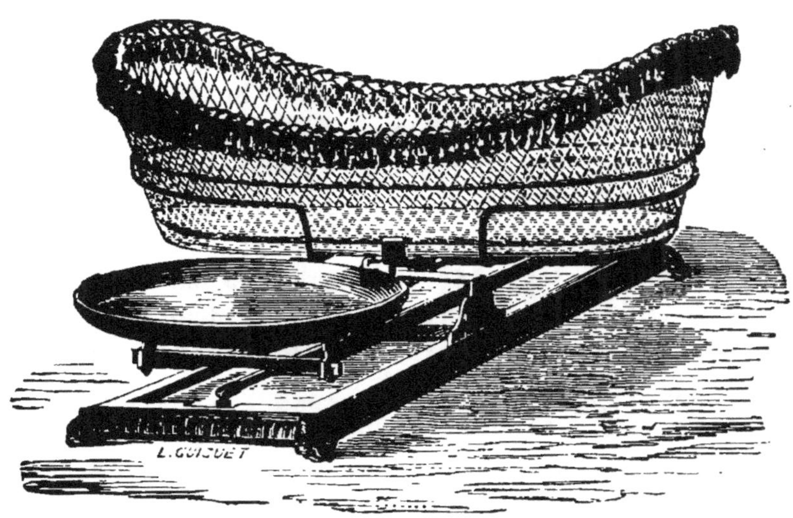

FIG. 4. — Berceau pèse-bébé du Dr Groussin.

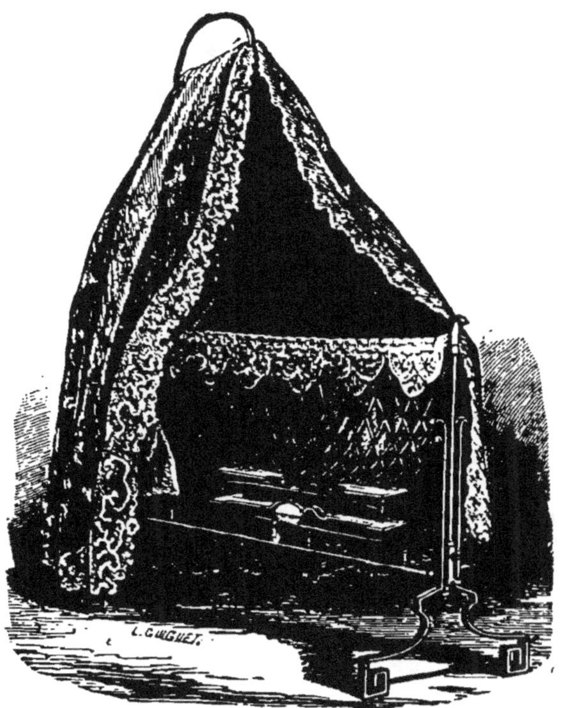

FIG. 5. — Berceau pèse-bébé du Dr Groussin.

les premiers mois, et tous les quinze jours jusqu'à un an, le poids de l'enfant à l'aide d'une balance de boulanger, si l'on n'a pas sous la main des instruments spéciaux comme les pèse-bébé de Bouchut [1] (fig. 1 et 2), de Sutils (fig. 3), ou de Groussin (fig. 4 et 5), de Desfosssés, le peson de H. Blot, celui de Blache et Odier, la balance métrique de Jeannel, etc. Dans les ménages, tous ces instruments sans exception peuvent être utilisés. Le médecin inspecteur du premier âge préférera, dans ses tournées, le modèle du Dr Sutils, plus portatif que les autres.

Les résultats généraux fournis par l'usage des pesées peuvent être résumés en quelques mots : tout arrêt dans l'accroissement normal de poids, à un âge quelconque, implique soit un état maladif de l'enfant, soit un allaitement défectueux. Dans cette dernière catégorie rentrent de nombreux cas ; ceux où l'allaitement est insuffisant quand la sécrétion mammaire est peu abondante ou quand la mère, ne voulant pas nourrir son nourrisson, le met trop rarement au sein ; comme ceux où l'allaitement, mal dirigé par une mère qui tient à nourrir et a du lait en excès, détermine des troubles gastriques, vomissements ou diarrhée chez le nourrisson. Dans l'allaitement par les nourrices sur lieu et à la campagne, la pesée régulière suffit pour contrôler sûrement les résultats et, dans certains cas, pour indiquer leur changement.

Moyennes d'augmentation mensuelle. — De légères différences existent entre les auteurs qui ont publié les moyennes d'augmentation mensuelle.

---

[1] Bouchut, *Hygiène de la première enfance. Guide des mères pour l'allaitement*, Paris, 1885, p. 291.

Époques.	Sutils	Bouchaud	Odier	Blache	Fleischmann
	gr.	gr.	gr.	gr.	gr.
Naissance	3.000	3.250	3.500	3.500	»
1er mois.	750	750	750	750	1.050
2e —	700	700	750	750	960
3e —	650	650	750	750	840
4e —	600	600	750	750	660
5e —	550	550	750	750	540
6e —	500	500	450	300	420
7e —	450	450	450	300	360
8e —	400	400	450	300	300
9e —	400	350	300	300	300
10e —	350	300	300	300	270
11e —	350	250	300	300	240
12e —	300	200	300	300	180
13e —	300	»	»	»	»
14e —	250	»	»	»	»
15e —	250	»	»	»	»
16e —	250	»	»	»	»
17e —	250	»	»	»	»
18e —	200	»	»	»	»
19e —	200	»	»	»	»
20e —	200	»	»	»	»
21e —	200	»	»	»	»
22e —	150	»	»	»	»
23e —	150	»	»	»	»
24e —	150	»	»	»	»

    ANATOMIE ET PHYSIOLOGIE

Les moyennes d'augmentation quotidienne sont :

Mois	Bouchaud	Vierordt	Bowdicht	Albrecht	Fleischmann	Biedert	Odier	Haven	Gerhardt
	gr.	gr.	gr.	gr.	gr.	gr.	gr	gr.	gr.
1	25	30	35	30	35	28	30	25	25
2	23	23	32	29	32	39	30	25	23
3	22	»	28	29	28	30	30	25	22
4	20	»	22	24	22	24	30	25	20
5	18		18	20	18	16	30	25	18
6	17	»	14	18	14	11	20	15	17
7	15	»	12	14	12	11	20	15	15
8	13	»	10	11	10	13	20	15	13
9	12	»	10	11	10	12	10	15	12
10	10	10	9	9	9	5	10	15	10
11	8	»	8	8	8	5	10	15	8
12	6	6	6	6	6	2	10	15	6

Les poids totaux sont :

Poids	Bouchaud	Sutils	Odier	Blache	Fleischmann
Poids init.	3.250	3.000	3.500	3.500	3.500
à 1 mois	4.000	3.750	4.250	4.250	4.550
2 —	4.700	4.450	5.000	5.000	5.500
3 —	5.350	5.100	5.750	5.750	6.350
4 —	5.950	5.700	6.500	6.500	7.000
5 —	6.500	6.250	7.250	7.250	7.550
6 —	7.000	6.750	7.700	7.700	7.970
7 —	7.450	7.200	8.150	8.150	8.330
8 —	7.850	7.600	8.600	8.600	8.630
9 —	8.200	8.000	8.900	8.900	8.930
10 —	8.500	8.350	9.200	9.200	9.200
11 —	8.750	8.700	9.500	9.500	9.450

Poids	Bouchaud	Sutils	Odier	Blache	Fleischmann
à 12 mois	8.950	9.000	9.800	9.800	9.600
13 —	»	9.300	»	»	»
14 —	»	9.550	»	»	»
15 —	»	9.800	»	»	»
16 —	»	10.050	»	»	»
17 —	»	10.300	»	»	»
18 —	»	10.500	»	»	»
19 —	»	10.700	»	»	»
20 —	»	10.900	»	»	»
21 —	»	11.100	»	»	»
22 —	»	11.250	»	»	»
23 —	»	11.400	»	»	»
24 —	»	11.550	»	»	»

CHAPITRE II

DENTITION

APPARITION DES PREMIÈRES DENTS. — *Époque.* — E. Magitot a soigneusement relevé l'époque de l'éruption des premières dents, à Paris, chez 500 nourrissons; Bensengre a
fait les mêmes recherches à Moscou, chez 525 enfants du
premier âge. Ils ont obtenu les résultats suivants :

Age	Magitot	Bensengre
A la naissance	1 fois	»
Au 1er mois	2 —	»
— 2e —	8 —	1 fois
— 3e —	9 —	3 —
— 4e —	10 —	8 —
— 5e —	39 —	35 —
— 6e —	45 —	43 —
— 7e —	105 —	104 —
— 8e —	88 —	88 —

Age	Magitot	Bensengre
Au 9e mois	49 fois	43 fois
— 10e —	89 —	80 —
— 11e —	38 —	» —
— 12e —	12 —	33 —
A la 2e année.	10 —	63 —
A la 3e —	» —	22 —
Au delà	» —	2 (rachitiques)
Totaux	500 fois	525 fois

La moyenne d'éruption des premières dents est donc du sixième au huitième mois. Trousseau, Duclos (de Tours) sont arrivés à peu près aux mêmes résultats. Woronichin, dont les recherches faites à l'hôpital de Saint-Pétersbourg ont porté sur le chiffre respectable de 34.892 enfants, fixe pour moyenne de l'éruption des premières dents, la période du cinquième au septième mois.

Ordre et succession. — Bien que neuf fois sur dix, d'après Trousseau, les incisives médianes inférieures apparaissen tout d'abord, il arrive pourtant que leur apparition est quelquefois précédée par celle des incisives médianes supérieures ; mais dans ces cas exceptionnels les incisives médianes inférieures suivent de près l'évolution des autres. Il est moins rare que celles-ci et celles-là se développent ensemble, les premières dents se montrant indifféremment à la mâchoire inférieure et à la mâchoire supérieure.

Delaunay avance que la première dent apparaît à droite, à la mâchoire inférieure, et à gauche, à la mâchoire supérieure. Sa statistique est trop restreinte pour avoir quelque valeur. Pour Seigneur, les dents se développent d'abord à gauche.

Trousseau croit que le sexe influe sur l'époque d'éruption de la première dent. Les filles (12 cas) ont sur les garçons (13 cas) une avance d'un mois.

Symptômes du premier travail dentaire. — Dans les premiers mois qui suivent la naissance, la sécrétion salivaire est très peu abondante. C'est ce qui explique la tendance si marquée chez les nouveau-nés et les enfants très jeunes à la sécheresse de la bouche, dans les moindres indispositions. A partir du quatrième ou cinquième mois, un changement notable se manifeste. La quantité sécrétée augmente beaucoup, et l'enfant ne faisant point d'effort de déglutition comme l'adulte, la salive cherche une issue au dehors et s'écoule par l'orifice buccal. Pour absorber cette salive, quand l'enfant *bave* beaucoup, on place communément au-devant de son thorax une pièce supplémentaire de linge appelée *bavette*. Phénomène curieux, la grande déperdition de salive ainsi effectuée n'entraîne pas de conséquences fâcheuses pour l'organisme infantile. L'abondance de la sécrétion salivaire semble à ce moment avoir une raison d'être. La salive séjourne plus longtemps dans les replis, sillons et culs-de-sac des gencives, les baigne constamment, modifie par suite la consistance de la muqueuse buccale, et facilite le travail de résorption au-dessus des extrémités dentaires. En somme, ce travail d'accommodation préparatoire rappelle sous une autre forme les sécrétions leucorrhéiques des voies génitales, qui se montrent dans les derniers temps de la grossesse. Peut-être aussi n'a-t-il aucune utilité pratique, et résulte-t-il seulement d'une suractivité des glandes salivaires, éveillée par l'action réflexe du travail d'évolution des premières dents.

DENTITION PRÉCOCE ET DENTITION TARDIVE.— En moyenne, la première éruption dentaire est très tardive chez l'homme si on le compare aux animaux.

Le retard de l'espèce humaine sur les animaux paraît motivé par la différence de rôle qu'elle a à remplir dans la nature. Les animaux sont plus précoces au point de vue du développement organique (du sevrage, de la marche, etc.), parce que, dans la première moitié de leur existence, les différences individuelles sont à peu près limitées à la taille, au volume et au poids. Chez l'homme, ces différences sont peu de chose, si on compare le développement du corps à celui des facultés intellectuelles. Voilà pourquoi la période d'allaitement étant pour ainsi dire la continuation de la vie intra-utérine, la nature a refusé pendant quelques mois au nourrisson l'usage des dents et des membres inférieurs, pour bien marquer qu'à la naissance l'enfant n'est qu'une œuvre à peine ébauchée, à laquelle le temps apportera toute la perfection désirable. L'absence de dents implique la nécessité absolue d'une nourriture liquide : le lait.

Il n'y a pas de règle sans exception. Dans l'espèce humaine le terme moyen de l'éruption dentaire est parfois devancé ou retardé.

Pline le Jeune raconte que Marcus Curius, surnommé pour cela Dentatus, avait toutes ses dents au moment de la naissance. Papirius Carbon aurait eu le même privilège (Schenk). J. Franck rappelle les noms fournis par l'histoire, de Richard III roi d'Angleterre, de Louis XIV, de Mazarin, venus au monde avec plusieurs dents. Mirabeau passe pour avoir présenté le même phénomène. De pareils exemples ne sont pas extrêmement rares. A lui seul Haller en a recueilli dix-neuf. D'autres ont été rapportés par Jacobi, Dastol (de Mons), Tissier (de Remiremont), Thore, Sappey, Depaul, Giraldès, Tarnier et Guéniot, André Sanson, J. Besnier, Magitot, Myers, Perreymond, Mattei, Cordes, Dumas (de Cette) etc. On ne conçoit donc pas que Blot ait mis en doute l'existence de ces faits, alléguant qu'il n'en a point rencontré sur plus de 20,000 naissances. Broca, E. Besnier et Guéniot exagèrent dans le sens contraire en regardant ces observations comme assez communes. De 1858 à 1868 sur 17,578 nouveau-nés à la Maternité de Paris, trois seulement sont venus au monde avec des dents.

Baudelocque a prouvé que l'éruption de quelques dents avant la naissance, n'est pas *toujours* la suite du développement extraordinaire de l'enfant, ou le présage d'une meilleure constitution. C'est à juste raison, car il existe des faits de précocité, observés chez des enfants débiles ou affectés de diathèse syphilitique, scrofuleuse etc.

L'éruption trop précoce des dents est quelquefois une cause d'ulcération de la langue et oblige à la suite de coryza, de coqueluche, d'en pratiquer l'extraction.

L'éruption tardive des premières dents de dix-huit mois à deux ans, peut coïncider avec un état général satisfaisant, mais plus souvent elle est la conséquence d'un affaiblissement général ou d'un état morbide comme l'entérite chronique, l'hydrocéphalie et surtout le rachitisme.

Fonssagrives regarde les dentitions prématurées comme un signe de surexcitation nerveuse et de prédisposition cérébrale et les dentitions comme un indice de rachitisme.

D'après une loi, vérifiée par Magitot, chez les Lapons, l'éruption dentaire est d'autant plus précoce dans une espèce que la vie de celle-ci est plus courte.

La précocité de l'éruption est, en outre, en rapport avec une bonne nutrition, ce qu'ont vérifié Sanson chez les animaux ; Bensengre, chez les enfants. L'éruption est également plus précoce, chez les races perfectionnées par la culture et la sélection, chez les races domestiquées que chez les races sauvages au dire de Simonds et Darwin (Ch. Debierre et J. Pravaz).

Influence de certains laits sur l'éruption dentaire. — La relation des faits suivants, dus au Dr de Darvieu, démontre l'influence de certains laits sur la dentition. Mme X... a eu cinq enfants : 1° L'aîné Paul, né dans de mauvaises conditions, et un peu avant terme, d'une mère très affaiblie, fut confié à une nourrice mercenaire. Après quatorze mois d'allaitement, Paul n'avait pas de dents. Mme X... eut un second enfant, et fit un échange avec la nourrice. Paul l'aîné, allaité par sa mère dix-sept jours, eut trois incisives ; rendu à sa nourrice pendant deux mois, il n'eut pas de nouvelle dent. Enfin repris par sa mère, il eut une molaire au bout de dix jours.

L'observation de ces phénomènes, engagea Mme X... à nourrir dans la suite tous ses autres enfants. 2° Jean, le second, eut quatre dents à trois mois et demi, huit dents à six mois, dix-huit dents à onze mois. Sevré à quatorze mois, il eut les deux dernières molaires à seize mois. 3° André, le troisième, a eu sept dents à sept mois, seize dents à dix mois ; à dix-huit mois, la dentition était complète. 4° Marie, quatrième enfant, a eu les huit incisives à sept mois, quatre molaires à neuf mois, les quatre canines à onze mois, et trois molaires à treize mois. La dernière molaire n'est venue qu'au vingt-troisième mois, un peu avant le sevrage. 5° Pierre a eu quatre incisives à sept mois, les quatre autres incisives à neuf mois, quatre molaires du onzième au treizième mois ; il a eu à quinze mois deux canines, et à dix-huit mois les deux autres ; il n'était pas sevré au moment où son observation fut publiée.

Se plaçant à un point de vue plus général, comme Sanson et Bensengre, Woronichin a aussi reconnu l'influence du mode d'alimentation de l'enfant sur la dentition. Celle-ci est plus précoce et plus prompte chez les enfants forts et bien nourris, que chez les nourrissons faibles, débiles et allaités artificiellement.

INFLUENCE DE CERTAINES MALADIES SUR L'ÉRUPTION DENTAIRE. — Toutes les affections graves de la première enfance entraînent invariablement des retards plus ou moins considérables de l'évolution dentaire (Bourneville, Magitot), surtout la syphilis héréditaire (Parrot), le rachitisme, la scrofule, la tuberculose, le crétinisme et l'idiotie.

Chez les rachitiques, l'apparition des premières dents ne se fait jamais avant le neuvième mois (Woronichin) ; elle est quelquefois retardée jusqu'après le seizième (Giraldès). Dans un relevé dressé à l'hôpital de Manchester, en 1859 sur 72 enfants mal conformés, la plupart rachitiques, il y en avait 24 chez lesquels la dentition n'avait pa commencé à la fin de la première année. Malgré leur éruption tardive, les dents, d'après Georges Carpenter (1892) qui a observé sur ce point cinq cents enfants rachitiques, les dents ont une structure parfaite, sans défaut dans l'émail et ne sont pas caduques.

Lorsque ces lésions sont observées, il y a presque toujours coïncidence de syphilis et de rachitisme.

Lorsque le rachitisme se manifeste dans le cours de la dentition, il l'interrompt brusquement. L'éruption des dents se fait sans ordre fixe et à des intervalles très éloignés. Souvent cette affection détermine la carie et la chute des dents, surtout des incisives.

Trousseau a fait remarquer que le rachitisme confondu longtemps avec la tuberculose, exerce sur le système dentaire, une influence bien plus considérable que cette dernière. Il n'est pas très rare de voir une dentition bien régulière coïncider avec cette diathèse.

D'après Alice Sollier, l'idiotie avec ou sans épilepsie, prédispose aux arrêts de développement, aux anomalies et aux lésions de l'appareil dentaire, dans la proportion considérable de 91 pour 100. Les anomalies et les lésions portent presque exclusivement sur la deuxième dentition dont le retard est très fréquent, 36 pour 100. On observe le nanisme dans la proportion de 14 pour 100 ; le géantisme 11 pour 100 ; d'autres formes anormales 53 pour 100 ; l'absence de certaines dents 11 pour 100 ; rarement des dents supplémentaires 2 pour 100 ; très fréquemment des anomalies d'implantation 34 pour 100 ; et surtout des anomalies de direction 80 pour 100. On trouve encore : des sillons longitudinaux 41 pour 100, des crénelures 58 pour 100 ; des érosions, des anomalies des arcades dentaires 38 pour 100 ; enfin des défectuosités de la voûte palatine 45 pour 100. Cependant l'idiotie, même complète, peut n'avoir aucune influence sur le système dentaire. Mais ces exceptions confirment la règle.

J. ROUVIER, Hygiène de la prem. Enfance.   5

Ordre et Époque d'apparition des dents de lait. — La première dentition se chiffre par la formule :

$$\text{Inc.} \ \frac{2-2}{2-2} + \text{Can.} \ \frac{1-1}{1-1} + \text{Prém.} \ \frac{2-2}{2-2} = 20 \ \text{dents}$$

La seconde dentition ou dentition définitive comprend les mêmes groupes auxquels s'ajoute le groupe des molaires. Elle comprend donc trente-deux dents.

$$\text{Inc.} \ \frac{2-2}{2-2} + \text{Can.} \ \frac{1-1}{1-1} + \text{Prém.} \ \frac{2-2}{2-2} + \text{Mol.} \ \frac{3-3}{3-3} = 32 \ \text{dents}$$

Les dents de lait apparaissent par groupes séparés par des intervalles, d'après Trousseau.

Premier groupe. — Du sixième au septième mois apparaissent à peu près simultanément les deux incisives médianes inférieures. Leur évolution s'accomplit dans un espace de temps compris entre un et dix jours. Puis vient une pause de trois à neuf semaines.

Second groupe. — Du neuvième au dixième mois, se montrent les quatre incisives supérieures qui se succèdent rapidement en quatre ou six semaines. D'abord les deux moyennes, ensuite les deux latérales. La deuxième pause est de six à douze semaines,

Troisième groupe. — Du douzième au treizième mois sortent les quatre premières molaires et les deux incisives latérales inférieures dans l'ordre suivant, les molaires de la mâchoire supérieure, ensuite les incisives inférieures, en dernier lieu les molaires inférieures. Cette éruption demande un à deux mois pour s'effectuer. La pause suivante se prolonge jusqu'au quinzième ou seizième mois.

Quatrième groupe. — Entre les quinzième et seizième mois, percent les canines qui peuvent mettre deux ou trois mois à sortir.

Cinquième groupe. — Du vingtième au vingt et unième

mois, apparaissent enfin les quatre secondes molaires qui achèvent la première dentition.

La statistique de Trousseau, basée sur un nombre trop restreint d'observations, pouvait être entachée d'erreur ; ses moyennes paraissaient être un peu arbitraires.

B. Seigneur, dans des recherches beaucoup plus récentes, sur 687 observations d'enfants, a confirmé ces résultats pour l'ordre d'éruption.

Dents	Enfants	Ordre naturel	Ordre interverti	Prop. p.100 à sa place
Incisiv. infér. méd..	687	669	18	97
— supér. — .	607	552	57	90
— — latér..	546	489	57	89
— infér. — .	492	394	98	80
Prémolair. supér. .	369	354	15	95
— infér. .	294	282	12	95
Canines supér. . .	198	177	21	89
— infér. . .	174	156	18	89

L'époque de sortie (maximum des cas) est d'après cet auteur, la suivante, en comparant les enfants nourris au sein, à ceux élevés au biberon :

	Sein	Biberon
Incisiv. infér. médianes. . . .	8e mois	10e mois
— supér. — . . .	10e —	12e —
— — latérales	11e —	13e —
— infér. — . . .	14e —	16e —
Prémolair. supérieures. . . .	16e —	18e —
— inférieures	17e —	18e —
Canines supérieures	20e —	19e —
— inférieures	20e —	22e —

La statistique de Magitot, diffère notablement des précédentes. Elle montre que la première dentition se fait non point en cinq groupes, mais en neuf groupes.

1o	Les incisiv. centr. inf.	apparaissent vers le	7e mois	tombent vers	7 ans
2o	— — supér.	— —	10e —	—	— 7 1/2
3o	— latér. infér.	— —	16e —	—	— 8 ans
4o	— — supér.	— —	20e —	—	— 8 —
5o	— prémolair. infér.	— —	24e —	—	— 10 —
6o	— — supér.	— —	26e —	—	— 10 1/2
7o	— molaires infér.	— —	28e —	—	— 10 ans
8o	— — supér.	— —	30e —	—	— 11 1/2
9o	— canines	—	du 30 au 33e —	—	— 12 ans

Sans mettre en doute ces résultats, on peut avec Comby trouver tardives les époques d'éruption fournies par cette statistique pour chaque groupe dentaire. Cependant Hervieux est arrivé à peu près aux mêmes conclusions que Magitot pour l'ordre et l'époque de l'apparition des dents, sauf pour les canines dont l'éruption aurait lieu du vingtième au vingt-quatrième mois. Au lieu de se faire par groupes, l'éruption se fait parfois en une ou deux poussées. Séjournet a observé un enfant qui, jusqu'à quinze mois, n'avait encore aucune dent. A cet âge, il fut pris d'une diarrhée très abondante, avec abattement, fièvre, etc., et en huit jours fit quatorze dents. (Voy. tableau p. 69.)

Les vingt dents de lait sont remplacées, à peu près dans l'ordre de l'éruption, de la septième à la douzième année, après la sortie des quatre premières grosses molaires qui sont permanentes et apparaissent de cinq à six ans.

MÉCANISME DE L'ÉRUPTION DENTAIRE. — Le mécanisme de l'éruption en général est fort simple. Aucun auteur n'en ayant donné une description aussi exacte et aussi précise que E. Magitot, je me borne à rapporter ses idées, sans commentaires.

Au moment de la formation de la racine qui correspond à la période d'achèvement de la couronne, le follicule dentaire s'ouvre à la partie culminante du sac, et livre passage à l'organe. L'éruption est dès lors le fait de la formation même de la partie radiculaire ; et chaque degré d'ascension de la dent dans le tissu sous-muqueux et au dehors, est mesuré par la quantité exacte de tissus nouveaux formés au fond du sac folliculaire qui continue à fonctionner dans la partie profonde. C'est ainsi qu'on peut mesurer rigoureusement, par la progression du phénomène d'éruption, la hauteur de substance produite dans un temps déterminé. Ce phénomène est variable de rapidité, suivant certaines circonstances qui sont sous la dépendance de la nature des dents, de leur rôle, de leur caractère caduc, de la précocité, etc.

ORDRE DE SUCCESSION	Époque d'apparition du follicule d'après Magitot	ÉPOQUE D'ÉRUPTION					Époque de la chute spontanée d'ap. Magitot
		Cruveilhier	Sappey	Quain	Magitot	Debierre et Pravaz	
Dents temporaires (1re dentition : 20 dents)							
Incisives centrales inf. .	65e jour vie fœtale	4e au 10e m.	6e au 8e m.	7e au 9e mois	7e mois.	7e au 8e m.	7e année
— — sup. .	70e —	peu après	—	»	10e —	10e mois	7 ans 1/2
— latérales inf. .	80e	8e au 16e m.	7e au 12e m.	Quelques m. apr.	16e —	12 à 14 m.	8 ans
— — sup. .	83e	peu après	—	»	20e	15 mois	—
Prémolaires antér. inf. .	85e au 100e jour.	15 à 24 mois	12 à 18 mois	4 à 5 m. plus tard	24e	15 à 18 m.	10 ans
— sup. .		—	—	»	26e	18 à 20 m	10 ans 1/2
postér. inf. .		28 à 40 mois	24 à 36 mois	24 mois environ	28e	24 mois	10 ans
— sup. .		—	—	»	30e —	»	11 ans 1/2
Canines inf.	—	20 à 30 mois	16 à 24 mois	»	30e au 31e m.	24 mois	12 ans
sup.		—	—	»	—	»	—
Dents permanentes (2e dentition 32 dents)							
1res molaires inf.	v. 90e j. vie fœtale.	7 ans	5 ans	4 ans	de 5 à 6 ans	6 ans	»
— sup. . . .	vers 100e j. —	»	»	»	—	»	»
Incisives centrales inf. .	du 110e au 120e j.	6 à 8 ans	6 à 8 ans	7 ans	7e année	»	»
— — sup. .	—	7 à 9 ans	7 à 8 ans	»	—	»	»
— latérales inf. .	—	8 à 10 ans	8 à 9 ans	8 ans	8 ans 1/2	»	»
— — sup. .	—	—	—	»	—	»	»
Prémolaires antér. inf. .	—	9 à 11 ans	9 à 10 ans	9 ans	9 à 12 ans	»	»
— sup. .	—	—	»	»	—	»	»
— postér. inf. .	—	11 à 13 ans	12 à 13 ans	10 ans	11e année	»	»
— — sup. .	—	»	»	»	—	»	»
Canines inf.	—	10 à 12 ans	10 à 11 ans	11 à 12 ans	11 à 12 ans	»	»
— sup.	—	»	»	»	—	»	»
2es molaires	vers le 3e mois	12 à 14 ans	12 à 14 ans	12 à 13 ans	12 à 13 ans	»	»
3es molaires (dents de sag.)	à la 3e année.	18 à 30 ans	18 à 30 ans	17 à 25 ans	19 à 25 ans	23 ans	»

Quoi qu'il en soit, l'éruption est, dans l'état physiologique, un phénomène lent et progressif, qui entraîne la résorption concomitante de la muqueuse par un fait de compression simple. Ce passage de la couronne au travers des tissus vasculaires, ne s'accompagne toutefois d'aucun traumatisme appréciable ; les tissus comprimés se résorbent par un travail insensible, sans inflammation ni hémorragie ; et, lorsque la couronne a enfin terminé son trajet au dehors, la muqueuse, qui lui a livré passage, se fixe et s'insère au collet, où elle adhère au périoste alvéolaire qui n'est autre que la paroi même du follicule.

L'éruption des dents temporaires qui apparaissent sur des bords alvéolaires entièrement vierges, répond exactement au mécanisme que je viens d'indiquer. Ainsi se dégagent et se placent les vingt dents de première dentition, ainsi sortent également les dents de la série des molaires qui apparaissent à la partie postérieure des arcades dentaires, où elles ne sont pas précédées de dents temporaires.

L'éruption des dents permanentes, précédées de dents temporaires correspondantes, est un phénomène plus complexe. La progression de la couronne au travers des tissus de la muqueuse est, de tous points, identique au précédent ; mais il se présente une autre particularité, c'est la résorption de la racine des dents temporaires. Ce mécanisme a donné lieu à certaines théories. Tomes a attribué la disparition des racines temporaires à la présence d'un organe particulier, sorte de disque mou et vasculaire qui aurait la fonction de résorber et de faire rentrer dans le torrent circulatoire les éléments qui constituent les racines. Il est vrai que, lorsqu'on pratique l'ablation d'une couronne de dents temporaires, au moment où elle commence à s'ébranler, on observe, dans l'alvéole et au-dessous de celle-ci, un tissu rougeâtre, riche en vaisseaux et qui saigne au moindre contact. Cette petite masse de tissu, que Tomes croit être un organe spécial, agent de résorption, ne m'a semblé autre que la muqueuse elle-même plus ou moins congestionnée à cette époque de l'évolution. Dans tous les cas, la raison physiologique de la résorption des racines d'une dent temporaire, est l'existence au-dessous d'elle d'une dent permanente correspondante. C'est pourquoi l'atrophie d'une dent de seconde dentition aura pour conséquence la persistance de la temporaire correspondante. L'anomalie par déplacement de la première, en amenant sa sortie sur un point distant de la précédente, aura le même résultat. C'est de la sorte que des dents temporaires persistent parfois pendant une grande partie ou la totalité de la vie, gardant en conséquence leurs racines intactes et leur solidité complète.

ACCIDENTS DE LA DENTITION. — La dentition n'est pas plus une maladie que la puberté ; mais néanmoins cette époque très remarquable de l'ossification est souvent critique pour l'enfant, comme le sont, dans un âge plus avancé, les époques de la menstruation, de l'accouchement, de la cessation des règles (Guersant).

Le travail de la dentition s'effectue en général silencieusement, et sans se traduire par d'autre symptôme apparent qu'une plus grande sécrétion de salive, due à l'action réflexe de l'irritation gingivale sur les glandes salivaires, une rougeur alternative des deux joues, et une sensation spéciale qui pousse les enfants à porter constamment à la bouche et à mâchonner, soit leurs doigts, soit tout corps étranger leur tombant entre les mains. Mais il n'en est pas toujours ainsi, des accidents nombreux peuvent l'entraver ou l'accompagner. Les uns se manifestent sur les gencives ou sur la muqueuse buccale ; les autres retentissent de préférence sur des organes plus importants, sur les centres nerveux ou sur les voies gastro-intestinales. Des médecins distingués, Magitot, Rosen, Johann Stein, Zinnis, Armston, Lévêque, etc., ont nié la possibilité de pareils accidents sous la dépendance exclusive de la dentition, et ont affirmé que, lorsqu'ils se produisent, ils ont une origine toute différente. Je suis arrivé

à une conclusion contraire par l'examen des observations
qui démontrent péremptoirement la source réelle des accidents, et aussi par le simple raisonnement. Depuis Hippocrate qui a écrit : « A l'approche de la dentition, des inquiétudes des gencives, des fièvres, des convulsions, des
diarrhées, surtout pendant la sortie des dents canines, et
chez les gros enfants ainsi que chez ceux dont le ventre est
resserré [1] », tous les écrivains de pathologie infantile, Haller,
Fauchard, Jourdain, Hérissant, Bertin, Hunter, Baumes,
Chambon, Gardien, Trousseau, Bouchut, Vogel, West,
Archambault, J. Simon, Lesage, Rilliet et Barthez, Sanné,
Comby, etc., partagent le même sentiment. Il ne faut cependant rien exagérer, et ne pas rattacher indistinctement à la
dentition toutes les affections qui peuvent exister à cette
époque. Il est sage de regarder, en pareil cas, avec Séjournet,
dans son travail couronné par l'Académie de médecine, la
dentition comme un facteur des plus importants, mais de
trouver aussi que les conditions d'alimentation et d'hygiène
doivent entrer en ligne de compte.

Quand on connaît l'exquise sensibilité des réflexes chez
l'enfant, quand on sait avec quelle facilité ils sont mis en
jeu par la moindre cause : piqûre d'épingle, sinapisme, contact de la muqueuse intestinale avec des noyaux de cerise
ou de simples fragments de pomme de terre; on se demande
comment ils resteraient impassibles en présence de la douleur vive, continue, opiniâtre que cause l'inflammation de
la gencive. Il est vrai que l'on a éludé la difficulté en alléguant que le travail de dentition s'effectuait sans aucune
douleur. Si l'argument est valable dans quelques cas, il cesse
d'être acceptable dès qu'on le généralise. Il suffit d'être
quelque peu familiarisé avec la pathologie infantile pour être
fixé sur ce point. L'évolution dentaire conduit parfois les

---

[1] Hippocrate, *Aphorismes*, 3e section, traduction Littré. Paris,
1884, t. IV. p. 497.

enfants à un état d'affaiblissement qui crée une véritable imminence morbide; d'où suit que les sujets éprouvés par la dentition prennent facilement des maladies étrangères à la dentition. En d'autres termes, cette imminence morbide fait que la cause habituelle d'une maladie trouve, chez ces enfants, un terrain propre à la faire germer (Rilliet, Barthez et Sanné).

La pathogénie de ces accidents paraît des plus nettes. Entre la physiologie et la pathologie, la ligne de démarcation est souvent bien étroite, et un très léger effort suffit pour passer d'un domaine dans l'autre. La difficulté ou l'exagération du travail normal détermineront aisément l'apparition de troubles buccaux, qui auront d'autant plus de tendance à retentir par action réflexe sur les centres nerveux, la peau et les voies gastro-intestinales, que la sensibilité de l'enfant sera plus développée.

Le temps de la dentition, d'après West, est en réalité pour l'enfant une occasion particulière de danger, quoiqu'on ne comprenne pas toujours très bien pourquoi il en est ainsi. C'est l'époque d'un développement rapide de l'organisme, de la transition d'une manière d'être à une autre, sous le rapport de toutes les importantes fonctions dont l'accomplissement régulier préside à la nutrition et au développement du corps. Les statistiques portant sur les nombres les plus considérables dénotent les dangers de cette période, et montrent qu'il y a lieu de se féliciter, quand on voit le travail de la dentition terminé. La fréquence des accidents à cette époque a donné lieu à l'adage populaire : *Bel enfant jusqu'aux dents.*

Le caractère commun des accidents de dentition, est de survenir sans cause appréciable, au moment de l'évolution de chaque groupe dentaire, et de cesser après leur éruption, à moins que l'affection d'abord limitée ne se soit propagée en entraînant des modifications organiques.

Affections des gencives. — Les rapports intimes des

dents et des gencives expliquent la multiplicité de leurs lésions à l'époque de l'éruption dentaire, si la résorption de la muqueuse présente des difficultés. Alors se manifestent localement de la tuméfaction, de la rougeur, de la souffrance, etc.

Le tissu de la gencive est souvent très tendu, sec et luisant, d'un rouge vif presque violet, et très douloureux. La saillie de la gencive est, comme le fait observer Trousseau, le résultat de la fluxion inflammatoire du tissu gingival, et non celui du relief formé par la dent elle-même. La facilité avec laquelle cette turgescence paraît et disparaît, sans que la dent perce la gencive, en est, dit-il, une preuve que l'expérience directe confirme d'ailleurs ; car, en enfonçant une aiguille dans la gencive saillante, l'épaisseur traversée est est de 3 à 4 millimètres avant que la dent soit atteinte.

Le processus pathologique, le plus souvent limité au point où aura lieu l'éruption dentaire, peut se propager à toute la bouche et se transformer en véritable stomatité. D'autres fois, les lésions locales sont plus sérieuses et à la congestion primitive succèdent de petits abcès. Dans quelques cas, où l'on ne remarque aucune lésion apparente, les douleurs très vives sont occasionnées par la compression des ramifications du trijumeau, sous l'influence de la poussée dentaire.

Quand l'éruption dentaire est difficile, le petit malade est sujet à des espèces d'accès intermittents pendant lesquels il pousse des cris, pleure et reste la bouche béante. L'introduction du doigt dans la cavité buccale, fait constater une tension anormale et une hypéresthésie très marquée de la muqueuse, et, en même temps, donne la sensation d'une augmentation de température.

Pour rémédier à cet état pathologique, on a conseillé de frotter toutes les trois heures les gencives de l'enfant, avec le doigt imbibé de miel laudanisé, de sirop de karabé ou de sirop de dentition (sirop d'althéa 10 grammes, sirop de codéine 5 grammes). Vautier emploie avec succès une crème dentaire composée de gomme, sucre, miel, en parties égales, et eau de chaux, quantité suffisante. Il étend cette mixture sur la partie des gencives où les dents tendent à percer, et opère avec le doigt pendant quelques minutes des frictions qu'il réitère trois ou quatre fois par jour. Les effets produits sont des plus encourageants. Comby conseille des attouchements avec sirop de belladone 10 grammes, chlorhydrate de cocaïne 50 centigrammes, réservant l'emploi du chlorate de potasse et du borax pour les stomatites ulcéreuses.

Incision des gencives. — Cette opération généralement inoffensive, quoique dans un cas (Nicol) elle ait entraîné la mort, est diversement jugée dans la pratique médicale. Vantée par Richard (de Nancy), Bramsen (de Copenhague [1], etc. elle est repoussée et condamnée par quelques-uns. Peu répandue en France, elle compte plus de partisans en Angleterre. Ses indications sont les suivantes : 1° comme saignée locale dans la tension exagérée des gencives ; 2° dans les convulsions liées à la dentition.

Le manuel opératoire n'est pas le même dans les deux cas. Dans le premier, on se borne à faire quelques scarifications ; dans le second, on fait une incision cruciale, intéressant assez profondément les tissus. Pour éviter la réunion rapide par première intention des lèvres de la plaie, on préfère actuellement enlever à l'aide d'incisions elliptiques, une certaine quantité de muqueuse, au-dessus de la saillie déterminée par la dent en voie d'éruption (Boyer).

Affections de la bouche. — L'inflammation, d'abord limitée aux gencives, se propage aisément à toute la muqueuse buccale, et prend le caractère de stomatite généralisée, accompagnée ou non d'aphtes. Ces accidents sont assez accentués pour déterminer une vive agitation, de la fièvre et de l'insomnie. Ils cèdent facilement à l'administra-

---

[1] Bramsen, *Les Dents de nos enfants. Conseils aux mères de famille*, Paris, 1889, p. 44.

tion de 20 centigrammes de chlorate de potasse en potion, et à l'application locale d'un collutoire boraté (borax 3 grammes, miel rosat 40 grammes).

Fièvre. — Les auteurs s'accordent à considérer la fièvre comme un des accidents les plus ordinaires de la dentition. Elle se manifeste isolément ou concurremment avec d'autres troubles pathologiques. Elle précède l'éruption dentaire, augmente avec les crises de souffrance, surtout la nuit, et diminue avec les accalmies. Elle persiste de un à dix jours. Assez souvent modérée, elle se maintient aux environs de 38 ou 39 degrés centigrades ; elle peut acquérir une très grande violence. Blachez l'a vu atteindre le chiffre énorme de 49°,9 soit près de 42 degrés, puis tomber soudain de 3 degrés centigrades. Pendant sa durée que l'on ne peut rapporter à aucune cause plausible, l'enfant est agité, maussade, grognon. Son teint s'altère, ses yeux se cernent, et la santé générale peut être influencée, si la fièvre se reproduit à de courts intervalles. West conseille de combattre la fièvre et l'agitation qui l'accompagne avec bicarbonate de potasse $1^{gr},30$, acide citrique $1^{gr},30$, teinture de jusquiame 10 centigrammes, sirop de mûres, quantité suffisante. D'autres praticiens, ont recours, avec des résultats variables, aux sels de quinine, aux potions à l'alcoolature d'aconit, au nitre, etc. Clémente-Ferreira a employé à plusieurs reprises, l'antipyrine à la dose de 80 centigrammes par jour contre les phénomènes fébriles de la dentition. Il en a obtenu constamment les meilleurs résultats.

La fréquence de la fièvre, liée *uniquement* à la dentition, sans trouble pathologique d'organes importants, doit être regardée comme très rare. Dans bon nombre de cas, on a certainement méconnu sa véritable origine.

Diarrhée et vomissements. — L'insomnie, l'agitation, la souffrance, qui accompagnent l'évolution dentaire, déterminent parfois des troubles dyspeptiques, et prédisposent aux vomissements. Ils sont relativement rares, comparés à une autre conséquence de la même cause, la diarrhée : ces deux symptômes s'associent parfois, au moment de la sortie des canines et des molaires, et sont alors une cause de danger.

La diarrhée de dentition est rattachée par d'Espine et Picot, Cook, Harrison, Adam, etc., à une modification apportée à cette époque, dans le régime alimentaire. Mais Trousseau, Bouchut, Vogel, West, Archambault, J. Simon, Lesage, ont établi ses rapports avec la poussée dentaire. Elle appartient à la catégorie des diarrhées dites réflexes. La diarrhée limitée au quart des enfants avant la dentition, d'après Trousseau, atteint les deux tiers des enfants parvenus à cette époque. Cette fréquence est confirmée par Bouchut qui a constaté la diarrhée chez 112 enfants en dentition sur 138, et par Ch. West qui a remarqué que, sur 2129 cas de diarrhée, la moitié des cas a été observée chez les enfants de six mois à deux ans, et correspond par conséquent à l'époque où le travail de la dentition est le plus pénible.

Quelle est la cause de ce flux intestinal ? Vogel émet l'opinion, qu'il est occasionné par la grande quantité de salive avalée, agissant comme léger purgatif salin, grâce aux sels qu'elle renferme. Cette idée ingénieuse ne repose sur aucun fondement, car l'enfant avale rarement sa salive ; la majeure partie de cette sécrétion s'écoule au dehors. Billard admet que l'évolution dentaire favorise, non seulement la sécrétion des glandes salivaires, mais en même temps celle des autres glandes du tube digestif. Sans adopter ces hypothèses que rien ne justifie, on verra, dans la diarrhée, un phénomène consécutif à la dyspepsie gastro-intestinale. Cette origine suffit à expliquer la disparition rapide des accidents morbides, coïncidant avec l'éruption d'un groupe dentaire, *sublata causa, tollitur effectus,* et leur retour subit pendant l'évolution du groupe suivant.

Ordinairement la diarrhée de dentition est assez légère, à tel point que les auteurs anciens la considéraient comme exerçant une action salutaire, et prévenant la naissance d'accidents cérébraux, erreur relevée depuis longtemps par Trousseau. Cette bénignité relative est confirmée par les lésions trouvées à l'autopsie, consistant en une saillie un peu exagérée des follicules de l'intestin grêle, des glandes de la bouche, du côlon et du rectum.

Cet accident peut néanmoins devenir très grave, se transformer en entérite aiguë ou en choléra infantile, et entraîner alors la mort de l'enfant.

La diarrhée a pour caractères des évacuations répétées cinq à six fois dans les vingt-quatre heures, et composées de matières glaireuses, mélangées de grumeaux blancs de lait coagulé et non digéré, dont la couleur varie du jaune pâle au vert foncé.

Le bismuth, le laudanum, surtout l'acide lactique, les lavements émollients unis aux soins d'une hygiène bien entendue guérissent cette diarrhée. Si elle est rebelle, et si l'enfant prend d'autres aliments que le lait de sa nourrice, on les supprimera temporairement pour retourner à l'allaitement exclusif au sein. Dans les régions palustres, il est indispensable d'ajouter au traitement précédent 5 à 10 centigrammes de sulfate de quinine par vingt-quatre heures.

J'ai renoncé à toute autre méthode thérapeutique pour employer exclusivement le traitement antiseptique par l'acide lactique combiné avec les opiacés. La guérison est toujours par ce moyen obtenue à très bref délai.

Affection du système nerveux. — Cadet de Gassicourt croit fort peu aux méfaits de la dentition. Cependant il blâme l'opinion trop exclusive de ceux qui limitent son action à des désordres purement localisés aux gencives et à la bouche, capables tout au plus de se propager à l'estomac et à l'intestin. Il reproche à cette manière de voir de ne pas faire entrer en ligne de compte, les accidents nerveux et en particulier les convulsions, conséquences directes de l'irritation gastro-intestinale et indirectes de la dentition. Comme Roger, Rilliet et Barthez, Potain, etc,, il a observé des cas où ces troubles nerveux d'origine dentaire ont offert une ressemblance frappante avec la méningite tuberculeuse. Telle est peut-être la cause qui fait tant redouter des mères et des médecins les convulsions. Elles n'ont d'ailleurs point dans la première enfance, une signification aussi grave qu'à l'âge adulte. Elles réapparaissent si souvent, chez quelques nourrissons, que les parents finissent par s'y habituer. Leur traitement ne varie pas, quelle que soit l'époque à laquelle elles se manifestent. Comby exagère quand il les considère, comme ne coïncidant jamais avec des symptômes d'inflammation gingivale. J'ai partagé autrefois ce sentiment, l'expérience m'a prouvé le contraire.

A côté des convulsions proprement dites, il faut encore signaler quelques autres phénomènes moins graves, tétanie agitation, insomnie, etc.

Affections des voies respiratoires. — Parmi les maladies rattachées à la dentition, celles des voies respiratoires sont les plus problématiques. De fait, un examen attentif pour les laryngites, bronchites, pneumonies, etc., coïncidant avec l'éruption dentaire, fait reconnaître que ces affections dépendent, non de la dentition elle-même, mais de la salivation exagérée qui l'accompagne. Ce ptyalisme imprègne les vêtements du baby, et agit comme cause de refroidissement. En prenant des précautions particulières contre l'action du froid, on réussit à écarter les affections inflammatoires du poumon et de ses annexes.

West rapporte à la dentition les accès de spasmes de la glotte, dont il a noté l'apparition dans trente et un cas sur trente-sept, du sixième au vingt-quatrième mois. Il attribue une grande influence à l'irritation directe du trijumeau, mais croit que d'autres causes interviennent aussi. Le spasme de la glotte sérait souvent un résultat plutôt secondaire que primitif de la dentition.

Affections cutanées. — Certaines maladies de la peau, l'urticaire, l'érythème, l'eczéma, l'impétigo, etc., s'observent fréquemment lors du travail de la dentition. Leurs relations avec cette dernière sont indéniables. Elle ne se manifestent point indifféremment chez tous les sujets, mais de préférence chez ceux à peau fine et délicate, déjà prédisposés par hérédité aux affections herpétiques. Le lait de certaines nourrices semble favoriser ces poussées éruptives, dont le siège de prédilection, quoiqu'on puisse les rencontrer sur toutes les régions du corps, est cependant la face et le cuir chevelu. Contrairement à un préjugé populaire, il ne faut point respecter les éruptions cutanées à cette époque. Elles n'exercent, il est vrai, le plus souvent aucune influence appréciable sur la santé générale, elles ont néanmoins une grande propension à passer à l'état chronique, terminaison qu'il vaut mieux prévenir. Tout en instituant un traitement rationnel par l'arsenic, les bains de son, et de sublimé, les soins de propreté locaux, il ne faudra pas viser à faire disparaître trop rapidement l'éruption. Cette suppression trop brusque a été suivie, dans quelques cas, de désordres du système encéphalo-rachidien.

Proportion relative des diverses maladies de dentition. — Sur 113 enfants suivis et soignés pour la dentition ou différentes maladies, Séjournet a relevé, chez 66 des accidents, à cette époque, ainsi divisés : 5 cas de bronchites avec ou sans congestion pulmonaire ; 15 cas de convulsions suivies quelquefois de phénomènes nerveux, méningitiques ou spinaux ; 41 cas de troubles gastro-intestinaux ; et 5 cas d'éruptions cutanées.

HYGIÈNE DE LA PREMIÈRE DENTITION. — A. Monti, Goldenstein et F. Hément ont donné quelques conseils très sages sur ce sujet généralement laissé dans l'oubli. Pour que les dents définitives puissent apparaître à l'époque normale et dans l'ordre habituel, il est de la plus grande importance que les dents de lait soient conservées jusqu'au dernier moment. Le plus sûr moyen de prévenir leur carie est d'entretenir l'antisepsie buccale et de nettoyer, chaque jour les dents avec l'une des solutions suivantes :

Acide borique. .	3 grammes	ou	Salycyl. de soude.	3 grammes	
Eau distillée . .	200	—	Eau distillée . .	200	—
Teint. de myrrhe.	2	—	Teint. de myrrhe.	3	—

ou avec les poudres :

Carbonate de magnésie.	} âá 10 grammes
Savon médicinal	
Os de seiche pulvérisé	10 —
Essence de menthe	VI gouttes
	(Zsigmondy)
Carbonate de soude	5 grammes
Craie blanche	} áá 15 —
Salicylate de soude	
Essence de menthe	III gouttes

S'il survient une carie, il faut éviter l'extraction de la dent.

L'extraction des dents de lait, même lorsqu'elle est absolument indispensable, entraîne toujours après elle des inconvénients graves.

Après cette opération, les alvéoles tendant à disparaître ; à la place occupée par la dent se forme une cicatrice résistante qui entravera plus tard au moment de la deuxième dentition, la sortie régulière de la dent correspondante encore renfermée dans le maxillaire. Si, pendant son éruption, celle-ci ne réussit pas à vaincre cet obstacle, au lieu de .ir occuper sa place normale, elle sortira à côté, en avant .u en arrière. De là, des irrégularités et des déviations dentaires qui persisteront jusqu'à l'âge le plus avancé, à moins ? procéder à l'extraction des dents défectueuses. L'absence ·s dents ou leur irrégularité contribuent beaucoup à modifier l'expression de la physionomie, chez la femme ; et souvent même à la défigurer.

En cas de carie dentaire chez les enfants, après avoir calmé la douleur à l'aide de pansements antiseptiques : acide phénique, cocaïne, iodoforme, etc., il est sage d'obturer la dent. Règle générale : *L'extraction des dents de lait est contre-indiquée, sauf dans les cas où la carie très étendue a provoqué une inflammation des racines et une périostite alvéolo-dentaire prononcée.*

CHAPITRE III

SOINS APRÈS LA NAISSANCE

I. Soins généraux

L'accoucheur, aussitôt après la naissance de l'enfant, vérifie s'il existe quelques circulaires autour du cou. Dans ce cas, il l'en débarrasse immédiatement, sous peine de voir apparaitre l'asphyxie consécutive au défaut de respiration pulmonaire. En attendant la sortie du placenta, il place l'enfant sur le membre inférieur droit de sa mère, près du pli de l'aine, et à l'aide de l'index, extrait de la bouche les mucosités ou caillots sanguins qui ont pu s'y introduire pendant le travail. Il procède ensuite, lorsque la respiration pulmonaire s'est bien établie, à la section du cordon entre deux ligatures placées à trois travers de doigt de l'insertion ombilicale.

Section du Cordon. — Levret, Smellie, Kilian, Cazeaux, Depaul, Joulin, Verrier, Pénard, etc., ont conseillé de pratiquer cette section le plus tôt possible; Amb. Paré, Mauriceau, De la Motte, Deventer enseignaient qu'il faut

d'abord extraire le placenta et renvoyer la section après
la délivrance. Osiander, Busch, Siebold, liaient le cordon
après l'arrêt des pulsations funiculaires. Stoltz, Naegelé,
Schrœder, Leishmann, Jacquemier, etc., sont aussi partisans de la section tardive. Chez la plupart des peuples
indiens, sur la côte de Guinée, et chez les habitants des îles
Sandwich, le nouveau-né n'est point séparé de sa mère
avant la sortie du placenta.

D'autres peuples indiens, les Têtes-Plates, les Koote-
nais, les Crows et les Creeks, pratiquent cependant la section
du cordon aussitôt après la naissance, et la parturiente a
soin de tenir en l'air le bout placentaire du cordon, crai-
gnant, si elle le laissait pendre, de le voir remonter dans
l'utérus (Engelmann[1]); en Chine, dans le même but, on
attache un poids à la même extrémité (Verrier).

Budin a démontré que la section immédiate du cordon
prive le nouveau-né d'environ 90 centimètres cubes de sang,
dont il bénéficie lorsqu'on retarde cette section jusqu'à une
ou deux minutes après la cessation des battements vasculaires de cette tige. Ces conclusions combattues par Meyer
et Andrejew, ont été confirmées par les recherches de
Kohly, Brunon, Hofmeier, Hélot, Schucking, Wiener,
Zweifel, etc., et sont généralement adoptées aujourd'hui
par la science, à moins que les pulsations ne persistent trop
longtemps. Porak, dans la crainte de déterminer, chez le
nouveau-né, une tension vasculaire trop considérable, a
pris le parti de lier la tige funiculaire, dès que les artères
ombilicales cessent de battre.

PREMIER NETTOYAGE DE L'ENFANT. — Après la ligature
et la section du cordon, à 3 ou 4 centimètres de l'ombilic,
l'accoucheur remet le nouveau-né à la personne chargée de
le laver et de l'habiller, et termine la délivrance. L'enfant

---

[1] Engelmann, *La pratique des accouchements chez les peuples
primitifs. Étude d'ethnographie et d'obstétrique*, Paris, 1886.

est rapidement lavé avec de l'eau tiède à 35 degrés centigrades et du savon. Si la couche caséeuse, répandue sur les
téguments, est épaisse et consistante, le savon est impuissant
à la faire disparaître. On se sert alors de beurre non salé,
de cérat, de cold-créam, d'huile d'olive ou d'amandes douces,
ou de jaunes d'œuf. Pendant qu'on essuie le petit être avec
beaucoup de soin, on examine s'il n'a point de vices de
conformation ou de lésions traumatiques survenues pendant
l'accouchement. Pour prévenir le développement d'érythèmes et d'ulcérations, on étend sur tous les téguments et
en particulier dans les régions où existent des plis (aine,
aisselle, etc.), une légère couche de poudre de riz, d'amidon
de talc ou de lycopode. Les deux premières poudres, à base
de grains de fécules susceptibles de fermentation sont généralement délaissées aujourd'hui en faveur des secondes que
l'on mélange avec de l'acide borique, parties égales.

Pansement du cordon. — La section du cordon suspend la circulation et la nutrition funiculaire. L'extrémité
ombilicale n'ayant plus de rôle utile à remplir, se dessèche
et se détache au niveau de son insertion sur le tronc, vers le
quatrième jour. Sur ce point subsiste quelque temps une
plaie qui, mal soignée, peut être le siège de lésions variables. Vogel, Bouchut, Furth, Baginsky, etc., ont signalé
comme conséquences pathologiques, la cicatrisation défectueuse, la hernie de l'ombilic, l'inflammation des téguments
ou des vaisseaux de cette région. Pour éviter ces inconvénients, Artemieff conseille : 1° de favoriser la momification
du cordon ; 2° d'éviter sa déchirure près de l'anneau ombilical ; 3° de prévenir l'infection provenant de la plaie
ombilicale.

La momification du cordon est retardée, comme sa chute,
par le pansement effectué suivant l'ancienne méthode avec
une compresse enduite d'un corps gras (Max Runge, Dorhn,
Credé, Artemieff). Dans la clinique de Leipzig, et à la
Maternité de Tiflis, on obtient d'excellents résultats par

l'usage de l'ouate hygroscopique. A Paris, le Dr Paul Che-
vallier, a démontré par cent trois observations la supériorité de la ouate aseptique (sublimée, iodoformée, ou phéniquée), sur les autres pansements antiseptiques.

Pansements	Nombre d'observ.	Accidents		Chute moyenne du cordon en heures
		Nombre	Prop. p.100	
Vaseline phéniquée.	40	21	52,5	124
Ouate sublimée . .	32	6	18,7	94
— iodoformée. .	11	3	27,2	114
— phéniquée . .	10	3	30 «	153
Couveuse	10	4	40 »	148

Les travaux de Cholmogoroff expliquent ces bons résultats. Le cordon du nouveau-né ne contient pas de bactéries.
Elles y arrivent du dehors. Les plus communes sont des
microbes non pathogènes, *Sarcina lutea* et *Bacillus sub-
tilis,* et des microbes pathogènes, *Staphilococcus albus,
aureus* et *citreus,* et *Streptococcus pyogenes.* Leur multiplication est favorisée par le ramollissement humide du
cordon. La conclusion pratique est donc qu'il faut rechercher la dessiccation dans les méthodes de pansement.

Pour prévenir les lésions ombilicales près de l'insertion
du cordon, Dohrn a proposé de laisser un pansement antiseptique jusqu'au septième jour. Je préfère changer les
pièces du premier pansement au bout de vingt-quatre
heures. Elles sont alors généralement souillées par le sang
et la sérosité sortis du cordon et peuvent déterminer des
inflammations septiques. Le deuxième pansement peut être
laissé jusqu'au quatrième jour. A cette époque, si le cordon
n'est pas entièrement détaché, on facilite la séparation
définitive, à l'aide de quelques coups de ciseaux sur le point
où existe la zone d'élimination.

Le pansement du cordon effectué, on fixe autour de l'abdomen les pièces qui ont servi par deux ou trois tours de
bande ou une ceinture spéciale (fig. 6). Après la chute du
cordon, s'il se produit au niveau de l'ombilic un suintement

séro-purulent, on le réprime à l'aide d'une pincée d'alun, de tanin ou de suie. S'il y a des bourgons charnus trop exubérants, on les cautérise au nitrate d'argent.

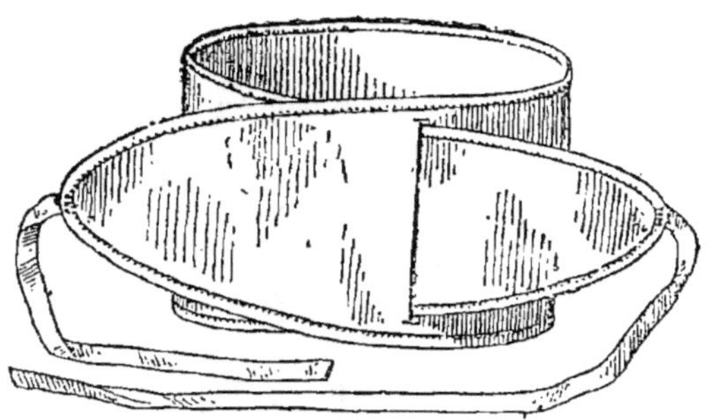

FIG. 6. — Ceinture en flanelle pour maintenir le pansement du cordon.

PREMIERS SOINS. — Le pansement du cordon doit toujours être pratiqué par l'accoucheur ou la sage-femme, qui remettent ensuite l'enfant à une des parentes réunies auprès de l'accouchée. Celle-ci procède à l'habillement suivant les règles qui seront exposées plus loin. L'enfant vêtu est enfin présenté à sa mère impatiente de l'embrasser, et aussitôt déposé dans sa couchette convenablement protégé contre le froid. Quand le berceau n'est pas prêt, pendant que l'on s'occupe d'en achever l'arrangement, on confie le nouveau-né à une femme qui le garde dans les bras. On veille à ce que, sous aucun prétexte, elle ne le dépose sur un canapé ou un fauteuil de la chambre. Dans l'émotion générale, on a vu des personnes oublier totalement la présence du nouveau-né sur un siège, et commettre l'insigne étourderie de s'asseoir sur lui.

PROPHYLAXIE DE L'OPHTALMIE PURULENTE. — *Importance*. — L'ophtalmie purulente des nouveau-nés est la cause de cécité la plus fréquente. Horner rapporte, que dans une réunion des Directeurs des Asiles d'aveugles en Autriche et en Allemagne, tenue en 1876, il fut établi que, chez 33 pour 100 environ des enfants aveugles, admis dans ces asiles, l'ophtalmie avait été la cause de cette cécité ; à Lemberg, cette proportion montait à 60, 52 pour 100. En somme, l'ophtalmie purulente met à la charge de l'Europe près de cent mille victimes par an.

Origine de l'ophtalmie purulente. — Crédé, Neisser, Sättler, Zweifel, Léopold, Wessel, etc., ont fixé exactement l'étiologie et l'origine de l'ophtalmie purulente des nouveau-nés dans la majorité des cas. Ils ont démontré : 1° que sa cause est à chercher dans la transmission du poison *spécifique (?)* que contiennent les sécrétions blennorragiques du vagin de la parturiente ; 2° que la sécrétion vaginale normale ou purulente ne peut causer l'ophtalmie *blennorragique vraie ;* 3° qu'une longue période d'engagement et de descente augmente les chances de l'infection ; et 4° que la durée de la période d'incubation, en cas d'infection pendant l'accouchement, s'étend de trois à cinq jours *post partum.*

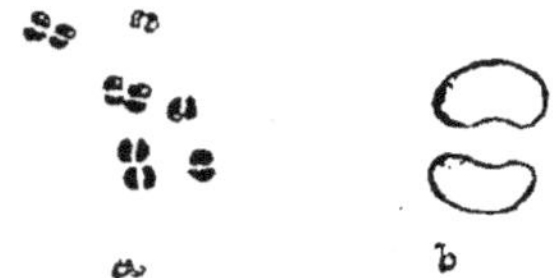

Fig. 7. — *Micrococcus gonorrhœ* ou *Gonococcus.*

Ces auteurs sont trop absolus en confondant ici gonococcus et blennorragie. Les relations de ce microbe pathogène (fig. 7), avec cette affection, sont encore discutées. Point de blennorragie sans gonococcus, c'est vrai ; mais conclure par contre, point de gonococcus sans blennorragie serait une erreur manifeste.

Von Tischendorf a vu, à l'hôpital de Hambourg, des petites filles, atteintes de scarlatine ou immobilisées dans des appareils à extension, être affectées d'écoulement vaginaux qui ne pouvaient être de nature vénérienne. Et cependant, la sécrétion vaginale de ces enfants renfermait des gonococcus en nombre considérable, et les inoculations tentées avec ce pus sur des nouveau-nés produisirent de toutes pièces des ophtalmies types.

M. Leszinski rapporte encore une épidémie d'ophtalmie purulente dans un orphelinat de New-York. Plusieurs fillettes, affectées de leucorrhée profuse, de nature scrofuleuse, avec prurit excessif, furent atteintes d'ophtalmie et communiquèrent bientôt l'affection à ceux qui les entouraient ; 22 enfants, dont 4 garçons furent ainsi contaminés, et chez plusieurs, la cornée fut intéressée.

Enfin, chez la femme enceinte, la recherche du gonococcus est souvent couronnée de succès. Ainsi Oppenheimer l'a trouvé 38 fois sur 108 femmes enceintes examinées par lui ; M. Haussmann l'y a découvert 37 fois pour 100. En se plaçant pour cet examen dans des conditions favorables, on le retrouve donc dans plus du tiers des cas. Or, même en tenant compte du milieu spécial : Hospices, Maternités, dans lequel ces recherches ont pu être pratiquées, il paraît difficile d'admettre que plus d'une femme grosse sur trois soit atteinte de blennorragie, proportion cependant qui s'impose, si la spécificité du gonococcus est admise (Rivière).

En l'état actuel de la science, il faut donc considérer l'ophtalmie purulente *vraie* comme le résultat d'une infection locale par le gonococcus de Neisser, transmis directement ou indirectement, et lié à une affection blennorragique ou non vénérienne. Ce point de doctrine me paraît essentiel, puisqu'il implique la nécessité d'instituer la prophylaxie de la redoutable affection, même dans la pratique civile, chez des parturientes, dont la moralité et l'état sanitaire offrent au médecin toute garantie désirable, *mais qui ont été atteintes d'écoulement leucorrhéique pendant la grossesse.*

A côté de l'ophtalmie purulente vraie, caractérisée par la présence du gonococcus, et toujours grave, Arlt, Kröner, Landmann, Abadie, etc., ont démontré l'existence d'une forme bénigne de la maladie, non infectieuse et dénuée de gonococcus. Je n'ai pas à m'en occuper dans cette étude.

Traitement.— Le mérite d'avoir érigé en méthode rationnelle le traitement prophylactique de l'ophtalmie purulente revient sans conteste à Credé. Avant lui cependant des tentatives avaient été faites, sans grand résultat, par d'éminents accoucheurs. Ils tentèrent de prévenir l'ophtalmie chez le nouveau-né par des injections vaginales antiseptiques chez la mère et le lavage des yeux menacés avec des solutions d'acide salicylique (Horner), d'acide phénique à 1/2 pour 100, et de thymol, 1 pour 100 (Schies, 1876), ou d'antiseptique quelconque (Fieuzal).

L'insuffisance des injections vaginales à amener une désinfection des parties profondes du vagin avait déjà été démontrée par Parent-Duchatelet et Guéneau de Mussy. Kröner, von Tischendorf et Schatz ont établi que dans bien des cas, malgré l'usage longtemps continué de ces injections, les microbes se retrouvaient aussi nombreux qu'auparavant. On comprend donc que cette pratique ait entraîné seulement une diminution restreinte et non une disparition des ophtalmies.

L'emploi d'une solution d'acide borique à 3 pour 100 (Doléris), en instillation matin et soir, pendant six mois, à la Maternité de Paris, a abaissé la moyenne des ophtalmies de 12,6 à 4,76.

1° *Méthode de Credé.* — Dans les Maternités de Berlin, Bonn, Dresde, Munich, Vienne, Leipzig, Stuttgard, etc., on emploie, d'après le procédé publié en 1879 par Credé, la solution de nitrate d'argent à 2 pour 100. Avant cette méthode prophylactique, dans la clinique de Leipzig, la proportion avait varié entre 13,6 pour 100 en 1874, et 9,2 pour 100 en 1879. En 1880, jusqu'au 31 mai, elle s'était légèrement abaissée à 7,6 pour 100. Depuis le 1er juin 1880, date d'application régulière de la méthode, les moyennes furent 0,0 pour 100 sur 200 accouchements jusqu'au 31 décembre ;

0,0 pour 100 sur 400 accouchements en 1881 ; 0,2 pour 100 sur 418 accouchements en 1882 ; 0,0 pour 100 dans le premier trimestre 1883, sur 131 accouchements.

Dans d'autres Maternités cette méthode a également réussi. A Berlin, sur 460 accouchements, la moyenne est tombée à 7, soit 1,5 pour 100 (Bröse) ; à Bonn, de 7,3 elle est devenue à 0,56 (Krükenberg) ; à Dresde, elle s'est abaissée d'abord à 0,69 pour 100, puis à 0,0 pour 100 (Léopold) ; à Vienne, la moyenne de 4,34 est devenue 1 pour 100 (Kœnigstein), et 0,4 (Braun) ; à Stuttgard, de 22,33 pour 100, moyenne élevée, elle est tombée à 0,0 pour 100 (Bayer) ; à Pesth, elle est de 0,76 pour 100 (Taufer) ; à Rostock, antérieurement de 12,05 pour 100, elle s'est abaissée à 4 pour 100, puis à 0,0 pour 100 (Schatz). A New-York (Garrigues), à Bordeaux (Rivière), à Lyon (Vinay), à Montpellier (Puech), elle est de 0,0 pour 100.

A Tiflis, la moyenne des cas d'infection de 1873 à 1883, sur 1025 enfants nouveau-nés, avait été de 30, soit 2,9 pour 100 ; en 1884, par la méthode de Crédé, il n'y eut qu'un cas sur 153 accouchements, soit 0,6 pour 100 ; en 1885, sur 204 accouchements, 0 cas de maladie (Artemieff).

Malgré son excellence, la méthode de Crédé a quelques inconvénients. On reproche au nitrate d'argent d'avoir une action nocive sur la cornée, de provoquer de la douleur, de déterminer une réaction inflammatoire parfois assez vive pour amener une sécrétion séro-purulente. Rivière, qui a observé à la Maternité de Bordeaux pareil phénomène, a cru remarquer qu'il était occasionné par la trop grande abondance de liquide argentique employé. Vinay paraît considérer cette sécrétion purulente comme la suite naturelle et la plus habituelle de l'instillation de nitrate d'argent. Puech a vu cette réaction inflammatoire se produire plusieurs fois, même avec 1 ou 2 gouttes de collyre. Il croit cet accident assez rare, soit dans la proportion de

20 pour 100. Cette inflammation est d'ailleurs sans gravité; quelques lavages avec l'eau boriquée la dissipent rapidement.

Les attaques fondées ou non, portées contre la méthode de Crédé, surtout en Allemagne, n'ont pas suffi à la faire abandonner; c'est elle qui reste, avec raison, la plus universellement répandue. Ces critiques ont eu pour effet de faire connaître quelques nouveaux procédés de prophylaxie de l'ophtalmie purulente.

En 1881, Olshausen propose de substituer au nitrate d'argent l'eau d'abord, plus tard une solution phéniquée à 1 pour 100. En 1882, de Wecker recommande la solution d'acide borique à 4 pour 100 ou d'acide phénique à 2 pour 100. A la Clinique d'accouchement de Berlin, à partir d'octobre 1883, on préfère l'emploi de la liqueur de Van-Swieten. Même pratique à la Maternité de Breslau. En 1886, au Congrès de Munich, Kaltenbach recommande avec les injections vaginales au sublimé, les simples lavages à l'eau distillée. Cohn et Hegar Kohrn à la Maternité de Dresde, emploient aussi de simples mesures de propreté.

Méthode d'Hégar-Kohrn. — D'après les résultats obtenus dans le service d'accouchements des hôpitaux de Montpellier et publiés en février 1890 par le Dr Puech, la méthode d'Hegar-Kohrn semble donner d'aussi bonnes moyennes que la méthode de Crédé. Elle semble donc préférable dans la pratique civile, surtout dans les milieux où l'on conserve de vifs préjugés contre le collyre au nitrate d'argent. Dans les Maternités, on peut employer indifféremment l'un ou l'autre système.

La méthode d'Hegar-Kohrn consiste à essuyer avec deux ou trois tampons antiseptiques, au préalable légèrement exprimés, les paupières encore closes de l'enfant. Les tampons préparés avec de l'ouate hygroscopique antiseptique, humectés par la liqueur de Van-Swieten, sont placés dans un récipient à portée de la main. L'opération se pratique d'une façon sommaire, aussitôt après la sortie de la tête. Elle se continue après l'expulsion du fœtus, et avant la ligature du cordon. On procède alors à un nouveau nettoyage soigneux des paupières et de tout le pourtour de l'œil. Toute la surface des paupières, les angles de l'œil, la racine du nez, les régions sourcilières sont ainsi minutieusement lavés, jusqu'à propreté absolue. Kohrn recommande de veiller encore à ce que l'enfant ne porte pas les mains à ses yeux avant leur nettoyage dans le bain administré après la ligature du cordon (Puech).

Mesures légales. — Lorsqu'un nouveau-né est atteint d'un commencement d'ophtalmie purulente, beaucoup d'accoucheuses, soit par ignorance, soit par mauvais vouloir, s'abstiennent de prévenir les parents de la gravité de l'affection et de la nécessité d'appeler un médecin. Au contraire, avec leur tendance à l'exercice illégal de la médecine, elles les rassurent et prescrivent des traitements anodins ou même parfois dangereux. Cent fois, on a protesté contre cette incurie ; on a essayé, dans certaines villes, d'insérer dans le livret de mariage un avis à ce sujet, ou de donner à chaque couple qui se marie une petite plaquette traitant cette question. Tous ces moyens se sont montrés inactifs. Le seul efficace est celui qui a été mis en pratique en 1890, par l'État de New-York, qui a adopté une loi spéciale : 1° lorsqu'une sage-femme ou une garde-accouchée, ayant la garde d'un nouveau-né, remarque que l'un ou les deux yeux de l'enfant s'enflamment ou même simplement rougissent dans les quinze jours qui suivent la naissance, elle est contrainte de prévenir, par écrit, dans les six heures, le bureau de santé ou un médecin pratiquant, qualifié par la loi, de la ville, de l'endroit ou du district qu'habitent les parents ; 2° la non-observance de ce décret sera punie d'une amende qui ne dépassera pas 100 dollars, ou d'un emprisonnement ne dépassant pas six mois, ou des deux réunis. Ce décret a été exécutoire à partir du 1er septembre 1890 ; il combattra

l'ignorance et l'incurie des accoucheuses plus efficacement
que toutes les brochures.

II. Soins spéciaux pour les enfants débiles
ou venus avant terme

CARACTÈRES DE LA DÉBILITÉ CONGÉNITALE. — Ces caractères sont très apparents. Le plus important est l'infériorité
du poids, d'autant plus accusée que l'enfant a eu plus à
souffrir durant la gestation ou que celle-ci est moins avancée. Au lieu de se rapprocher de la moyenne habituelle
(3250 grammes), ce poids oscille entre 1000 grammes et
2500 grammes.

Les autres symptômes de débilité congénitale sont le
défaut de développement du corps resté petit et grêle, une
peau molle et transparente avec peu de tissu cellulo-adipeux,
une respiration incomplète. Les mouvements des membres
sont rares et à peine ébauchés ; les cris sont faibles et émis
à de longs intervalles, les mouvements de succion sont insuffisants ; quelquefois même la déglutition est impossible. La
physionomie vieillote exprime la souffrance. Ces enfants
semblent en somme être la caricature des nouveau-nés
venus à terme en parfait état de santé.

PROPORTION ET CHANCES DE SURVIE. — Les enfants débiles
forment environ le vingtième (5 pour 100) des nouveau-
nés vivants. Dans cette catégorie, Uffelmann a noté, en onze
ans, qu'un cinquième seulement (20 pour 100) a pu atteindre le douzième mois, et un dixième environ (11 pour 100)
la deuxième année. La plupart succombent dans la première journée ou au moins la première semaine.

A la Maternité de Munich, 70 pour 100 des enfants débiles sont morts dans les quarante-huit heures.

Le nombre des enfants débiles, enlevés par la mort, représente environ 3 ou 4,5 pour 100 de tous les enfants nés

vivants et 12 à 20 pour 100 de tous les enfants morts dans leur première année.

D'après Uffelmann, sur 100 enfants nés vivants :

En Angleterre, il en meurt 2,8 de débilité.
En Écosse   —   3,3   —
En Bavière   —   4,4   —
A Berlin   —   3,4   —
A Hambourg   —   4 »   —
A Bâle   —   4,8   —

Sur 1961 enfants nés en 1863 dans la Maternité de Paris, 1320 étaient venus à terme, 641 avant terme. La mortalité de la première catégorie, dans les deux premières semaines, a été 127, soit 9,62 pour 100 ; celle de la deuxième catégorie, dans le même laps de temps, 205, soit 32 pour 100.

Ces statistiques seraient peu encourageantes, si l'on ne songeait qu'elles ont été établies avant la vulgarisation des nouvelles méthodes instituées en faveur des enfants débiles, et spécialement des couveuses. On verra plus loin que les moyennes obtenues par le nouveau système sont des plus satisfaisantes.

Soins spéciaux. — La section tardive du cordon est surtout profitable aux nouveau-nés débiles.

Engel a comparé la mortalité de tous les enfants nés avant terme, à l'hôpital de Klausembourg, pendant les huit dernières années où on liait le cordon immédiatement après la naissance, à celle des quatre années depuis lesquelles on a mis en pratique les conseils de Budin. Pendant la première période, il y eut 90 enfants nés avant terme, dont 17 soit 18,88 pour 100, moururent dans les dix jours qui suivirent la naissance. Dans la seconde période, il y eut 74 de ces naissances, dans lesquelles 10, soit 13,51 pour 100, moururent dans le même temps. En l'absence de toute cause appréciable, cette différence dans la mortalité doit être rapportée, d'après Engel, à la ligature tardive du cordon.

Jusqu'à ces dernières années, les soins donnés aux enfants débiles étaient inspirés par le désir d'éviter le refroidissement de leur organisme, d'imiter en quelque sorte la nature pendant la vie intra-utérine. On enveloppait leur tronc et leurs membres d'une épaisse couche d'ouate au-dessus de laquelle on les emmaillottait. On mettait une autre couche d'ouate autour de la tête sous le bonnet, laissant seul le visage à découvert. Dans le berceau, on plaçait des cruchons d'eau chaude, fréquemment renouvelés. La toilette s'effectuait devant un bon feu de bois flambant, précédée d'un bain chaud, tonique, dans lequel entraient 2 ou 3 litres de vin rouge, et au sortir duquel on pratiquait des frictions générales à la main, avec de l'huile chaude, ou des liniments stimulants. Ce massage pratiqué pendant cinq minutes environ, était répété deux ou trois fois dans les vingt-quatre heures. Enfin, les enfants étaient maintenus dans un appartement à température constante de 25 degrés.

Ces précautions, malgré les services rendus, restaient insuffisantes dans la plupart des cas, avant la découverte des couveuses pour enfant. Mais combinées avec l'emploi de ces dernières, elles donnent d'excellents résultats.

COUVEUSES. — L'idée première de ces couveuses appartient à Denucé (de Bordeaux), qui, en 1854, s'est servi d'un berceau en zinc à double fond et à double paroi entre la cavité desquelles circulait un courant d'eau chaude apportée par un robinet supérieur, et sortant par une ouverture inférieure. Le fœtus pour lequel l'appareil fut imaginé avait six mois et vécut sept jours. Peyraud (de Libourne) proposa, le 5 juillet 1879, une boîte à eau chaude à peu près semblable. Crédé a employé, depuis 1866, à la Maternité de Leipzig, une baignoire identique. L'appareil de Winckel, maintenait l'enfant dans un bain prolongé.

Tarnier a eu l'heureuse inspiration en 1881, de faire

construire et d'installer à la Maternité de Paris, une couveuse analogue à celle qu'on emploie pour obtenir artificiellement l'éclosion des œufs. Cette idée originale a été féconde en résultats pratiques. Perfectionnée successivement par divers inventeurs, elle a pu se vulgariser assez pour devenir d'un usage courant dans les Maternités et dans bien des familles.

Description. — La première couveuse de Tarnier construite pour la Maternité de Paris par M. Odile Martin, se compose d'une large boîte en bois, montée sur un piédestal, haute de 95 centimètres, large de 70 et profonde de 85. Ses parois sont épaisses de 10 à 12 centimètres et remplies de sciure de bois. Elle est divisée en deux compartiments, l'un inférieur, pour un réservoir à eau chaude, l'autre supérieur pour l'enfant. Son couvercle formé de deux glaces de verre superposées et mobiles, permet de surveiller le nouveau-né et la température ambiante fournie par un thermomètre placé à l'intérieur. Une porte latérale sert à introduire ou à retirer le berceau. La communication avec l'air extérieur est facilitée par divers orifices ménagés dans les parois et la cloison de séparation des compartiments ; cette disposition renouvelle constamment l'air du compartiment supérieur, grâce aux courants continus établis par la différence de température. L'air chaud tend à s'échapper par l'orifice le plus élevé et est immédiatement remplacé par l'air plus frais qui pénètre par l'orifice inférieur.

La chaleur est fournie par une lampe, allumée au-dessous d'un thermo-siphon deux ou trois fois dans les vingt-quatre heures, et deux heures chaque fois. On éteint cette lampe aussitôt que le thermomètre du compartiment supérieur indique une moyenne inférieure de 2 degrés à celle que l'on veut obtenir, car la température continue à monter de 2 degrés environ. La moyenne à maintenir dans l'appareil, peut varier de 30 à 37 degrés centigrades : elle doit être d'autant plus élevée que l'enfant est plus faible. Budin, afin d'éviter une température excessive, a fait adapter, à la

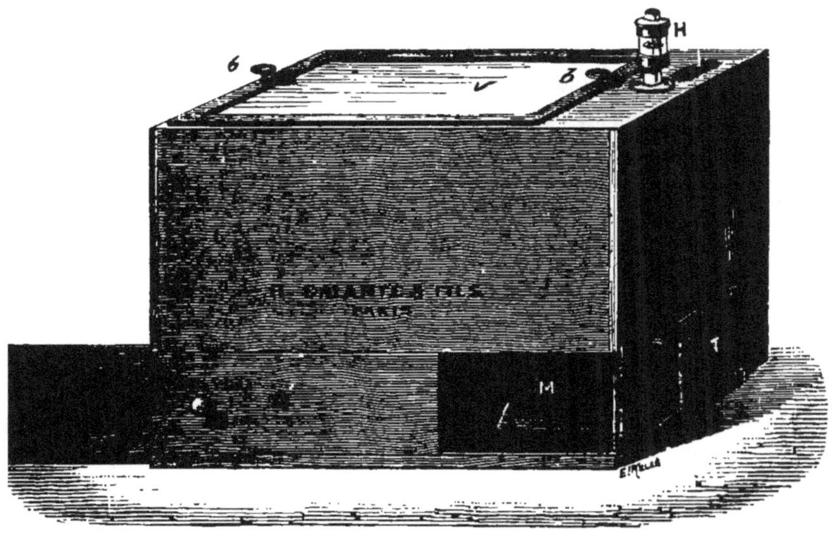

Fɪɢ. 8. — Couveuse du Dʳ Auvard : vue extérieure.

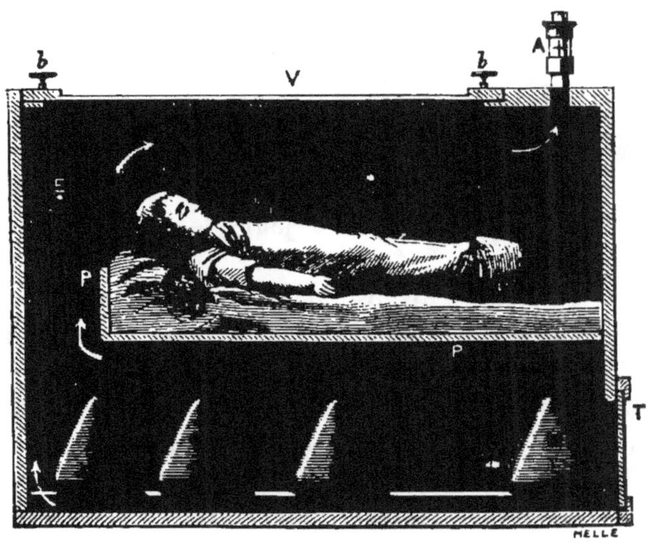

Fɪɢ. 9. — Couveuse du Dʳ Auvard, le nouveau-né dans la couveuse.

couveuse de la Charité, un régulateur Regnard, qui prévient immédiatement par un avertisseur électrique, si les limites fixées sont dépassées.

Cette couveuse, d'un prix élevé, est utile dans les hôpitaux, mais impropre à la clientèle privée. Aussi Tarnier a-t-il fait construire, par Galante, un autre modèle plus simple, de volume moindre, de chauffage plus facile, et de transport plus aisé. Il peut être construit rapidement et à bon marché par n'importe quel menuisier. Cette couveuse (fig. 8 et 9) se compose d'une caisse en bois, longue de 65 centimètres, large de 36 centimètres, haute de 50 centimètres (dimensions extérieures), l'épaisseur des parois étant de 25 millimètres.

L'intérieur de la caisse est divisé en deux parties, par une cloison horizontale incomplète, située à environ 15 centimètres de la paroi inférieure.

Dans l'étage inférieur, destiné à recevoir des boules d'eau chaude en grès, connues à Paris sous le nom de *moines*, sont pratiquées deux ouvertures, l'une latérale occupant toute la longueur de la paroi, fermée par une porte à coulisse et pouvant à volonté se tirer dans les deux sens, c'est la voie d'introduction des boules ; l'autre percée à une des extrémités de la boîte, obturée par une porte incomplète, c'est-à-dire moins grande que l'orifice qu'elle recouvre, de manière à permettre toujours le passage d'une certaine quantité d'air.

L'étage supérieur, disposé pour recevoir l'enfant, garni de coussins à cet effet, s'ouvre en haut par un couvercle vitré, dont la fermeture est aussi complète que possible : deux boutons permettent de l'enlever facilement. Sur la paroi supérieure se trouve un orifice de sortie, auquel est fixé, si on veut, un tube muni à son intérieur d'une petite hélice très mobile et pouvant tourner sous l'influence d'un faible courant d'air.

Dans l'ouverture de communication des deux compartiments, on place une éponge imbibée d'eau simple pour humidifier l'air, et aussi un thermomètre destiné à marquer la température de l'appareil.

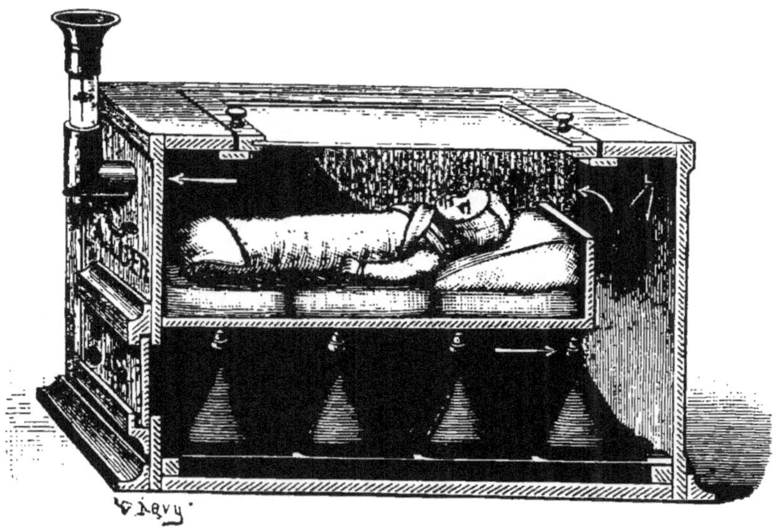

Fig. 10. — Couveuse de Tarnier.

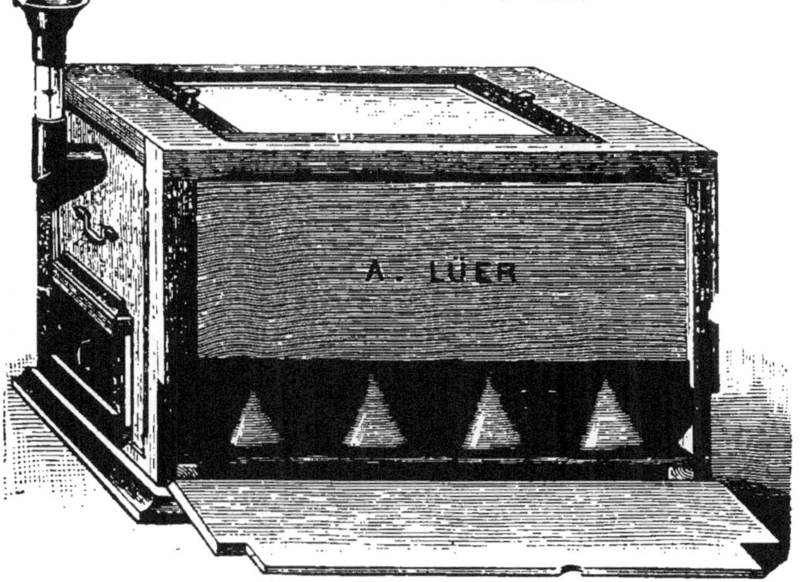

Fig. 11. — Couveuse de Tarnier.

Le chauffage se fait au moyen de boules en grès ou

moines. Elles ont une longueur de 20 centimètres et une capacité d'un demi-litre. La couveuse peut en contenir cinq, mais quatre suffisent ordinairement pour maintenir la chaleur nécessaire, c'est à-dire variant entre 31 et 32 degrés : la température extérieure de la chambre étant 16 à 18 degrés.

Pour chauffer la couveuse, on procède de la façon suivante ; on commence par mettre trois boules remplies d'eau bouillante dans l'appareil ; au bout d'une demi-heure, elle a atteint le degré voulu et on peut y placer l'enfant.

Au bout de deux heures, on met une quatrième boule, et à partir de ce moment, toutes les heures et demie ou deux heures, il faut changer le contenu d'une des boules, celle qui est la moins chaude et avoir soin d'y faire verser de l'eau bouillante.

L'air pénétrant par la petite trappe décrite plus haut, s'échauffe au contact des boules, et, devenant ainsi plus léger, monte dans l'étage supérieur, s'imprégnant au passage de vapeur d'eau au contact de l'éponge qu'on aura soin de conserver humide. Cet air vient ensuite entourer l'enfant dont il balaye pour ainsi dire toute la surface, et s'échappe par l'orifice de sortie placé à l'extrémité opposée, en imprimant à l'hélice un mouvement de rotation, preuve palpable de l'existence du courant d'air, qui est indispensable au bon fonctionnement de l'appareil (Auvard).

Berthod recommande un autre modèle de Luer (fig. 10 et 11), où la prise d'air supérieure est placée, non point sur la face la plus élevée, mais tout à fait en haut des parois latérales de la caisse. Cet orifice est surmonté d'une petite cheminée métallique, en tôle ou en laiton, dont l'extrémité dépasse le plan supérieur de l'instrument. Il s'établit ainsi un tirage qui augmente le courant d'air.

Furst a proposé un autre modèle de couveuse des plus simples dont il a obtenu de bons résultats. Il se compose d'une caisse de bois, dans laquelle est placé le nouveau-né

reposant sur une sorte de hamac. La chaleur est fournie par
des briques que l'on place sur le fond de l'appareil.

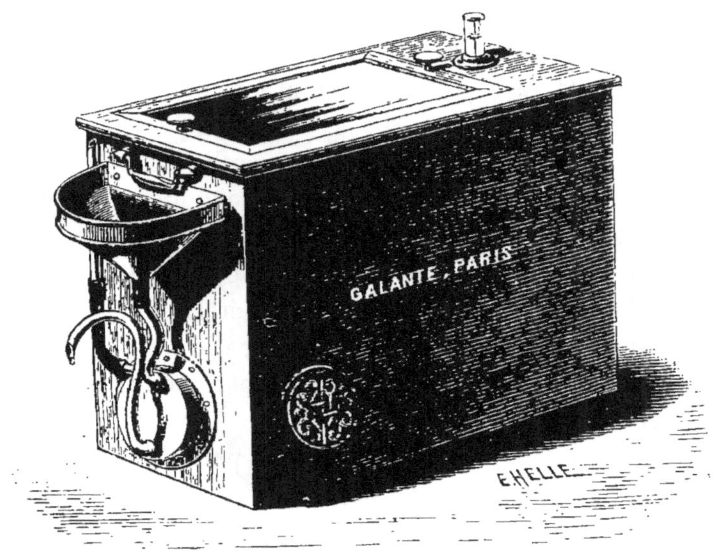

Fig. 12. — Nouvelle couveuse du Dr Auvard.

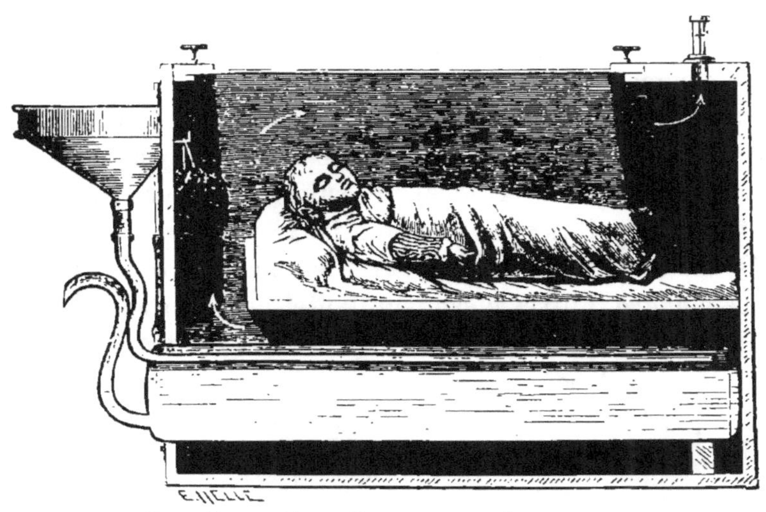

Fig. 13. — Nouvelle couveuse du Dr Auvard.

Modifications. — Malgré leurs avantages, ces divers
modèles ont été critiqués à cause du dérangement et de la

fatigue causés, surtout la nuit, pour l'entretien des sources de chaleur. Galante sur les indications de mon ami Auvard, le collaborateur de Tarnier dans la création de son second modèle, lui a fait subir diverses simplifications qui l'ont amélioré (fig. 12 et 13). Elles portent uniquement sur l'étage inférieur.

Dans cet étage est fixé un réservoir cylindrique en métal, contenant 10 litres de liquide. Ce réservoir se remplit à l'aide d'un entonnoir, se continuant par un tuyau métallique jusqu'à la partie supérieure et opposée de l'appareil. Le trop plein s'échappe par un tube métallique, partant de la partie inférieure et voisine du cylindre, c'est-à-dire en un point diamétralement opposé à celui par lequel est introduite l'eau chaude.

L'air entre dans la couveuse par une petite bouche placée sur les parties latérales, et analogue à celle des calorifères. Elle peut s'ouvrir ou se fermer à volonté, sans toutefois permettre l'obturation complète. Au contact du cylindre, l'air s'échauffe, monte dans l'étage supérieur où se trouve l'enfant, et s'échappe par la petite cheminée de sortie, organisée comme sur l'ancien modèle.

Pour entretenir, dans cet appareil, une température d'environ 30 degrés (la température de l'appartement étant de 16 à 18 degrés centigrades), il suffit d'ajouter toutes les quatre heures, 3 litres d'eau bouillante.

Quand on veut mettre l'appareil en marche, il faut introduire d'abord 5 litres d'eau bouillante, puis toutes les quatre heures 3 litres. A partir de 10 litres, le trop plein se déversera au dehors. Il sera bon de recueillir le liquide en excès, pendant que l'on verse l'eau bouillante. Placé auprès du feu, l'eau recueillie, qui possède encore une température assez élevée, demandera moins de peine et de temps pour atteindre le degré d'ébullition.

Pour vider l'appareil, on fixe un tube en caoutchouc, au tube métallique inférieur, et on verse quelques grammes de liquide dans l'entonnoir pour amorcer le siphon ainsi constitué. Par ce siphon s'échappera tout le liquide contenu dans le réservoir.

Critiques. — Le Dr Diffre (de Montpellier) a reproché aux deux modèles d'Auvard diverses imperfections. Ses critiques sont justifiées. Elles sont applicables aux autres modèles qui rappellent plus ou moins les précédents.

1° Ces couveuses ne peuvent pas être aseptiques, parce qu'elles ne sont pas démontables et présentent un grand nombre d'angles et de fissures, conditions qui facilitent l'envahissement par les microbes pathogènes ; 2° leur couvercle n'est pas commode. Pour la moindre manœuvre, il exige qu'on le saisisse avec les deux mains, qu'on le dépose en lieu sûr et qu'on aille le reprendre de même pour le replacer. Si la mère se trouve seule dans sa chambre avec le nouveau-né, pour conserver la liberté de ses deux mains, elle sera obligée de déposer au préalable, son enfant sur un lit, ce qui peut présenter des inconvénients ; 3° dans le premier modèle, il fallait ouvrir la porte de la chambre de chauffe, autant de fois qu'il y avait de bouillottes à changer. Il entrait chaque fois un volume considérable d'air froid dans l'appareil, réalisant des variations de température trop sensibles ; 4° l'air chaud pénétrant dans l'étage supérieur au niveau de la tête de l'enfant se dirige vers la cheminée située à l'autre extrémité, mais en haut. Les pieds de l'enfant reçoivent ainsi peu de chaleur et restent froids ; 5° le lit scellé aux parois de la caisse divise la couveuse en deux parties, multiplie les angles et les rainures. Il ne peut être nettoyé à fond.

Pour remédier à tous ces défauts, le Dr Diffre a proposé un modèle plus parfait de couveuse, profitant des indications fournies par ses devanciers et par l'expérience personnelle.

Couveuse de Diffre. — Cet appareil se compose d'une chambre constituée par un cylindre sans arêtes, ni angles reposant sur un caisson dans lequel se trouve le calorifère et recouverte par un couvercle à deux parties, l'une fixe et l'autre mobile.

Dans l'intérieur de cette chambre, on place un lit, un thermomètre et une petite cuvette dans laquelle repose une éponge imbibée d'eau.

Les meilleurs bois pour la construction des couveuses, sont les bois blancs, de sapin, de peuplier, de marronnier, etc., dont la densité est peu considérable, ce qui diminue le poids total de l'appareil. Sans se prononcer sur la nature du bois à préférer, le Dr Diffre conseille pour les parois du caisson le vieux bois desséché. Elles sont recouvertes extérieurement par un mince cylindre en nickel absolument uni. La surface intérieure est peinte à l'huile avec de la couleur blanche pour diminuer le rayonnement de la chaleur et éviter sa déperdition trop rapide. Elle est, de plus, enduite d'un vernis qui permet de la laver à grande eau. Le fond du caisson est simplement en bois. Enfin l'angle qui unit le fond à la paroi verticale est arrondi sur tout le pourtour.

Le caisson doit servir à loger le calorifère ; il est percé de trois ouvertures. La première, située dans le fond est destinée à l'entrée de l'air froid ; les deux autres, situées sur la paroi verticale et du même côté sont destinées à laisser glisser deux tiroirs bouillottes.

Le calorifère se compose d'une boîte en zinc dans l'intérieur de laquelle un système de cloisons horizontales et verticales, placées d'une façon spéciale compose une galerie à trois étages, formant un seul conduit dans lequel circule le courant d'air.

Entre chacun des étages se placent deux bouillottes carrées. Elles servent à élever la température de l'air, qui, après avoir traversé le fond du caisson, traverse la galerie du calorifère et sort par l'ouverture située sur la face supérieure. La galerie à air et les bouillottes sont complètement indépendantes : lorsqu'on veut changer l'eau des bouillottes, l'air froid ne peut pas entrer dans la couveuse comme dans le modèle Tarnier-Auvard.

Ce système permet d'augmenter ou de diminuer à volonté la surface de chauffe, complètement utilisable, puisqu'elle baigne dans l'air dont elle doit élever la température.

Le caisson sert de sous-sol à la chambre de l'enfant. Cette chambre est constituée par le grand cylindre, dont le bord inférieur s'articule hermétiquement avec le bord supérieur du caisson, au moyen d'une jointure circulaire à angles arrondis, très simple et très facile à nettoyer. Elle a pour toiture le couvercle vitré. Ses parois sont formées comme celles du caisson.

Le couvercle est composé de deux parties, une fixe et une mobile. La première partie, fixe, s'implante sur le bord supérieur du cylindre, elle est percée d'un orifice dans lequel se place le frottement sur la cheminée. La deuxième partie est mobile sur la première, au moyen d'une charnière simple, démontable et nettoyable dans toutes ses parties. Elle supporte la vitre.

La chambre renferme un lit, un thermomètre et une éponge.

La cuvette à éponge se place sous le lit de l'enfant, sur la face supérieure du calorifère. Le thermomètre est fixé sous la vitre du couvercle, situation qui en rend la lecture facile. Le lit, aussi simple que possible, se compose d'une large plaque en nickel, unie et coudée en rond à ses deux extrémités, mais en sens inverse. Elle est simplement déposée sur le caisson. L'extrémité coudée en bas sert de support pour relever le côté de la tête, l'autre coudée en haut empêche la literie de glisser. Cette garniture de lit se compose d'un petit matelas, de draps et de couverture. Le lit est placé de manière à ce que les pieds de l'enfant soient du côté de la bouche de chaleur.

Dans son ensemble, la couveuse de Diffre paraît répondre

au but de son inventeur. Son calorifère semble néanmoins inférieur à celui du dernier modèle d'Auvard. Elle gagnerait certainement à l'adopter.

Couveuse aseptique de Rainal frères. — La disposition de cette couveuse permet de pratiquer une irrigation complète après que l'enfant y a séjourné. Le badigeonnage à la chaux de l'intérieur de l'appareil met le nouveau-né à l'abri de toute contagion (fig. 14).

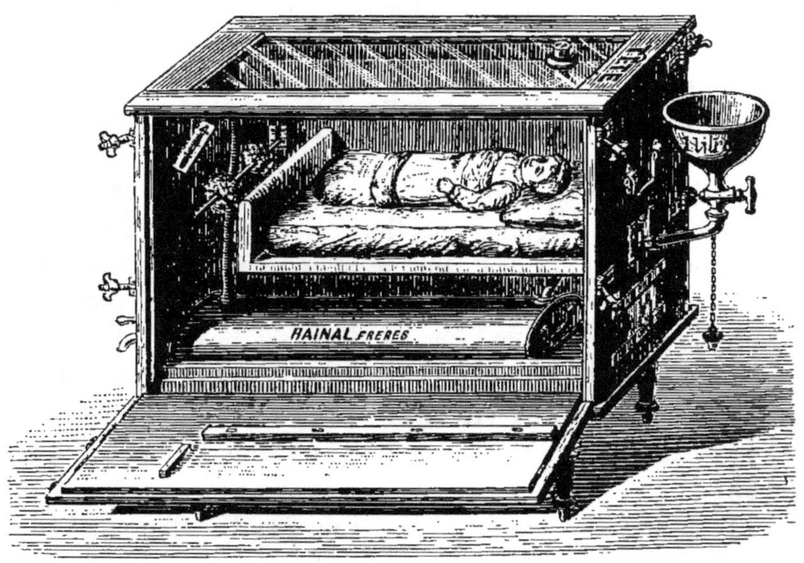

Fig. 14. — Couveuse aseptique de Rainal frères.

Pour chauffer la couveuse, garnir la couchette d'un petit paillon pour former le lit. S'assurer que le tube en caoutchouc partant de la bouillotte est bien ajusté à la prise d'air. Dévisser complètement le bouchon muni d'une chaînette. Ajuster la tablette de verre en ayant soin de placer la tête au-dessus de la plaque incrustée dans le bois marquée TÊTE. Verser 12 litres d'eau bouillante par l'entonnoir à robinet qui a la capacité de 1 litre. Fermer la prise d'air extérieure avec le bouchon à chaînette.

Lorsque le thermomètre, placé à l'intérieur de la couveuse, marque 28 degrés au minimum, on placera l'enfant
tout emmailloté, on s'assurera que les éponges soient
humides et que le ventilateur fonctionne régulièrement.
On ouvrira largement la prise d'air pour établir le courant d'air indispensable. Toutes les quatre heures, on retirera 6 litres d'eau par le robinet et on la remplacera par
6 litres d'eau bouillante en l'introduisant par l'entonnoir.
Avant d'introduire l'eau dans la bouillotte par l'entonnoir,
il est indispensable d'ouvrir la prise d'air et de la refermer
après le remplissage.

Précautions. — La couveuse ne doit jamais être placée
dans un courant d'air. La déperdition du calorique, par la
chaleur rayonnante, est ainsi plus considérable ; le chauffage devient alors plus difficile ; l'appareil fonctionne moins
régulièrement, car les oscillations de la température sont
plus marquées dans la chambre supérieure.

Si la température tend à s'élever au-dessus de 32 degrés
centigrades, on ouvre légèrement le couvercle en verre
pendant quelques instants, ou encore on ouvre plus largement l'ouverture latérale (dans les deux modèles d'Auvard).
On permet ainsi l'accès d'une plus grande quantité d'air.
Il ne faut pas s'inquiéter si, par mégarde, l'enfant a supporté quelque temps, une température de 35 degrés centigrades et même un peu supérieure.

La température est-elle trop basse, on ferme complètement l'orifice latéral et on ajoute un peu d'eau bouillante.

La moyenne à rechercher dans la chambre de l'enfant est
30 degrés centigrades environ.

*Soins à donner à l'enfant pendant son séjour dans
la couveuse.* — L'enfant placé dans la couveuse est
emmailloté, absolument comme dans son berceau. Les vêtements et les langes entretiennent sur ses téguments une
température supérieure de 2 à 3 degrés à celle de l'endroit
où il est renfermé. On le retire de ce milieu pendant quel-

ques instants, toutes les deux ou trois heures, pour l'alimenter et le changer, en ayant soin que la température de la pièce ne soit pas inférieure à 18 degrés centigrades. Ces soins à administrer aux enfants, hors de la couveuse, avaient fait redouter pour eux, à Tarnier, des refroidissements. Il n'a jamais cependant été rien observé de semblable. J. W. Edwards donne l'explication scientifique de l'innocuité de ces sorties hors de la couveuse. Après un refroidissement capable de diminuer la production de la chaleur, le séjour dans une température élevée favorise le rétablissement de cette faculté ; car en exposant les animaux à de nouveaux refroidissements, leur température baissera d'autant moins vite qu'ils auront été exposés plus longtemps à la chaleur. Il s'ensuit que l'effet de l'application d'une chaleur convenable se prolonge après la cessation de la cause. On voit par là que, lorsqu'on est dans le cas d'être souvent exposé à un froid très vif, on se dispose mieux à le supporter en se procurant dans les intervalles une forte chaleur.

Pendant les repas des enfants, il faut avoir soin de refermer la couveuse pour éviter l'abaissement de la température intérieure.

Laine ou coton. — La nécessité absolue de chaleur, pour l'enfant débile ou venu avant terme, a fait prendre l'habitude de tenir constamment ces enfants dans de l'ouate, d'où l'expression « élevé dans du coton » pour rappeler les grands soins prodigués à l'enfant. Lucas-Championnière condamne l'usage du coton et préfère la laine. L'ouate serait excellente pour empêcher le refroidissement du nouveau-né, mais elle empêche aussi les sources de chaleur, placées auprès de lui, de lui en communiquer une partie. Un enfant enveloppé d'ouate peut rester parfaitement froid entre deux boules chaudes. En outre, l'urine filtre tout le long de l'ouate au lieu de la pénétrer, et l'enfant, ayant uriné, est souvent mouillé sur plus de la moitié du corps. Enfin, la laine se nettoie très bien, et sert de nouveau, tandis que la carde de coton, rejetée chaque fois, devient une dépense sérieuse. et expose aux dangers d'incendie, quand on la chauffe.

Durée du séjour dans la couveuse. — La durée du séjour d'un enfant dans la couveuse variera de quinze jours à un mois et même davantage. Elle sera en rapport avec la nature de l'affection qui a motivé l'emploi de l'appareil et les résultats obtenus.

Certains enfants, dit Budin, en devenant plus vigoureux, crient chaque fois qu'on les remet dans l'appareil et se taisent quand on les en retire ; il faut tenir compte de cette indication. D'autres fois, après un séjour prolongé dans la couveuse maintenue à 30 ou 32 degrés, les enfants s'engourdissent et leur poids ne progresse plus, quoique l'allaitement ait été rigoureusement surveillé ; il y a alors avantage à abaisser la température à 27 ou même 25 degrés, et on voit, pendant les jours qui suivent, leur poids s'accroître régulièrement.

Lorsqu'on juge suffisante la vigueur du nourrisson, on ne supprime point brusquement son séjour dans la couveuse. Par une transition judicieusement calculée, on habitue progressivement le petit être à vivre dans l'air de la chambre, en lui accordant, tous les jours, une heure de plus de liberté, au moment le plus chaud de la journée. On continue l'usage de l'appareil, encore un certain temps, pendant la nuit, où le refroidissement se produit avec plus de facilité.

Résultats obtenus. — Les résultats obtenus par les couveuses sont des plus satisfaisants, aussi bien chez les enfants nés avant terme que chez les enfants atteints de maladies ou traumatismes. On peut en juger par le relevé des cas qui ont été traités à celle de la Maternité de Paris, depuis son installation, en 1881, jusqu'en juillet 1883.

| | Enfants | | |
Diagnostics	Vivants	Morts	Total
Naissance avant terme.	61	31	93
Faiblesse	4	2	6
Cyanose.	5	»	5
Œdème.	21	4	25
Gêne respiratoire	2	3	5
Mort apparente	3	1	4
Athrepsie	1	2	3
Syphilis.	4	»	4
Opération obstétricale.	2	»	2
Fracture	1	»	1
Vices de conformation.	»	3	3
Totaux	105	46	151

De 1877 à 1880, avant la couveuse, 181 enfants moururent à la Maternité avec du sclérème ; de 1882 à 1885, avec la couveuse, 9 seulement succombèrent en présentant les signes de cette affection.

Dans son cours semestriel d'été en 1886, Tarnier a donné les autres résultats obtenus concernant le poids et l'âge des enfants.

| ENFANTS | | NOMBRE DES ENFANTS | | | MORTALITÉ pour 100 |
Poids	Age	mis dans la couveuse	qui ont vécu	qui ont succombé	
De 1.000 à 1.500 gr.	27e à 28e sem.	40	12	28	70
De 1.501 à 2.000 gr.	28e à 32e sem.	131	96	35	26,7
De 2.001 à 2.500 gr.	32e à 35e sem.	112	101	11	9,8

Plus tard, Berthod a comparé dans un tableau statistique, les résultats obtenus à la Maternité de Paris du 21 novembre 1876 au 21 novembre 1881 avant l'emploi de la couveuse, et ceux de la période subséquente du 21 novembre 1881 au 21 novembre 1886, après l'emploi de la couveuse.

La première période renferme 5385 enfants : 4034 du

terme de neuf mois, 799 de huit mois et demi, 332 de huit mois, 83 de sept mois et demi, 81 de sept mois, 28 de six et demi, 28 de six mois, 6 de cinq mois et demi.

La seconde période comprend 8266 enfants : 5851 du terme de neuf mois, 1510 de huit mois et demi, 741 de huit mois, 220 de sept mois et demi, 194 de sept mois, 82 de six mois et demi, 50 de six mois, 18 de cinq mois et demi.

Sur ces 8266 enfants, 608 seulement ont été mis dans la couveuse ; 115 au terme de neuf mois, 107 de huit mois et demi, 177 de huit mois, 84 de sept mois et demi, 77 de sept mois, 34 de six mois et demi, 14 de six mois.

La proportion pour 100 des enfants sortis vivants de la Maternité est la suivante :

Age	Première période	Deuxième période	Enfants mis dans la couveuse
Six mois	0	16	30
Six mois 1/2 . . .	21,5	36,6	53
Sept mois	39	49,8	63,7
Sept mois 1/2 . . .	54	77	78,7
Huit mois	78	88,8	85,9
Huit mois 1/2 . . .	88	96	91,6
Neuf mois	98	99,8	81,7

La couveuse de Tarnier est bien supérieure au berceau incubateur de Crédé, d'après la statistique de l'auteur allemand, qui embrasse une période de 1866 à 1884.

ENFANTS		NOMBRE DES ENFANTS			MORTALITÉ pour 100
Poids	Age	mis dans l'appareil	qui ont vécu	qui ont succombé	
De 1.000 à 1.500 gr.	27e à 28e sem.	24	4	20	83
De 1.501 à 2.000 gr.	28e à 32e sem.	115	73	42	36
De 2.001 à 2.500 gr.	32e à 35e sem.	476	422	54	11
De 2.501 à 2.900 gr.	au delà de 35e s.	52	51	1	2

Indications. — Dans un résumé sur l'état de la température et les indications de la calorification artificielle chez les enfants nés avant terme, Éross les divise en trois groupes, d'après 1150 relevés de températures pris sur 50 nouveau-nés de cette catégorie : 1° 19 enfants nés avant terme, mais bien portants ou du moins n'ayant pas eu d'affection qui ait pu influer d'une manière notable sur la marche de la température ; 2° 18 enfants nés avant terme, ayant eu des températures fébriles en rapport avec une affection quelconque ; 3° 13 enfants nés avant terme, ayant à peu près constamment présenté de l'hypothermie.

Ce dernier groupe, renfermant le quart des cas, nécessitait seul pour Éross l'emploi des appareils de calorification artificielle. Les données utiles pour diriger l'emploi des couveuses seraient l'âge de la grossesse, le poids du corps, surtout l'activité de la nutrition presque en rapport direct avec l'élévation de la température et l'état de santé ou de maladie. Les maladies qui sont accompagnées d'hypothermie demandent une source artificielle de chaleur, formellement contre-indiquée dans les affections à température fébrile. D'où la conclusion, seul l'état de la température, et par suite l'emploi du thermomètre, peut fournir l'indication précise de l'opportunité de la calorification artificielle.

Concernant le deuxième et troisième groupe d'enfants observés par Éross, je partage entièrement les idées de cet auteur. Pour le premier groupe, je crois les couveuses très utiles, mais non pas indispensables. Les nombreuses expériences de Paris et de Berlin le prouvent surabondamment. La théorie est d'accord ici avec la pratique. L'enfant né avant terme trouve dans la couveuse des conditions de température assez analogues à celles de l'utérus, et lutte avec plus d'avantage contre la tendance au refroidissement, augmentée par le petit volume de son corps. Berthod, en signalant le mémoire d'Éross, s'étonne avec raison, de la faible proportion des cas d'hypothermie, sur les enfants nés avant terme qu'il a observés. Rien de semblable n'avait jusqu'ici été relevé dans la science, pour cette catégorie de nouveau-nés.

CHAPITRE IV

MORT APPARENTE DES NOUVEAU-NÉS

La mort apparente des nouveau-nés est un état, dans lequel le fonctionnement des divers systèmes de l'organisme *paraît* définitivement suspendu.

CONTINUATION DE LA VIE AVEC ARRÊT DES BATTEMENTS DU CŒUR. — Bouchut soutient que l'absence des battements du cœur, à l'auscultation, entraîne la certitude du trépas [1]. Cette opinion, basée sur des expériences incomplètes, ne doit pas être considérée comme l'expression de la vérité. Depaul, Rendu, R. Bruce, ont réussi en effet à sauver des enfants chez lesquels il leur fut impossible de retrouver les frémissements cardiaques au moment de la naissance. Lyman a ressuscité un enfant chez lequel les battements avaient cessé depuis au moins vingt minutes, dans un cas de procidence du cordon.

Parrot admet non seulement la continuation de la vie, chez le nouveau-né, avec arrêt momentané des battements du cœur, mais fait de ce symptôme le trait caractéristique de la mort apparente.

L'arrêt des battements du cœur implique celui de la circulation et de la respiration, la surcharge du sang par l'acide

---

[1] Bouchut, *Sur les signes de la mort et les moyens de prévenir les enterrements précipités.*

carbonique. L'asphyxie, incompatible avec la vie à n'importe quel âge, ne l'est plus dans les premiers moments de l'existence. Dans cette situation, la vie est bien précaire, il est vrai ; elle subsiste à peine à l'état de vestige dans cet organisme qu'elle semble avoir abandonné. Néanmoins, par des soins intelligents, elle est encore susceptible de se réveiller et de reprendre ses droits.

RÉSISTANCE DU NOUVEAU-NÉ A L'ASPHYXIE. — Bardinet évalue à quinze heures la durée maximum de la vie sans respiration chez le nouveau-né.

Portal ranima par l'insufflation un enfant dont il allait pratiquer l'autopsie. Weëse, en 1845, en ressuscita un autre enterré dans une sablonnière pendant une demi-heure.

Une fille accoucha clandestinement à quatre heures et demie du matin. Privée de tout secours, elle perdit connaissance. Lorsqu'elle reprit ses sens, l'enfant était déjà froid. Elle le crut mort et l'enterra à 30 centimètres environ, dans un jardin, la face tournée vers le fond. A sept heures, on s'aperçut de son accouchement. A neuf heures et demie, on retira l'enfant, qu'un chirurgien parvint à ressusciter, après deux heures de travail ; mais il mourut le troisième jour (Marschka).

Marschka a entendu, en janvier, les battements cardiaques chez un enfant, cru mort après une heure de soins inutiles : vingt-trois heures s'étaient écoulées depuis sa mise au cercueil et son séjour dans une chambre très froide.

Le 18 août 1854, à dix heures du matin, une fille accoucha d'un enfant. Elle l'enterra dans une chénevière, à 25 centimètres du niveau du sol. Exhumé à six heures du soir et convenablement soigné, l'enfant fut ranimé et vécut quatre jours. Il était anencéphale et hydrocéphale (Bardinet).

Le nommé Urbain G... habitait avec ses deux filles Marie et Renée, à Vernantes, arrondissement de Beaugé. Le 16 mai 1849, vers neuf heures du matin, Marie G... resta seule dans la maison de son père. Vers six heures et demie environ, sa sœur Renée, en rentrant, la trouva étendue à terre et évanouie. Elle appela à son aide des voisins pour lui porter secours, à la suite desquels la malade reprit bientôt sa connaissance. Une des voisines, qui avait aperçu dans la chambre de nombreuses taches de sang, demanda alors à Marie si elle était accouchée. « Non, lui fut-il répondu, il n'est pas encore temps. » Le père qui était survenu et avait, en arrivant, remarqué dans son jardin de la terre fraîche - ment remuée, en demanda la signification à sa fille. Celle-ci répondit après un moment d'hésitation :« Je suis accouchée, mais mon enfant étant venu mort, je l'ai enterré dans le jardin. » Des recherches aussitôt faites, amenèrent la découverte de l'enfant, enfoui la face en bas et la bouche pleine de terre. Il tenait au placenta. Malgré son séjour dans le sol remontant approximativement à trois quarts d'heure, ses flancs battaient encore. Grâce aux soins qui lui furent prodigués, son existence cessa bientôt d'être menacée.

Après trois heures trente-cinq d'efforts persistants, Maunsell a été assez heureux pour ranimer des jumeaux venus au monde en état d'asphyxie.

Goodell a rapporté, à la Société de gynécologie de Chicago, trois autres faits qui montrent bien aussi la nécessité de ne point abandonner trop tôt un enfant en état de mort apparente.

La femme d'un médecin accouche, après un travail de très longue durée, d'un enfant en état de mort apparente. On essaie de le ranimer ; mais bientôt on cesse toutes tentatives jugeant qu'elles sont inutiles, et l'enfant est laissé pour mort. Quelques minutes après, il se mit à crier et est actuellement vivant.

Dans un autre cas, après qu'on eut en vain essayé de rappeler la respiration, l'enfant fut déclaré mort par son père, un médecin, et par un confrère, appelé en consultation. L'enfant fut placé sur le rebord d'une fenêtre, où il passa la nuit qui était très froide. Le lendemain matin, lorsqu'on vint le prendre pour le mettre en bière, on le trouva vivant et il a survécu.

Enfin, Goodell après avoir lui-même, dans un troisième cas, essayé de diverses méthodes de respiration artificielle, abandonna la partie. L'enfant fut mis de côté dans un coin. Une heure après, la garde le porta dans la salle de bain, pour le laver avant de l'ensevelir. L'enfant se mit à respirer. Il vit aujourd'hui.

Bardinet fait remarquer que c'est principalement lorsque la naissance est prématurée, que l'on observe la vie sans respiration. Il va même plus loin, et se demande si les enfants ne vivent pas, précisément parce qu'ils ne respirent pas ; et si cette vie imparfaite, que l'on a considérée comme une exception, ne serait pas au contraire une règle pour ces cas particuliers.

Tardieu, à propos de faits semblables, a émis une hypothèse. La vie se maintiendrait chez les enfants, grâce à la persistance de la circulation qui continuerait, pendant un certain temps, à s'accomplir d'une manière régulière et constante, même en l'absence de la respiration.

P. Bert attribue la résistance des nouveau-nés à la force d'accommodation vitale qui est l'attribut de leur âge. D'autres y voient une conséquence de leur capacité de produire la chaleur inférieure à celle des adultes. Quoi qu'il en soit, cette résistance est des plus marquées chez le nouveau-né venu avant terme, et dans certaines conditions de température extérieure du milieu ambiant ou de température individuelle.

Formes de la mort apparente. — La mort apparente se présente chez le nouveau-né sous la forme anémique ou sous la forme asphyxique.

Dans la première, le corps flasque et inerte est dans la résolution la plus complète. La mâchoire inférieure cédant à l'action de la pesanteur est fléchie sur le thorax. La bouche béante laisse apercevoir la muqueuse décolorée. Les téguments ont pris une pâleur cadavérique. Du sphincter anal, s'échappe le méconium qui souille, d'une teinte verdâtre, le corps et les linges du nouveau-né. Les pupilles plus ou moins dilatées sont masquées par les paupières à moitié entr'ouvertes. Les yeux sont ternes. Le cœur ne fonctionne plus en apparence. Ses contractions, à peine perceptibles au doigt et à l'oreille des praticiens les plus exercés, passent souvent inaperçues.

Dans la forme asphyxique plus commune et moins grave que la précédente, l'aspect de l'enfant est tout autre. Dans son ensemble et surtout vers la tête, le corps rouge livide, couvert, sur divers points, de taches verdâtres, présente des signes de la congestion la plus intense. La face est bouffie, les lèvres tuméfiées. Les yeux, injectés, sont saillants hors des orbites. La langue, considérablement augmentée de volume, est accolée à la muqueuse palatine, colorée en violet foncé. Les membres, généralement moins flasques que dans la forme anémique, sont dans la résolution et quelquefois rigides. Le cordon très développé est distendu par le sang. Les battements du cœur, largement espacés, sont difficilement appréciables ; ils éveillent à peine la sensation du frémissement ou de l'ondulation.

Les caractères communs aux deux formes sont : l'absence complète de mouvements respiratoires et l'insensibilité aux excitations extérieures.

Causes. — Les auteurs ne sont pas d'accord pour expliquer les causes qui provoquent ces deux aspects de l'enfant. D'après Naegelé, P. Dubois, Depaul, la forme anémique reconnaît pour origine la naissance prématurée, l'imperfection de développement, la faiblesse congénitale, les maladies graves de la mère, les hémorragies par déchirures du cordon ou du placenta. La forme apoplectique s'observe à la suite de durée anormale du travail, de compression de la tête ou du cordon, de contractions tétaniques de l'utérus, enfin d'accumulation de mucus dans les voies aériennes.

Cazeaux, Jacquemier, Pajot, Tarnier, Budin, Charpentier, Ribemont considèrent les deux formes comme les degrés d'un même état pathologique, l'asphyxie, brusque dans un cas (forme anémique), lente dans l'autre (forme apoplectique). Pour Martel, elles sont de nature complètement différente ; la même cause peut bien les produire au début, mais la marche n'est pas la même. La forme apoplectique est produite par une asphyxie progressive mais rapide, la forme anémique plus lente par un affaiblissement cardiaque.

Fréquence. — La statistique de la Maternité de Lariboisière, en 1885, montre que, sur 757 accouchements faits dans le service interne, 20 enfants sont nés en état de mort apparente (sans compter ceux que quelques frictions ont suffi à ranimer).

Sur ces vingt cas, il y a :

6 accouchements par le siége.
1 accouchement par la face.
1 version par manœuvre interne.
6 forceps.
6 accouchements spontanés par le sommet.

Soit sur 20 cas, 7 présentations vicieuses, et 7 accouchements artificiels pour des présentations du sommet (Varnier).

La mort apparente est plus fréquente dans les accouchements des primipares que dans ceux des multipares. Les garçons y sont plus exposés que les filles.

Diagnostic. — En venant au monde, l'enfant à terme convenablement développé doit crier. S'il ne crie pas, c'est parce qu'il a déjà succombé ou qu'il est en état de mort apparente. Il importe d'établir à ce sujet un diagnostic bien précis : 1° sur la vie ou la mort du nouveau-né ; 2° sur le degré d'asphyxie.

L'examen du corps sera pratiqué avec minutie et lenteur. Le succès ne dépend pas de la rapidité, mais de la justesse du jugement porté.

La macération est un signe de mort évidente.

L'enfant est encore en vie lorsqu'on constate chez lui des battements cardiaques même faibles et éloignés, ou de simples frémissements ; si ces bruits ne sont pas perçus, la mort est possible, mais non pas certaine. Elle est peu probable, si le corps est livide et non flasque, si l'auscultation pendant le travail a démontré le fonctionnement du cœur.

Pronostic. — Le rétablissement partiel ou total de la respiration, chez le nouveau-né en état de mort apparente, ne dénote pas l'absence de tout danger prochain ou éloigné. Chez quelques enfants, après de rares efforts d'inspiration à peine ébauchés, les battements du cœur diminuent de nombre et d'énergie, la température baisse, et les téguments continuent à pâlir. Ce sont tout autant d'indices de pronostic fatal. Dans d'autres cas, le premier danger a été écarté, mais des épanchements hémorragiques se sont formés dans le poumon, la plèvre, le foie, les méninges, le cerveau, etc. l'enfant succombe alors un peu plus tard à une pneumonie, une méningite ou une apoplexie du cerveau, favorisée par l'accroissement du foyer hémorragique. La mort apparente, consécutive aux tiraillements de la moelle épinière, est toujours d'un pronostic très sérieux.

Traitement prophylactique. — Le meilleur moyen de prévenir, dans bien des accouchements, cet état pathologique, est de surveiller attentivement par l'auscultation le cœur du fœtus. S'il fonctionne régulièrement, pendant un travail normal, inutile d'intervenir : il est préférable de laisser agir la nature. Mais si les battements s'affaiblissent et ne sont plus perçus qu'à des intervalles plus longs ; si, en même temps, le travail languit ou se complique, il n'y a pas à hésiter : il convient de terminer au plus tôt l'accouchement pour ne point recevoir un cadavre. En terminant, dans un cas semblable, un accouchement par une application de forceps, aussitôt après l'arrêt des battements du cœur fœtal,

Rendu a ranimé, au bout de quarante-cinq minutes de tentatives persistantes, un nouveau-né de 2000 grammes, venu en état de mort apparente, sans la moindre respiration, sans le moindre frémissement cardiaque.

TRAITEMENT CURATIF. — *Nettoyage de la cavité buccale et du pharynx.* — Dès que l'on a constaté l'état de mort apparente, on s'empresse d'écarter le plus possible les divers obstacles à l'introduction de l'air dans les voies respiratoires. L'enfant est couché sur le dos, la tête pendante, au bord d'une table. A l'aide d'un doigt ou d'un linge fin, on débarrasse sa cavité buccale et son pharynx des mucosités et caillots sanguins, qui s'y sont accumulés pendant le travail. Une plume d'oie ou de poule facilite la même opération pour les fosses nasales. Si les mucosités ont franchi la glotte, et pénétré dans la trachée et les bronches, cette méthode est insuffisante ; on recourt à celle de Champneys.

Méthode de Champneys. — Les soins préliminaires précédents terminés, on exerce de bas en haut sur le thorax, de douces pressions avec une main que l'on dirige jusqu'à l'origine de la trachée. Le mucus ayant remonté vers les orifices postérieurs des fosses nasales, on met un mouchoir sur la bouche de l'enfant, on souffle doucement, et le mucus s'échappe par les narines.

Si les mucosités sont trop abondantes, on introduit dans la trachée une sonde en gomme n° 9, de façon à ce que sa pointe soit à trois pouces et demi des lèvres. On presse doucement le thorax avec une main, pour prévenir l'entrée de l'air et on souffle par la sonde. L'air et le mucus avec lui, ne pouvant pénétrer dans le poumon ressortiront par la glotte, et arriveront dans le pharynx. Cette manœuvre est plus efficace et moins rebutante que la succion habituellement recommandée (Champneys).

Saignée. — Si la respiration ne s'établit pas, et si la circulation laisse à désirer, sans perdre un temps précieux, on sectionne le cordon. Même dans la forme anémique, attendre pour faire bénéficier l'enfant d'un surcroît de sang, ne donnerait en général aucun résultat. Fréteau et Piet ont cependant cité des observations, où la section tardive du cordon semble avoir sauvé les enfants, dans la forme anémique.

La section opérée, on laisse couler quatre ou cinq cuillerées de sang, dans la forme asphyxique. Si le sang coule avec difficulté, on rafraîchit de temps en temps la section à coups de ciseaux (Champion). D'après Budin, la section rapide du cordon, privant l'enfant de 92 grammes de sang, et une saignée de deux à quatre cuillerées, soit 40 à 80 grammes correspondent à une saignée de 2500 grammes chez l'adulte. Dans ces conditions, dit-il, la teinte asphyxique disparaît rapidement ; mais la peau au lieu de prendre la teinte rose-vif, qui lui est habituelle, devient bientôt d'une pâleur extrême, et l'enfant présente un certain état d'apathie.

La saignée n'est point indispensable, et, dans un grand nombre de cas, les accidents se dissipent spontanément sans en nécessiter l'emploi. Mais avec elle l'amélioration est plus rapide. Porak croit que le sang est loin d'avoir chez le nouveau-né l'importance qu'il a chez l'adulte. Il est moins dangereux de soustraire un peu de sang à l'enfant, que de lui en donner trop.

Autres soins. — Après la ligature du cordon, on frictionne vigoureusement la peau avec des liniments alcooliques. Puis, enveloppant l'enfant de linges chauds, on cherche à exciter les actions réflexes pour mettre en jeu les muscles de la respiration. On titille, sans trop insister, les narines avec une plume légèrement imbibée d'ammoniaque. On chatouille la plante des pieds, on projette sur la poitrine avec la main, la bouche, ou des instruments spéciaux, en forme de douches, de l'eau ou d'autres liquides.

Sous prétexte que le gros intestin destiné à la vie végétative, est, sous l'influence du système ganglionnaire, le dernier à s'éteindre dans ces circonstances, van Hengel d'Hesversum fait des injections d'eau froide dans le rectum.

Bains. — Au bout de dix minutes, si l'on n'a pas réussi par ces divers moyens, on donne un bain chaud, élevé graduellement de 38 à 48 degrés (Gust. Le Bon). Ce traitement a procuré un succès remarquable à Goyard en 1881. Les battements du cœur avaient entièrement cessé, et les tentatives pour ranimer le nouveau-né avaient duré deux heures. En 1882, Campardon, Gamrekeloff sont également parvenus par le même procédé, après deux minutes à peine d'immersion, à sauver les enfants chez lesquels les autres moyens avaient échoué. J'y ai constamment eu recours avec succès, et il m'inspire aujourd'hui tant de confiance que je l'emploie préférablement à tout autre procédé. Je ne pratique plus jamais aucun accouchement, sans faire préparer à l'avance le nécessaire pour un bain chaud, en cas de mort apparente du nouveau-né.

Ce procédé n'est pas nouveau ; il n'est même qu'une modification de celui appliqué en 1799 par Fréteau (de Nantes), des bains d'eau chaude et de vin pour combattre l'asphyxie des nouveau-nés. Il convient d'ajouter que le chirurgien y joignait la section du cordon, remise après le bain, et attachait à ce détail une trop grande importance.

Électricité. — Les bons effets de l'électricité, sous forme de courant galvanique ou d'électro-puncture, ont été vantés dans l'asphyxie des nouveau-nés par Boehr, Desormeaux, Pape, Stoltz, José de Alarcon y Salcedo, etc. Helly a ranimé, à l'aide du galvanisme, un enfant en état de mort apparente depuis 45 minutes. Le courant, établi et suspendu alternativement, a produit dans le diaphragme des contractions et des relâchements, et provoqué, chez les animaux asphyxiés par submersion, le retour de la respiration et de la vie. Duchenne (de Boulogne) et Pernice ont proposé la faradisation des nerfs phréniques. Lauth a conseillé les courants induits de l'appareil de Gaiffe. Il faut promener les rhéophores secs de l'appareil le long de la colonne vertébrale, et sur le plexus brachial à son émergence entre les scalènes, le long du bord interne du sterno-cléido-mastoïdien ; de plus, ne pas oublier d'agir sur le nerf phrénique. Chaque application dure deux à trois minutes, et l'on profite des moments où l'on cesse l'électrisation pour recourir à l'insufflation.

L'emploi de l'électricité offre de nombreuses difficultés dans la pratique, entraîne des lenteurs, et n'est pas toujours sans danger.

Respiration artificielle. — 1° *Méthode de Marshall Hall.* — Naegelé et Grenser, Spiegelberg regardent comme très avantageux le procédé de Marshall Hall pour provoquer les mouvements inspiratoires du thorax, en faisant prendre, coup sur coup, au nouveau-né des positions différentes. L'enfant est couché sur la face, la poitrine soutenue par un linge, et la tête par les bras croisés au-dessous d'elle. Après quelques secondes, on fait pivoter lentement le corps autour de son axe longitudinal, de manière à le placer sur le côté, et même un peu au delà. Puis on le ramène vivement dans la première position ; ensuite on le tourne du côté opposé. On continue ainsi, en lui faisant exécuter un mouvement complet environ quinze fois par minute. Pendant qu'il est sur le ventre, on exerce des frictions le long de la colonne vertébrale, et en même temps une pression modérée. Pour éviter les refroidissements, on plonge le nouveau-né à divers intervalles dans un bain chaud, ou on le frictionne avec une flanelle chaude. Dans le décubitus ventral, la langue tombe sur le devant de la bouche, les liquides aspirés s'écoulent spontanément au dehors, ou dans le pharynx et les fosses nasales, et l'air trouve un libre accès. Dans ces changements de position, le thorax est d'abord légèrement comprimé par le poids même du corps (décubitus latéral), puis il se dilate de nouveau (décubitus ventral). Cette alternative de mouvements en sens contraire suffit pour donner le branle à l'acte respiratoire.

2° *Méthode de Schultze.* — Schultze décrit un autre

procédé dont il est l'inventeur. L'accoucheur, debout le haut du corps légèrement penché en avant, les jambes modérément écartées, les bras étendus vers le sol, tient l'enfant suspendu à ses indicateurs passés d'arrière en avant, sous les creux axillaires et recourbés en crochets (fig. 15). Les pouces reposent doucement sur le sommet de la face anté-

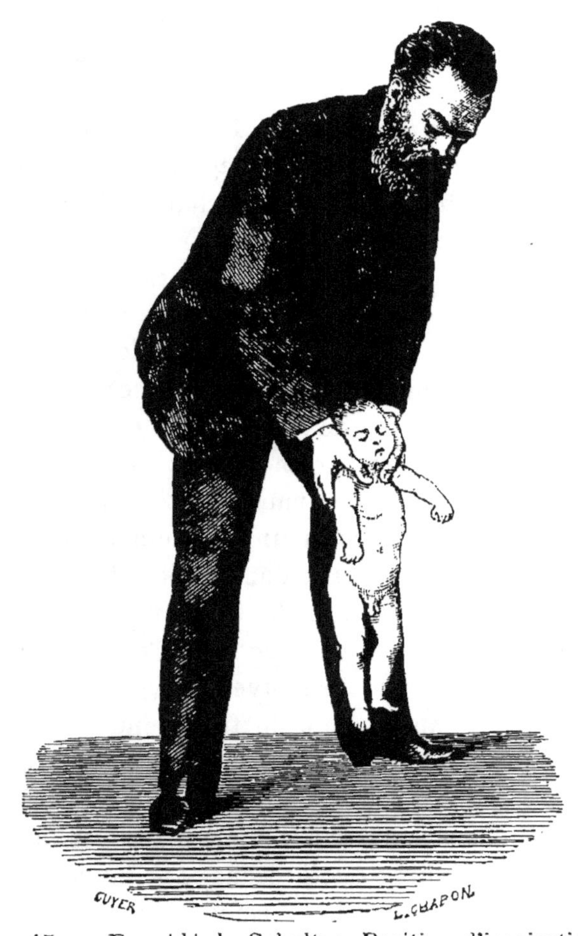

Fig. 15. — Procédé de Schultze. Position d'inspiration.

rieure du thorax fœtal; les trois derniers doigts sont appli qués dans une direction oblique en bas et en dedans sur l face postérieure du thorax. La tête de l'enfant qui tend à

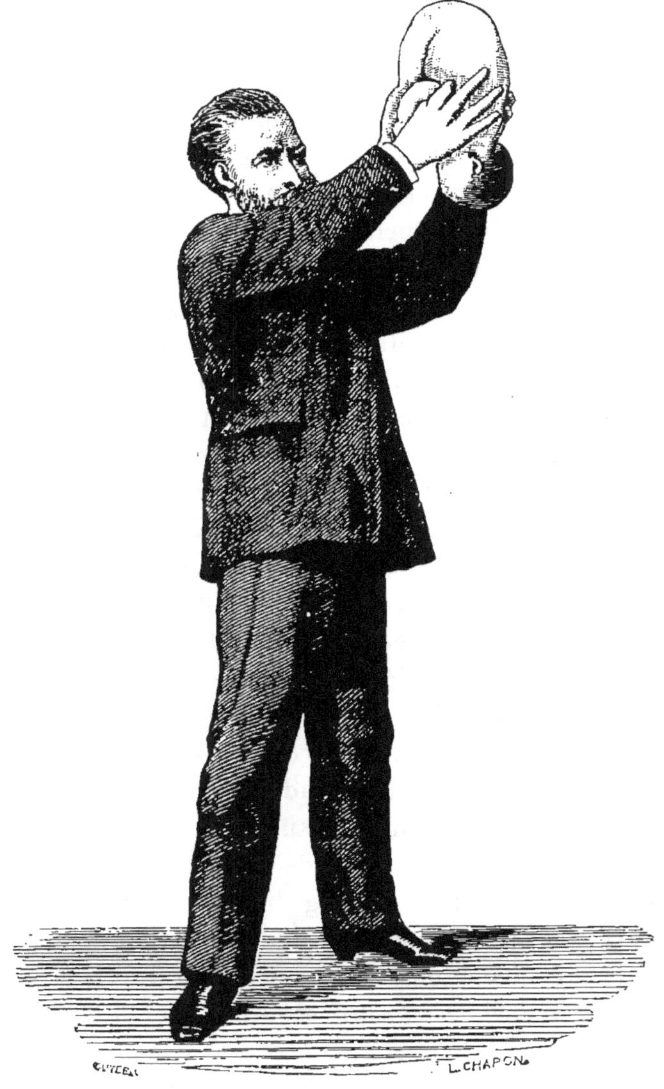

Fig. 16. — Procédé de Schultze. Position d'expiration.

tomber inerte, trouve un point d'appui en arrière sur les
bords cubitaux, tournés l'un vers l'autre, et sur une partie

de la face palmaire des mains. Sans perdre un instant, l'accoucheur lance l'enfant en avant et en haut. Quand les bras de l'accoucheur commencent à dépasser un plan horizontal, ils arrêtent leur mouvement, si doucement que l'extrémité inférieure du corps fœtal n'est pas projetée violemment en avant, mais culbute lentement dans cette direction, c'est-à-dire vers l'accoucheur, par une flexion de la colonne lombaire, et comprime fortement le ventre par le poids de l'extrémité pelvienne. Tout le poids de l'enfant repose, dans cette position, sur les pouces de l'accoucheur placés à la face antérieure du thorax. Dans le balancement supérieur, il faut prendre quelques précautions; la flexion de la colonne vertébrale ne doit pas se localiser dans le segment thoracique, ce qui résulterait nécessairement d'une propulsion trop rapide, mais bien dans le segment lombaire. Le soulèvement des bras jusqu'à l'horizontale se fait par un mouvement brusque et vigoureux dans l'articulation scapulo-humérale. L'élévation se continue de plus en plus lentement. L'opérateur, les yeux toujours fixés sur l'enfant, règle par des mouvements soigneusement mesurés dans les articulations cubitales, par le déplacement des omoplates, au besoin par un mouvement de toute la partie supérieure du corps, la chute graduelle en avant de l'extrémité inférieure du tronc fœtal. De cette chute graduelle en avant du bassin de l'enfant par dessus le ventre, résulte une notable compression des viscères thoraciques, tant de la part du diaphragme que de toute la paroi du thorax (fig. 16). A ce moment déjà, les résultats de ce mouvement passif d'expiration se manifestent souvent par l'écoulement abondant des liquides aspirés à travers les orifices respiratoires. Après la chute en avant de l'enfant opérée lentement, mais complètement, l'accoucheur abaisse de nouveau ses bras entre ses jambes écartées. Le corps de l'enfant est ainsi étendu en subissant une secousse. Le thorax libre de toute pression (les pouces de l'opérateur se trouvent appliqués lâchement sur la paroi thoracique antérieure) s'élargit par l'effet de son élasticité. Comme l'enfant est suspendu par ses extrémités supérieures aux indicateurs du médecin, et comme les extrémités sternales des côtes sont ainsi fixées, tout le poids du corps agit pour opérer le soulèvement des côtes. De plus le diaphragme s'abaisse, par suite de la secousse éprouvée par le contenu de la cavité abdominale. Ainsi se produit, d'une façon purement passive, une large inspiration. Après une pause de peu de secondes, l'enfant est de nouveau élevé, dans la position qu'il vient de quitter, et, pendant sa descente en avant, la pression de tout son poids sur les pouces appliqués sur la paroi antérieure du thorax, produit encore l'expiration mécanique. A ce moment, les liquides, s'il y en a eu d'aspirés, s'écoulent toujours abondamment du nez et de la bouche, et le plus souvent du méconium s'échappe de l'anus. Lors de l'inspiration, l'air traverse d'ordinaire la glotte avec bruit. Si, lors de l'expiration, par laquelle il faut toujours commencer, des liquides abondants sortent du nez et de la bouche, il faut prolonger ce temps. S'il se manifeste des mouvements spontanés d'inspiration, ce qui a lieu le plus souvent vers la fin de l'expiration artificielle, il faut, ou bien en abaissant aussitôt l'enfant, joindre à l'effet de l'inspiration active celui de l'inspiration passive, ou bien interrompre la respiration artificielle, mettre l'enfant au bain, et se contenter de l'observer, pour que le processus de la respiration spontanée ne soit pas troublé par la respiration artificielle.

3° *Méthode de Silvester*. — Silvester conseille : 1° de placer l'enfant sur le dos, les épaules soulevées et supportées par un coussin ; 2° d'assurer la libre entrée de l'air dans la trachée en tirant la langue en avant ; 3° d'imiter les mouvements de la respiration profonde, en élevant les bras de l'enfant sur les côtés de la tête. On les tend ensuite lentement en haut et en avant ; puis on les ramène en bas et on les presse doucement pendant quelques instants sur les côtés du thorax.

4° *Méthodes de Pacini et de Bain*. — Pacini et Bain ont modifié cette méthode. Le premier fixe les pieds de l'enfant, dont la tête repose sur le ventre de l'opérateur. Il saisit solidement, avec ses mains, la partie supérieure du bras, l'index en arrière dans l'aisselle, le pouce devant la tête humérale. Tenant ainsi les épaules, il les tire à lui et les élève perpendiculairement, puis les laisse revenir. Bain se place devant l'enfant, couché sur un plan incliné, les pouces sur l'extrémité interne des clavicules, les quatre autres doigts en arrière. Il tire ensuite les épaules en haut et en arrière (inspiration), puis les laisse retomber. L'expiration se fait par l'élasticité des côtes et la pression latérale sur le thorax.

5° *Méthode d'Howard*. — Howard tient sur son bras gauche l'enfant dans le décubitus dorsal, la tête pendante, afin d'ouvrir le larynx. Avec la main droite, il comprime et relâche, de douze à seize fois par minute, le thorax et l'abdomen de l'enfant.

La méthode de Schüller est peu pratique.

Appréciation de ces méthodes. — Carl Behm a recherché la valeur comparative de ces diverses méthodes, dans ur cas d'asphyxie. Ses expériences consistaient à mesurer la pression de l'air contenu dans les poumons pendant l'inspiration et l'expiration artificielles produites dans chaque méthode. Dans ce but, la cavité pulmonaire était mise er communication avec un manomètre de Waldenburg, à l'aide d'un tube de caoutchouc et d'une petite canule fixée hermétiquement sur la trachée. Il est utile de mettre en regard de ses appréciations les résultats obtenus sur le même sujet par Champneys, Schauta et Torggler, Hoffmann, etc.

1° La méthode de Schüller ne saurait être recommandé chez les nouveau-nés à cause de la faiblesse de son actio: (C. Behm);

2° Les méthodes de Marshall Hall et d'Howard ne pro duisent que des expirations, et par conséquent sont surtou efficaces pour l'expulsion des matières étrangères contenues dans les voies respiratoires (C. Behm) ;

3° Les méthodes de Silvester, Pacini et Bain donnent les plus grandes différences de pression entre l'expiration et l'inspiration : ce sont elles qui répondent le mieux aux deux premières indications (C. Behm, Torggler). En dehors du cathétérisme, la méthode de Bain est la méthode la plus sûre pour faire pénétrer l'air dans les poumons du nouveau-né (C. Behm).

C'est aussi la conclusion d'un comité nommé par la Société chirurgicale et médicale, composé de C.-J.-B. Williams, Brown-Sequard, Burdon-Sanderson et Savory [1] ;

4° Dans l'immense majorité des expériences, faites par Schauta et par Hoffmann, sur la méthode de Schultze, les poumons ne contenaient pas trace d'air et n'avaient point été distendus comme cela est nécessaire pour la respiration. Hoffmann explique ses insuccès par le faible développement de l'anneau trachéal, de sorte qu'à chaque inspiration les parois de la trachée s'affaissent l'une contre l'autre, sous la pression atmosphérique extérieure. Mais Schultze croit que les mauvais résultats des expériences d'Hoffmann peuvent être interprétés différemment. Les oscillations n'auraient pas été faites convenablement, ou encore les enfants n'auraient pas été à terme. Chez ces derniers, sa méthode ne convient pas. Leur thorax est si mou qu'il peut, par les oscillations, éprouver des modifications de forme sans que l'air y pénètre.

Torggler regarde la méthode de Schultze comme la meilleure ; car elle donne la plus grande différence (25 millimètres) entre la pression inspiratoire et expiratoire.

Pour C. Behm, la méthode de Schultze répond en même temps aux trois indications, mais est en certains points infé-

---

[1] Voyez Tardieu, *Annales d'hygiène publique et de médecine légale*, 2e série, t. XIX, 1863.

rieure aux précédentes. Par cette méthode, l'enfant passe trop brusquement et trop énergiquement de l'expiration à l'inspiration. Il en résulte, au moment de l'inspiration, une occlusion plus ou moins complète de la glotte, qui s'oppose à l'entrée de l'air dans les poumons. Elle a, en outre, l'inconvénient de refroidir l'enfant, et n'est indiquée que dans les cas d'asphyxie légère. Ce dernier défaut d'exposer l'enfant au froid est aussi signalé par Lahs, qui néanmoins reconnaît les excellents résultats de la méthode.

Champneys trouve également utiles les méthodes de Schultze, Silvester, Pacini et Bain.

Cathétérisme laryngé. — Dans les cas graves, Behm et Champneys donnent la préférence au cathétérisme laryngé, qu'ils pratiquent différemment. On connaît le procédé de Champneys (fig. 120). Celui de Behm consiste à introduire une sonde élastique, adaptée à une double seringue de son invention, propre à la fois à aspirer les matières étrangères et à insuffler l'air. La substitution de la seringue à l'aspiration buccale dispense de retirer, à chaque instant, le tube pour le nettoyer et écarte tout danger de contagion.

Insufflation pulmonaire. — En France, on est peu enthousiaste pour les différentes méthodes rapportées plus haut. Généralement, on pratique l'insufflation pulmonaire d'après les conseils de Depaul.

Cette manœuvre était très répandue et avait déjà rendu de grands services, lorsqu'elle fut combattue comme nuisible. Depaul en 1845, démontra que, bien pratiquée, elle était non seulement inoffensive chez les nouveau-nés, mais encore très avantageuse. Ce qui a empêché d'apprécier généralement l'insufflation à sa juste valeur, c'est d'une part, parce qu'en la pratiquant avec la bouche, elle atteint trop incomplètement le but qu'on se propose, et de l'autre, parce qu'on n'a recours au tube qu'après avoir constaté l'insuffisance d'autres moyens, c'est-à-dire après un temps assez long (Jacquemier).

Procédé pour la pratiquer. — L'insufflation pulmonaire se pratique de trois manières, insufflation de bouche
à bouche, insufflation pharyn-
gienne, insufflation trachéale. Cette
dernière est le seul moyen de faire
pénétrer sûrement l'air dans les
ramifications bronchiques. On y
arrive à l'aide d'un tube laryngien,
celui de Chaussier, modifié par
Depaul (fig. 17).

Tube de Depaul. — Ce tube
métallique, en argent ou en mail-
lechort, conique, de 18 à 20 centimètres de long, est assez analogue
à une sonde vésicale. Sa grosse
extrémité arrondie, évasée en pa-
villon, s'adapte aux lèvres ou au
tuyau d'un soufflet. L'autre extrémité plus petite se termine par une
ouverture à bords mousses. A 35
millimètres de cette extrémité, le
tube décrit une courbure arrondie, de manière à permettre l'introduction dans le larynx. Pour
empêcher l'air de refluer par la
glotte, on a soudé à la hauteur de

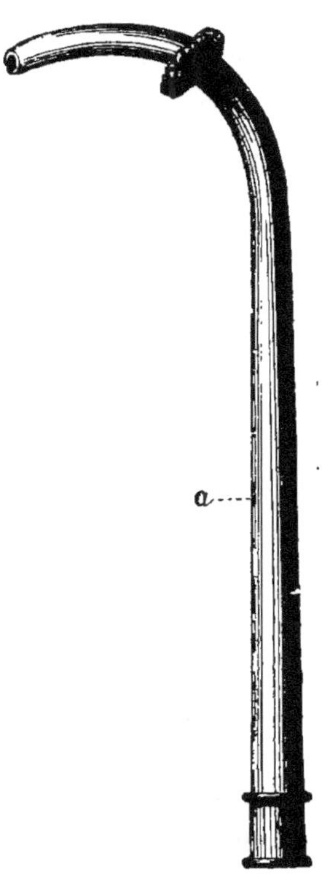

Fig. 17. — Tube de
Depaul.

la courbure du tube, une rondelle transversale percée
de quelques trous, servant à fixer une petite éponge fine,
ou une tranche d'agaric, ou de peau de buffle. Par cette
disposition, l'instrument s'adapte sur la coupe oblique du
larynx, et en ferme exactement l'ouverture.

Procédé de Depaul. — L'enfant, enveloppé de linges
chauds, est couché sur un coussin de manière à avoir la tête
plus élevée que le bassin et un peu inclinée en arrière. Après
avoir débarrassé la bouche et le pharynx de tout corps

étranger, on glisse l'index ou le petit doigt sur la partie médiane de la langue jusqu'à l'épiglotte. Saisissant alors de la main droite et comme une plume à écrire le tube laryngien, près de son extrémité renflée, on fait glisser, dans la bouche, l'autre extrémité sur le doigt conducteur. Au niveau de la glotte, on incline l'instrument vers la commissure gauche des lèvres, et par de légers mouvements, on réussit à soulever l'épiglotte. On redresse aussitôt le tube et on le porte en même temps vers la ligne médiane, pour mieux franchir l'entrée du larynx. Avant de commencer les insufflations, on s'assure de la bonne position de l'instrument. Si l'air pénètre dans les poumons, la dilatation de la poitrine est uniforme et l'abaissement du diaphragme seul produit une saillie moins considérable de la partie supérieure du ventre. Pour empêcher le reflux de l'air, on lui ferme toute issue par l'œsophage, la bouche et les narines. Avec le pouce et l'index, on ferme les lèvres; un aide pince les narines. Le tube poussé en arrière refoule la paroi antérieure de l'œso-phage contre la postérieure. L'air pénètre toujours sans difficulté dans les bronches, à moins qu'elles ne soient obstruées, complication grave qui est la cause habituelle de la mort des enfants, H. Faye conseille de laisser le tube un peu libre dans l'orifice de la glotte, et de ne pas insuffler trop fortement.

Pour insuffler un air relativement riche en oxygène, Depaul ne voit pas la nécessité d'employer les soufflets. Il suffit de faire, avant chaque insufflation, avec la bouche, une grande inspiration, de manière à remplir, suivant la coutume, non seulement les divisions bronchiques, mais la trachée et la cavité buccale. On répète les insufflations dix à quinze fois par minute, et on facilite l'expiration par des pressions convenablement exercées avec la main ou les mains largement appliquées sur la poitrine. Quand le passage de l'air produit une sorte de gargouillement, c'est un signe de la présence de liquide dans le tube, et on le retire pour le désobstruer. La durée de l'insufflation varie de quelques minutes à une heure et même plus.

Tube de Ribemont. — Le tube de Ribemont (fig. 18), présenté à l'Académie de médecine le 4 septembre 1877, se compose de deux parties, le tube laryngien et le réservoir à air.

Le tube laryngien comporte une partie droite, la plus longue, à laquelle vient s'ajuster à frottement conique, l'extrémité du réservoir à air. Cette partie droite est continuée par une partie à double courbure, qui correspond à une attitude de l'enfant intermédiaire entre la flexion et l'extension, courbure moulée sur la saillie du bord alvéolaire et sur la concavité de la voûte palatine. Le tube se termine par une partie droite, conique et aplatie sur les côtés, longue de 25 millimètres, et séparée d'un bouton terminal par un léger étranglement circulaire, sous le pourtour duquel se trouve l'orifice de sortie de l'air regardant la concavité de la courbure. La forme de cette partie conique reproduit exactement des moulages pris sur des enfants nouveau-nés. Le réservoir à air se compose d'une poire en caoutchouc, percée d'un trou, que l'on bouche à volonté pour faire l'insufflation.

Procédé de Ribemont. — Dans ce procédé, au lieu de prendre l'épiglotte pour point de repère, à l'exemple de Dozes, Velpeau et Depaul, on se base sur les cartilages aryténoïdes. L'enfant est couché sur le dos, la tête

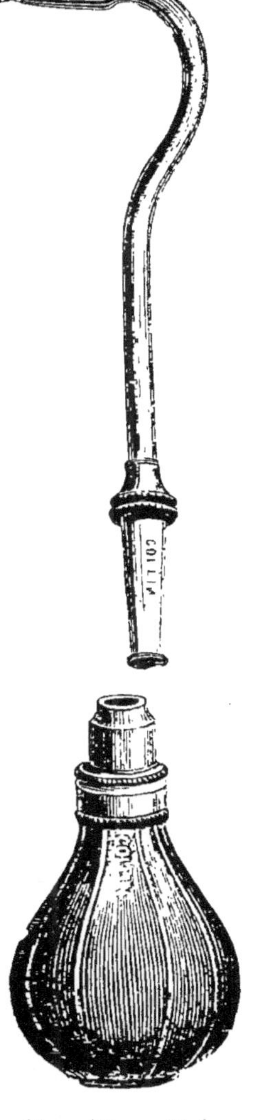

Fig. 18. — Tube laryngien du docteur Ribemont.

placée dans une situation intermédiaire à l'extension et à la flexion, attitude très naturelle. Le tube est saisi de la main droite, près de sa grosse extrémité, et tenu comme une plume à écrire. Avec sa portion laryngienne, introduite sur la ligne médiane, dans la bouche entr'ouverte, on déprime le dos de la langue. L'index ou l'auriculaire de la main gauche est introduit dans la bouche, entre la voûte palatine et l'instrument, qui ne doit pas quitter la ligne médiane, puis porté à la rencontre des cartilages aryténoïdes. Ceux-ci reconnus, le doigt conducteur passe derrière eux, de telle sorte qu'au-devant de sa pulpe, se trouve l'orifice sous-épiglottique du larynx. Puis, on pousse le cathéter jusqu'à ce que son bouton arrive sur la pulpe de l'index. Il suffit de relever alors, un peu, la portion extérieure du tube, pour que le bouton s'engage, à coup sûr, dans l'orifice d'entrée du larynx. Le doigt conducteur est retiré, en même temps que la portion laryngienne de l'instrument pénètre plus avant dans le canal laryngo-trachéal. On sent bientôt que le tube ne pourrait pénétrer plus loin sans violence. A tout moment de l'opération, on peut se rendre un compte exact de la situation du tube, car, par suite de l'oblitération parfaite de la glotte, tant que l'appareil est dans les voies aériennes, aucun bruit ne se fait entendre, la pénétration de l'air, dans le poumon ne se traduit que par la dilatation de la poitrine. S'il se trouve dans l'œsophage, on entend un gargouillement sonore, caractéristique, produit par le mélange de l'air qu'on insuffle avec les mucosités contenues dans le carrefour pharyngo-œsophagien.

Quand le tube est en place, on y adopte le réservoir à air, après avoir comprimé la poire en caoutchouc. Dès qu'on laisse celle-ci reprendre sa forme, les mucosités et liquides du conduit aérien y sont attirés. On retire la poire, pour l'en débarrasser, et après l'avoir de nouveau adaptée au tube, on injecte, un certain nombre de fois, avec lenteur et régularité, l'air dont elle s'emplit au fur et à mesure (P. Le Gendre).

Auvard condamne, un peu trop sommairement, cette poire comme inutile et encombrante.

Résultats de l'insufflation pulmonaire. — Si l'insufflation doit amener de bons résultats, on voit les battements du cœur devenir plus forts, plus nets, plus fréquents. Avant toute inspiration spontanée, la peau de la face et de la poitrine commence à se colorer par places d'une teinte rose qui ne tarde pas à se généraliser. Les ailes du nez sont agitées de petits mouvements. De légères contractions du diaphragme précèdent la première inspiration spontanée. On ne retire le tube que, lorsque la respiration normale est rétablie et la coloration revenue sur toute la peau. Mais on n'abandonne pas l'enfant, avant de le plonger dans un bain chaud. Lorsqu'il ouvre les yeux et qu'il commence à crier, il est sauvé.

Chez d'autres enfants, on est moins heureux. Au bout de combien de temps convient-il de désespérer? Auvard a résumé la conduite à tenir, dans les propositions suivantes :

1° Si, après une demi-heure d'insufflation, les battements du cœur sont nuls, il est inutile de continuer, la mort est réelle ;

2° Quand les battements cardiaques existent, si après une heure d'insufflation, il ne s'est produit aucun mouvement d'inspiration spontanée, on pourra cesser, car cette absence de mouvements respiratoires indique chez l'enfant quelque lésion incompatible avec le rétablissement de la vie ;

3° Si, après deux heures d'insufflation, et alors que des battements cardiaques et des mouvements respiratoires spontanés existent, les mouvements diminuent et tendent à disparaître, aussitôt qu'on interrompt l'insufflation ; il sera inutile de la continuer plus longtemps, les conditions nécessaires à la vie manquent, de même que dans les cas précédents.

Appareils divers. — Dans ces dernières années, plusieurs inventeurs ont essayé de perfectionner l'insufflation pulmonaire. Gairal a fait construire (1876) un aérophore ; Pros de la Rochelle (1877), un insufflateur ; Woillez (1875), un spirophore (fig. 19). Aucun de ces instruments n'a réussi, jusqu'à présent, à remplacer dans la pratique le tube de Chaussier modifié par Depaul ou celui de Ribemont.

CHAPITRE V

SOINS PENDANT LA PREMIÈRE ANNÉE

Vêtements. — La chaleur rayonnante tend à abaisser constamment la température du nouveau-né. Dans les régions tempérées ou froides, l'alimentation ne réussirait pas à rétablir l'équilibre, si la déperdition continuelle de chaleur, n'était entravée par le port des vêtements. Chez le nouveau-né, ces derniers ont une importance majeure au point de vue hygiénique. Ils doivent lui permettre de lutter avec avantage contre les variations de la température atmosphérique, sans nuire au développement régulier de ses organes et de ses extrémités.

Emmaillotement. — L'ancien *maillot*, aussi absurde que barbare (Tarnier), semble avoir été inventé, pour obtenir des résultats précisément contraires à ceux que l'on cherchait. L'enfant y est étroitement serré comme dans un étui trop exigu, et exposé à des déformations plus ou moins sérieuses pour la suite.

Ce maillot est aujourd'hui à peu près abandonné, pour le plus grand bien de l'humanité. Dans les populations rurales

des pays où on le retrouve, il est constitué, soit par une
pièce d'étoffe lacée de haut en bas comme dans le Doubs,
la Haute-Saône, le Jura, la Saône-et-Loire, soit par une
longue bande en toile ou en laine enroulée autour de l'enfant, comme dans l'Isère, Vaucluse, le Puy-de-Dôme, la
Haute-Loire, les Bouches-du-Rhône. Tantôt, le tronc et les

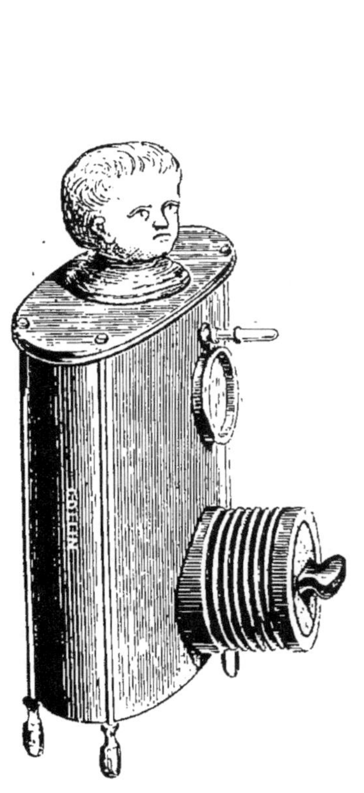

Fig. 19. — Spirophore de
Woillez.

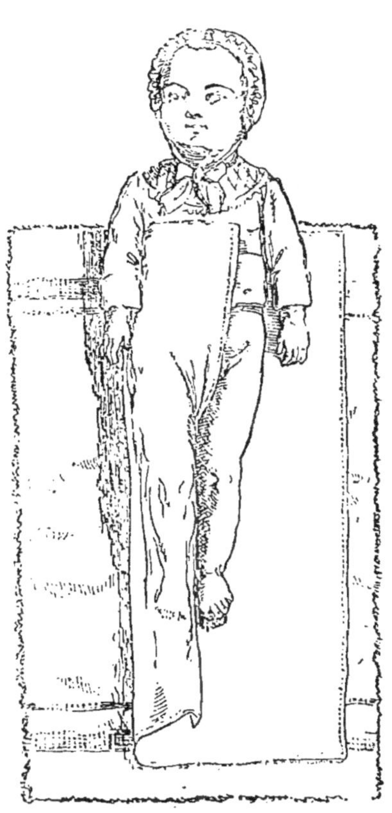

Fig. 20. — Maillot modifié
(Rengade).

quatre membres sont compris et serrés dans le maillot;
tantôt, et c'est le cas ordinaire, les membres supérieurs
sont libres. Ce supplice pour les jeunes enfants dure le
plus ordinairement trois à quatre mois, quelquefois même,

dans certains cantons du Rhône (Amplepuis, il se prolonge jusqu'à un an (De Villiers).

L'ancien maillot est, en général, aujourd'hui remplacé en maintes contrées par un autre maillot plus logique dans la classe ouvrière, et par l'habillement à l'anglaise dans la classe aisée.

Le maillot actuel se compose d'une *chemisette*, d'une *brassière*, d'une *couche* et de deux *langes* (fig. 20). La chemisette en toile fine ou en baptiste, et la brassière en laine, flanelle ou coton, ont exactement la même forme et les mêmes dimensions. Elles sont fendues par derrière, et descendent seulement jusqu'à l'ombilic afin de ne pas être souillées par les déjections alvines. Elles sont toutes deux pourvues de manches assez longues pour recouvrir les bras et avant-bras. On les fixe à l'aide de cordons. Pour les introduire, les gardes disposent la chemise au-dessous de la brassière, en forme de doublure. Elles coiffent ensuite la main de l'enfant et son avant-bras jusqu'au coude d'un cornet de papier un peu résistant (comme le papier d'emballage), qui dépasse les doigts de 5 à 6 centimètres, et font glisser les manches au-dessus. Le cornet sert de conducteur à la main, et la préserve contre toute lésion involontaire.

La couche est en toile. Les langes sont l'un de laine, l'autre de coton ou de piqué.

La forme carrée de la couche tend à disparaître et à être remplacée par la forme triangulaire. Le modèle définitivement adopté, comme plus commode par les familles aisées, rappelle un triangle isocèle à base plus longue que les autres côtés. Sur la base est adaptée une ceinture terminée par des cordons. Au-dessous de l'angle du sommet existe une ganse ou un anneau en étoffe. Les autres angles latéraux portent un double cordon. D'autres modèles plus commodes n'ont aucun cordon, mais des boutons et boutonnières (fig. 24 et 25).

La nourrice étend sur ses genoux la couche; elle place au-dessus l'enfant, dans le décubitus dorsal, de manière à ce que la ceinture enveloppe le thorax, au niveau de la septième vertèbre dorsale, et maintienne croisées les extrémités inférieures de la chemisette et de la brassière. La partie médiane de la couche est ramenée de haut en bas, le long de la colonne vertébrale, puis d'arrière en avant sur le périnée pour recouvrir les organes génitaux, et enfin remontée vers la région épigastrique. A travers l'anneau du sommet parvenu à la hauteur de la ceinture, on passe les cordons de cette dernière et on les fixe, par un nœud en rosette. Quant aux chefs latéraux, ils sont enroulés séparément sur chaque membre inférieur, et fixés à l'aide du double cordon de leur sommet.

La couche est pour l'enfant une véritable culotte; on la place quelquefois double.

Les langes de forme quadrilatère sont disposés par ordre d'épaisseur ; le plus mince au-dessus de l'autre. Leurs bords supérieurs, situés à 2 ou 3 centimètres au-dessous de l'aisselle et laissant les bras complètement libres, embrassent le thorax comme la ceinture.

Leurs extrémités sont ramenées en avant pour être fixées par des cordons sur le sternum. Les langes figurent alors des jupes très longues, séparées par une fente verticale au milieu de leur face antérieure. Leurs deux cinquièmes dépassant les pieds de l'enfant sont repliés sur cette face. Grâce à cette manœuvre, le bord inférieur répond à l'appendice xyphoïde, et les angles inférieurs vont se fixer en arrière. Les deux membres pelviens se trouvent ainsi renfermés dans un même double sac, où ils peuvent se mouvoir à l'aise, sans crainte de refroidissement.

Les *sangles*, sortes de larges bandes de plusieurs mètres de long, en tissu rigide, étaient anciennement enroulées, au-dessus des langes en circulaires imbriqués. Ces sangles constituaient une carapace inextensible, et exagéraient, si possible, les inconvénients du maillot. Elles sont aujourd'hui presque entièrement délaissées, et dans les familles qui les ont conservées, on n'emploie guère sous ce nom que des bandes de toile un peu larges, souples, de 1^m,50 environ de long, appliquées directement sur la brassière.

Dans la Haute-Saône, le Doubs, le Jura, l'Ain, la Touraine, l'Alsace, etc., on ajoute une autre pièce, rappelant une

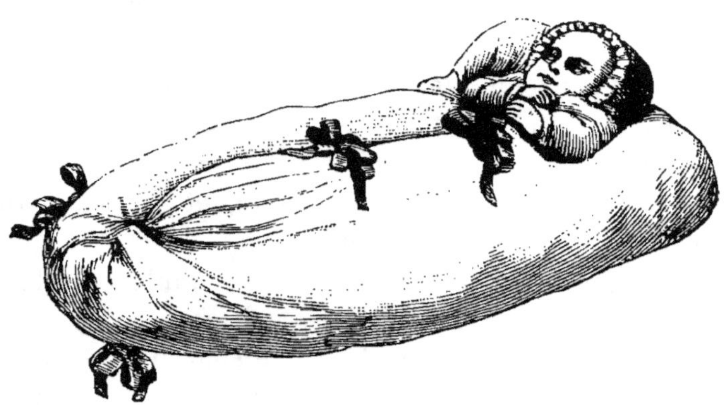

Fig. 21. — Petit matelas sur lequels les nourrices portent le nouveau-né.

coutume des nourrices du duché de Vandalie ; cette pièce appelée *portefeuille*, est un petit matelas ou coussin de plumes ou de crin rattaché sur le devant par des bandes ou des cordons (fig. 21).

Dans les Landes, le matelas est remplacé par une peau de mouton, dont la laine est en contact avec l'enfant.

Pour ne point s'exposer à blesser les nouveau-nés, on assujettit les diverses pièces d'habillement avec des cordons, ou avec des épingles à broche, dites épingles de nourrice (fig. 22 et 23), afin d'éviter le danger de piqûres.

Habillement à l'anglaise. — Dans l'habillement dit à l'anglaise, la chemisette, la brassière, la couche en toile sont identiques à celles du maillot. Au-dessus de la couche en toile, on en met une autre en flanelle ou en molleton. Le torse est soutenu par un corset, souvent remplacé dans les premiers mois par une sorte de sangle en toile de 1^m,40 de

long, sur 11 à 12 centimètres de large. Les extrémités inférieures sont couvertes de bas et de chaussons en laine. Le

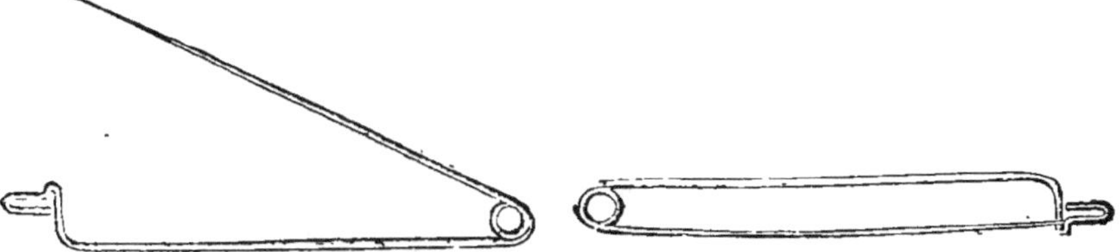

FIG. 22. — Épingle de nourrice.   FIG. 23. — Épingle fermée.

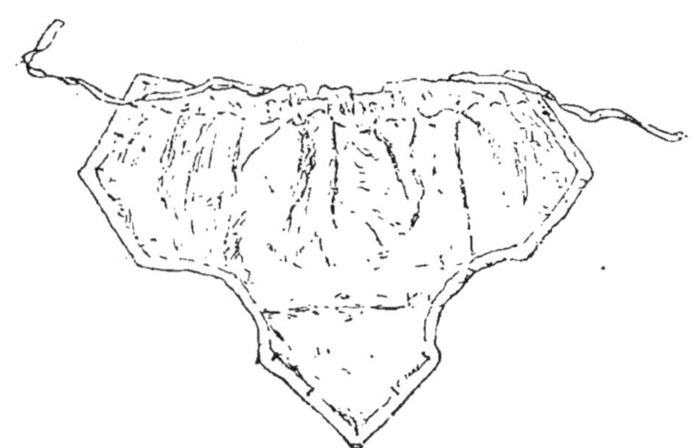

FIG. 24. — Culotte ouverte.

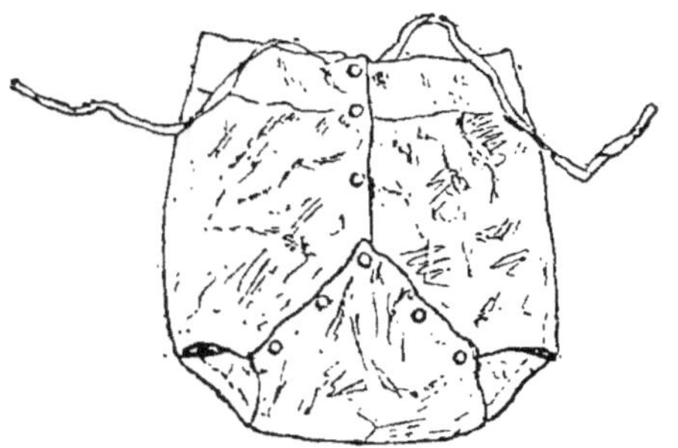

FIG. 25. — Culotte fermée.

corps tout entier est revêtu de deux longues robes avec ou
sans manches, l'une de dessous, en flanelle, fendue en avant

dans toute la longueur de la jupe, et en arrière dans le corsage, l'autre de dessus, en linge, généralement moins ouverte.

Quand l'enfant est un peu plus âgé, on remplace les couches précédentes, par d'autres plus simples, ou avec boutons et boutonnières (fig. 24 et 25).

Pour protéger les robes contre les urines et les matières fécales, on a conseillé l'usage d'une petite culotte de caoutchouc, de même forme que les précédentes et placée entre les deux. Cette coutume occasionne parfois des bronchites, lorsqu'on n'a pas soin de changer souvent l'enfant ; elle fait en effet remonter les liquides jusque dans les vêtements supérieurs, où ils mouillent la chemisette et la brassière.

La méthode anglaise offre le grand avantage de ne point gêner le développement des membres ; mais elle protège moins efficacement le corps contre le froid que le maillot Aussi préfère-t-on ce dernier, nuit et jour, pendant la mauvaise saison, ou au moins pendant le premier mois de l'existence, et ne le délaisse-t-on plus tard que pendant les heures les plus chaudes du jour.

Vêtements courts. — Vers le septième ou le huitième mois, si l'état général est satisfaisant, on délaisse les robes longues, pour les remplacer par des robes courtes. C'est l'époque choisie par beaucoup de familles, pour le *chaussage.* L'enfant est alors moins sensible au froid, grâce au développement convenable de son organisme. On commence quelquefois alors à lui apprendre à marcher. Cet apprentissage demande en général deux mois, chez les enfants précoces ; chez les autres, il demande un laps de temps plus long.

Vêtements de nuit. — A partir du dixième mois, l'enfant remue beaucoup durant la nuit ; il se découvre pendant le sommeil. Le moyen le plus sûr de prévenir les refroidissements est de lui faire en linge ou en flanelle,

de longues robes de nuit, terminées en cul-de-sac inférieurement (fig. 28 [1]), et pourvues de manches, dépassant les
mains de 15 à 20 centimètres, et cousues à leur extrémité.
L'enfant peut ainsi remuer sans inconvénient.

Flanelle. — A moins d'y être forcé par la mauvaise
santé de l'enfant, on s'abstiendra de l'habituer au port de la
flanelle sur la peau. Ce tissu entretient chez lui une transpiration énervante, origine d'éruptions sudorales, accompagnées parfois de démangeaisons très vives.

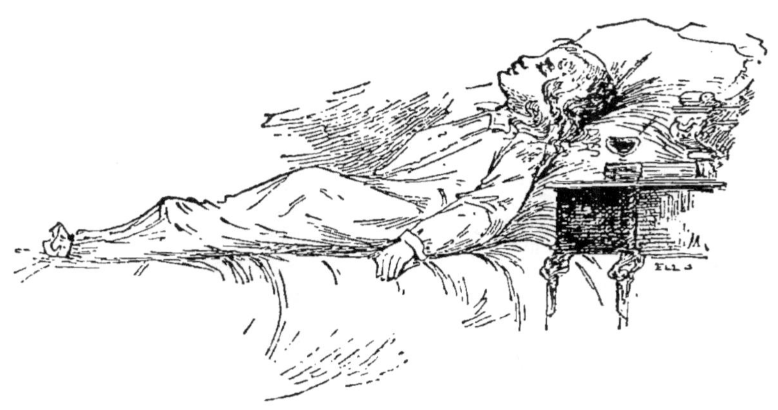

Fig. 26. — Enfant en robe de nuit.

Vêtements de la tête. — Dans la méthode anglaise, on
laisse la tête de l'enfant entièrement nue, sauf pendant les
sorties. On ne saurait blâmer cette coutume qui le rend
moins impressionnable au froid.

Le vêtement ordinaire de la tête se compose de deux
bonnets superposés et assez grands pour ne pas comprimer
le crâne. L'un, le béguin, en flanelle ou futaine pour l'hiver,
en baptiste ou toile pour l'été, s'applique immédiatement sur
la peau; il est dépourvu de cordons et d'ornements.
L'autre placé au-dessus du béguin, sert à le maintenir et
porte des cordons pour l'arrêter sous le menton. Ce bonnet

[1] Figure empruntée au livre de M. E. Périer, *La première Enfance*, Paris, J.-B. Baillière.

extérieur en mousseline renferme, suivant la fortune et le goût des familles, plus ou moins de dentelles, broderies et rubans. Dans les pays chauds, ou durant l'été, il convient de protéger la tête de l'enfant, contre les rayons du soleil,

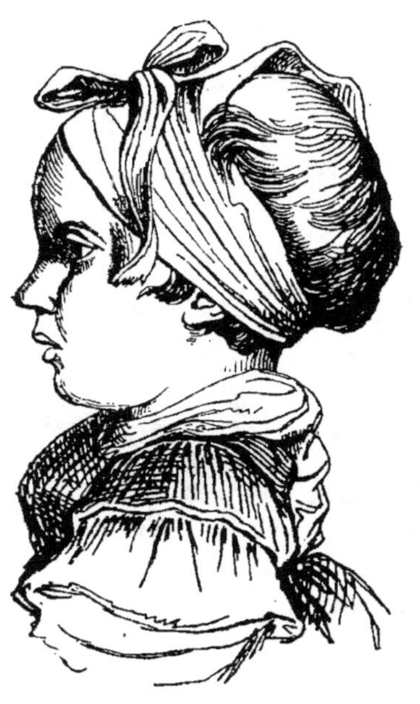

Fig. 27. — Enfant dont la tête est entourée d'un bandeau au grand bord duquel on a fait un pli de deux travers du doigt, serré sur la ligne que Foville indique comme siège d'étrécissement.

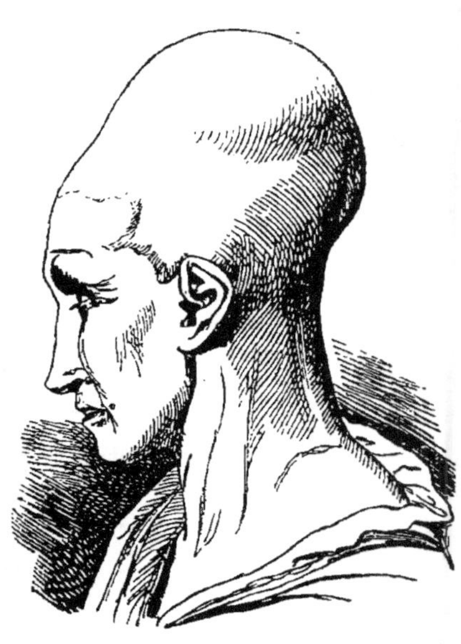

Fig. 28. — Allongement postérieur d la tête. Distance du trou auditif à l protubérance occipitale redevenu plus considérable que celle du tro auditif aux bosses frontales.

à l'aide d'un chapeau de structure légère et commode. Il ne faut pas hésiter, en pareil cas, à condamner, au grand scandale de certaines mères, certaines formes conseillées par la *mode*, mais se préoccuper avant tout de mettre en pratique les règles de l'hygiène.

Bandeau. — Dans la Haute-Garonne, près de Toulouse, et dans quelques autres endroits, on resserrait en outre le crâne à l'aide d'un bandeau, faisant au moins deux fois le tour de la tête (fig. 27 et 28). Cette désastreuse habitude devient de plus en plus rare, grâce à Foville. Cet auteur a montré que l'usage du bandeau produisait toujours des déformations du crâne, et, souvent, à la suite des troubles intellectuels et l'aliénation mentale.

NETTOYAGE. — *Corps*. — La sécrétion urinaire et les déjections alvines sont abondantes chez le nourrisson. Leur contact prolongé avec la peau devient une cause d'irritation, si l'on ne s'empresse de changer les couches et autres vêtements, aussitôt après qu'ils sont souillés. Avant de placer les couches nouvelles, on procède à un nettoyage des plus minutieux. A l'aide d'une éponge fine, très propre, trempée dans de l'eau à température ordinaire en été, légèrement tiède en hiver, on lave avec soin et douceur, les téguments, sans négliger les plis des aines, et ceux de la région génitale externe, où les matières séjournent facilement. Le nettoyage terminé, on essuie la peau avec un linge demi-usé, et on saupoudre les parties lavées, avec de la poudre de lycopode, de talc et acide borique en parties égales, préférablement à celle d'amidon, de fécule de pomme de terre ou de riz.

L'enfant ne se salit jamais pendant le sommeil, mais, presque toujours, un peu après le réveil. Cette remarque est utilisée, pour l'habituer, dès l'âge le plus tendre, à faire dans un vase. Il suffit de le démailloter aussitôt qu'il s'éveille, et de le placer sur le récipient, pour qu'il satisfasse aux besoins naturels. Cet usage économise des couches, et expose moins la peau au contact irritant des matières.

On reconnaît que l'enfant s'est sali et a besoin d'être nettoyé à divers symptômes : les yeux prennent un regard fixe, des gaz s'échappent par l'anus, et quelques efforts d'expulsion se manifestent (Depaul). Une légère pâleur, qui ne fait que traverser la face et que remplace bientôt une rougeur turgescente, est aussi un indice de l'effort pour expulser les matières fécales (Parrot).

Bains. — Les nettoyages habituels ne suffiraient pas à entretenir le corps dans un état de propreté satisfaisante, si l'on n'y joignait les lotions générales et les bains. Cette méthode, prônée par les uns, combattue par les autres, est toujours salutaire, si on l'applique avec intelligence. C'est le meilleur moyen de fortifier le système nerveux et cutané, et de préserver les enfants des affections nerveuses, catarrhales et rhumatismales (Hufeland, Galanine). Par lui, les érythèmes des cuisses et de la partie inférieure du tronc sont moins fréquents ou plus légers; l'action générale sédative produit du calme et du repos, et n'est pas étrangère à la régularisation des fonctions digestives (Depaul, Jacoby).

En attendant la troisième ou la quatrième semaine, pour donner des bains généraux, on lave chaque jour le corps à l'aide d'une éponge imbibée d'eau tiède. Ces lavages sont exécutés lestement, une heure et demie après la dernière tetée, et, autant que possible, quand le nouveau-né est déjà levé depuis un certain temps.

Pour les bains généraux, comme pour les lavages, on emploie de l'eau à la température de 25 à 27 degrés en été, de 30 à 32 degrés centigrades en hiver. Il est préférable de commencer par une température de 32 degrés et de diminuer graduellement de façon à arriver à 25 degrés vers le troisième ou quatrième mois. Pour apprécier sûrement le degré de chaleur de l'eau, au lieu de se contenter d'y plonger le bras, on aura soin de placer un thermomètre à alcool dans la baignoire, pendant cinq minutes.

Les immersions seront toujours très courtes ; leur durée ne dépassera pas deux ou trois minutes.

On a fabriqué des ceintures et appareils pour maintenir l'enfant dans le bain (fig. 29 à 31). Il n'en est pas de préférable aux mains de la nourrice : l'une passée sous le siège permet de soulever facilement le corps, l'autre, les doigts écartés, embrasse et soutient par la face palmaire la région dorsale.

Depaul, Baginsky, Ammoa, Reitz, Vogel, etc., sont partisans des bains quotidiens. Donné, Bouchut, Tarnier, blâment cette pratique. Un, deux, ou trois bains au plus par semaine leur paraissent bien suffisants.

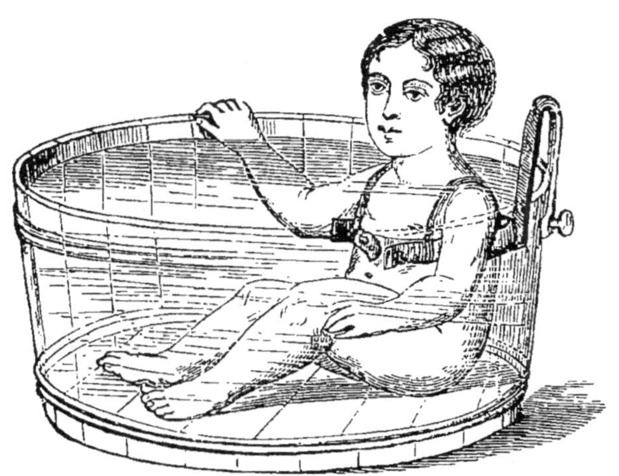

Fig. 29. — Ceinture Hélène Julienne, l'enfant assis.

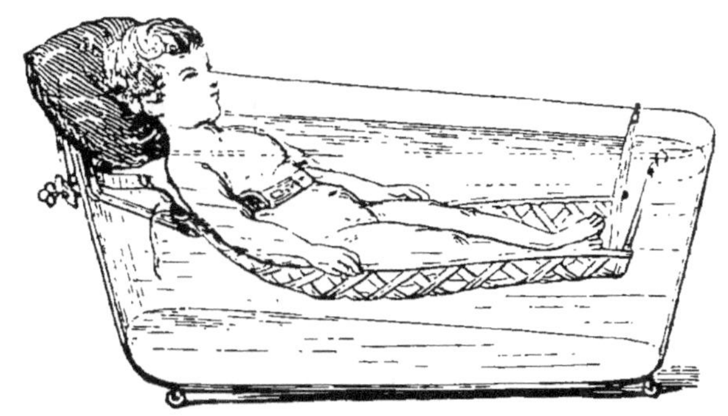

Fig. 30. — Ceinture Hélène Julienne, l'enfant couché.

Pour trancher la question des bains quotidiens, dans la première semaine de la vie, Artemieff a fait des expériences sur 40 nouveau-nés.

Sur 20 nouveau-nés, baignés tous les jours, l'ombilic de 6 fut trouvé en bon état (30 pour 100), 5 étaient atteints de *fongus umbilici* (25 pour 100), 4 d'omphalite (20 pour 100), 2 d'artérite (10 pour 100), 1 avait l'omphalocèle (5 pour 100), et, chez les autres, on remarqua une légère rougeur. La température moyenne fut 37 degrés. Le temps de la chute du cordon varia entre soixante et deux cent vingt-huit heures. (Moyenne cinquième jour.)

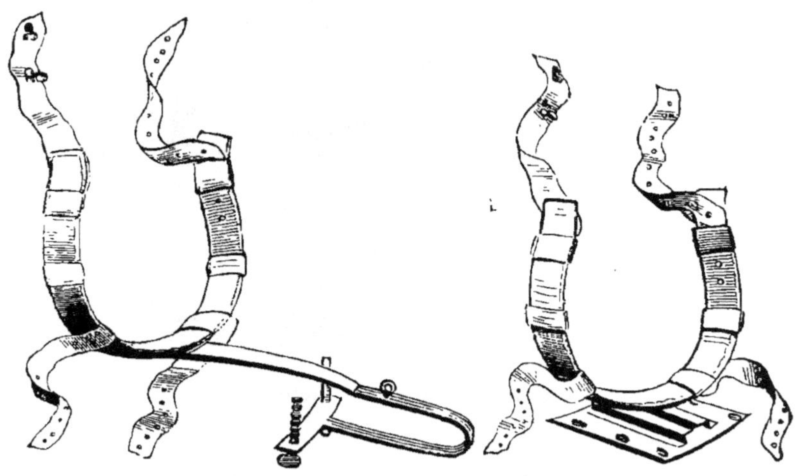

Fig. 31. — Ceinture Hélène Julienne.

Sur 20 nouveau-nés subissant la ligature immuable, et n'étant pas baignés tous les jours, 14 avaient l'ombilic en bon état (70 pour 100), 3 étaient atteints de *fongus umbilici* (15 pour 100), 2 d'omphalite (10 pour 100), et, chez 1, on remarqua une légère rougeur. La température moyenne du corps fut 36°,9. Le temps de la chute du cordon varia de quatre-vingts à trois cent onze heures. (Moyenne septième jour.)

Dans ma clientèle, j'engage les parents à donner trois bains par semaine en été, deux seulement en hiver. Les autres jours, on se contente de lotions générales.

Le bain est pris vers les neuf heures du matin, en toute

saison ; en cas de fatigue, Donné préfère l'administrer le soir, avant le sommeil qu'il facilite.

En sortant de l'eau, l'enfant est enveloppé d'un tissu de flanelle, essuyé rapidement, et habillé au coin du feu, s'il fait froid. Sauf par un temps chaud, il vaut mieux ne point sortir l'enfant, immédiatement après le bain.

Jules Simon conseille de se servir, pour les lotions et les bains, d'eau de feuilles de noyer, qui raffermit la peau si prompte à s'irriter et à s'excorier. Depaul, rend les bains plus stimulants, pour les enfants chétifs, par l'addition d'un peu de vin et d'eau-de-vie, et, plus calmant, pour les enfants nerveux, par l'addition d'une forte infusion de tilleul.

Pourquoi avoir abandonné la pratique des anciens ? L'usage des décoctions de roses sèches, de camomille, de marjolaine, de sauge, de menthe, de pouliot et de calament, était autrefois très répandu dans toutes les classes de la sociéte. Ces plantes aromatiques et astringentes stimulaient la circulation cutanée, et rendaient de réels services.

Nettoyage de la figure. — En procédant au nettoyage de la figure, on apportera une attention spéciale aux organes des sens qui en font partie : les yeux, le nez et les oreilles. 1° Les yeux, pour éviter le développement d'ophtalmie qui peuvent devenir ultérieurement virulentes et compromettre irrémédiablement la vision. 2° Le nez parce qu'il joue un rôle des plus importants dans les repas de l'enfant. C'est par lui que passe l'air indispensable à la respiration, pendant que le nourrisson puise sa nourriture dans la mamelle. Si les fosses nasales sont obstruées par des concrétions et mucosités, elles cessent d'être perméables à l'air, et l'enfant s'asphyxie quand il veut prendre son repas (à moins de l'interrompre à chaque instant), ce qui l'irrite et le fait pleurer, pour pouvoir respirer convenablement par la bouche. 3° Les oreilles, parce qu'un défaut de surveillance peut permettre le développement, dans le conduit auditif externe, de cérumen, en quantité assez considérable pour l'obstruer, empêcher la libre transmission des sons à la membrane du tympan, et provoquer une surdité plus ou moins grave.

Soins de la tête. — Les soins généraux de propreté s'adressent à la tête, aussi bien qu'aux autres parties du corps. Le temps a fait justice du préjugé populaire, obligeant à respecter les croûtes du cuir chevelu, constituées par les débris épidermiques, la sécrétion sébacée et la poussière. Loin de nuire, de fréquents lavages au savon, préservent la tête de ces affections herpétiques, impétigo surtout, qui se propagent si aisément au visage et aux glandes cervicales ; ils préviennent la contamination par les parasites.

Peau. — La structure anatomique si délicate des téguments du nourrisson, les conditions hygiéniques de son existence le prédisposent beaucoup plus que l'adulte aux dermatoses. Elles sont si fréquentes dans les classes inférieure et moyenne de la société, que des préjugés profondément enracinés dans les familles, malheureusement encore partagés par un trop grand nombre de médecins, les considèrent comme des manifestations salutaires. Je ne m'attacherai pas ici à réfuter ces singulières traditions d'un autre âge. La science est d'accord aujourd'hui pour considérer les affections de la peau, dans la période d'allaitement, comme au moins aussi nuisibles que dans les années subséquentes. La pathologie enseigne à les guérir, et l'hygiène à en prévenir le développement. Sans insister ici sur les causes d'origine interne qui en facilitent l'éclosion, je m'arrêterai sur les causes d'origine externe, en négligeant à dessein tout ce qui concerne la transmission héréditaire.

La malpropreté est la cause la plus fréquente, pour ne pas dire la cause unique des dermatoses infantiles. Elles sont plus nombreuses et plus graves dans les régions exposées par leur situation anatomique à un contact plus complet et plus prolongé avec les déjections alvines et les sécrétions urinaires. Mais l'urine et les matières fécales ne sont pas les seuls produits organiques, susceptibles de se modifier par la fermentation et d'arrêter les téguments. Les sécrétions des glandes cutanées, et chez les petites filles celles du conduit génital, en s'accumulant dans les aines et les replis de la région ano-génitale, peuvent provoquer les mêmes résultats. Le traitement prophylactique est ici tout indiqué.

Malgré les soins de propreté en apparence les plus minutieux et les mieux entendus, certains enfants sont quelquefois exposés à contracter des dermatoses. C'est en général pendant l'été, dans les familles où l'on fait usage de poudre de riz ou de toute autre poudre à base de fécule. La chaleur et la sueur exercent, en pareil cas, leur influence et facilitent la fermentation de la poudre employée qui se transforme rapidement en un produit nuisible, exerçant sur la peau une action des plus défavorables. Pour éviter ces inconvénients, il est toujours prudent de proscrire, malgré l'usage reçu, l'emploi des poudres à base de fécule, et de les remplacer par d'autres poudres inoffensives, le talc ou le lycopode, ou encore par les poudres antiseptiques comme celle dont j'ai donné plus haut la formule. Lycopode ou talc 2 parties, oxyde de zinc et acide borique *aa* 1 partie.

SOMMEIL. — L'enfant à la mamelle consacre à dormir la majeure partie de la journée. Les heures de sommeil sont les plus nombreuses pour lui, tout en variant en raison inverse de l'âge. La période d'allaitement est le complément et la continuation de la vie intra-utérine. La nature n'a pas refusé sans motif, au nouveau-né dans l'espèce humaine, la faculté de marcher et de courir, accordée dès la naissance à certaines espèces animales ; et celle surtout d'user de son intelligence. Tous ces actes eussent exigé la dépense de forces mises en réserve, pour perfectionner cette statue vivante, seulement ébauchée dans le sein de sa mère. L'économie de forces, consécutive à cette vie singulière, est accrue par les longues heures de repos. Le sommeil diminue les dépenses organiques. Ainsi, la presque totalité des acquisitions fournies par l'alimentation concourt à favoriser le développement si rapide du corps pendant la première année de l'existence.

Dormir et manger sont donc les deux actes principaux de la vie infantile. Le fonctionnement régulier de l'organisme demande qu'ils s'effectuent dans certaines conditions, suivant un ordre déterminé, sans quoi toute harmonie est rompue, le désordre pathologique apparaît.

Le nouveau-né dort presque continuellement, la faim seule est capable de l'arracher à son sommeil. En se réveillant, il commence à s'agiter, puis pousse quelques petits cris d'appel, et, si l'on n'y répond aussitôt, il s'abandonne à une véritable scène de rage indescriptible, que seul l'allaitement peut calmer. Après avoir pris son repas, il se rendort rapidement. Souvent les périodes de sommeil sont plus longues dans le jour que dans la nuit, principalement en hiver. La cause de cette anomalie est dans l'abaissement de la température, sensible même dans les appartements où l'on entretient du feu dans les cheminées. L'enfant étant très impressionnable au froid, il suffit de placer dans son berceau quelques cruchons d'eau bouillante [1], pour le voir se rendormir aussitôt. Les nourrices le savent bien, mais pour éviter un peu de peine, elles préfèrent mettre l'enfant à côté d'elles, dans leur lit, imprudence qui a coûté la vie à bien des nourrissons étouffés dans le premier sommeil.

Quelques mères s'alarment à tort de la longueur du repos de leur enfant, et sont portées à l'interrompre pour donner le sein. Cette pratique est défectueuse. Rien ne témoigne

---

[1] Il ne faut jamais mettre des briques ou des fers chauffés au feu. Les linges dans lesquels on enveloppe ces briques ou ces fers peuvent brûler et communiquer le feu au berceau. Brochard *a vu* bien des nourrissons succomber à de semblables accidents.

mieux en faveur de la santé de l'enfant qu'un sommeil paisible et prolongé.

Plus tard, à partir de la troisième semaine, le besoin de dormir diminue, et le temps consacré à la veille augmente graduellement avec l'âge. Au bout de quelques mois, l'enfant ne dort plus que la nuit, et deux ou trois heures au milieu de la journée.

Conditions du sommeil. — Le nourrisson doit se coucher de bonne heure, à la tombée du jour, pour se lever de bon matin. C'est une excellente habitude qu'il conservera durant la première et la seconde enfance. Il doit être accoutumé à dormir dans l'obscurité, excellent moyen d'éviter, plus tard, la frayeur dont sont saisis, pendant la nuit, quelques enfants habitués à ne s'endormir qu'à la lumière. Il vaut mieux qu'il s'endorme spontanément dans son berceau sans bercement, ni émission de chant monotone dont on baisse le ton insensiblement. Les enfants, capricieux, habitués à ne s'endormir que sur les bras ou les genoux de leur mère ou nourrice, au repos ou en marche, se réveillent généralement dès qu'on les place dans leur couchette, et ce fait plusieurs fois répété amène des pleurs, des cris, des insomnies qui leur sont fort préjudiciables.

Sommeil du jour. — Ce sommeil du jour est indispensable jusqu'à l'âge de trois ans. On a conseillé de l'interrompre vers l'âge de dix-huit à vingt mois, sous prétexte que ayant ordinairement lieu d'une heure à trois heures après midi, il prive l'enfant de sa promenade pendant la mauvaise saison. L'exercice au grand air et le sommeil du jour pourront s'effectuer régulièrement, si l'on a soin d'endormir l'enfant un peu avant midi, vers onze heures et demie par exemple. Il est utile que ce sommeil soit de courte durée pour ne point entraver celui de la nuit.

Berceau. — Le nom de *berceau* est un de ceux qui exercent une influence magique sur la femme; car il parle à la fois à son intelligence et à son cœur. Quelles belles pages n'a-t-il pas inspirées à la poésie et à la littérature? Il est devenu un des symboles du premier âge; en lui semble se personnifier le nouveau-né.

Tout l'intérêt qui se concentre autour du berceau, se relie à la présence du charmant petit être qui, à l'aurore de la vie, en fait son séjour habituel.

L'enfant dort dans le berceau; là, il passe de longues heures pendant la journée et pendant la nuit; là, il goûte paisiblement le repos qui lui est nécessaire pour réparer ses forces.

Le berceau a une importance hygiénique incontestable: les détails de sa structure méritent par suite d'être étudiés.

La matière employée pour la construction du berceau varie à l'infini. Le bois blanc et l'osier se rencontrent dans la classe laborieuse à la ville ou à la campagne; les bois de luxe et le fer plus ou moins ouvragé dans les classes plus élevées. La mode est intervenue, et, sous sa pression souveraine, le bois a été généralement délaissé pour le fer. Les berceaux en fer ou en fonte ont de grands avantages. Ils laissent l'air pénétrer aisément dans les pièces de literie, empêchent l'accumulation des principes miasmatiques dans les recoins, enfin facilitent les soins de propreté.

Les formes des berceaux varient peu. Ils sont le plus souvent constitués par deux ellipses. La plus grande la supérieure, n'a point d'aire, de façon à circonscrire une ouverture; l'inférieure, rappelant la précédente légèrement réduite, a son aire occupée par la matière, bois, filet ou linge, immédiatement en rapport avec la paillasse. Les deux ellipses sont reliées entre elles par les corps variables composant les parois. Lorsque ces parois sont percées à jour, on les tapisse d'une étoffe ouatée, aussi bien pour tamiser l'air que pour prévenir les traumatismes dans les brusques mouvements du nourrisson.

Les berceaux en bois ou en osier reposent sur deux pieds peu élevés en forme d'arc de cercle. Les berceaux en fonte sont suspendus à une certaine hauteur du sol, à des tiges dont l'une se prolonge en forme de flèche au-dessus de la tête de l'enfant ; elle permet d'adapter des rideaux.

L'un et l'autre système procure à volonté le balancement latéral.

En Syrie, les berceaux ont une forme toute spéciale, permettant aux mères d'allaiter leurs nourrissons sans les retirer de leur couchette. Ils sont composés de cinq pièces de bois principales ; trois rectangulaires, plus longues, destinées aux deux côtés et au fond, et deux plus irrégulières, pour les extrémités céphalique et podalique. Ces deux dernières sont fabriquées exactement sur le même modèle. A leur partie inférieure, elles reposent sur des arcs de cercle pour procurer le balancement latéral. A leur partie supérieure, elles sont solidement articulées à une solide traverse en bois, à direction horizontale, qui les relie entre elles. Cette pièce supplémentaire sert de point d'appui à la mère, lorsque, placée à genoux, le tronc incliné au-dessus du berceau, elle donne le sein à l'enfant sans lui faire abandonner le décubitus dorsal.

Cette coutume d'allaiter les enfants dans leur berceau se retrouve dans la Haute-Loire.

Les dimensions exiguës des berceaux restreignent leur usage à un laps de temps assez court, un an au plus : ils sont donc peu économiques. Pour ce motif, beaucoup de familles les ont abandonnés et remplacés par de petits lits en fer, utiles à l'enfant pendant les trois ou quatre premières années de l'existence.

A partir du dixième mois, l'enfant remue beaucoup pendant la nuit, surtout en été. Pour éviter les inconvénients d'une température trop élevée, les familles délaissent généralement alors les vêtements de nuit. Si l'enfant repose dans une couchette en fer ou en fonte, dont les parois sont à jour il est fort exposé, en changeant de position, à engager ses membres, dans les lacunes latérales. Un excellent moyen de prévenir les accidents qui en résulteraient pour le baby, traumatismes, réveil brusque, dans la nuit, etc., est de tapisser les parois à l'intérieur par un simple filet à mailles de grandeur moyenne. Le filet n'entrave pas la circulation de l'air, comme les étoffes ordinaires, utilisées en hiver, pour le même but, et empêche néanmoins tout accident.

Pièces de literie. — Dans la couchette du nourrisson. est une paillasse, simple sac de toils, bourré de varech, de feuilles de fougères, de balle d'avoine ou de feuilles de maïs. Sa hauteur ne dépasse pas la moitié de celle des parois du berceau, pour ne pas exposer le baby a des chutes pendant les mouvements.

Quelquefois on met deux paillasses moins épaisses. Les matières employées pour les remplir ne diffèrent pas ; elles sont aussi choisies pour l'oreiller. La plume, le duvet la laine sont rejetés. Ces substances développent une chaleur trop intense, et s'imprègnent trop facilement de l'odeur de l'urine. Pour entretenir la propreté, il faudrait les renouveler à de très courts intervalles, ce qui deviendrait finalement une dépense sérieuse. Quand on choisit la paille de maïs, au lieu de la changer tous les mois, on peut se contenter de la laver à des intervalles aussi rapprochés qu'il est nécessaire, pour éviter la mauvaise odeur communiquée par l'urine.

Sur la paillasse, pour absorber, en majeure partie, l'urine qui filtre à travers les couches et les langes, on place soit des pièces piquées, soit des carrés de feutre qui sèchent rapidement. L'emploi de la toile cirée pourrait être aussi nuisible que celui des couches imperméables en caoutchouc.

En Syrie, on emploie un système plus simple. La paillasse est percée, dans toute son épaisseur, vers la partie centrale et médiane, qui répond au siège de l'enfant, d'un canal cylindrique, destiné à recevoir un récipient en argile vernissée, de forme conique, d'environ 20 centimètres de hauteur, sur 14 à 15 centimètres de diamètre à la base. La position de l'enfant s'oppose à ce que les urines et les matières fécales se rendent ailleurs que dans le récipient. Ainsi, les pièces de literie et les vêtements sont maintenus dans un état de propreté satisfaisante. Les parties inférieures du nourrisson sont protégées par une culotte à tablier dont la partie dorsale est toujours rabattue sur les jambes, quand l'enfant conserve le décubitus dorsal, et fixée au contraire autour de la ceinture, quand le baby est retiré de son berceau. Chez les garçons, une pièce supplémentaire en forme de pipe, dans laquelle est engagée la verge, prévient la dispersion des urines et les conduit dans le récipient.

Position dans le lit. — Il est important, pour prévenir les déformations du crâne, de coucher alternativement le baby sur le côté droit et sur le côté gauche. Dans ses mouvements, il tend à se placer de lui-même dans le décubitus dorsal. Faute de cette précaution, dans le Liban, la plupart des individus ont la tête très aplatie en arrière.

Désessartz conseille de faire le lit, suivant un plan légèrement incliné, de façon à ce que la tête et les épaules soient un peu plus élevées que les pieds. De cette manière, la circulation, la respiration et la déglutition seront favorisées ; de plus, les excréments auront une tendance à couler vers le bas du lit, au lieu de souiller les reins et le dos du nourrisson. Mais il faut éviter de ne relever que la tête du nourrisson ; on forcerait ainsi son menton à se placer en contact avec la poitrine et on gênerait toutes les fonctions précédentes.

Parrot a montré le danger de coucher les petits enfants sur le dos, sitôt après qu'ils viennent de boire ou de manger. Un enfant avait été vu assez bien portant à onze heures du soir ; deux heures après, il agonisait ; quelques instants plus tard, il était mort. L'enfant avait eu pendant son sommeil un vomissement, et les liquides vomis avaient pénétré en partie dans les voies aériennes. Pareil fait a été assez souvent observé aux Enfants-Assistés. Un état maladif, quelle qu'en soit la cause, y prédispose.

Bercement. — L'enfant doit s'endormir, dans sa couchette, sans qu'il soit nécessaire de le bercer, ni de le tenir sur les bras ou les genoux. Ces mauvaises habitudes, souvent contractées à la suite de maladies, et données par des gardes inintelligentes, constitueraient ultérieurement une servitude insupportable, surtout pendant la nuit. Si elles sont déjà prises, il importe de les faire cesser au plus tôt. On y réussit, en ayant le courage et la fermeté de supporter les cris de l'enfant, jusqu'à ce qu'il s'endorme de lui-même dans son berceau. De soir en soir, la scène de cris et de larmes diminue ; elle finit par ne plus se reproduire.

Silence. — On se croit obligé de s'astreindre au silence absolu dans la crainte de réveiller les enfants. Ces précautions minutieuses sont inutiles, et sans tomber dans l'excès opposé, il est bon de ne pas se gêner pour aller et venir dans les appartements, ouvrir ou fermer les portes, et tenir à voix haute les conversations nécessaires. L'enfant, ainsi habitué au bruit, ne s'éveille, ni ne s'effraie, si quelque tapage se produit accidentellement auprès de lui, pendant son sommeil.

Narcotiques. — L'enfant, pour s'endormir, ne doit avoir besoin d'absorber ni sirop calmant, ni gouttes soporitives. Des milliers de victimes succombent chaque année à l'administration de ces remèdes dangereux. Le retard du sommeil indique la faim, le froid ou la maladie. Mieux vaut, dans ce dernier cas, appeler un médecin, que prodiguer au petit récalcitrant des sucreries et des gâteaux, cause inévitable de diarrhée et d'inflammations gastro-intestinales.

Air et lumière. — Le berceau est posé de manière à éviter les courants d'air qui s'établissent entre les portes et fenêtres, dont la fermeture laisse souvent à désirer. Il faut au berceau de l'air pur, une température uniforme et les soins de la mère. Tout endroit remplissant ces conditions est donc convenable. Le berceau ne devra point être placé dans une alcôve, ou un de ces espaces étroits compris entre le lit de la mère et la muraille, sous peine de forcer l'enfant à respirer un air malsain, l'aération étant toujours insuffisante dans ces sortes d'encognures. Peu importe la manière dont il recevra la lumière. La recommandation faite par quelques auteurs, de mettre l'enfant bien en face de la fenêtre pour le préserver du strabisme est absolument inutile. Jamais en la négligeant, on n'aura à déplorer une pareille conséquence. Une lumière trop vive fatigue et peut épuiser la sensibilité de l'œil. l'enflammer et le paralyser ; une lumière trop faible le fatigue, s'il s'applique à discerner les objets, et rend l'œil très impressionnable.

Dans la saison rigoureuse, on rapproche communément le berceau de la cheminée. Le berceau trop bas, expose alors précisément le nouveau-né aux accidents que l'on voulait éviter. Le tirage de la cheminée établit presque au ras du sol, par dessous les portes et les fenêtres, un courant d'air assez vif, cause de refroidissement inévitable pour le baby. On s'étonne ensuite de pareils résultats, *malgré les précautions prises;* et l'on incrimine toute espèce de causes, sauf la seule vraie.

C'est à cette déplorable coutume qu'il faut attribuer, en grande partie, dans la Haute-Loire, le taux élevé de la mortalité du premier âge. Dans cette contrée, l'allaitement maternel est la règle, le climat est très salubre, les causes d'infection miasmatique font défaut, la race est très robuste et cependant la mortalité relevée par le Dr Langlois (du Puy), en 1872, oscille pour les enfants légitimes entre 12 et 16 pour 100 ; pour les enfants illégitimes, elle atteint 25 à 26 pour 100. Les coryzas, les bronchites catarrhales, les pleurésies, les pneumonies lobulaires, font d'innombrables victimes dans les premiers mois de l'existence.

Impressions vives. — S'il est nécessaire de donner aux

enfants de bonnes habitudes et de les accoutumer au bruit, il faut éviter de troubler brusquement leur système nerveux qui est très impressionnable. Rien n'est plus fâcheux, surtout, que de les éveiller sous n'importe quel prétexte, quand ils sont plongés dans le sommeil.

HABITATION ET CHAMBRE A COUCHER. — Une mère consent difficilement à se séparer de son enfant. Le jour, elle le porte dans ses bras ; la nuit, elle le garde auprès de son lit. Cette satisfaction toute naturelle est demandée par beaucoup d'accouchées ; et l'on est bien obligé d'y condescendre. Pour prévenir la contamination puerpérale, on interdit alors de placer le berceau dans la même alcôve, ou sous les mêmes rideaux que le lit maternel.

Si l'enfant doit coucher dans une chambre distincte de celle de sa mère, sous la surveillance d'une nourrice, on choisit une pièce fraîche et bien aérée en été, chaude et dénuée de courant d'air dans la saison froide. A la campagne, éloignée de la cuisine et de la buanderie, aussi bien que des éviers et des latrines, cette chambre de ne doit point avoir de fenêtres sur les étangs d'eau stagnante, sur les monceaux de fumier, ou enfin sur les étables, toutes causes puissantes d'insalubrité.

Une haute température de l'atmosphère ne se retrouve, dans l'intérieur des habitations, que s'il y a, en même temps, absence de vent. Celui-ci tend à abaisser la température des appartements et à établir une différence marquée avec la température extérieure. Il en résulte que les logements élevés et, plus généralement, tous ceux exposés au vent ont moins de mortalité infantile par diarrhée estivale que ceux abrités du vent ou situés au rez-de-chaussée (Meinert).

A Wurzbourg, en 1878, sur 193 personnes mortes dans des logements encombrés, il y avait 160 enfants, soit 83 pour 100, dont 97 âgés de moins d'un an (Hofmann).

Geigel, Erdmann, etc., ont aussi insisté sur cette cause

de mortalité en Islande, dans la Russie septentrionale, à Kasan, à Wurzbourg, etc.

En Syrie et dans tout l'Orient, où l'hygiène est presque totalement inconnue, où paysans, ouvriers et même beaucoup de familles appartenant à la classe moyenne, vivent entassés pêle-mêle, dans une seule pièce étroite, malsaine et surtout malpropre, la mortalité infantile par diarrhée estivale atteint une moyenne supérieure à celle des autres contrées. Dans certaines provinces, les familles perdent la moitié de leurs enfants, avant la fin de leur seconde année.

Aération. — Il faut à l'enfant de l'air pur en abondance. Aussi prendra-t-on l'habitude, dans la bonne saison, d'ouvrir continuellement les fenêtres, aussitôt après le départ du baby et jusqu'à son retour, pendant la durée des promenades. Cette aération hygiénique est également nécessaire par les temps pluvieux ou froids. Si les rigueurs de la température extérieure s'opposent à toute sortie de l'enfant, on le fera passer momentanément dans une pièce voisine, pour que le renouvellement de l'air dans sa chambre ne l'expose point à se refroidir.

L'air, a dit Max Simon, est le pain de la respiration. Ce pain se respire au lieu de se manger. Je suppose que l'on proposât à un homme de manger du pain ordinaire trempé dans des immondices. Il ne le ferait pas, et il aurait raison. Vivre habituellement dans un air souillé de toutes sortes d'exhalaisons mauvaises, c'est faire exactement ce que je viens de supposer : c'est s'empoisonner lentement.

Rideaux. — L'obligation de fournir à l'enfant de l'air pur, n'est point une contre-indication formelle à l'usage si répandu de placer des rideaux autour de sa couchette. Ces rideaux ne sont nuisibles que dans les cas où l'épaisseur de leur tissu est un obstacle permanent au passage de l'air. Ils transforment alors l'espace qu'ils circonscrivent et où se trouve l'enfant, en une sorte de chambrette minuscule, d'un cube beaucoup trop limité. Les rideaux d'étoffe très légère, gaze ou mousseline percée à jour, n'ont au contraire aucun inconvénient, et possèdent l'avantage de maintenir autour de l'enfant, pendant son sommeil, une température un peu supérieure à celle de sa chambre.

Dans les régions infestées par les moustiques, ces rideaux affecteront la forme de moustiquaire pour préserver le baby des morsures de ces insectes voraces. Ces rideaux serviront aussi à la campagne, durant l'été, à préserver l'enfant des mouches qui l'assiègent et peuvent le priver de sommeil.

Ces étoffes étant très inflammables, on annihilera tout danger d'incendie, en les trempant, après la lessive, et avant le repassage, dans une solution de sulfate d'ammoniaque à 100 grammes pour 500 grammes d'eau.

Gaz et odeurs. — Règle générale, dans la pièce où se tient habituellement un nourrisson, il ne doit exister aucune espèce d'odeur, ni bonne ni mauvaise.

Les couches souillées par les déjections seront donc transportées au dehors immédiatement après chaque nettoyage. On surveillera si la nourrice prend les soins de propreté indispensables pour le corps et les vêtements. On évitera enfin l'entretien de plantes, de fleurs, de fruits dont les émanations pourraient offrir du danger.

Tabac. — Une mauvaise habitude est de fumer sans répit, en France la pipe, le cigare ou la cigarette, et en Orient le narghilé, dans la pièce où l'on surveille l'enfant. La fumée de tabac renferme des produits toxiques d'autant plus redoutables qu'on s'en méfie moins. Outre la nicotine, la fumée de tabac renferme, d'après G. Le Bon et G. Noël : 1° de l'acide prussique; 2° une alcaloïde à odeur agréable, mais dangereux à respirer, et aussi toxique que la nicotine, puisqu'il tue les animaux, à la dose de 1/20 de goutte; 3° des principes aromatiques encore indéterminés, qui contribuent avec l'alcaloïde précédent, paraissant identique à la collidine à donner à la fumée de tabac son parfum.

Oxyde de carbone. — Il faut signaler aussi les effets de la vapeur du charbon [1]. L'oxyde de carbone s'exhale en plus ou moins grande quantité dans certains travaux, comme celui du repassage. La conclusion pratique est de ne point garder le berceau auprès de soi, en pareil cas.

Gaz d'éclairage. — Les produits de la combustion du gaz employé pour l'éclairage, dans les grandes villes, ne sont pas moins nuisibles dans les chambres d'enfants à dimensions restreintes et mal aérées.

Poêles mobiles. — On a également appelé l'attention sur les dangers des poêles mobiles, véritables fabriques d'oxyde de carbone [2].

Cadet de Gassicourt a rapporté qu'un enfant de vingt-neuf jours, pour lequel il était consulté, présentait de la torpeur, de l'anéantissement, de la somnolence et refusait le sein. Il eut l'idée d'attribuer ces accidents à l'influence d'un poêle et constata qu'il s'agissait d'une intoxication par l'oxyde de carbone. Cette cause écartée, l'enfant se rétablit en quelques jours.

Chaufferettes. — Paul Le Gendre a signalé les chaufferettes comme capables d'altérer assez sensiblement la composition de l'atmosphère pour incommoder un enfant à la mamelle.

Veilleuses. — J. Uffelmann conseille de proscrire l'emploi des veilleuses, qui vicient l'air des chambres, en y répandant de l'acide carbonique et surtout des produits de combustion incomplète, des acides gras volatils, de l'oxyde de carbone, enfin du charbon en quantité telle, que le matin, on reconnaît à la vue si une veilleuse a brûlé, toute la nuit, dans la chambre.

[1] Voyez N. Gréhant, *Les Poisons de l'air*, Paris, 1890, p. 105 (*Bibliothèque scientifique contemporaine*).

[2] Julien Lefèvre, *Le Chauffage et les applications de la chaleur dans l'industrie et l'économie domestique*, Paris, 1893.

Essence de térébenthine. — La mauvaise habitude d'employer l'essence de térébenthine, pour le cirage des parquets ou pour la peinture des appartements, produit parfois de véritables intoxications.

Jules Simon a observé, chez un fabricant de porcelaine, cette cause de dyspepsie des nouveau-nés, à placer dans la classe des empoisonnements. La demeure des parents était remplie de l'odeur pénétrante de l'essence, qui s'exhalait des ateliers de peinture, situés en sous-sol, et tous les enfants, au nombre de trois, étaient dans le plus pitoyable état. Le plus jeune, âgé de deux mois environ, dormait mal, criait comme un damné, et rendait des selles indigérées, Sans changer de nourrice, Jules Simon fit cesser cet état déplorable. On transporta l'enfant dans une autre habitation ; l'énervement disparut et les digestions se rétablirent graduellement.

Cuves à vin. — A signaler enfin, une autre source d'accidents, dans les pays vinicoles : l'asphyxie d'enfants dont le berceau était placé auprès de cuves à vin.

TEMPÉRATURE AMBIANTE. — J'ai déjà fait ressortir l'influence néfaste du froid sur l'organisme infantile ; il convient donc de ne point l'y exposer. Par les temps froids et les brusques variations atmosphériques, on entretient dans la chambre une douce chaleur de 18 à 20 degrés centigrades. Si l'on doit procéder vers le milieu du jour à l'aération, on a soin de transporter le baby dans une autre pièce, présentant à peu près les mêmes conditions de température.

A l'état de veille, entre les bras de sa nourrice, l'enfant ne risque pas de se refroidir comme dans sa couchette. La chalur corporelle joue ici un rôle important et se communique de l'une à l'autre. Pendant la nuit, le petit être est privé de cette ressource précieuse. Pour combattre le refroidissement, il faut couvrir le baby avec de chaudes couvertures, un petit édredon et, au besoin, placer à ses côtés quelques bouillottes dans les saisons plus rigoureuses.

Pour éviter, en hiver, le refroidissement, au milieu de la nuit, d'autres précautions sont encore nécessaires. En général, après minuit, la température s'abaisse graduellement, jusqu'au lever du soleil, dans la saison rigoureuse. Ce phénomène est sensible, même dans les appartements les mieux conditionnés. Si le nourrisson s'éveille, à ce moment, et si la nourrice le fait passer, sans transition, de son berceau où il est chaudement enveloppé, dans le milieu ambiant à température inférieure, il a de grandes chances de se refroidir. On ne peut cependant laisser toute une nuit, un enfant sans lui donner le sein et sans changer les langes et les couches souillées par les déjections ! Sans doute, mais, pendant la nuit, il est inutile de multiplier les changements comme dans le jour. Les nettoyages devront être rares et très rapides, autant que possible, opérés devant une source de chaleur. Pour faire teter l'enfant, entre deux sommeils, on aura soin de le tenir enveloppé dans une couverture de laine, placée d'avance à sa portée.

Sorties et exercice. — *Nécessité.* — L'enfant a besoin du grand air. C'est à l'air plus pur qu'il respire, que l'enfant de la campagne est redevable de sa robuste santé. L'enfant de la grande ville se trouve, à ce point de vue, dans une condition d'infériorité manifeste. Le seul moyen pour lui d'obtenir une compensation, est de vivre presque toujours dehors. Ce devrait être pour nous, dit Hufeland, une loi sacrée et inviolable de ne pas laisser passer un seul jour, sans procurer à l'enfant cette jouissance si importante et si vivifiante.

Heure. — En été, la première sortie du nouveau-né n'aura jamais lieu avant la cicatrisation de la plaie ombilicale, de crainte de provoquer en ce point quelque inflammation. En hiver, elle sera remise après le premier mois, par un temps sec et un jour de soleil. L'heure convenable pour la promenade varie avec la saison. En hiver, on choisit un moment de dix heures et demie du matin à trois heures de l'après-midi ; en été, de huit heures et demie à dix heures du matin, et de quatre heures et demie à sept dans l'après-midi, pour éviter la trop grande chaleur.

Durée. — Les premières sorties ne dépasseront pas une à deux heures ; les suivantes pourront se prolonger davantage, sauf par les froids rigoureux, et les jours de vent violent, car l'enfant serait exposé à se refroidir. En rentrant de la promenade, si la température extérieure était très basse, on déshabille l'enfant auprès d'un bon feu ; il ne serait pas prudent de le coucher sans le réchauffer. Une promenade le matin et une autre le soir suffisent en hiver.

Lieux de promenade. — En été, l'enfant passera presque toute sa journée dehors, dans les voies larges et ombragées, les squares publics, et les parcs, en ville ; sur les bords des rivières, et dans les grandes forêts à la campagne. La promenade du matin en toute saison, est excellente, pour ouvrir l'appétit et donner de la gaieté, spécialement chez les enfants qui dorment pendant le jour.

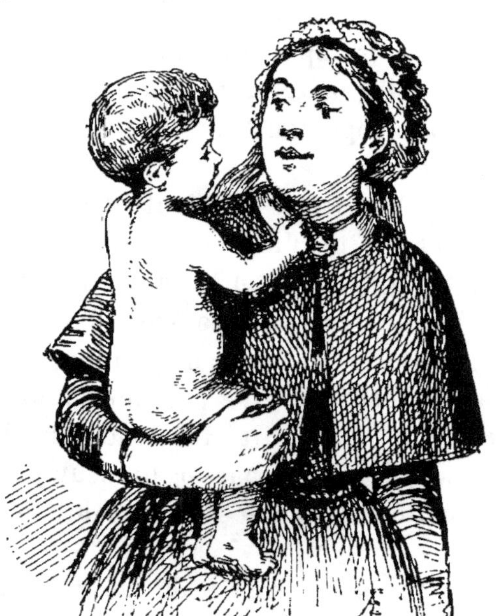

Fig. 32. — Enfant bien porté.

Mode de transport. — Dans les premiers temps, l'enfant sommeille presque constamment durant la promenade. Plus tard, il prend plus d'intérêt aux objets qui l'entourent, et suit des yeux leurs mouvements. A cette époque, l'enfant est porté sur le bras de sa nourrice. Il faut avor soin de l'asseoir d'aplomb comme sur une chaise (fig. 32) et d'éviter la compression des membres en contact avec le corps de la nourrice (fig. 33), afin de ne pas nuire à la liberté de ses mouvements.

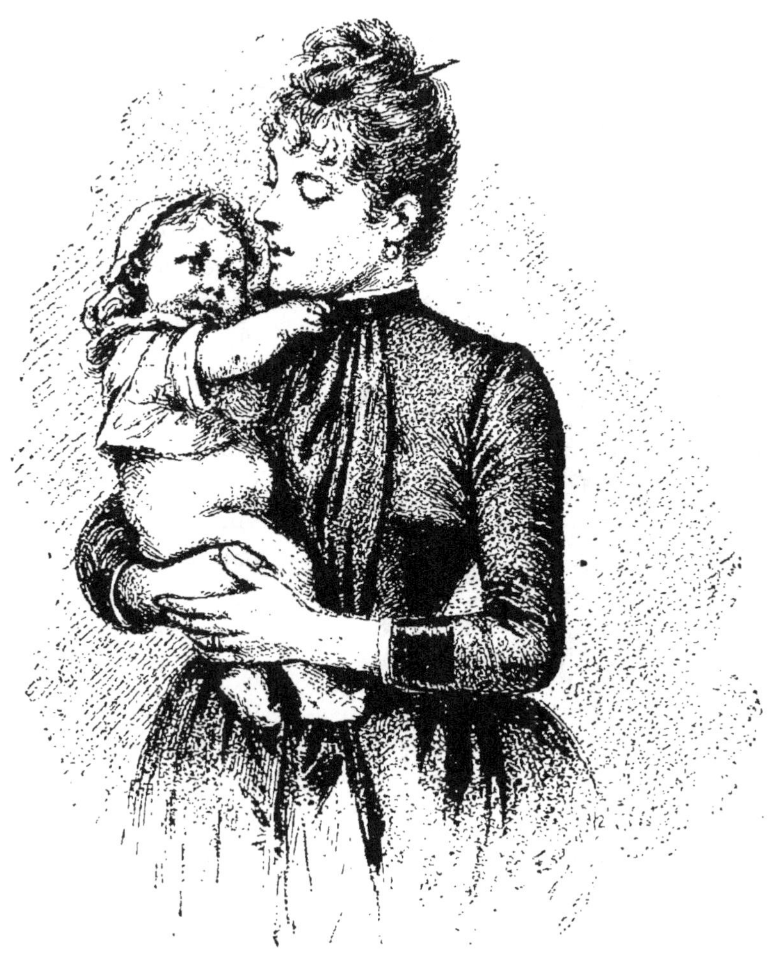

FIG. 33. — Enfant mal porté.

Il convient de le changer de côté, pour ne point risquer de voir sa colonne vertébrale s'incurver latéralement et conserver une direction vicieuse. Il est difficile d'habituer les nourrices et bonnes d'enfants à ce changement de côté.

Elles portent habituellement le nourrisson sur le **bras** gauche, pour se réserver la liberté des mouvements de l'autre main. Brochard fait remarquer que, dans cette attitude, elles sont obligées pour maintenir l'enfant, de ramener sa jambe gauche un peu sur la jambe droite ; c'est là la cause de cette courbure de la jambe gauche qu'on observe chez presque tous les enfants. La promeneuse proposée par le Dr A. Didot (de Liège) (fig. 34) est une simple corbeille d'osier, ouverte dans sa moitié supérieure, fermée dans sa moitié inférieure par un tablier à charnière, contenant un siège mobile, et munie de deux anneaux destinés à recevoir le bras de la personne qui porte l'enfant, en lui donnant plus de sûreté et d'aisance dans les mouvements. Son usage ne s'est pas répandu.

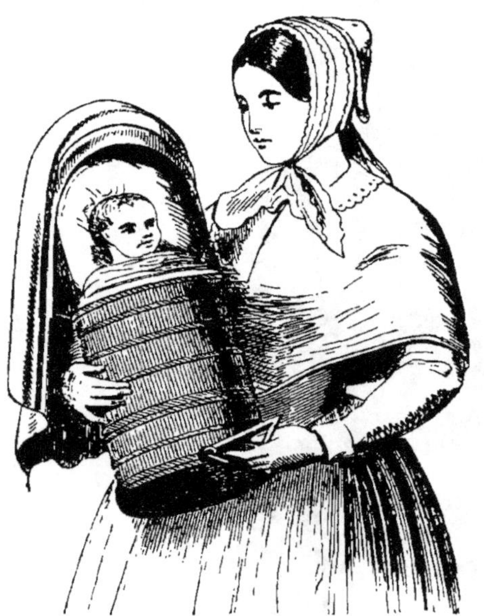

FIG. 34. — Promeneuse du Dr Didot.

Précautions. — Dans les sorties, l'enfant aura toujours la tête bien protégée contre les rayons du soleil, par un chapeau et une ombrelle. On défendra à la nourrice, de se rendre à certains jardins publics, où se réunissent à heure fixe de nombreux enfants. C'est dans de pareils milieux que se contractent la plupart des fièvres éruptives, rougeole, variole ou scarlatine.

On n'hésitera pas à transporter avec soi les enfants pour effectuer de courts trajets en voiture ou en chemin de fer.

Atténuées par les bras de la nourrice, les secousses ne nuiront point au nourrisson.

Petites voitures. — Tarnier s'est élevé avec raison contre l'usage des petites voitures, en grande vogue aujourd'hui, aussi commodes pour la paresse des nourrices, que malsaines pour l'enfant moins surveillé et moins égayé, mais plus exposé aux cahots du pavé et aux refroidissements, malgré les couvertures et les boules d'eau chaude. Ces voitures ne peuvent êtres utiles, que pour transporter à des distances assez considérables, des enfants plus avancés en âge, à condition que, parvenus au lieu fixé, on les en retire pour les distraire sur les genoux.

A rapprocher de cette appréciation les critiques justifiées de Kuborn :

Autrefois, on remarquait, chez les familles pauvres, de légers chariots en osier. C'étaient de vrais berceaux, dont les balanciers étaient remplacés par de petites roulettes pleines, en bois, et qui servaient à transporter l'enfant sur une pelouse ou dans une cour. Le nourrisson, à la portée des yeux de la mère ou du gardien, sommeillait ou jouait, tout égayé, en plein air, à l'abri des rayons directs du soleil. Aujourd'hui la mode est venue et s'est propagée d'asseoir les bébés dans de jolies voitures suspendues, à hautes roues et d'aller les promener au loin.

Si les nourrices et les bonnes d'enfants ont voulu donner le mot à la mode, pour leur plus grande commodité, il faut avouer qu'elles ont admirablement réussi. L'enfance n'était pas entourée d'un assez grand nombre de causes morbigènes, il fallait en créer une de plus.

Un extrême instinct de mobilité est dans la nature de l'enfant, et se manifeste déjà à l'âge où l'on a pris l'habitude de l'emprisonner dans la petite voiture. Il s'y trouve sur un siège moelleux, une sangle passée autour de la poitrine, afin de l'empêcher de tomber à droite ou à gauche, pendant la marche du véhicule. Comme il n'est point serré de la poitrine au ventre, ni jusqu'au cou, comme on a dû se contenter de comprimer le thorax, un peu moins même que dans un corset, ce qui ne gêne autre chose que le mouvement costal et l'expansion pulmonaire, l'enfant finit par prendre l'attitude qui le met le plus à l'aise. La colonne vertébrale, cette tige flexible dont la consolidation n'est pas même assez complète à l'âge de huit, dix ou onze ans, pour ne pas amener de ces déviations, comme nous en constatons dans les écoles primaires, la colonne, dis-je, court grand risque de s'incurver et d'amener une déformation du tronc. Ce ne sont pas ici les petites jambes, trop peu fermes, et d'ailleurs pendantes, qui seraient susceptibles d'augmenter la force de *résistance*.

Ce qui entraîne surtout le tronc, c'est la tête. Son poids est considérable relativement à celui du corps dans la première enfance. Si l'enfant n'est pas étendu, elle oscille de droite à gauche, et fléchit sur la poitrine pendant la marche de la voiture.

Aussi, trouvons-nous que les conditions dans lesquelles on place ici les jeunes enfants ne sont pas sans danger : Avec la compression de la poitrine, obstacle à la dilatation pulmonaire, à la circulation, déviation à craindre par suite de l'attitude à une époque où la charpente osseuse n'a pas un degré suffisant de consolidation.

Ce n'est pas tout. La promenade est fort dans les goûts des bonnes et des nourrices. Elles prolongent volontiers les prises d'air extérieur, s'inquiétant peu de la pression barométrique, de la direction des vents, des variations subites de température, du chaud au froid, du sec à l'humide. Elles sont moins sujettes aux affections catarrhales, aux pneumonies que les enfants confiés à leur garde, et n'imaginent point qu'elles les exposent à des risques qu'elles ne courent point elles-mêmes.

Enfin les secousses brusques, les chocs qu'impriment au véhicule les inégalités du sol, provoquent, à certains moments, des troubles digestifs, des vomissements (Kuborn).

L'usage habituel et prolongé des petites voitures a encore d'autres sérieux inconvénients.

Ces voitures sont composées en bois d'osier, et revêtues de capote et de doublure en cuir américain, à teintes grises ou noires variées. La capote se replie à volonté.

En 1887, on remarqua, en Allemagne, que de nombreux enfants, transportés dans ces véhicules, présentèrent des symptômes d'intoxication saturnine. Les accidents n'ayant été signalés que, durant le mois de juillet, il est probable que la chaleur solaire n'avait pas été étrangère à leur éclosion.

Le bureau d'hygiène de l'Empire allemand, consulté, examina des échantillons de l'étoffe suspecte, de diverses provenances. Des analyses quantitatives révélèrent l'effroyable proportion de 42,7 pour 100 de plomb métallique. Un fragment de cuir américain de 10 grammes a fourni $4^{gr},27$ de plomb. En brûlant une bandelette de ce tissu, on voyait ruisseler les gouttelettes de plomb.

On exposa, le 24 juillet 1877, pendant six heures, à l'action directe des rayons solaires, un échantillon de la même étoffe. Ce temps suffit pour faire écailler le vernis recouvrant la surface et le faire détacher.

Dans les étoffes vernies des doublures grises, un chimiste de Genève, a signalé par décimètre carré $1^{gr},736$ de céruse. Les toiles brunes seraient plus inoffensives. Elles ne renfermeraient que des ocres de diverses nuances.

De nouveau, en 1880, Suryot et Brouardel ont appelé l'attention sur cette source, jusqui'ci méconnue, de danger pour les enfants [1].

Appareils pour la station debout. — Dans les ménages pauvres, dans les campagnes surtout, les mères ou les

---

[1] *Annales d'hygiène publique et de médecine légale*, 1880, t. IV, p. 147.

nourrices ne cessent point d'être absorbées par les besoins du ménage, durant les mois de l'allaitement; parfois même, elles joignent à ces occupations domestiques, certains travaux qui leur demandent la liberté de leurs bras. Après le sixième mois, les nourrisons ne sont pas encore assez forts pour marcher, d'autre part, ils refusent de conserver indéfiniment la position horizontale. Ils deviennent donc une cause de gêne pour les mères ou les nourrices qui ne peuvent les garder constamment dans les bras. Elles ont inventé des appareils, qui maintenant l'enfant dans la position verticale, puissent les remplacer.

Auvard et Pingat ont rappelé les principaux :

Dans le midi de la France, l'enfant qui se tient un peu debout est placé dans un tronc creux, dans lequel il entre jusqu'aux aisselles et qui le soutient ainsi; ce tronc peut être remplacé par un panier ayant la même forme.

Dans Vaucluse, on nomme soucs ou brus, de petites boîtes carrées en bois, servant au même usage et dans lesquelles les parents laissent leurs enfants une partie de la journée. Un simple sac accroché au mur remplit parfois le même but. L'enfant peut même être directement attaché au mur à l'aide de liens.

Dans l'Ariège, dit Foville, un grand poteau est dressé au milieu des maisons. Lorsque les parents sortent pour se livrer à leurs travaux, ils suspendent leurs enfants à ce poteau avec des courroies, de manière que l'extrémité des pieds touche à terre, le poids du corps l'abaissant peu à peu, sans que les épaules puissent dans la même proportion s'engager dans des courroies serrées au-dessous des aisselles et arrêtées au poteau.

Dans l'Indre-et-Loire, c'est sur un support nommé chevalet, que l'on attache les enfants. Il est légèrement incliné. L'enfant s'appuie par les pieds sur une planchette formant angle droit avec celle qui lui sert de dossier, des cerceaux qui se trouvent autour de lui empêchent les chutes.

Tous ces appareils sont condamnés par l'hygiène. Ils ne sauraient avoir que des inconvénients avant la fin de la première année.

L'appareil usité dans l'Ariége et dans quelques autres départements circonvoisins rend un grand nombre d'enfants contrefaits. D'après Foville, la proportion des bossus est immense dans ces contrées.

Les autres appareils, chevalets, sacs, soucs, brus, paniers, troncs, etc., ont l'immense désavantage de laisser porter tout le poids du corps sur les membres inférieurs encore trop faibles pour résister suffisamment. Ils facilitent les incurvations et déformations osseuses ou articulaires.

Appareils pour la marche. — Quand l'enfant avance en âge, il ressent un besoin impérieux d'exercice, il commence à marcher. Pour arriver à s'acquitter convenablement de cette fonction, il doit se livrer à une sorte d'apprentissage. Cette période toujours assez longue réclame l'intervention continuelle de ses tuteurs naturels, mères ou nourrices. Celles-ci, pour ne point se priver d'une liberté précieuse indispensable à leurs occupations habituelles, et d'autre part pour permettre au nourrisson de s'exercer pendant de longues séances sans aucun danger ont inventé deux catégories d'appareils, les tourniquets et les chariots : les uns et les autres, en somme, ont pour but principal de remplacer les ceintures ou lisières qui exigent l'aide de la mère ou de la nourrice.

Tourniquet. — Cet appareil primitif est très simple et se compose de deux parties. La première, longue tige de de bois, à direction verticale, est fixée vers ses deux extrémités contre un mur, par deux colliers qui n'entravent en rien les mouvements de rotation.

L'extrémité inférieure repose sur le sol. A une distance de celle-ci, variant entre 50 et 60 centimètres, s'engage à angle droit sur la tige verticale une seconde tige à direction horizontale et terminée par une fourche, ou mieux encore par un trou pour recevoir l'enfant. Celui-ci peut donc aller et venir dans un arc de circonférence. Le tourniquet est surtout répandu dans l'Yonne et l'Orne.

Chariots. — Il existe plusieurs types de chariots. L'alloir est un support sans fond, plus large en bas qu'en haut et reposant sur des roulettes. L'enfant, qui y est placé comme dans les soucs, peut facilement le faire mouvoir et

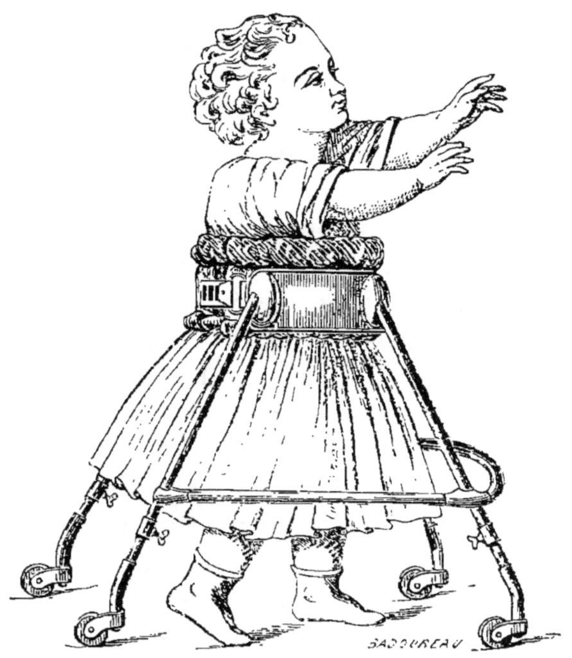

Fig. 35. — Chariot Flamant.

l'entraîner avec, comme un escargot sa coquille. Le chariot Flamant de Paris (fig. 35), est un type perfectionné de ces alloirs, dont on élève les tiges à volonté.

Ces types d'alloir à roulettes ont des inconvénients pour les enfants trop jeunes. Ils se déplacent dans certaines impulsions plus vite que les bébés. Ceux-ci sont exposés à des chutes, à des traumatismes des membres inférieurs, ou tout au moins à conserver pendant plus ou moins longtemps, s'ils ne sont pas surveillés, des positions vicieuses qu'ils ne peuvent quitter d'eux-mêmes. Je condamne pour le même motif le trépied à roulettes, portant le nom de chariot à trois roues, auquel on attache l'enfant pour le pousser devant lui. Cet appareil est d'ailleurs moins commode que le précédent. Les alloirs les plus utiles sont le modèle en osier et les glissières, car ces types de chariots sont dépourvus de roulettes.

Ces appareils sont très utiles quand l'enfant est assez fort pour supporter la marche. Employés trop tôt, ils ont beaucoup plus d'inconvénients que d'avantages. Plein de confiance dans leur utilité, on se hâte de faire marcher trop tôt les enfants, surtout s'ils sont bien portants. Les jambes encore trop faibles pour soutenir le poids du corps fléchissent et s'incurvent plus ou moins. Il vaut mieux laisser l'enfant d'abord se traîner à terre ou s'ébattre tout seul en liberté sur une natte ou un tapis. Plus tard, quand l'enfant est assez fort pour marcher sur les coudes et les genoux, on pourra utiliser les chariots en osier et les glissières. L'exercice qu'y fera l'enfant sera très utile pour développer les muscles des membres inférieurs, sans présenter aucun des inconvénients signalés plus haut.

HOCHET. — A partir du cinquième mois, un peu avant l'apparition des premières dents, l'enfant porte à la bouche tout ce qu'on lui met entre les mains. Il y est excité par le prurit qui existe à ses gencives. C'est pour satisfaire son goût qu'ont été inventés, par le luxe des grandes villes, ces hochets en ivoire ou en nacre, plus ou moins agrémentés d'ornements en argent. On pense que le hochet exerce une influence salutaire sur l'éruption des dents; c'est une erreur. Il n'a d'autre avantage que celui de satisfaire une tendance inoffensive. A défaut de hochet, un simple anneau en ivoire ou en os, une racine de guimauve rempliront exactement le même but, quoique avec moins de frais.

ACCIDENTS TOXIQUES. — *Plantes*. — La tendance du nourrisson, pendant plusieurs mois, à mâchonner, l'expose à des accidents parfois très graves d'empoisonnement dans les jardins et les campagnes. Ses yeux sont attirés par tout ce qui brille ; ce qu'il voit, il le veut ; ce qu'il veut, on le lui donne pour le distraire ; ce qu'on lui donne, il le porte aussitôt à la bouche. Les fleurs et les plantes à vives couleurs, sont ici un piège tendu sans cesse à ses innocents désirs, piège auquel bien des nourrices et des mères se sont laissé prendre ; car, après tout, pourquoi ne pas l'avouer, elles ne sont point obligées de connaître la botanique.

Les plantes susceptibles de tenter les enfants, appartiennent à diverses catégories suivant qu'elles excitent ses convoitises, par leurs fleurs, par leurs fruits ou par leurs feuilles dont ils s'amusent.

Dans la première catégorie il faut citer l'aconit *(Aconitum napellus* L.), les clématites *(Clematis flammula* L. et *Cl. vitalba* L.), les daturas *(Datura stramonium* L.), la digitale *(Digitalis purpurea* L.), le gouet *(Arum maculatum* L.), les jusquiames *(Hyoscyamus aureus* Gouan ; *H. niger* L.), la pulsatille *(Anemone pulsatilla* L.), les renoncules *(Ranunculus acris* L., *R. sceleratus* L.), les tabacs *(Nicotiana tabacum* L.), les troilles *(Troillius europæus* L.), etc.

Dans la seconde catégorie se rangent l'actée ou herbe de Saint-Christophe *(Actæa spicata* L.), le baguenaudier *(Colutæa arborescens* L.), la belladone *(Atropa belladona* L.), la bryone *(Brionia dioica* Jq.), la cerisette *(Solanum pseudo-capsicum* L.), la parisette à quatre feuilles *(Paris quadrifolia* L.), la coriaire *(Coriaria myrtifolia* L.), le faux ébénier *(Cytisus laburnum* L.), le fusain *(Evonymus europæus* L.), le houx *(Ilex aquifolium* L.), l'if *(Taxus baccata* L.), la lauréole *(Daphne laureola* L.), le laurier-cerise *(Prunus laurocerasus* L.), la morelle *(Solanum nigrum* L.), la mandragore *(Man-

dragora officinalis Mill.), la staphisaigre *(Delphinium staphysagria* L.), etc.

Dans la troisième enfin entrent la chélidoine *(Chelidonium majus* L.), la cigüe *(Cicuta major* Lam.), les euphorbes *(Euphorbia amygdaloïdes* L., *E. cyparissias* L., *E. helioscopia* L., etc.), l'ortie *(Urtica urens* L.), le ricin *(Ricinus communis* L.), etc.

On pourrait joindre à ces plantes une foule d'autres dont l'énumération serait fastidieuse. Il suffit d'appeler l'attention des parents sur ce point trop oublié d'hygiène infantile.

Jouets. — Pour amuser et distraire les enfants, à partir du huitième mois, on leur donne souvent des jouets peints avec des couleurs éclatantes. Les plus communs sont des flûtes, des trompettes, des tambours, des poupées, des balles, etc. L'enfant les porte indistinctement à sa bouche et s'expose aux accidents les plus graves, quand les matières colorantes sont toniques. C'est donc avec raison que la plupart des états civilisés ont soumis la fabrication de pareils jouets à des règlements spéciaux.

Le 27 février 1861, le gouvernement de Cologne a fait paraître une ordonnance, interdisant l'emploi des combinaisons de cuivre arsenicales avec celles de plomb.

En Allemagne, une loi du 5 juillet 1887 interdit comme vénéneuses pour la coloration des denrées alimentaires et objets usuels, les couleurs renfermant les principes suivants : antimoine, arsenic, baryum (sauf le sulfate), plomb, chrome (sauf l'oxyde), cadmium, cuivre, mercure (sauf le cinabre), zinc, étain, gomme-gutte et acide picrique.

L'ordonnance de l'Empire d'Autriche du 1er mai 1886 contient les prescriptions suivantes : on ne doit employer pour peindre les jouets d'enfants aucune préparation, ni aucune couleur, contenant de l'arsenic, de l'antimoine, du plomb, du cadmium, du cuivre, du cobalt, du nickel, du mercure (sauf le cinabre pur), du zinc ou de la gomme gutte. Il est cependant permis d'employer d'autres couleurs métalliques. La couleur appliquée sur les jouets doit être complètement recouverte d'un vernis qui résiste à l'action de l'humidité et qui ne s'enlève pas facilement.

En France, l'ordonnance du 5 avril 1884 interdit l'usage des matières colorantes suivantes :

Couleur	Composition	Noms commerciaux
Vert	Arsénite de cuivre	Vert de Scheele. — minéral. — suédois.
	Arsénite et acétate de cuivre	Vert anglais. — original. — de Schweinfurt. — patenté. — impérial. — de Cassel. — de Paris. — de Vienne. — de Suisse. — de Wurtzbourg. — de perroquet. — de Mitis. — nouveau. — de montagne. — de mai. — de mousse. — de Neuwied.
	Hydrate d'oxyde de cuivre	Vert de Brème. — de Brunswick. — de montagne.
	Acétate basique de cuivre	Vert de gris.
	Ferrocyanure de fer et chromate de plomb	Vert d'huile. — de chrome. — de feuille. — de Naples.
	Matières colorantes organiques précipitées par le sulfate de cuivre et la soude	Vert de fustet. — de quercitron.

Rouge.	Sulfure de mercure . .	Cinabre. Rouge de Chine. — patenté. Vermillon.
	Protoxyde et peroxyde de plomb.	Minium. Rouge de plomb.
	Chromate de plomb basique	Rouge de chrome.
Jaune .	Chromates de plomb .	Jaune de chrome. — de Leipzig. — de Zwickau. — de Gotha. — de Hambourg. — de Cologne. — impérial. — de citron. — nouveau.
	Oxychlorure de plomb .	Jaune minéral. Terre chimique. — de Montpellier. — de Paris. — de Vérone. — de Turner.
	Antimoniate de plomb .	Jaune de Naples. — de Naples.
	Trisulfure d'arsenic. .	Orpiment. Jaune royal. — de Perse. — de Chine. — d'Espagne.
	Oxyde de plomb . . .	Massicot.
Bleu .	Hydrocarbonate de cuivre	Bleu de montagne. — minéral. — anglais. — de Hambourg. — de cuivre. — de chaux. — de Cassel. — de Neuwied.
Blanc .	Hydrocarbonate de plomb	Blanc de céruse. — d'argent. — de Crems. — de peintre. — de perles.
Or . .	Cuivre et zinc. . . .	Or faux.
Bronze.	Cuivre, zinc et étain. .	Bronze faux.

La circulaire ministérielle du 17 juillet 1878, en interdisant absolument l'emploi des couleurs précédentes [1], avait porté un préjudice sérieux à l'industrie française. Sur la réclamation de la chambre syndicale de la bimbeloterie, et après avis du comité consultatif d'hygiène publique, le ministre du commerce, a atténué les interdictions précédentes. L'arrêté du 26 mars 1884 porte en effet en substance que : « 1 °Les prescriptions de l'arrêté pris par les préfets, en exécution de la circulaire du 17 juillet 1878, doivent rester en vigueur pour tous les jouets où la couleur est appliquée au moyen de la pâte de colle; 2° les préparations arsenicales restent absolument interdites, quel que soit leur mode d'application ; 3° pour les articles en fer estampé et en ferblanc, ainsi que pour les ballons en caoutchouc, le chromate de plomb, la céruse et le plomb sont autorisés à condition que ces couleurs soient fixées au moyen d'un vernis gras ; 4° pour les poupées en caoutchouc, les prescriptions de l'arrêté de 1878 restent en vigueur [1]. »

Sur 96 échantillons de jouets examinés par le laboratoire municipal de Paris, 64 contenaient des substances toxiques, 32 étaient conformes aux prescriptions. On y a notamment constaté la présence de l'arsenic sur des papiers verts collés autour des mirlitons, et sur des papiers verts entourant des surprises, alors que les sucreries étaient collées sur ces papiers. On a trouvé du plomb, provenant d'huiles siccatives impures, dans plusieurs cas où la couleur employée n'était pas toujours toxique.

En relatant les faits précédents, Ch. Girard conseille aux fabricants de se mettre en garde contre certains produits vendus comme inoffensifs et renfermant 50 pour 100 d'une matière minérale toxique.

Pour l'essai des matières colorantes qui décorent les

[1] *Recueil des travaux du Comité consultatif d'hygiène*, 1884, t. XIV, p. 668.

jouets, on utilise au laboratoire municipal de Paris, le procédé suivant : on gratte, avec la pointe d'un canif, chacune des parties colorées et on incinère la poudre obtenue, afin de se débarrasser des résines, puis on analyse les résidus. Dans le cas où l'on suppose la présence de l'arsenic, on brûle les matières organiques que renferme cette poudre avec de l'acide nitrique. On chasse ce dernier par l'acide sulfurique et on essaye le résidu à l'appareil de Marsh. Pour certains jouets, on détache la couleur par l'alcool, l'éther, la benzine, etc. C'est ainsi qu'on opère pour les jouets en plomb et en fer blanc, afin de ne pas détacher par le grattage, des parcelles d'étamage pouvant contenir du plomb (Ch. Girard).

SUCCION DU POUCE, DÉFORMATIONS CONSÉCUTIVES. — Beaucoup d'enfants prennent l'habitude de se sucer constamment le pouce. Les parents les laissent faire, et les encourageraient même à continuer, s'ils le pouvaient. En suçant son pouce, l'enfant reste tranquille et prend une physionomie très curieuse pour son entourage. Cette manie n'est point inoffensive comme on pourrait le penser de prime abord. Elle favorise parfois l'apparition de déformations consécutives que Chandler et Lindler ont signalées.

D'après Chandler, on trouve en ce cas un creux sur la voûte palatine, un peu en arrière des incisives. Il correspond à la forme du pouce de l'enfant. Le maxillaire supérieur est projeté en avant ainsi que les incisives supérieures. Celles-ci affectent quelquefois la forme d'évantail et forment un angle avec le maxillaire supérieur. D'autres fois, elles sont disposées d'une manière irrégulière et chevauchent les unes sur les autres. La lèvre supérieure est plus saillante. Les os qui forment le plancher des fosses nasales sont allongés et rétrécis. Cette disposition entrave la respiration nasale, surtout pendant le sommeil. La déformation du maxillaire inférieur est en sens contraire ; il est aplati en avant et élargi sur les côtés. Dès lors, les molaires inférieures ne s'articulent plus avec les supérieures, elles sont situées en dehors et souvent en arrière de leur position normale ; les incisives inférieures ne correspondent plus aux incisives supérieures ; elles sont situées en arrière de celles-ci, et leur bord libre heurte la muqueuse de la gencive supérieure. Contre ce genre de difformité, il n'y a pas de remède.

Quelquefois, la mâchoire inférieure est repliée en arrière, de telle façon que les molaires permanentes, en se développant, deviennent pour ainsi dire des corps étrangers dans la bouche, et empêchent le rapprochement des arcades dentaires. Cet écartement des incisives augmente à mesure que les dernières molaires font leur apparition, et peut atteindre 6 à 7 millimètres, après le développement des dents de sagesse. La bouche reste alors béante. Dans ces conditions, les molaires ne tardent pas à se nécroser et tomber.

Les enfants ne se sucent pas toujours le pouce, quelquefois, ils préfèrent d'autres doigts, généralement l'index et le médius, les lèvres, le plus souvent l'inférieure, ou enfin la langue. Les parents encouragent ces habitudes vicieuses en donnant à leurs enfants des substances plus ou moins dures à sucer. Tous ces objets peuvent remplacer avec avantage le pouce pour produire les difformités décrites ci-dessus (Chandler).

Lindner croit que cette manie entrave le développement intellectuel.

Masturbation et onanisme. — Ces habitudes vicieuses se contractent dès l'âge le plus tendre. Elles ne se développent jamais spontanément, mais succèdent toujours aux pratiques condamnables des nourrices. Par des attouchements répétés des organes génitaux, ces dernières réussissent à calmer et à apaiser les cris de l'enfant. Le meilleur remède pour corriger ces habitudes est d'abord l'éloignement de la nourrice, et la création d'obstacles aux positions dans lesquelles la masturbation est possible, principalement au croisement des cuisses.

Circoncision. — Chez les Israélites, la circoncision est

prescrite par la loi de Moïse. On la pratique le huitième jour
après la naissance, d'après un rituel spécial ; elle est confiée
à un opérateur, nommé *Mohel* qui, après la section du prépuce, suce fortement la plaie pour étancher le sang. Cet
usage a souvent pour effet de transmettre la syphilis de l'enfant contaminé au Mohel ou de ce dernier au nouveau circoncis. Aussi, à la suite de protestations de médecins israélites ou non, de Ricord en particulier, et de Sociétés
savantes de Paris, le Consistoire modifia l'ancienne pratique
et supprima la succion. Des opérateurs attitrés exécutent
suivant le nouveau mode, qui n'étant malheureusement pas
obligatoire, n'est point encore admis dans une foule de familles
attachées aux anciennes coutumes. Dernièrement encore
(juillet 1888), à la demande du Consistoire israélite de Paris
Duplay, Klein, Leven, Périer, Marc Sée et Worms se sont
réunis sous la présidence de M. Zadoc Khan, grand rabbin
de Paris, pour étudier les modifications à introduire dans
le règlement de la circoncision. Par cinq voix contre une,
nos confrères ont rejeté le procédé de la succion ; ils ont
proposé de rétablir le poste d'inspecteur de la péritomie,
supprimé l'article limitant le nombre des péritomistes à
Paris, et préconisé les soins de propreté que doit prendre
l'opérateur. Il serait à désirer que l'exemple du Consistoire
de Paris fût suivi par tous les Consistoires du monde entier.

Klein regarde les accidents de contagion syphilitique ou
tuberculeuse reprochés à la succion comme loin d'être
démontrés. Il constata les plus heureux effets de la succion,
sans le moindre accident.

Lehmann, Lindmann, Eve, W. Dubreuilh, B. Auché,
S. Bernheim ont publié dix-sept cas dans lesquels l'inoculation tuberculeuse s'est faite à la suite de la circoncision.
Dans tous ces faits, le jeune âge du sujet, le mode d'inoculation sur une plaie opératoire a imprimé à la symptomato-
logie un caractère tout spécial. L'inoculation a succédé à
l'intervention de l'opérateur, chargé de pratiquer la succion.

Lorsqu'il est atteint de tuberculose pulmonaire, ou mieux encore, comme on a pu le vérifier parfois, lorsqu'il porte des lésions tuberculeuses de la bouche, on conçoit qu'il puisse facilement infecter son opéré. Chez tous les malades observés, le pus de la plaie locale, contenait des bacilles tuberculeux mis en évidence par le microscope ou par l'inoculation au cobaye qui produit sur cet animal des lésions tuberculeuses évidentes.

Aucun médecin ne doute plus aujourd'hui que le contact direct d'une ulcération syphilitique ou tuberculeuse avec une plaie chirurgicale, n'ait beaucoup de chance d'être la cause d'une inoculation dangereuse; il en de même du transport d'un crachat renfermant des bacilles ou des débris d'une ulcération sur une surface ulcérée. Que le bourgeon prépucial se cicatrise complètement et offre sur son pourtour un chancre induré, survenu quarante jours seulement après l'opération, que ce jeune israélite, guéri de sa circoncision, meure, trois mois seulement ou deux ans après ce baptême religieux, d'une méningite tuberculeuse ou d'une bronchite bacillaire, on sera en droit d'inculper ou de soupçonner la pratique antihygiénique de la succion. Pour la syphilis on connaît l'époque déterminée, qui sépare l'inoculation du virus de l'éclosion du chancre. Il n'en est pas de même de la tuberculose qui existe souvent très longtemps à l'état latent et dont l'inoculation doit être rapportée à des époques fort lointaines.

Après ces réflexions très justes, le Dr S. Bernheim fait observer encore, que l'enfant juif soumis à la succion n'est pas seulement exposé à la syphilis ou à la tuberculose. Le contact d'une bouche malpropre, contenant des bacilles virulents, même à l'état de santé, avec un prépuce fraîchement sectionné peut causer au jeune circoncis d'autres accidents infectieux, lymphangite, phlegmon, etc.

SECONDE PARTIE

L'ALLAITEMENT

CHAPITRE PREMIER

SUPÉRIORITÉ DE L'ALLAITEMENT MATERNEL

OBLIGATION POUR UNE MÈRE D'ALLAITER SON ENFANT. —
L'allaitement maternel est d'institution divine ; c'est un
devoir sacré auquel une femme ne saurait se soustraire,
sans encourir les plus graves responsabilités. Néanmoins, à
notre époque, on voit quotidiennement, sous les prétextes les
plus futiles, dans toutes les classes de la Société, la mère
de famille renoncer à nourrir ses enfants de son propre lait
et l'abandonner à des mains mercenaires. La mode le veut
ainsi. Il est admis que l'on ne saurait, sans ridicule, résister
aux caprices de cette tyrannique maîtresse. Parmi les populations de l'Allemagne du Sud, dans le grand duché de Bade,
en Bavière et en Wurtemberg, pays où la mortalité infantile
atteint le chiffre maximum, l'allaitement, d'après Rudinger,
est considéré comme un acte indigne d'une mère vigilante
et d'une femme respectable, bon tout au plus pour une bohé-
mienne ou une chaudronnière. On taxe de paresseuse la mère
qui perd son temps à nourrir son enfant ; aussi la femme,
victime de ce fatal préjugé, finit-elle par suivre le triste
exemple des autres mères de famille.

Dans le règne animal, la classe la plus parfaite est, sans contredit, celle des mammifères, animaux supérieurs, pourvus de mamelles, glandes destinées à la sécrétion du lait. Chez les mammifères, le nouveau-né est incapable, aussitôt après la naissance, et durant la première période de la vie, de supporter d'autre aliment que le lait. Ce liquide lui est fourni par l'organisme maternel, dont le nombre de mamelles correspond sensiblement au nombre des petits. Dans les espèces les plus élevées dans l'échelle animale, l'allaitement maternel est donc une règle. La saine logique démontre que, à ce point de vue spécial, le plan de la création est également applicable à l'homme.

Histoire. — La littérature et l'histoire s'unissent à l'anatomie et à la physiologie pour nous démontrer la supériorité de ce mode d'allaitement. Dans la mythologie égyptienne, on voit Isis nourrir Horus, idée de déesse mère, retrouvée à chaque instant, dans les représentations figurées des religions antiques, spécialement chez les Phéniciens.

Chez les Hébreux, l'allaitement maternel était un devoir sacré. On ne parle, dans les livres sacrés, que de trois nourrices, celle de Rébecca, celle de Miphiboseth et celle de Joas.

Les lois de Lycurgue imposaient aux Lacédémoniennes l'obligation de nourrir leurs enfants. Chez les Athéniens, une femme était notée d'infamie, pour allaiter l'enfant d'une autre, à moins d'y être obligée par une pauvreté extrême.

Chez les Germains, chaque mère allaitait elle-même son enfant et ne le confiait jamais à une servante ou à une nourrice (Tacite).

Sous la République Romaine, les matrones partageaient leur temps entre les soins du ménage et l'allaitement de leurs enfants. La mode de l'allaitement mercenaire ne s'introduisit qu'avec la corruption et la décadence de l'Empire. Cette déplorable coutume suscita la verve satirique des poètes et de Juvénal en particulier, aussi bien que des orateurs chrétiens, saint Ambroise, saint Chrysostome et saint Clément d'Alexandrie. A en juger par les découvertes faites en 1876, sur le territoire de Jonchery (Marne) par Allaire, et plus tard dans l'ancienne Lutèce par E. Toulouze, l'allaitement artificiel aurait été très répandu à l'époque de Claude, Faustine, Valérien, Florian et Constantin le Grand. Des médailles en bronze de ces princes trouvées dans des tombeaux gallo-romains, à côté de biberons en terre ou en verre finement travaillés, ne laissent aucun doute à cet égard.

Une semblable trouvaille a été signalée en 1857, par l'abbé Cochet, dans les sépultures galloises du château de Robert le Diable près Rouen.

La reine Blanche de Castille voulut être la nourrice de son fils saint Louis. Un jour que la reine avait un accès de fièvre, une dame de qualité, qui, pour lui plaire ou pour l'imiter, nourrissait aussi son fils, touchée de compassion par les pleurs du petit Louis qui avait faim, lui donna le sein. La reine, l'ayant su, en fut si fâchée qu'elle fit rendre le lait à l'enfant, en lui passant les doigts dans la bouche, ne voulant pas, dit-elle, qu'une autre femme eut le droit de lui disputer sa qualité de mère.

Jusqu'au xviiie siècle, les femmes de la plus haute distinction, nobles ou princesses, continuèrent à allaiter leurs enfants, en France, en Allemagne, en Angleterre, etc. Le duc d'Orléans, si connu par sa déplorable administration du royaume, pendant la minorité de Louis XV, fut allaité par sa mère, Charlotte Élisabeth de Bavière. Le Dr Lacour remarque que l'affaiblissement des idées religieuses dans la société, sous la Renaissance, a coïncidé avec la négligence du devoir pour une mère d'allaiter son enfant.

De nos jours encore l'allaitement maternel est presque exclusivement pratiqué en Suède, en Norvège, dans la région du Caucase, en Colombie et dans plusieurs autres contrées.

On a voulu expliquer par l'allaitement maternel l'universalité de la polygamie chez les sauvages. Parmi ces peuples,

les enfants ne sont sevrés qu'à deux, trois et même quatre ans. Pendant ce temps, l'homme et la femme restent ordinairement séparés. Donc, à moins qu'un homme ait plusieurs femmes, il vit dans un célibat relatif. A Viti, les parents d'une femme regardent comme une insulte publique la naissance d'un nouvel enfant, avant que trois ou quatre années se soient écoulées, et ils considèrent comme de leur devoir d'en tirer une vengeance éclatante.

On ne connaît guère qu'un seul exemple de peuple proscrivant dans certaines classes l'allaitement maternel. Il est rapporté par Livingstone. D'après ce célèbre voyageur, les femmes des rois nègres d'Afrique n'ont pas le droit d'allaiter leurs enfants. Ce soin est considéré comme une véritable dérogation. Le nouveau-né est allaité par la grand'mère. Grâce à l'action produite par des plantes qu'on applique sur les seins et les parties génitales, ces femmes arrivent à avoir assez de lait pour nourrir (Routh).

SENTIMENT DES ÉCRIVAINS ET DES PHILOSOPHES. — Les écrits des auteurs anciens, aussi bien que ceux des modernes sont émaillés de plaidoyers éloquents en faveur de l'allaitement maternel. Grecs et Romains, païens et chrétiens défendent la même doctrine.

L'allaitement, d'après l'illustre accoucheur Gardien, met seul le complément à la maternité. La mère qui s'en dispense sans raison légitime abdique par là-même une grande partie de ses droits naturels sur son enfant, au profit d'une étrangère. En établissant un parallèle entre une pareille mère et celle qui la remplace, on conçoit combien cette dernière, lorsqu'elle s'acquitte avec soin de ses fonctions, a mérité le nom de *mère-nourrice.* La première *subit* pendant les neuf mois de sa grossesse une maternité d'obligation, la seconde *choisit* une maternité d'adoption. Le plus souvent celle-ci est plus dure à traverser que celle-là. Elle préserve l'existence du nourrisson d'un bien plus grand nombre de dangers. Comme récompense, la mère-nourrice

ne peut néanmoins espérer en général que certaines satis-
factions matérielles, et la mère naturelle recueillera plus
tard, lorsque l'enfant sera parvenu à l'âge adulte, ces jouissances morales, bien autrement précieuses pour son cœur
féminin, auxquelles elle n'a point un droit absolu. On cite
cependant des exceptions.

Causes de l'abandon de l'allaitement maternel. —
L'allaitement maternel est aujourd'hui trop délaissé dans
toutes les classes de la société.

Réné Blache a pu recueillir des renseignements précis
sur 207 mères appartenant à la classe moyenne ou à la
classe élevée, dans des familles près desquelles il avait été
appelé à donner ses soins. Ces mères avaient eu 537 enfants
dont 126 seulement ont été allaités plus ou moins bien par
leurs mères (soit environ 23 pour 100), et 411 élevés au
biberon ou confiés à des nourrices.

Sur 360 femmes accouchées par le Dr Nivert, 280 ont
pris des nourrices, 50 seulement ont nourri avec succès,
30 ont essayé l'allaitement et y ont renoncé au bout de quelques semaines, les unes par suite de gerçures, les autres
par qualité ou quantité de lait laissant à désirer, soit 14
pour 100.

Tarnier estime seulement à 12,5 pour 100 l'allaitement
par la mère, dans la haute société.

La proportion la plus satisfaisante est fournie par les
femmes de la campagne 64,67 pour 100.

Sur 218 enfants, le Dr Bissieu en a vu 141 allaités par
leur mère et 77 seulement envoyés en nourrice ou élevés
au biberon.

A Paris, d'après les déclarations faites aux mairies des
vingt arrondissements, d'enfants mis en nourrice, L. Landouzy signale :

Années	Total des enfants inscrits	Enfants nourris	
		au sein	par allaitement artificiel
1885 . . .	16.281	6.530	9.751
1884 . . .	17.350	6.892	10.458
1883 . . .	17.243	7.321	9.922

A Marseille, notre regretté confrère E. Gibert estimait, en 1874, à 50 pour 100 le nombre des femmes allaitant leur propre enfant, à 20 pour 100, la proportion des nourrices sur lieu, à 20 pour 100, celle des nourrices emportant des enfants.

A Elbeuf, pendant l'année 1881, il y a eu 639 naissances : 327 garçons, 312 filles. Sur ce nombre, 354 ont été déclarés à la mairie, comme étant nourris au sein par la mère, 4 par une nourrice, 148 au biberon au domicile des parents, et 133 à la campagne, la plupart au biberon (Aubert).

L'Académie de médecine de Paris (Commission de l'hygiène de l'enfance) a reçu des renseignements précis sur la population enfantine de zéro jour à un an, en 1873, dans 837 communes appartenant à 19 départements. Ces communes possédaient 97.671 enfants, existant pendant le cours de 1873, parmi lesquels 63.230 vivaient au 31 décembre 1872 et 35.441 sont nés pendant le cours de l'année 1873. Plus des deux tiers de ces enfants ont été élevés au sein. Plus de la moitié, 6/11 de cette quantité par les mères elles-mêmes, 1/25 par des nourrices, soit sur les lieux, soit chez elles. Le reste, soit 1/36 par des moyens artificiels, biberon, petit pot, alimentations diverses (Devilliers). L'allaitement maternel est incomparablement plus répandu dans les campagnes et dans les villes de deuxième et troisième ordre que dans les grandes villes où, au contraire l'allaitement par des nourrices étrangères est plus usité. Cependant, grâce aux efforts des Sociétés médicales et des Sociétés protectrices de l'enfance, même dans ces dernières villes, l'allaitement maternel tend de plus en plus à prévaloir.

Parmi les arrondissements, cantons ou communes qui se distinguent par le plus grand nombre d'enfants allaités par leurs mères, il faut citer : Alpes-Maritimes, Nice ; Ardennes, Vouzier ; Basses-Alpes, Manosque ; Bouches-du-Rhône, Salons, Saint-Chamas, Miramas, Berre, Martigues, Aix, Marseille ; Cher, Vierzon ; Corse, Ajaccio, Bastia, La Porta, Silvarecchio, Croce, La Casabianca, Guagno, La Soccia, Orto, Bastelica ; Charente-Inférieure, Rochefort ; Côte-d'Or, Châtillon-sur-Seine ; Gard, Grand'Combe, Bessège, Alais ; Gironde, Blaye ; Haute-Loire, tous les cantons ; Haute-Saône, Vesoul, Gray ; Hérault, tous les cantons ; Isère, Grenoble, Saint-Laurent-du-Pont, Côte-Saint-André, Sassenage, Uriage, Vizille, La Mure, Rives, Vienne ; Loire, Saint-Étienne, Montbrison ; Loire-Inférieure, Nantes ; Loiret, Feurs, Gien ; Nièvre, Saint-Pierre-le-Moutiers, Pougues, Fourchambault ; Nord, Douai, Avesnes, Hazebrouk, Dunkerque ; Oise, Brunvilliers, Romescamp ; Puy-de-Dôme, Issoire ; Rhône, Amplepuis ; Somme, Longueau ; Var, Fréjus, Toulon ; Vaucluse, Pertuis, Cavaillon.

Les autres départements où l'allaitement maternel est généralement pratiqué, sont : Allier, Ardèche, Belfort, Cantal, Côtes-du-Nord, Creuse, Doubs, Drôme, Finistère, Jura, Hautes-Pyrénées, Manche, Pas-de-Calais, Tarn, Tarn-et-Garonne, Vosges.

L'allaitement artificiel est surtout presque entièrement inconnu dans l'Isère, le Vaucluse, les Bouches-du-Rhône, l'Hérault, le Var. On le trouve assez fréquemment employé dans la Côte-d'Or, la Saône-et-Loire, la Haute-Saône, le Puy-de-Dôme, la Loire. Il domine dans le Calvados, la Sarthe, l'Aisne, la Vendée, le Loiret, l'Yonne et dans les communes ou arrondissements suivants : Eure, Louviers, Fleury-sur-Andelle : Ile-et-Vilaine, Vitré, Balazé, Peaucé, Argentré, Izé, Mézières, Saint-Aubin-du-Cormier, Liffré ; Marne, Châlons, Reims, Épernay ; Oise, Marseille-le-Petit, Cuignières ; Orne, Pervenchère, Séez, Nocé ; Seine-Inférieure, Elbeuf, Orival, Caudebec, Saint-Pierre-lez-Elbeuf, Saint-Aubin ; Somme, Camon, Glisy.

Dans ces dernières années, une sorte de réaction, en faveur de l'allaitement maternel s'est opérée dans certaines contrées. Avant la guerre de 1870, dit le Dr Roques (de Salon), beaucoup de mères avaient des nourrices sur lieu. Depuis, et grâce aux efforts des médecins et de la Société protectrice de l'enfance de Marseille, beaucoup de jeunes mères de cette ville allaitent elles-mêmes leurs enfants. Il en est de même à Aix et à Montpellier et dans nombre d'autres localités.

Le véritable motif de l'abandon de l'allaitement maternel, dans les classes moyennes ou élevées de la société, c'est le plus souvent la crainte qu'il ne devienne *une servitude*. On se décharge sur les nourrices, du devoir d'allaiter son enfant, sans réfléchir aux embarras majeurs auxquels on va bénévolement s'exposer.

L'ALLAITEMENT NUIT-IL A LA BEAUTÉ ? — Dans un certain monde, on considère l'allaitement maternel comme préjudiciable à la beauté. Il entraîne, dit-on, des conséquences regrettables pour la conformation des traits, de la gorge, de la taille, etc. La coquetterie aidant, on est bien aise de trouver un prétexte pour se soustraire à un devoir aussi ennuyeux. Pour combattre une allégation aussi dénuée de fondement, il suffit de rappeler que l'allaitement maternel était pratiqué dans l'antiquité, sans exception par toutes les matrones grecques et romaines, pour lesquelles la beauté était l'objet d'un culte spécial. Il l'est encore de nos jours par les Géorgiennes, justement réputées pour être les plus belles femmes du monde. Sans aller chercher si loin des exemples, jetons les yeux dans notre entourage, et nous verrons pâtir de l'allaitement maternel celles-là seules qui, se prodiguant outre mesure, brûlent, suivant une expression vulgaire, la chandelle par les deux bouts, en voulant tout à la fois continuer leur rôle de mère et se livrer sans frein aux plaisirs immodérés de la vie mondaine.

Bons effets de l'allaitement pour la mère. — Chez la mère, l'allaitement est le complément logique de la gestation et de la parturition. La sécrétion lactée, déjà apparente dans les derniers temps de la grossesse, s'établit définitivement après la délivrance. Elle constitue alors une source régulière de dérivation, qui favorise le retour graduel de la matrice à l'état normal, et s'oppose relativement aux abcès du sein et aux manifestations inflammatoires de divers organes (du péritoine en particulier), si redoutables après les couches et connues sous le nom de fièvre puerpérale. Quoique de nature infectieuse, ces affections exigent un terrain approprié pour évoluer, et plus ce terrain leur sera favorable, plus grave aussi seront leurs manifestations.

Segay, chirurgien honoraire des hôpitaux de Bordeaux, a constaté que les déviations utérines, la métrite chronique et ses conséquences, sont rares chez les femmes qui ont nourri, parce que l'allaitement favorise l'involution. C'est l'opinion de Michel Lévy, Fletwood Churchill, Nonat, Gassner, Courty, Fonssagrives, Gubian père, Barnes, Verrier-Litardière, Réné Blache, etc., c'est aussi la mienne. Dans ma clinique hospitalière et dans la pratique civile à Beyrouth, j'ai très souvent rencontré les affections, déviations ou flexions de l'utérus, chez les femmes ayant avorté, accouché d'enfants mort-nés, ou enfin n'ayant pas allaité après la parturition.

Beaucoup de femmes, généralement délicates, atteintes de nervosisme, dyspepsie, chloro-anémie, etc., jouissent d'une santé parfaite pendant la grossesse et l'allaitement, périodes où cependant les dépenses de l'organisme sont considérablement accrues. D'autres, sujettes habituellement à des poussées congestives, à des troubles névralgiques des organes génitaux internes (utérus, ovaires, etc.), en sont définitivement délivrées, après un ou plusieurs allaitements.

Inconvénients pour la mère de ne point allaiter son enfant. — La mère qui renonce à nourrir son enfant, se prive spontanément de ces jouissances particulières, qui seraient la juste récompense de ses fatigues. L'enfant en bas âge, privé de raison, se comporte un peu comme l'animal, il a *la reconnaissance du ventre*. La personne qu'il connaît surtout, c'est sa nourrice, celle qui lui fournit quotidiennement la ration nécessaire à son existence. Pour elle seront et ses premiers sourires et ses premières caresses ; en cas de danger, c'est dans ses bras qu'il se réfugiera. Quant à sa mère, il ne la connaît pas ; bien souvent, il la redoute à l'égal d'une étrangère ; *la voix du sang* semble avoir été étouffée.

Loin de moi l'idée de refuser à la femme les bienfaits d'une instruction même supérieure, pourvu qu'on n'oublie pas le but spécial pour lequel elle a été créée, celui de la reproduction, celui de la famille. Ce but apparaît chez elle aussi marqué dans le physique que dans le moral. *Propter solum uterum, mulier id est quod est*, dit van Helmont, pour bien marquer l'influence prépondérante exercée par l'utérus pendant la vie menstruelle, époque la plus importante de toutes, chez la femme. Au moral, on est frappé du développement considérable des facultés affectives, qui rend cette faible créature capable des actions les plus héroïques. Ces facultés affectives créent un besoin particulier, une passion spéciale, celle de se dévouer, de s'attacher aux créatures. Bien dirigée, cette passion rend la femme digne de toute notre admiration lorsque, mère de famille, elle se sacrifie pour élever ses enfants, ou lorsque vouée au célibat religieux, elle s'immole pour élever les enfants des autres, ou pour soigner les pauvres malades. Mal dirigée, cette passion pousse la femme à la débauche ou au ridicule.

L'absence d'affection réciproque, de la mère pour les enfants, et des enfants pour la mère, est souvent la conséquence d'un allaitement mercenaire. La mère cherche alors une compensation et transporte ailleurs ce besoin d'affection qui n'est point satisfait dans sa propre famille.

Dangers dans l'allaitement mercenaire sur lieu pour le nourrisson. — De tous les modes d'allaitement celui par la mère donne les meilleurs résultats. En Norvège, la mortalité des nourrissons est de 10 pour 100 seulement, parce que la pratique de l'allaitement maternel est très répandue. Dans le dixième arrondissement de Paris, le Dr Créquy a trouvé une moyenne de 8,28 pour 100, comme chiffre de mortalité des enfants nourris par leur mère. Celui de l'allaitement mercenaire est de 18 pour 100.

Tels ne sont point les seuls inconvénients de l'allaitement mercenaire. Une nourrice surveille, en général, avec beaucoup moins d'attention l'enfant que ne le ferait sa propre mère. Et alors, que d'accidents par suite de ce défaut de surveillance! Les journaux nous citent chaque jour des chutes mortelles d'un lieu élevé, des cas d'asphyxie par submersion dans les bassins et même les simples baquets, des brûlures étendues par chute sur des foyers embrasés, etc. D'autres fois, ils nous montrent les nouveau-nés dévorés par les animaux immondes ou enlevés par des mains criminelles.

Combien de fois le médecin découvre-t-il, dans des familles aisées, que l'unique cause de maladies chez des enfants allaités par des nourrices, résidait dans l'altération en quantité ou en qualité de la sécrétion lactée! Combien de fois voit-il de pauvres affamés s'acharner sur des seins affaissés et leur demander une nourriture qu'ils ne pouvaient plus leur fournir, tandis que les nourrices, pour ne point perdre une place lucrative, soutenaient avec obstination que leur lait était abondant! Combien de fois reconnaît-il chez elles des maladies contagieuses ou des grossesses qu'elles avaient intérêt à cacher! Que devient l'allaitement effectué dans de pareilles conditions?

Substitutions d'enfant. — Lorsqu'un enfant n'a aucune ressemblance physique ou morale avec ses parents, on dit, en plaisantant, qu'il *a été changé en nourrice*.

Les cas de substitution d'enfant ne sont pas aussi rares qu'on le suppose, et ils sont aussi faciles à accomplir que faciles à expliquer dans l'affreux commerce que l'on appelle l'industrie des nourrices. « Chargé, pendant dix-huit ans, d'un service considérable de nourrices, dit Brochard, j'ai plus d'une fois vu, soit au départ, soit à l'arrivée d'un convoi de chemin de fer, des nourrices qui avaient deux, trois nourrissons, être réellement embarrassées pour reconnaître les nouveau-nés qu'elles avaient momentanément déposés sur les tables ou sur les bancs des salles d'attente. »

Un habitant de M... eut un fils qu'il confia à une nourrice de la campagne. Quelques mois après, il réunit à table ses parents et ses amis, et, pour que la fête fût complète, il fit venir sa nourrice et son enfant. Les convives s'extasièrent sur la bonne mine de celui-ci, et, sur leurs insistances, le père ordonna à la nourrice d'ouvrir les langes, afin que l'on pût juger de la beauté de son corps. La nourrice s'exécuta avec peine, mais il fallut céder. Quel fut l'étonnement du malheureux père, son fils était une fille ! (Rodet).

A la suite des voyages des nourrices et de leurs nourrissons, dit encore Monot, les substitutions d'enfants sont fréquentes, et comment pourrait-il en être autrement? Presque tous les enfants en bas-âge se ressemblent pour les personnes qu'ils n'intéressent pas. Elles donnent à l'un ce qui appartient à un autre ; un enfant n'est-il pas toujours un enfant pour les meneuses qui les ont rapportés ? Puis, n'est-il pas, maintenant que sa mère est nourrice, non seulement un objet improductif, mais encore gênant et ennuyeux. Nous pourrions citer de nombreux échanges d'enfants, connus dans le Morvan, et qui prouvent, d'une façon fort triste, hélas ! que l'industrie des nourrices sur lieu a éteint la voix du sang, et détruit les liens sacrés de la famille.

DANGERS DE L'ALLAITEMENT MERCENAIRE A DISTANCE. — A la clinique d'accouchements du professeur Stoltz, à Strasbourg, de 1845 à 1864, il est né dans le service

925 enfants, 819 ont été élevés par leurs mères, 106 ont été envoyés en nourrice. Sur les 819 enfants élevés par leurs mères, la mortalité a été de 21 pour 100 ; sur les 106 enfants envoyés en nourrice, la mortalité a été de 87 pour 100 !!

Les faiseuses d'anges n'existent pas seulement dans l'imagination populaire, dit A. J. Martin, et les tableaux si pittoresques et si saisissants qui ont été présentés, en 1878, au Congrès international d'hygiène de Paris, des dangers auxquels est exposé le nouveau-né qu'une nourrice vient chercher à la ville pour le ramener près d'elle, ne sont que trop réels. Dans le département de la Nièvre, d'après Monot, pour les nouveau-nés venus de Paris, sans aucun contrôle, et abandonnés aux nourrices mercenaires de profession, la mortalité est de 71 pour 100 ; pour les enfants assistés, envoyés par le Département de la Seine ou l'administration de l'Assistance publique, et, sous la surveillance d'agents et d'inspecteurs, la mortalité est de 24 pour 100 ; pour les nourrissons surveillés attentivement par les Sociétés protectrices de l'enfance, la mortalité descend à 12 et 6 pour 100.

D'après l'enquête parlementaire faite dans dix départements, en 1868, par le Gouvernement, à la demande de l'Académie de médecine, la moyenne annuelle des naissances à Paris est de 53.000. Sur ce nombre, 25.500 enfants sont envoyés en nourrice à la campagne. On peut évaluer à 9 500 les placements des enfants par les bureaux particuliers, à un nombre égal les placements effectués directement par les familles et à 6500 les placements opérés par le Bureau municipal et par les Hospices de Paris.

La mortalité générale des 25.500 enfants de Paris, envoyés en nourrice et comprenant les trois catégories indiquées, est de 51,68 pour 100, tandis que la mortalité relevée pour les enfants du pays, dans les communes qui reçoivent les nourrissons parisiens, est 19,92 pour 100.

La mortalité des pupilles des Hospices de Paris est 36,65 pour 100. D'autre part, le chiffre de la mortalité des nourrissons placés par le Bureau municipal est évaluée à 29 pour 100 par l'administration, à 35 pour 100 par Broca.

La mortalité des nourrissons placés directement par leurs familles atteint 71,64 pour 100 (Boudet). A part quelques inexactitudes relevées par Husson, ces chiffres sont exacts.

On comprend les dangers de l'allaitement mercenaire à distance, en lisant les lettres suivantes écrites à un de nos confrères :

Voici comment s'exprime le Dr Jousset, médecin de l'Hôtel-Dieu de Bellême (Orne) : « Les femmes qui réclament les nourrissons sont les plus pauvres du pays, les plus mal logées, les plus dénuées de tout... Ces enfants contractent bientôt des dévoiements incoercibles, le muguet, et meurent dans le marasme. Pour peu que la chaleur de l'été soit vive, que les enfants séjournent dans un lit non renouvelé, empoisonné d'urine, les *petits Parisiens* succombent en masse, dans l'espace de peu de jours, aussi sûrement aussi rapidement que s'ils étaient frappés par le choléra. »

Le Dr Gallopin (d'Illiers) est tout aussi explicite : « Je ne connais, dit-il, qu'excessivement peu de bonnes nourrices ; j'en connais beaucoup de très mauvaises. Il en est qui font de cela métier, depuis dix, douze, quinze ans, qui ont toujours des nourrissons, et qui, je crois, n'en ont jamais rendu aux parents, ce qui m'a fait dire bien souvent que je trouvais très bêtes les filles de Paris qui donnent tête baissée dans le Code pénal en tuant leurs enfants, quand elles pourraient éviter le piège que leur tend la loi, en les mettant en nourrice à Montigny ou dans certaines maisons de la commune d'Illiers. »

Cet infanticide légal pour les enfants des filles-mères est devenu une spécialité pour certains villages et certaines maisons. Rudolphi (de Mulhouse) parle de femmes qui exercent en Allemagne cette industrie criminelle, et trouvent le moyen de *ne pas garder les enfants trop longtemps*.

Que deviennent les pauvres petits bébés, dit le Dr Monot ?

Ils deviennent un objet de spéculation infâme ; ils sont vendus, je dirai presque à l'encan, livrés au rabais. La meneuse qui sait se procurer un nourrisson à Paris persuade aux parents que, connaissant toutes les nourrices de sa contrée, l'enfant sera parfaitement placé sous tous les rapports possibles. Les parents, émerveillés de tant de complaisance, de tant de désintéressement, acceptent toutes ses propositions ; ils ignorent qu'ils sont victimes de criminelles supercheries.

En effet, une fois arrivées dans leur village, les entremetteuses, après avoir gardé chez elles les enfants, dix, quinze et vingt jours, dans·le but d'une part de bénéficier de tout ce laps de temps, puis ensuite de les louer à celles de leurs voisines qui peuvent en avoir besoin pour se placer, les cèdent enfin lorsqu'ils sont étiolés par une mauvaise alimentation, l'encombrement, un séjour forcément trop prolongé dans un berceau infect, continuellement imprégné d'urine. Ils sont délivrés à celle des voisines qui demande la rétribution la plus faible ou offre la prime la plus élevée.

J'ai dû signaler, il y a quelques années, à la préfecture de police, une meneuse de la commune de Moux qui rapportait de Paris chaque mois, quatre enfants qui lui étaient fournis par une sage-femme. Ces enfants, pour lesquels elle recevait ordinairement 20 francs par mois, étaient cédés pour dix ou douze francs. Elle conservait pour elle-même le surplus de la pension (Monot).

Nous avons vu chez une nourrice, dit le Dr Pitois (de Rennes) dix-neuf décès sur vingt et un enfants, et ceux qui restent, Dieu sait quelles misères et quelles souffrances ils ont à traverser, pour arriver à l'âge de deux ou trois ans.

Decaisne a signalé les agissements criminels de certains entremetteurs pour l'allaitement à distance, qui se chargent de faire parvenir des nouvelles du nourrisson à sa famille. Malade ou mort, l'enfant est toujours représenté comme bien portant jusqu'au moment où sa famille le réclame. Alors on accuse quelque accident ou maladie qui l'a emporté rapidement. En réalité, l'entremetteur a perçu pendant de longs mois, les gages de nourrice pour un enfant déjà mort.

Malgré ces dangers signalés depuis longtemps, l'allaitement à distance continue à être très pratiqué pour les enfants des grandes villes. En 1887, sur un total de 74.112 naissances dans le département de la Seine, la proportion des placements a été de 27,89 pour 100 d'après Blache, dont un huitième dans le même département, et les sept autres au dehors.

MAUVAIS EFFETS POUR LES ENFANTS DES NOURRICES SUR PLACE. — L'allaitement mercenaire, même effectué d'une manière irréprochable, entraîne presque toujours des conséquences fâcheuses. A moins que la nourrice n'ait perdu son enfant, on ne l'ait sevré dans le cours de la seconde année, fait exceptionnel, il doit y avoir ici *un voleur* et *un volé*.

Cette remarque n'est pas nouvelle.

« Pour un légier proufit, dit Montaigne, nous arrachons tous les jours leurs propres enfants d'entre les bras des mères, et leur faisons prendre les nôtres en charge : nous leur faisons abandonner les leurs à quelque cheftive nourrice à qui nous ne voulons pas commettre les nostres, leur défendant non seulement de les allaicter, quelque dangier qu'ils en puissent encourir, mais encore d'en avoir aulcun soing, pour s'employer du tout au service des nostres. »

L'enfant de la nourrice, nourri avec trop de parcimonie ou sevré prématurément, est sacrifié et exposé à tous les dangers de l'athrepsie et de l'inanition. Telle est l'unique cause de l'effroyable mortalité qui sévit, dans certains cantons (64 pour 100), sur les nourrissons dont les mères vont à Paris se placer comme nourrices.

Pendant les six derniers mois de 1870. dit Monot, et les six premiers de 1871, alors que Paris fut investi à deux reprises différentes, et qu'il devint impossible aux nourrices de province de se rendre dans la capitale, toutes les mères allaitaient leurs enfants, et voici les modifications qui survinrent dans la mortalité. Le chiffre des naissances de mon canton s'éleva à 270 : celui des décès d'un jour à un an à 54, soit une moyenne de 20 pour 100, alors que le chiffre ordinaire est 33 pour 100.

CONSÉQUENCES POUR LA SANTÉ DES NOURRICES. — L'intérêt pousse un grand nombre de nourrices, à allaiter successivement plusieurs nourrissons, et ce, au détriment de leur santé. Gust. Poirier cite une femme qui allaita cinq nourrissons de suite, pendant cinquante mois consécutifs. Leur état général finit par s'altérer et favorise singulièrement l'apparition de la phtisie pulmonaire. Tous les auteurs en citent des exemple [1].

CONSÉQUENCES POUR LEURS FAMILLES. — L'allaitement mercenaire brise pour toujours les liens de la famille et démoralise les populations.

Quand une femme désire se placer comme nourrice, elle n'accepte plus une grossesse comme les autres femmes. Il semble que le sentiment de la maternité future n'existe pas pour l'encourager pendant la gestation. Ce temps est un temps d'ennui par où il faut passer. Il lui pèse énormément, car elle ne le considère que comme une formalité, pour arriver à avoir du lait. Elle ne songe point avec amour au moment où elle portera dans ses bras un enfant bien-aimé. Dans ses rêves, elle a un tout autre objectif : se soustraire à la vie commune de sa maison, quitter son village, pour trouver ses aises dans la grande ville.

A peine une femme est-elle rétablie de ses couches, dit le Dr Monot, qu'elle se dispose à partir. Convaincue que plus son lait sera jeune, plus son placement sera avantageux, elle hâte ses préparatifs de départ. Son enfant mourra, peu lui importe.

[1] Voy. *Le Lait*, 1893 p. 78,.

Pendant qu'elle vit à Paris, dans le luxe, ses enfants sont abandonnés à eux-mêmes ou confiés aux soins d'une voisine qui s'en occupe très peu. Ils sont malades, personne n'est là pour les soigner. Le mari va au cabaret, contracte des habitudes de dépenses et de débauche. La vie de famille est détruite à jamais.

Un certain nombre de femmes, après avoir nourri à Paris, habituées à une vie oisive, à un régime alimentaire délicat, à un luxe qu'elles ignoraient jusque-là, n'envisagent qu'en tremblant le moment où elles devront revenir au village, et retrouver la dure vie qu'elles ont quittée. Leur allaitement terminé, tous leurs efforts ne tendent qu'à démontrer à leur mari que le séjour à Paris constituera pour l'avenir le bonheur de leur famille, de leurs enfants. Le mari se laisse convaincre ; il vend sa propriété à vil prix, ou la laisse inculte et improductive, place comme il peut ses enfants et part.

Quelques femmes qui ne peuvent persuader leur mari reviennent tellement démoralisées, quelles apportent avec elles la corruption dans leur village. D'autres poussent la prévoyance jusqu'à *revenir enceintes*, afin d'être sûres de retourner à Paris. Et il y a des maris qui s'en réjouissent, parce que leur femme gagnera plus tôt de l'argent !

CHAPITRE II

DIRECTION DE L'ALLAITEMENT MATERNEL

LA MÈRE POURRA-T-ELLE ALLAITER SON ENFANT ? — Beaucoup de femmes enceintes désirent savoir avant l'accouchement, si elles pourront nourrir elles-mêmes leur enfant, ou si elles devront arrêter à l'avance une nourrice.

La solution de ce problème est donnée par des examens sur la santé de la femme, sur le fonctionnement de la menstruation avant la grossesse, sur le développement et la disposition des seins, et la nature de leur sécrétion.

Santé. — Un préjugé très répandu, consiste à croire qu'une bonne nourrice doit avoir une santé très robuste. Si l'on se montrait difficile à ce point, il n'y aurait jamais possibilité, pour l'habitante des villes, d'allaiter son enfant. L'expérience montre tous les jours qu'il n'existe aucune relation directe entre la santé générale et la richesse de la sécrétion lactée. Certaines femmes, d'apparence presque chétive, sont des nourrices bien supérieures à d'autres femmes beaucoup plus vigoureuses. Sans exiger des constitutions exceptionnelles, on se contentera donc de celles qui sont satisfaisantes dans leur ensemble.

Réné Blache a cité plusieurs observations de mères, appartenant aux classes moyennes ou élevées de la société, qui, dans de semblables conditions, ont pu conduire à bien l'allaitement de leurs enfants. J'en ai moi-même observé de nombreux exemples. Il n'y a dans ce fait rien qui doive nous surprendre, au contraire. Pourquoi des femmes placées. par leur condition sociale, dans de meilleures conditions hygiéniques, ne pourraient-elles pas s'acquitter convenablement d'une fonction que remplissent avec succès la plupart des mères de la classe laborieuse ?

Menstruation. — Trousseau trouve, dans le fonctionnement habituel de la menstruation avant la grossesse, un indice de la sécrétion future du lait[1]. Une menstruation irrégulière et peu abondante laisse craindre que la sécrétion lactée se fasse mal. Des règles trop abondantes sont aussi chose fâcheuse, parce que, lors du rétablissement de l'hémorragie menstruelle, après deux ou trois mois d'allaitement, la fluxion utérine peut contre-balancer et annihiler la

[1] Trousseau, *Clinique médicale de l'Hôtel-Dieu*, III, p. 157.

fluxion mammaire. Le retour régulier des époques, et la quantité moyenne de la perte, établissent des présomptions favorables. En examinant l'établissement de la sécrétion lactée chez soixante accouchées, Joseph Cauvet est arrivé à conclure qu'il y aurait plus de chances de trouver un lait abondant chez les femmes réglées de bonne heure que chez les autres. Les chances seraient partagées pour les femmes réglées après quinze ans.

Mamelles. — On connaît [1] l'influence du volume des mamelles sur la sécrétion lactée. Reste à étudier la conformation du mamelon qui déverse le lait au dehors.

L'allaitement direct au sein nécessite un mamelon saillant et de dimensions moyennes. Un excès de longueur provoquerait des titillations de la luette et des vomissements : un excès de volume empêcherait l'introduction dans la cavité buccale ; les conditions inverses offriraient trop peu de prise pour la succion régulière. Le mamelon doit être percé d'un grand nombre d'orifices, pour permettre au lait de sortir facilement. A la pression, le lait doit sourdre en forme de gerbe.

Examen de la sécrétion mammaire pendant la grossesse. — Le troisième mois de la grossesse s'accompagne de la sécrétion d'un lait imparfait, appelé colostrum. Les caractères de ce colostrum permettent de prévoir d'avance les qualités futures du lait. Donné divise les femmes enceintes en trois catégories [2].

1° Dans la première, se rangent celles chez lesquelles, à quelqu'époque que l'on fasse cet examen, la sécrétion du colostrum est très peu abondante. On peut à peine en obtenir une goutte ou une demi-goutte par la pression la plus soigneusement exercée sur la glande mammaire et le mamelon. Si l'on joint l'observation microscopique à cet exa-

[1] Voy. *Le Lait*, 1893, p. 110.
[2] Donné, *Conseils aux mères.*

men, on voit que ce colostrum contient très peu de globules laiteux, petits, mal formés, et un très petit nombre des corps granuleux propres à ce fluide. Dans ce cas, le lait sera presque à coup sûr, en petite quantité, après l'accouchement, pauvre et insuffisant pour la nourriture de l'enfant.

2° La seconde catégorie comprend les femmes, qui sécrètent un colostrum abondant, mais fluide, aqueux, coulant facilement, semblable à une légère eau de gomme, également pauvre en globules laiteux proprement dits et en corps granuleux. Il semble qu'il est étendu et délayé avec de l'eau. Les femmes offrant ce caractère peuvent avoir du lait en plus ou moins grande quantité, quelquefois abondant, quelquefois rare, mais leur lait est toujours pauvre, aqueux et très peu substantiel.

3° Dans la troisième catégorie, le colostrum a des caractères plus tranchés. La sécrétion chez une femme grosse de huit mois, par exemple, est assez abondante. On en obtient facilement plusieurs gouttes dans un verre de montre. Ce fluide contient une matière jaune, plus ou moins foncée, plus ou moins épaisse, tranchant par sa consistance et par sa couleur avec le reste du liquide, dans lequel elle forme des stries distinctes. Il est riche en globules laiteux déjà bien formés, d'une bonne grosseur, sans mélange de globules muqueux. Il contient également une plus ou moins grande quantité de corps granuleux. Cette réunion de symptômes est favorable. Elle permet d'espérer que la femme aura du lait en suffisante quantité, que ce lait sera riche en principes nutritifs, et qu'il jouira, en un mot, de toutes les qualités essentielles.

La méthode de Donné comporte des exceptions. L'expérience journalière démontre l'aptitude à nourrir de femmes, de sa première et de sa seconde catégorie.

UTILITÉ DE L'ALLAITEMENT MATERNEL DÈS LES PREMIÈRES COUCHES. — La jeune mère qui, présentant les conditions requises pour conduire à bien l'allaitement de son enfant, a pris la décision de ne point le confier à une mercenaire, devra commencer à nourrir dès ses premières couches. Elle se mettra ainsi, pour plus tard, à l'abri d'une cause de découragement qui en a rebuté un grand nombre.

Chez les multipares, en effet, dans les deux ou trois premiers jours consécutifs à la délivrance, les contractions utérines déterminent des douleurs assez vives connues sous le nom de *tranchées*. L'excitation du mamelon, produite par la succion buccale, exagère ces douleurs. Les primipares en sont généralement exemptes. On sait, d'ailleurs, aujourd'hui que ces douleurs cèdent à l'emploi de 1 gramme à $1^{gr},50$ d'antipyrine, pendant deux ou trois jours.

Lors d'un premier allaitement, cet obstacle ne surgira pas, pour détourner la primipare de son louable dessein. Plus tard, dans les couches ultérieures, la mère éclairée par l'expérience, aura plus de courage, et le terrible argument perdra à peu près toute sa valeur.

NÉCESSITÉ POUR LA FEMME DE PRENDRE LIBREMENT LA DÉCISION DE NOURRIR. — L'allaitement est sans doute une consolation pour la mère, mais, il ne faut pas se faire illusion, il exige aussi beaucoup de sacrifices et beaucoup de dévouement.

Pour être bonne nourrice, dans toute l'acception du terme, il ne suffit pas de remplir certaines conditions physiques ; d'autres conditions morales sont bien plus indispensables. Là est le secret qui donne de beaux succès à des mères d'apparence chétive, alors que tant de mères incontestablement plus robustes échouent. *Il faut vouloir nourrir, et prendre librement cette décision.*

Une tâche imposée nous paraît toujours plus pénible à accomplir, et telle est la faiblesse de la nature humaine, que nous nous exagérons en pareil cas les difficultés. Cette lutte morale aboutit nécessairement à une défaite. Au lieu d'entourer le nouveau-né de soins minutieux, de veiller sur lui avec la sollicitude la plus tendre, la mère à qui l'allaitement est en quelque sorte imposé, ne tarde pas à délaisser ce petit importun, qui absorbe tous ses instants. La négligence de ces soins indispensables, ceux de propreté surtout, l'inobservation des préceptes de l'hygiène, le décubitus dorsal prolongé, etc., ne tardent pas à porter leurs funestes conséquences. La santé du baby en souffre. Les maladies se manifestent. On en conclut que la mère ne peut pas nourrir, et il faut recourir à une autre nourrice ou à l'allaitement artificiel.

On pourrait, peut-être, atténuer ces inconvénients, dans les familles de la classe aisée, en confiant l'enfant à une nourrice *sèche*, chargée d'administrer tous les soins les plus éclairés et les mieux entendus, et en ne réservant pour la mère que l'allaitement proprement dit.

Même dans ces conditions, en apparence si satisfaisantes, la mère qui nourrit de force restera une piètre nourrice. Après tous les anciens accoucheurs, Jacquemier et Delore ont insisté sur ce point. De même, observe ce dernier, que la bouche se sèche sous l'empire d'une émotion, de même le lait est tari par le chagrin et la contrainte morale.

Avant d'engager une jeune femme à nourrir dès ses premières couches, le médecin qui l'assiste de ses conseils doit donc entamer certaines négociations diplomatiques. Avant de s'adresser directement aux intéressés, le père et la mère, il tâchera de convaincre l'entourage, surtout les belles-mères. Ici les avis sont presque toujours partagés. La mère du mari pousse à l'allaitement, la mère de la femme le combat de toutes ses forces. Elle craint toujours pour la santé de sa fille, et il n'est pas de dangers chimériques qu'elle n'invoque à l'appui de son opinion. Si les grand'-mères maternelles avaient eu le pouvoir de proscrire l'allaitement maternel, nul doute qu'elles ne l'eussent fait depuis longtemps, et à une forte majorité. La plus difficile à convaincre est donc la mère de l'accouchée. Si cette difficulté disparaît, tout va comme par enchantement ; tout le monde est docile aux conseils de la science, et on obéit sans murmurer. La mère réussit toujours à convaincre sa fille. Dans le cas contraire, l'allaitement est compromis. La femme se plie, en apparence, au désir de son mari et de sa belle-mère. Elle affecte même de penser comme eux. Dans le fond, il n'en est rien ; l'influence de sa mère reste prépondérante. On peut s'attendre d'un moment à l'autre, à voir surgir de ces causes *providentielles* qui forceront d'interrompre l'allaitement.

HYGIÈNE DE LA MÈRE PENDANT L'ALLAITEMENT. — L'allaitement est une cause de fatigues incessantes pour l'organisme maternel. Pour y résister, il faut savoir observer certaines règles, dictées par la prudence et l'hygiène. Certains caractères enthousiastes ne voudraient point en entendre parler. Ces jeunes mères s'engagent étourdiment dans une voie qu'elles ne connaissent pas. Elles ne réussissent jamais à atteindre leur but.

Aliments. — L'alimentation de la mère nourrice doit se rapprocher le plus possible du type auquel elle est habituée. Substantielle et variée, cette alimentation renfermera du gras et du maigre. Les viandes de bœuf, veau, mouton, agneau, en constitueront la base. Les autres viandes blanches ou noires, les volailles, le gibier, le poisson, les légumes, le lait, le chocolat, etc., ne seront pas exclus, à condition d'éviter l'*abus* des épices et condiments, du sel. du poivre, du vinaigre et autres assaisonnements. La composition des repas ainsi fixée entretient l'appétit, prévient les troubles digestifs et par suite l'épuisement des forces. On conseille de s'abstenir de certains végétaux, ail, oignons, carottes, asperges, artichauts, etc., susceptibles de transmettre des principes odorants au lait, et de déplaire au nourrisson [1].

Boissons. — Les effets pernicieux de l'alcool sur la

[1] Voy. *Le Lait*, 1893, p. 107.

santé de l'enfant [1] font interdire le rhum, le cognac, l'eau-de-vie et les liqueurs alcooliques pendant l'allaitement. L'usage de vin coupé avec de l'eau ou de bière faible, de cidre, suivant les pays, aux repas, n'offre point l'inconvénient, si l'on en a l'habitude. En Grèce, les femmes qui allaitent s'abstiennent complètement de vin, tant elles craignent son influence pernicieuse sur leurs enfants (Zinnis). Un tel exemple n'est pas à imiter, il ne faut jamais tomber dans l'exagération.

Le café, le thé et autres stimulants seront consommés avec la plus grande modération ; cette règle n'est point applicable à toutes les régions. En Angleterre pour le thé, en Orient pour le café, l'habitude, contractée dès le bas âge, d'absorber en quantité considérable ces infusions, les rend tout à fait inoffensives aux nourrices.

Sommeil. — Le sommeil régulier contribue au moins autant que l'alimentation à réparer les forces. On connaît l'adage : *qui dort dîne.* L'un de ces actes peut suppléer le second. Mais si tous deux s'effectuent dans de bonnes conditions, la santé générale ne s'en porte que mieux.

Le moyen d'obtenir ce repos indispensable à la mère nourrice, consiste à bien régler dès les premiers jours, les repas du nourrisson pendant la nuit. Ce petit être contracte facilement l'habitude qu'on désire lui donner, et finit par se réveiller, comme sa mère, à heure fixe pour les tetées.

Dans beaucoup de familles, pour plus de garanties de sommeil, on pratique pendant la nuit l'allaitement au biberon. L'enfant couche alors dans la chambre d'une domestique chargée de l'allaitement artificiel. Tout obstacle au sommeil de la mère est ainsi écarté. Cette méthode mixte a l'avantage de permettre l'allaitement à des mères, incapables d'en supporter les fatigues sans cette précaution. Elle doit être encouragée, à condition toutefois que l'on

---

[1] Voy. *Le Lait*, 1893, p. 104.

puisse avoir une confiance absolue dans la femme chargée des repas nocturnes.

Exercice. — La vie continuelle à la maison deviendrait aussi monotone qu'insalubre pour les mères nourrices. Les promenades à pied ou en voiture, au grand air, permettant un exercice modéré, sans fatigue, ne peuvent qu'entretenir le fonctionnement régulier des organes. En choisissant pour les effectuer une température convenable, un *beau temps*, elles donnent toujours d'excellents résultats. Elles aiguisent l'appétit, détendent le système nerveux, etc.; enfin leur utilité n'est pas moindre pour le nourrisson.

Vie mondaine. — La mère qui allaite a besoin d'une vie paisible et régulière. Dans son intérêt et dans celui de son enfant, elle doit prévoir l'emploi de sa journée, et s'astreindre énergiquement à ce règlement approuvé par la science. Il lui faut donc renoncer aux plaisirs et aux agitations de la vie mondaine. L'amour maternel l'aidera à accomplir ce sacrifice, elle en récoltera amplement les fruits plus tard. Beaucoup de jeunes femmes n'ont malheureusement pas le même courage. Leur égoïsme est parfois cruellement puni. Combien de mères ont terminé, dans les larmes, une nuit commencée dans les festins, les plaisirs et la joie. Pendant qu'elles se réjouissaient loin du berceau de leur enfant, un accident grave, provoqué par la négligence des domestiques ou leur ignorance, a mis les jours du nourrisson en danger ou même l'a emporté en quelques instants !

MOMENT OU IL FAUT DONNER LA PREMIÈRE TETÉE AU NOUVEAU-NÉ. — Dans les premières heures de la vie, le nouveau-né n'a pas un besoin si pressant de nourriture. Il peut attendre, il vaut mieux même qu'il attende quelques heures, avant d'être mis au sein pour la première fois. Pendant ce temps, ainsi que sa mère, il goûtera un paisible repos.

La durée de ce sommeil pour l'accouchée, varie, suivant la fatigue du travail, entre deux et douze heures. Parfois, la faiblesse exceptionnelle de la mère réclame un repos plus prolongé. Durant cet intervalle, toutes les heures au plus, ou toutes les trois heures au moins, l'enfant avale une ou deux cuillerées à café d'eau tiède, renfermant un quart environ de bon lait de vache, et édulcorée avec du sucre de lait.

Il est important, pour la mère, dit Trousseau, de donner à teter à son enfant, après les premières heures de l'accouchement. Car lorsque la montée du lait est faite, le sein devient douloureux, l'érection du mamelon se fait mal, et de plus, lorsque la mamelle est distendue, le mamelon est tiré à sa base et s'efface de telle manière que l'enfant ne peut plus teter, ou, s'il parvient à teter après l'élongation du mamelon, la succion est fatigante et cause des déchirures. Au contraire, lorsque, immédiatement après l'accouchement, on donne le mamelon à l'enfant, l'érection se fait avec facilité. La bouche le saisit bien et l'organe s'habitue à ses nouvelles fonctions. De cette manière, les canaux galactophores, au lieu d'être engorgés de colostrum, sont préparés à l'excrétion du lait, rendue plus facile et plus commode. Si l'on n'agit pas ainsi, les seins s'engorgent, les canaux se déchirent ou se rompent, les mamelles s'enflamment, deviennent le siège d'abcès, de fissures, et l'allaitement est compromis.

Précautions a prendre avant de placer l'enfant au sein. — Avant de présenter le sein pour la première fois à l'enfant, on a soin de laver le mamelon à l'eau tiède additionnée d'acide borique (4 pour 100), pour faire disparaître divers produits sébacés ou épidermiques accumulés dans les sillons où aboutissent les canaux lactifères et rendre l'organe aseptique ; les lotions augmentent la souplesse de l'organe et en facilitent la dépréhension. Dans la suite, on les renouvelle pour enlever la petite quantité de lait qui pourrait, en séjournant dans les replis du mamelon, avoir contracté un goût acide.

Repas. — *Nombre et moment.* — Tant que l'enfant

perd de son poids, Trousseau, engage de le laisser, dans les premiers temps, teter fréquemment, toutes les fois qu'il se réveillera[1]. Blache voit, dans cet allaitement irrégulier, une cause de déperdition de poids. En effet, dit-il, l'estomac de l'enfant, comme celui de l'adulte, a besoin de repos avant de digérer une nouvelle quantité d'aliments. L'enfant qu'on fait teter à chaque instant fatigue sa nourrice, en même temps qu'il fatigue son estomac et ne le remplit que de la partie la plus liquide du lait, car il quitte le sein au moment où la portion caséeuse et vraiment nutritive se présente. Ces réflexions sont parfaitement justes. J'ai remarqué que l'irrégularité du nombre des repas facilite beaucoup les vomissements, dans les premières semaines de la vie. Dans ces conditions, j'ai vu apparaître des diarrhées vertes, de nature franchement bilieuse, qui ont spontanément disparu, quand j'ai obligé les nourrices à allaiter les nouveau-nés à intervalles fixes, toutes les heures et demie, par exemple. Il semble utile de fixer le nombre et les heures des repas.

Dans la journée, on donne à teter toutes les deux heures. La nuit, on double au moins cet intervalle, de manière à avoir huit à dix heures de sommeil séparées par un seul allaitement. Ainsi, l'enfant prend le sein à neuf heures du soir, ensuite d'une heure à deux après minuit, puis de cinq à sept heures du matin. Si l'enfant s'éveille et crie, fait qui arrivera en moyenne deux à trois fois par nuit, on cherche à l'apaiser et à l'endormir ; s'il est trop récalcitrant, on lui donne, à l'aide d'une cuiller ou d'un biberon, un peu de lait de vache bouilli, coupé avec de l'eau. Après quelques nuits des plus pénibles, le nourrisson finit par s'habituer à cette méthode, et sa mère peut goûter le repos nécessaire.

Pour les huit premiers jours, d'après ses observations recueillies dans son service de la Maternité de Tiflis, le

---

[1] Trousseau, *Clinique médicale de l'Hôtel-Dieu*, t. III, p. 160.

Dr Artemieff a dressé le tableau suivant du nombre moyen de tetées dans les vingt-quatre heures :

Poids des nouveau-nés	Nombre des nouveau-nés	Nombre des allaitements								En tout pendant 24 heures
		1 jour	2 jours	3 jours	4 jours	5 jours	6 jours	7 jours	8 jours	
Jusqu'à 3000 gr. {	Garçons 15 .	3	5	6	7	7	7	8	7	
	Filles 11 . .	4	6	7	6	6	7	7	7	
De 3001 gr. à {	Garçons 6. .	5	7	6	6	7	8	7	7	
3500 gr. . . {	Filles 7. . .	4	6	7	7	7	7	7	7	
Au-dessus de {	Garçons 5. .	5	8	7	8	7	7	6	7	
3500 gr. . . {	Filles 6. . .	7	7	8	8	8	7	7	7	
Total. . . . {	Garçons 26 . Filles 24. .	4 2/3	6 1/2	6 5/6	7	7	7 1/6	7	7	

Pendant les premiers mois, l'enfant doit donc être mis au sein, huit ou dix fois au plus par vingt-quatre heures. A partir de quatre mois, les tetées doivent être moins nombreuses ; après six mois, l'enfant peut teter seulement toutes les trois heures, les repas devenant naturellement d'autant plus copieux qu'ils sont moins fréquents ; six tétées, dont quatre ou cinq le jour et une ou deux la nuit, sont alors suffisantes. Quelques praticiens sont partisans de la suppression des repas nocturnes. Boardman inclinerait vers ce sentiment, sous prétexte que l'insomnie du premier âge est plutôt liée à une position vicieuse dans le lit, ou à une gêne due aux vêtements mouillés ou trop serrés qu'à la faim. Mais cet auteur oublie que les dépenses excessives de l'organisme à cet âge demandent à être compensées par une proportion d'aliments supérieure à celle de l'âge adulte. Il faut donc soutenir comme Regnolds, Rotch et la plupart des médecins, la nécessité des repas pendant la nuit.

Direction. — Il convient, les premiers jours, d'introduire le mamelon dans la bouche de l'enfant, pour lui éviter la fatigue des succions inutiles sur tout ce qui se présente à sa bouche. Pendant l'allaitement, on tiendra libre l'ouverture des narines, en refoulant avec la main, la mamelle, qui, sans cette précaution, serait appliquée contre le nez et le visage du nourrisson. La mère, dans le même repas, présentera successivement les deux seins. Elle restera couchée, suivant la mode américaine, sur le côté correspondant au sein qu'elle laisse tomber dans la bouche de son enfant placé le long de sa poitrine (fig. 36). Cette position est moins pénible que la station assise. La mère ne doit pas

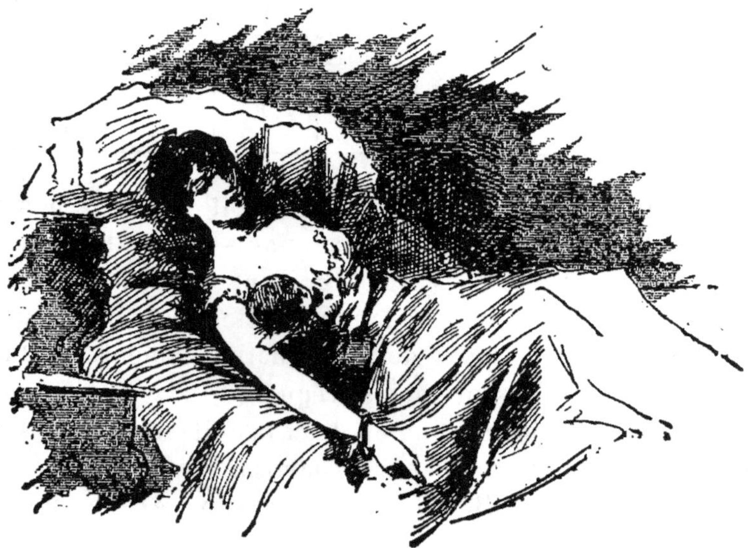

Fig. 36. — Position de la mère qui fait teter son enfant les premiers jours [1].

conserver indéfiniment son enfant au sein, dix à douze minutes suffisent pour chaque repas. Une durée plus longue exposerait, suivant la remarque de Budin, l'organe à certaines lésions (gerçures, crevasses) qui deviendraient à leur

[1] Figure empruntée au livre de M. Périer, *La première Enfance*, Paris, J.-B. Baillière.

tour, parfois, le point de départ d'inflammations et d'abcès mammaires. Enfin, pendant la nuit, la mère ne s'endormira jamais, sans avoir replacé son enfant dans son berceau. Si l'enfant est confié, pendant la nuit, à une nourrice, on exigera qu'elle prenne la même habitude. Cette précaution n'est pas inutile, car un grand nombre de nouveau-nés, partageant le même lit que leur mère ou leur nourrice, ont été étouffés par elles, dans le premier sommeil. Depaul, Fonssagrives, Lefebvre de Villebrune ont vu se produire ces horribles accidents. Ils sont signalés depuis la plus haute antiquité, comme le prouve le jugement de Salomon : une des mères avait étouffé son enfant en le couchant avec elle. Rosen de Rosenstein évaluait à sept cents au moins, par an, les nourrissons qui, de son temps, en Suède, succombaient ainsi étouffés. Il meurt de cette façon en Angleterre 1,4 pour 1000 de nouveau-nés ; en Écosse, 1,0 pour 1000 ; à Birmingham, 9,3 pour 1000 nouveau-nés ; à Londres, 3,9 pour 1000 ; à Liverpool, 8,4 pour 1000. Ces accidents surviennent surtout en hiver, et dans la nuit du samedi au dimanche chez les femmes qui s'adonnent à la boisson.

Humphrey, médecin de l'état civil à Middlesex, a dit, dans un rapport officiel, que dans son arrondissement on n'avait pas trouvé moins de 49 nourrissons étouffés au lit du 11 novembre 1880 au 13 décembre de la même année !!

Uffelmann, sans avoir de données statistiques pour l'Allemagne, est porté à croire, d'après ses observations personnelles, que le même accident n'y est pas rare.

Séméiologie de la succion. — L'introduction du petit doigt dans la bouche du nouveau-né, donne le degré d'énergie de la succion. L'enfant robuste et bien portant saisit aussitôt le doigt, comme il ferait du mamelon et tette avec force et continuité, jusqu'à ce qu'il s'aperçoive de l'inutilité de ses efforts. L'enfant faible ou malade suce lentement et sans énergie. Dans les maladies cérébrales, il tette avec irrégularité et en mâchonnant. L'enfant sain et pourvu d'une bonne nourrice tette régulièrement ; s'il se jette sur le sein avec une certaine avidité, c'est avec une sorte de jouissance paisible qu'il opère les mouvements de succion consécutifs, et avec la plus grande régularité qu'il avale, soit après chacun de ces mouvements, soit après trois ou quatre ; la déglutition doit se faire entendre à distance. Après cinq à dix minutes d'une succion continue, il est ordinairement rassasié et s'endort sur le sein que sa bouche abandonne (H. Roger).

Vomissements. — Si l'enfant a de la tendance à vomir facilement, on interrompt un peu plus tôt chaque repas. Le vomissement produit sans effort, aussitôt après la tetée, est un acte mécanique par lequel l'estomac se débarrasse de son trop-plein ; il n'entraîne aucune conséquence, et n'empêche pas le baby de prospérer. C'est à tort cependant que les nourrices le considèrent comme un phénomène heureux ; il vaut mieux l'éviter, de crainte qu'il ne finisse par devenir habituel, ce qui pourrait nuire à la santé générale.

Régurgitations laiteuses. — Les enfants qui se portent le mieux ont souvent des régurgitations laiteuses. Cela arrive surtout, lorsqu'ils sont vigoureux, voraces et quand les seins de leur nourrice se remplissent aisément. Quelques instants après qu'ils ont fini de teter, on voit un flot de lait liquide, inodore, s'échapper de leur bouche, comme d'un trop-plein, et sans qu'il en résulte aucun malaise (Parrot).

Hoquet. — Le hoquet est presque aussi fréquent et en général beaucoup plus tenace, car il n'est pas exceptionnel de le voir durer à plusieurs reprises, dans la journée, pendant vingt, trente minutes, et même une heure entière. Il ne gêne en rien l'enfant, dont la face reste épanouie, et ce n'est pas sans raison qu'on y voit l'indice d'un estomac satisfait et digérant sans peine un copieux repas. Il cesse toujours quand le mal vient, et ne reparaît qu'avec la santé (Parrot). Ce phénomène se manifeste de très bonne heure. W. Preyer l'a observé dans la première journée après la naissance. Durant le premier trimestre, il est plus fréquent

que chez l'adulte. On peut le calmer en donnant à l'enfant,
sur la langue, une demi-cuillerée d'eau sucrée, tiède. Cette
petite dose suffit pour faire cesser le hoquet le plus persis-
tant, sans qu'on sache comment expliquer l'action de ce
remède domestique. Le mécanisme complexe du hoquet est
inné et fonctionne, longtemps avant la naissance, chez
l'homme et les animaux (W. Preyer).

CHAPITRE III

OBSTACLES A L'ALLAITEMENT MATERNEL

I. DE LA PART DE LA MÈRE

OBSTACLES A L'ALLAITEMENT. — Il y a des contre-indica-
tions absolues à l'allaitement maternel. Elles en empêchent
l'établissement ou obligent à en suspendre le cours. Elles
proviennent : 1° de l'âge de la mère ; 2° de l'état de sa santé ;
3° de sa condition sociale : 4° de l'organisation anatomique
ou des maladies des seins ; 5° de la nature de leur sécrétion.

AGE. — Une mère, âgée de moins de dix-neuf ans et de
plus de trente-cinq ans, est incapable d'allaiter son enfant,
plus de deux à quatre mois. Cette règle souffre néanmoins
des exceptions. Dans les pays plus rapprochés de l'équateur
où la nubilité est plus précoce, et chez certaines individualités, dans les autres régions, l'allaitement s'effectue avec
succès au-dessous de dix-neuf ans. Une femme, qui a eu
plusieurs grossesses antérieures après lesquelles elle a allaité
ses enfants, peut très facilement aussi entreprendre de nouveaux allaitements en approchant de la quarantaine.

MALADIES CHRONIQUES EXISTANT AVANT LE DÉBUT DE
L'ALLAITEMENT. — *Tuberculose.* — Dans la phtisie pulmo-

naire confirmée, l'allaitement est proscrit dans l'intérêt de la mère et de l'enfant.

Dans l'intérêt de la mère, car il favorise l'évolution rapide de la tuberculose (Hérard). L'expérience démontre qu'il détermine ou accélère la fonte de ces productions morbides, avec lesquelles on peut, en évitant toute excitation forte, fournir une carrière assez longue (Moreau). Lorain, Jacquemier, Blache, J. Simon, etc., donnent les mêmes conseils.

Dans l'intérêt de l'enfant, parce qu'il peut contracter plus facilement l'affection maternelle : 1° par contagion, dans les rapports multiples et intimes de l'allaitement ; 2° en se nourrissant de ce lait [1], et parce que ce lait laisse en général beaucoup à désirer, au point de vue de la quantité et des qualités nutritives.

L'interdiction d'allaiter sera, par prudence, étendue à la tuberculose latente, aux femmes prédisposées par hérédité à la phtisie, car l'allaitement, en affaiblissant l'organisme, provoquerait l'éclosion de la diathèse.

Scrofule. — On se comporte de la même manière dans la scrofule, lorsqu'il existe des traces de cette affection, cicatrices, adénites, etc., à cause de ses relations avec la phtisie.

Syphilis. — Dans la syphilis, on n'interdit l'allaitement maternel, que si la débilité générale est trop prononcée. Mais alors, pour éviter l'infection de la nourrice par le nourrisson, on pratique l'allaitement avec une femelle d'animal.

Hormis ce cas, la mère est dans l'obligation formelle de nourrir, alors même que la maladie aurait été transmise à l'enfant par le père, au moment de la fécondation de l'ovule, sans contamination de la mère. On sait par la loi de Colles que la mère ne contracte jamais la syphilis, en allaitant son enfant atteint de cette diathèse héréditaire.

[1] Voy. *Le Lait*, 1893, p. 148 et suivantes.

Alfred Fournier veut même plus : Si l'on objecte, dit-il, que la mère est bien faible pour nourrir, qu'elle ne saurait supporter les fatigues de l'allaitement sans danger pour elle-même, il faut insister. Car il est assez rare qu'une femme ne puisse, au moins pour quelques mois, allaiter son enfant. Qu'elle donne donc le sein au moins pendant les premières semaines. La syphilis infantile se révèle presque toujours dans le cours du premier trimestre. Cette période d'allaitement maternel peut servir et de critérium pour la santé de l'enfant et de guide pour la conduite à tenir dans la suite. En effet : 1° si la syphilis, dans ce laps de temps, s'est révélée chez l'enfant, tout est dit : il ne peut être confié à une nourrice. Ou bien l'allaitement maternel devra être prolongé, ou bien force sera de recourir à l'alimentation par une chèvre nourrice, une nourrice syphilitique ou le biberon ; 2° si, après trois, quatre ou cinq mois, rien de suspect ne s'est produit, il y a des présomptions pour que l'enfant ait échappé à l'influence héréditaire, et, si la mère ne peut continuer l'allaitement, on peut permettre une nourrice, non toutefois sans soumettre le nourrisson à une surveillance assidue, minutieuse, suffisant pour écarter tout risque de contagion (Alfred Fournier).

Herpétisme. — L'herpétisme, pas plus d'ailleurs que l'arthritisme, n'est toujours un obstacle à l'allaitement. Les maladies de la peau, qui ont une valeur négative absolue dans le choix d'une nourrice, ou qui doivent devenir un obstacle à la continuation de l'allaitement, appartiennent à plusieurs catégories. Pour l'eczéma, l'impétigo, le lichen, l'incompatibilité peut exister, lorsque ces maladies, à l'état chronique, ont une étendue et une intensité exceptionnellement considérables. Il y a d'autres maladies de la peau qui, par elles-mêmes, et en dehors de toutes les circonstances de durée, d'énergie, trahissent, en général, bien qu'à des titres différents, une altération de l'économie tout entière. Cette altération, bien qu'accidentelle et pouvant n'être que passagère, est telle que sa présence doit donner aux éruptions qui la traduisent, même à l'état aigu, une valeur négative absolue dans l'allaitement. Tels sont : l'ecthyma chronique, qui est toujours l'expression d'une constitution mauvaise, d'un état cachectique ; le rupia, le pemphigus, le purpura, qui révèlent également une détérioration de l'économie. Il existe, en outre, des maladies de la peau qui sont bien autrement graves encore pour l'allaitement ; ce sont ces formes, qui révèlent une altération permanente et générale, une lésion *totius substantiæ*, caractérisées par la dégénérescence des tissus, et par leur tendance à détruire les parties affectées. Telles sont : l'éléphantiasis, le molluscum, le lupus, le kéloïde, etc. Une dernière classe de maladies de la peau, intéressante à étudier, toujours au même point de vue, est celle des maladies contagieuses, gale, herpès tonsurant et favus. Ces affections, toutes locales, ne sauraient avoir aucune influence à cet égard, sauf le favus, qui constitue un des motifs d'exclusion les plus puissants (Cazenave).

Affections nerveuses. — Les névroses graves : folie, épilepsie, hystérie, sont des causes d'exclusion pour l'allaitement. Mais on se montrera moins sévère, suivant les cas, pour les femmes simplement nerveuses et très impressionnables, à condition de les empêcher de donner le sein, sous le coup d'une vive émotion [1]. Leur lait se transformerait alors en vrai poison pour l'enfant, susceptible d'entraîner les convulsions et la mort.

Autres affections. — On déconseille encore l'allaitement aux mères sujettes à des dérangements d'entrailles ou atteintes de cachexie.

Affections survenues depuis l'allaitement. — *Débilité générale.* — Quelques mères tiennent à allaiter leur enfant, et sont d'excellentes nourrices. Mais au bout d'un temps variable, tandis que le baby se développe à ravir,

---

[1] Voy. *Le Lait*, 1893, p. 143 et suivantes.

leur santé s'affaiblit visiblement. L'enfant, dont les besoins s'accroissent avec l'âge, a fini par demander à l'organisme maternel plus qu'il ne peut lui fournir, et provoqué ainsi, par rupture d'équilibre, l'affaiblissement de la constitution. Il n'est pas toujours nécessaire, en pareil cas, de défendre l'allaitement. Tout en administrant des toniques, on permet à la mère de continuer à donner le sein à son enfant, à condition de se faire aider par une nourrice ou une femelle d'animal, ou, à leur défaut, de donner le biberon un certain nombre de fois dans la journée. On ne renonce absolument à l'allaitement par la mère que dans les cas de force majeure, comme la persistance ou l'accroissement de la débilité, malgré la diminution des fatigues et l'administration d'un traitement tonique.

Affections aiguës. — Dans quelques affections fébriles de la mère ou de la nourrice, dont la durée ne dépasse pas un mois ou six semaines, il ne faut pas se hâter de changer de mode d'allaitement ou de sevrer le nourrisson.

Il faut renoncer à l'allaitement, dans toutes les affections aiguës ou infectieuses, pneumonie, diphtérie, fièvre typhoïde, variole, scarlatine, rougeole, choléra, etc., pour ne point exposer l'enfant aux dangers de la contagion. Que la sécrétion lactée ait été influencée ou non, en qualité ou en quantité, peu importe [1]. La prudence, en pareil cas, dicte seule notre ligne de conduite.

Dans le cours de ces maladies, on élève momentanément l'enfant au biberon, ou on le confie à une nourrice, jusqu'à l'entrée en convalescence de la mère. A cette époque, si la santé générale n'a pas trop été altérée, on reprend l'allaitement. La sécrétion lactée aura pu être entretenue pendant la maladie à l'aide des tire-lait. Si elle avait disparu, il serait aisé de la faire revenir. Trousseau, Gubler, Baillou, Siredey, etc , et moi-même, avons montré, par des exem-

____

[1] Voy. *Influences pathologiques* dans *le Lait*, p. 173 et suivantes.

ples nombreux, que la sécrétion lactée se rétablit aisément après une interruption de quelques semaines et même de quelques mois. Ce privilège de la femme est exceptionnel. Chez les autres mammifères, chez les vaches, en particulier, la sécrétion lactée, une fois arrêtée, n'est plus susceptible de reparaître.

Quelques-unes d'entre les maladies de la peau, à l'état aigu, dans certaines conditions et en vertu de certains rapports, acquièrent une valeur particulière, distincte des autres affections. Ainsi, l'eczéma aigu généralisé peut avoir pour résultat de diminuer la sécrétion lactée. L'impétigo, exprimant l'exagération morbide du tempérament lymphatique, peut, au même titre, constituer une sorte d'incompatibilité ; de même pour le lichen et l'ecthyma. Quelques particularités relatives et certaines circonstances individuelles ou certains rapports de conditions organiques entre la nourrice et l'enfant impriment aux éruptions cutanées un caractère de gravité dont la valeur ne peut être convenablement appréciée qu'en vue de chaque cas particulier. A part ces cas, la plupart de ces éruptions à l'état aigu ne sauraient être considérées comme une raison de rejeter une nourrice, alors qu'il s'agirait de la choisir, et encore moins de discontinuer ou de changer l'allaitement, si l'une de ces éruptions survenait pendant son cours.

Autres affections. — Toute affection à marche plus lente, tendant à déprimer l'état général et survenue pendant l'allaitement (tuberculose, névroses graves, troubles intenses de la digestion, etc.) en fera suspendre le cours.

Métrorragies. — On surveillera en particulier les hémorragies utérines. Chez certaines femmes, elles se manifestent aisément à *chaque tetée*, au début ou dans le cours de l'allaitement. Ces hémorragies, tenaces et persistantes, rebelles au perchlorure de fer et aux traitements hémostatiques, compromettraient gravement la santé, si l'on ne confiait l'allaitement à une autre nourrice. Il ne faut pas confondre ces hémorragies avec des règles abondantes. Ces dernières peuvent être maintenues dans de justes limites par un traitement utérin approprié et mieux encore par l'administration quotidienne, durant cette période, de 80 à 100 gouttes d'extrait fluide d'*Hydrastis Canadensis* à prendre dans les vingt-quatre heures.

GROSSESSE. — Une nouvelle grossesse est une contre-indication à l'allaitement. Dans cet état, la mère a besoin de toutes les ressources de son organisme, sans en distraire aucune partie par la sécrétion mammaire.

CONDITION SOCIALE. — Quelques conditions sociales créent des obstacles presque insurmontables à l'allaitement maternel. Dans cette catégorie rentrent les journalières et les employées de magasins, obligées de rester la plus grande partie du jour hors du logis. Telles sont encore les personnes appartenant à la haute société, obligées à des relations très étendues, à faire et à recevoir beaucoup de visites, à donner des soirées, des bals, etc. Au risque d'être taxé d'exagération, il me semble que ces personnes rempliraient bien mieux leur devoir si elles renonçaient, pour la période de l'allaitement, à une partie de leurs plaisirs absorbants, et se consacraient à l'éducation pleine et entière de leurs nourrissons, au lieu de les confier à des mains mercenaires.

MAUVAISE CONFORMATION DES SEINS. — Malgré la meilleure volonté du monde, il y aurait, sans l'intervention de l'art, impossibilité absolue, chez quelques femmes, de nourrir leur enfant. L'empêchement résulte tantôt d'un vice de conformation ou d'une maladie des seins, tantôt d'une altération de qualité ou de quantité de la sécrétion mammaire.

Dans la mauvaise conformation des seins, le mamelon, au lieu de reposer sur une partie saillante, est circonscrit par une dépression plus ou moins profonde qui lui donne une certaine analogie avec la cicatrice ombilicale. L'enfant s'épuise en vains efforts, sans jamais réussir à prendre sa nourriture. Cette conformation vicieuse des seins, plus fréquente dans la classe aisée que dans la classe laborieuse, à la ville qu'à la campagne, est le plus souvent provoquée par la pression continue exercée sur le mamelon par le corset. En Syrie, où l'usage du corset est fort peu répandu, la conformation vicieuse des seins est très rare.

Pour permettre l'allaitement avec cette organisation défectueuse, plusieurs méthodes ont été préconisées. Les unes tendent à corriger la conformation vicieuse, les autres à faciliter l'allaitement, à l'aide de mamelons artificiels. Pour rendre le mamelon plus saillant, on conseille le port des bouts de sein pendant la grossesse. On donne ce nom à des plaques de bois concaves, préparées au tour, disposées de façon à coiffer exactement le mamelon à leur centre. La femme applique ces appareils sur le sommet des seins, et exerce une pression sur eux à l'aide du corset. Cette pression fait saillir le mamelon dans l'excavation, au bout de deux ou trois mois de traitement, cet organe finit par acquérir une longueur d'un centimètre. Cette méthode est la seule prudente jusqu'au huitième mois de la gestation. A partir de cette époque, on peut recourir aux autres méthodes basées sur la succion. Si, en effet, à ce moment, l'excitation mammaire retentit sur l'utérus et favorise le travail, on en sera quitte pour un accouchement prématuré ; l'enfant est parfaitement viable.

En France, dans les campagnes, on pratique l'aspiration à l'aide d'une simple pipe en terre. Dans les villes, on se sert volontiers de pompes ventouses, dites *tire-lait*.

Pour acquérir une meilleure conformation du mamelon, certaines femmes se font teter par un nourrisson vigoureux, par leur mari, ou par un jeune chien, dont elles enveloppent les pattes avec du linge, pour ne pas être blessées par les griffes. Tous ces moyens sont peu pratiques. Le nourrisson et le chien refusent souvent de prendre le sein mal conformé. L'intervention du mari est au moins ridicule. Le meilleur procédé me semble l'usage du bout de sein de Budin.

MALADIES DES SEINS. — *Eczéma.* — Les seins sont parfois le siège d'un eczéma pénible qui se localise généralement au mamelon et à l'aréole, surtout chez les nourrices. Il appartient d'habitude à la variété vésiculeuse et se transforme rapidement en *eczema rubrum*, avec croûtes et fissures. Quand la femme allaite, les douleurs deviennent intolérables, de sorte qu'on est obligé d'éloigner l'enfant de la mère, temporairement ou d'une façon définitive. Cette maladie est toujours aggravée par l'allaitement ; dans les cas intenses, les mamelons se rétractent, s'enfoncent, et se recouvrent de croûtes (Duhring).

Dans la lactation, le traumatisme résultant des tetées et de la galactorrhée n'engendre pas seul l'eczéma mammaire ; il faut encore tenir compte de la fermentation lactique, agissant comme cause d'irritation cutanée. On en préviendra aisément les conséquences, en lavant soigneusement le sein, après chaque repas, avec une solution d'acide borique dans de l'eau bouillie (4 pour 100).

Parfois, chez les personnes prédisposées, c'est-à-dire strumeuses, la gale ou la grossesse provoquent l'éclosion d'un eczéma des seins, qui peut présenter la ténacité désespérante de l'eczéma chronique (T. Barthélemy), et persister pendant l'allaitement, longtemps après la disparition des causes déterminantes.

Gerçures. — Les plus fréquentes affections des seins sont incontestablement les excoriations ou *gerçures*. On donne ce nom à de petites ulcérations très douloureuses, consécutives à l'exposition au froid, du mamelon encore humide et chaud, après une tetée.

L'érosion est le degré le plus bénin, la *crevasse*, le plus grave.

Ces excoriations occasionnent, pendant la succion, de vives douleurs, en rapport avec leur étendue. Si l'on ne suspend point l'allaitement direct, elles deviennent le point de départ d'inflammations de voisinage, érysipèle, lymphangite, phlegmon sous-cutané ou glandulaire, qui se propagent au mamelon, à l'aréole, et à la glande elle-même.

Ces petits accidents s'observent de préférence, dans un premier allaitement, chez les femmes à peau fine et délicate, dont le mamelon était très sensible pendant la grossesse. Rossi, sur 37 primipares ayant allaité leur enfant, en a trouvé 22, ayant eu des excoriations.

On prévient ces lésions en lavant les seins, à partir du huitième mois, avec un peu d'eau alcoolisée (alcool, eau-de-vie, cognac, rhum), ou additionnée de quelques gouttes d'eau-blanche ; on se sert aussi avec succès de pommades au tanin ou au borax (4 grammes), à condition de remplacer l'axonge par la vaseline (40 grammes) qui ne rancit pas. Après l'accouchement, on prend les soins de propreté les plus minutieux, en passant sur l'organe une éponge fine, aussitôt après que l'enfant a fini de teter ; on essuie ensuite avec un linge fin, et l'on protège avec du coton ou de la flanelle contre le contact de l'air.

On a vanté une foule de formules pour guérir les excoriations du sein, après leur apparition. Bondel a conseillé d'enduire le bout du sein de teinture de benjoin ; Charrier a proposé les lotions avec une solution d'acide picrique 1 gramme, dans 1000 grammes d'eau distillée et d'une autre plus concentrée renfermant, acide picrique 13 grammes, eau distillée un litre. Voici son procédé : Après avoir nettoyé avec soin le mamelon à l'aide d'une éponge fine imbibée d'eau tiède, on prend un petit blaireau très fin que l'on trempe dans la solution concentrée, et l'on promène plusieurs fois de suite le pinceau sur la crevasse et sur tous les points enflammés. Ce pansement est fait une fois par jour ; mais après chaque tetée, on trempe le mamelon pendant trois ou quatre minutes dans un petit verre rempli de la solution picrique au millième. Au bout de douze à vingt-quatre heures, les douleurs déterminées par la succion se calment, et toutes les parties précédemment rouges, enflammées, redeviennent roses et indolores. L'acide picrique a l'avantage de tanner l'épiderme du mamelon et de le rendre moins susceptible d'altérations.

Haussmann s'est bien trouvé de l'emploi d'une solution d'acide phénique à 5 pour 100, et Pinard préconise l'application sur le sein de compresses imbibées d'une solution d'acide borique à 3 pour 100.

Lediberder administre le sulfate de quinine pendant cinq jours, à dose de 40 centigrammes matin et soir, puis de 25 centigrammes pendant trois jours. Je recours avec succès au borax et à la vaseline précédés de lavages antiseptiques avec l'eau au thymol et suivis des précautions énumérées plus haut contre le froid. Pour calmer les douleurs, j'utilise la solution de chlorhydrate de cocaïne au vingtième.

Ces divers traitements par les antiseptiques sont tout à-fait rationnels. Bumms, Cohn, Rosembach, Escherich, et d'autres auteurs ont rencontré dans les inflammations mammaires de nombreux microcoques qu'ils regardent comme l'origine des accidents locaux. Ce sont le *Staphylococcus pyogenes aureus*, le *Staphylococcus pyogenes albus*, des *streptococcus*.

Pendant tout le traitement, l'allaitement direct est nuisible. Pour pouvoir le continuer après la guérison, on dégorge pendant la maladie les glandes mammaires à l'aide de téterelles. Je signalerai le tire-lait américain (fig. 38) et l'on trouvera ici plusieurs modèles également utiles. En attendant, il faut prendre une nourrice, ou élever l'enfant au biberon. Pour éviter cet inconvénient, sans s'exposer au traumatisme consécutif à la succion, on recourt parfois à l'emploi d'un bout de sein artificiel, et on continue l'allaitement.

Bouts de sein. — Le plus commode des bouts de sein est sans contredit celui d'Emile Bailly (fig. 41) composé d'une cupule de verre, terminée par une téterelle en caoutchouc. Son usage malheureusement oblige de faire des efforts trop considérables pour un nouveau-né, et souvent celui-ci, après quelques essais infructueux, finit par se rebuter dans cette tâche trop pénible.

Diverses modifications ont été proposées pour tourner la difficulté (fig. 37, 39, 40, 42) : les plus récentes et les plus pratiques sont celles de Triaire (de Tours), de Smester (fig. 43) et d'Auvard (fig. 44).

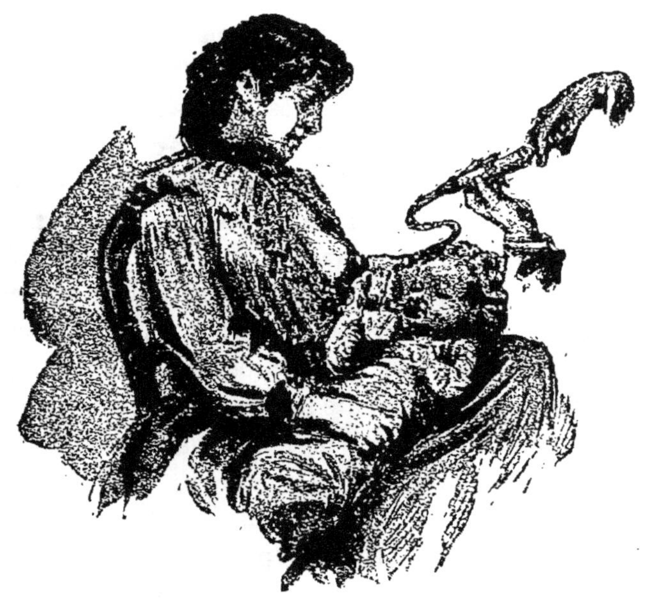

FIG. 37. — Téterelle à pompe[1].

Triaire a fait adopter à la cupule ordinaire, un ajutage mécanique pourvu d'un robinet. Au-dessus, se fixe à volonté, à l'aide d'un pas de vis, soit une ventouse en caoutchouc pour faire le vide, soit une téterelle, pour que l'enfant puisse absorber le lait. L'appareil est certainement ingénieux, mais son maniement entraîne une perte de temps très précieux.

---

[1] Figure empruntée au livre de M. Périer, *La première Enfance*, Paris, J.-B. Baillière.

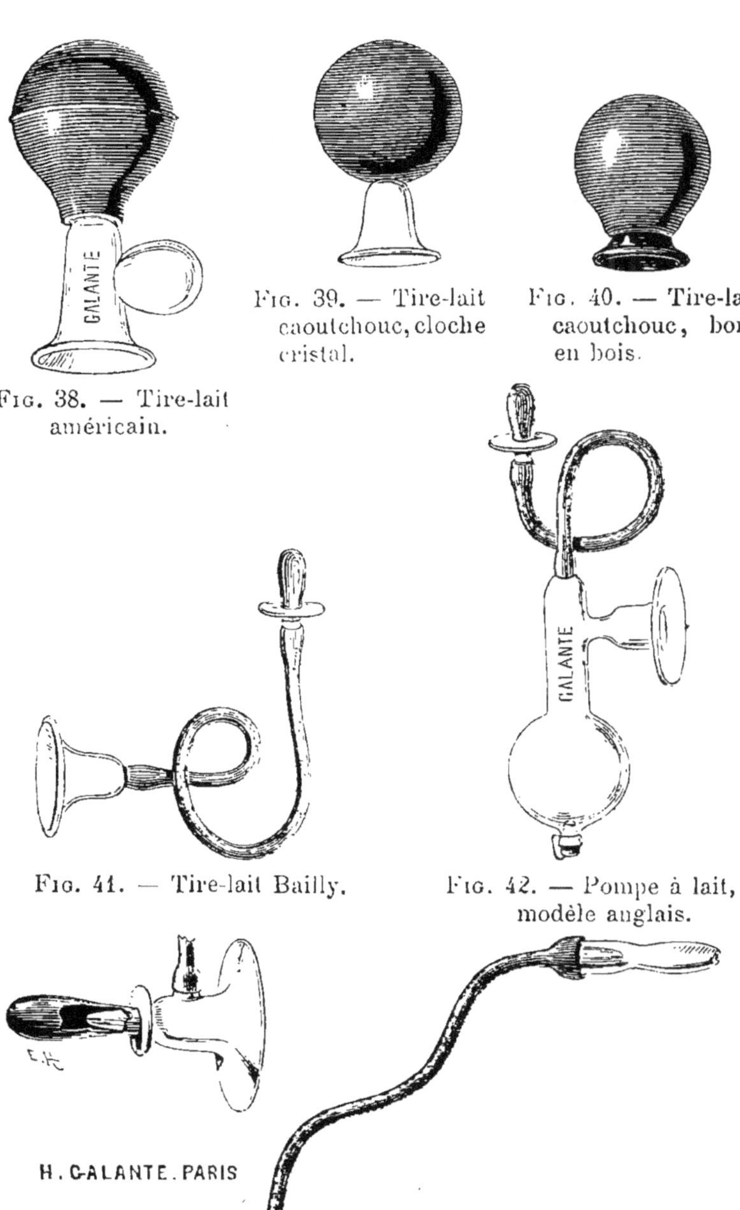

Fig. 38. — Tire-lait
américain.

Fig. 39. — Tire-lait
caoutchouc, cloche
cristal.

Fig. 40. — Tire-lait
caoutchouc, bord
en bois.

Fig. 41. — Tire-lait Bailly.

Fig. 42. — Pompe à lait,
modèle anglais.

Fig. 43. — Téterelle de Smester.

Les bouts de sein de Smester et d'Auvard sont à peu près identiques. Tous deux ont été construits par Galante. Le premier aurait été exécuté un an avant le second. C'est en somme le bout de Bailly, avec un embout latéral de verre creux, auquel se fixe un tube en caoutchouc terminé par une tétine. Les deux tétines sont pourvues de soupapes.

Bout de sein d'Auvard. — Cet appareil consiste en une cupule en verre à sommet fermé. Un peu au-dessous du sommet, aux deux extrémités d'un diamètre, sont deux ouvertures circonscrites au dehors par deux prolongements cylindriques en forme de tubes, supportant deux tuyaux en caoutchouc, terminés chacun par une téterelle, l'une destinée à la mère, l'autre à l'enfant. Dans cette dernière, existe une petite soupape de même matière, qui permet, à la nourrice ou à la mère, de faire le vide dans la cupule appliquée sur le sein, même quand l'enfant, pour une cause quelconque, abandonne l'extrémité du caoutchouc. La mère commence par aspirer ; le lait arrive dans la cupule de verre, se dirige spontanément vers le tuyau qui gagne la bouche de l'enfant ; quelques mouvements de succion suffisent pour amener le liquide dans sa bouche.

Les défauts de cet appareil sont : sa grande fragilité reconnue par l'inventeur, les soins minutieux de propreté qu'il exige à cause de ses tubes en caoutchouc et le fonctionnement défectueux des soupapes.

Budin, en a maintes fois fait usage à la Clinique d'accouchements de Paris et s'en est bien trouvé ; cependant il a éprouvé quelques insuccès. Il les attribue aux causes suivantes : 1° Les tubes en caoutchouc sont simplement appliqués sur les différentes parties de l'appareil ; pendant l'aspiration, l'air passe entre les tubes et les surfaces avec lesquelles ils se trouvent en contact, il pénètre ainsi en produisant un léger sifflement et on n'arrive pas à faire le vide dans la cupule. Il est donc nécessaire de bien fixer les tubes en caoutchouc en les assujetissant avec un fil fortement

serré ; de la sorte l'air ne passe plus. 2º La cupule conique
étant large, évasée, certaines mamelles très souples se précipitent jusqu'au fond et la remplissent entièrement. Dans
ce cas, le lait, s'il jaillit du sein, monte directement dans
la bouche de la nourrice. Plus généralement, le mamelon
s'applique sur les parois de l'appareil et le lait ne coule pas.

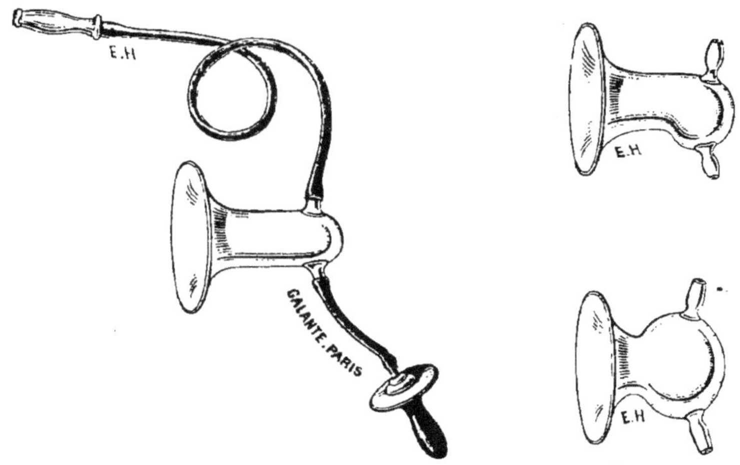

Fig. 44. — Téterelle du docteur Auvard.

3º Si la mère est couchée, quand elle donne à teter, l'appareil se trouve parfois relevé en haut et en avant. L'extrémité du cône de la cupule étant très élevé, l'appareil doit
être presque rempli complétement pour que le lait puisse
couler dans le tube qui se rend à la bouche de l'enfant.
Il est alors en même temps, facilement aspiré par la mère ;
4º Si, au contraire, la mère est assise, l'appareil peut être
trop incliné, le lait tombe à l'extrémité du cône de la cupule
et il se trouve encore aspiré par la mère.

Pour éviter ces divers inconvénients, Budin a modifié
heureusement l'appareil d'Auvard en remplaçant la cupule
de forme conique par une sphère reposant sur un pédicule
plus étroit, à base mammaire plus large (fig. 45).

Viciation de la sécrétion lactée. — *Agalactie.* — L'absence totale de sécrétion lactée ou *agalactie* s'oppose aussi à l'allaitement. Elle est très rare. Chez certaines femmes en effet, la montée du lait se fait mal ; chez d'autres, elle est diminuée ou suspendue par un accident, une impression morale, etc.; chez très peu, il y a absence absolue et primitive de fluxion mammaire, liée à un défaut de développement ou à une atrophie de la glande.

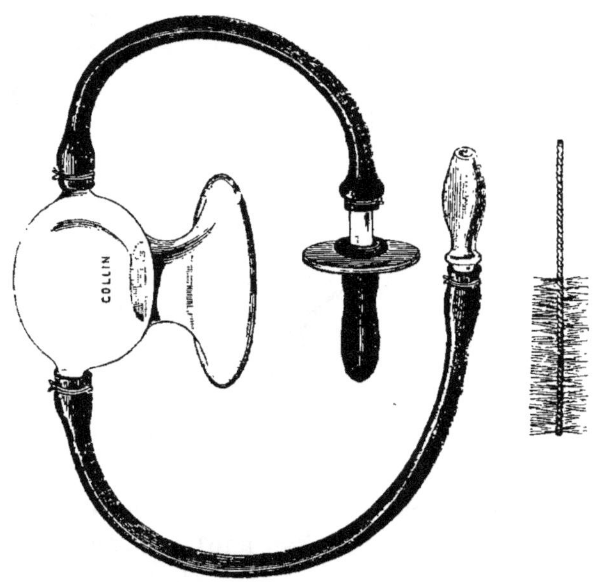

FIG. 45. — Téterelle du docteur Budin.

L'agalactie secondaire succède le plus souvent aux in-fluences morales, chagrins, peur, honte, brusque nouvelle d'événements malheureux, etc. Elle provoque l'amaigrisse-ment rapide du nourrisson. On la reconnaîtra néanmoins avant qu'elle ait entraîné de fâcheux résultats. Si, bien por-tant, le nourrisson se jette avidement sur la mamelle qu'on lui présente, s'il fait des efforts précipités, puis s'arrête pour crier avec colère, si l'on n'entend point le bruit répété de la déglutition qui s'accomplit, il n'y a pas à douter, le lait est.

très peu abondant (Henri Roger). Natalis Guillot a proposé, dans ce cas, comme moyen de contrôle, de peser l'enfant avant et après chaque tetée. L'augmentation de poids dans la seconde pesée représente la quantité de lait ingéré.

Lorsque l'agalactie est partielle (et c'est la règle, lorsqu'elle survient dans le cours d'un allaitement), à moins de contre-indication formelle, on oblige la jeune mère, durant les six premières semaines qui suivent la délivrance, à donner le sein à son enfant, au moins trois fois par jour. Une nourrice fournit le supplément nécessaire à l'alimentation.

Il existe une autre variété d'agalactie non encore signalée, dont j'ai vu quelques exemples; c'est l'agalactie momentanée. Chez certaines femmes, pendant un temps variable, ne dépassant pas quelques heures au plus, sans aucune raison, la sécrétion du lait semble complètement tarie. L'enfant demande en vain aux glandes mammaires sa ration habituelle; aucun liquide ne sort ni à la pression, ni à la succion. La mère ou la nourrice se désole, le nourrisson pleure, et l'on se décide à appeler le médecin. Celui-ci doit rassurer la mère sur les suites de cet accident, car *jamais la disparition définitive de la sécrétion lactée ne s'effectue brusquement*. Il interdira de mettre l'enfant au sein pendant quelques heures. On l'alimentera au biberon, à la tasse, ou à la cuiller, avec du lait bouilli, tandis que l'on administrera des fomentations excitantes et chaudes sur les seins de la nourrice. On reprendra l'allaitement naturel dès que les accidents seront dissipés, ce qui ne tardera guère, si le médecin a réussi à rassurer la victime de ce curieux phénomène.

Autrefois, on recourait en cas d'agalactie à l'usage de remèdes spéciaux, dits *galactagogues* ou *galactogènes*, aujourd'hui presque abandonnés. Avant de renoncer à l'allaitement maternel, en totalité ou en partie, pourquoi n'essaierait-on pas de ces remèdes, dans tous les cas où l'agalactie ne dépend pas d'une lésion organique de la glande?

Galactogènes. — Pour croire aux galactogènes, il suffit de les voir recommander par des hommes d'une valeur incontestable et d'en constater les résultats fournis par l'expérience.

Sans revenir sur l'action galactagogue de certaines substances d'origine végétale, aliments ou remèdes [1] pris à l'intérieur, j'insisterai seulement sur les médications externes.

D'après Aristote, auprès du mont Æta, lorsque les chèvres n'ont pas reçu le mâle, on leur frotte les mamelles avec de l'ortie, assez fortement pour exciter la douleur, et on les trait. La première liqueur est sanguinolente ; ensuite il vient une espèce de pus, et enfin du lait, qui ne le cède pas à celui des chèvres qui ont été couvertes.

On a beaucoup vanté l'usage de cataplasmes de mercuriale, de pimprenelle ou de ricin. Bouchut déclare avoir employé ces dernières avec succès. Il est utile de faire connaître le mode d'application de ces feuilles, tel que l'a décrit le premier, en 1850, Mac-William, à l'Association britannique.

Il existe, d'après ce médecin, aux îles du Cap-Vert, un usage qui consiste à faire nourrir les enfants dont les mères succombent pendant l'allaitement, ou sont empêchées dans cette fonction maternelle par une cause quelconque, par leurs plus proches parentes, ou par des voisines charitables, alors même que ces femmes depuis longtemps n'ont pas eu d'enfants et n'ont pas allaité. Pour provoquer la lactation, les habitants de Buenavista emploient les feuilles du ricin commun. D'autres fois, ils font usage des feuilles du *Jatropha curcas*, qui appartient comme le ricin à la famille des euphorbiacées. Lorsque chez une femme nouvellement accouchée la montée du lait tarde (ce qui arrive souvent dans ces îles), on fait une décoction d'une poignée de feuilles de ricin dans six ou huit pintes d'eau. La partie liquide sert à pratiquer des fomentations sur les seins pendant quinze à vingt

[1] Voy. *Le Lait*, p. 127 et suiv., 1893.

minutes. Les feuilles sont appliquées ensuite en cataplasmes sur les mêmes organes, jusqu'à évaporation de l'humidité. Ces fomentations et cataplasmes sont répétés à courts intervalles, jusqu'à ce que l'enfant trouve du lait dans la mamelle, résultat obtenu d'ordinaire en quelques heures, et au plus en trois ou quatre jours. Cette coutume existe également aux Antilles, d'après le Dr Allenet (de Saint-Jean d'Angély).

La méthode pour déterminer, d'emblée, la lactation chez les femmes qui n'ont pas eu d'enfants ou qui ont cessé de nourrir depuis plusieurs années, diffère un peu de la précédente. On prépare la décoction de feuilles de ricin et on la verse encore bouillante dans un vase large et ouvert, au-dessus duquel la femme s'accroupit de manière à en recevoir les vapeurs sur les cuisses et dans les parties génitales. Des couvertures disposées avec soin autour du corps préviennent la perte de la vapeur. La femme garde cette position pendant dix ou douze minutes, jusqu'au moment où le refroidissement graduel de la décoction lui permet de pratiquer des ablutions pendant quinze ou vingt minutes sur les parties génitales. Les mamelles sont aussi lavées avec la même eau, massées avec douceur, puis recouvertes de cataplasmes de feuilles. Ces diverses opérations sont répétées trois fois le premier jour. Le second jour, on se borne à répéter trois ou quatre fois l'opération sur les seins seulement. Le troisième jour, on revient aux fumigations et aux bains de siège, sans discontinuer le traitement mammaire. Ce jour-là, on présente l'enfant au sein, et dans la grande majorité des cas, il trouve la sécrétion lactée établie. Si ce résultat n'a pas lieu, on continue encore le quatrième jour; si l'on ne réussit pas, on abandonne le traitement, la femme ne paraissant pas susceptible d'en être influencée. Les femmes qui ont les mamelles très développées sont celles qui donnent les plus beaux succès. Pendant le traitement, elles évitent avec soin le froid sur les mamelles et les extrémités.

On s'est demandé s'il y avait quelque chose de spécifique

dans l'emploi du ricin ou du *Jatropha curcas*, ou si ce n'était pas à l'action irritante ou stimulante, exercée sur les seins par ces applications, qu'il fallait rapporter ces résultats favorables. La dernière supposition paraît la plus probable, d'après les expériences de Cormack. Il a rappelé ou favorisé la sécrétion lactée, dans les mamelles, par des fomentations chaudes, des cataplasmes, des embrocations stimulantes contenant une petite quantité de teinture de cantharides et d'essence de thym. On comprend comment, en associant à l'emploi de pareils moyens la succion par un enfant, on peut rétablir la sécrétion lactée chez des femmes qui ont cessé d'allaiter, ou la faire apparaître chez des femmes qui n'ont jamais eu d'enfants, et même chez des hommes.

La succion et l'électrisation des mamelles sont des moyens héroïques contre l'agalactie survenue dans le cours de l'allaitement.

Succion. — La succion produit d'excellents effets.

Chez une dame, dont le dernier accouchement remontait à douze ans, la sécrétion lactée s'établit suffisante par la succion pour qu'elle ait pu nourrir son petit-fils (George Simple). Une femme âgée de soixante-deux ans, dont la dernière couche remontait à vingt-sept ans, chargée d'élever sa petite-fille au biberon, eut l'idée de lui donner le sein pour l'amuser. Au bout de peu de temps, elle eut assez de lait pour allaiter l'enfant. La sécrétion persista pendant un an (Audebert). Simon rapporte un fait identique chez une grand'mère dont l'unique couche remontait à plus de vingt-trois ans. Dans la presqu'île de Malacca, lorsqu'une mère vient à mourir laissant un nouveau-né, la grand'mère est chargée, d'après l'usage, de lui donner le sein (Rolland). Une servante ayant la garde d'un enfant nouvellement sevré, lui donna le sein pour l'empêcher de crier, et ne tarda pas à avoir du lait (Belloc). Baudelocque rapporte qu'une petite fille de huit ans offrit la même particularité.

A tous ces faits, dont on pourrait prolonger indéfiniment

l'énumération, on peut ajouter ceux observés chez les animaux. Le plus remarquable est celui rapporté dans la thèse de Robinet. Une vieille chienne, de race irlandaise, partageait sa niche avec sa fille, qui mit bas plusieurs petits. La jeune chienne manquait d'expérience, car c'était sa première portée. Sa mère, pour lui apprendre à gouverner sa nouvelle famille, fit plusieurs tentatives inutiles pour pénétrer dans son nid, dont elle était toujours repoussée. Elle réussit néanmoins, pendant l'absence de la jeune chienne, et présenta ses mamelles vides aux nourrissons. Elle renouvela ces actes à plusieurs reprises, et la sécrétion lactée s'établit parfaitement chez elle. Cette sécrétion finit par se tarir accidentellement chez la jeune, et la grand'mère allaita sa progéniture jusqu'à la fin.

Legroux a vu une jeune chienne tetée par un petit chien avoir du lait. J'ai observé le même fait chez une jeune chatte n'ayant jamais porté. Une chèvre non couverte, tetée par un agneau finit par avoir assez de lait pour être traite.

Aristote parle d'un bouc qui présenta les mêmes phénomènes. D'autres exemples ont été enregistrés par Haller, Blumenbach, Is. Geoffroy-Saint-Hilaire et Schlossberger, chez des boucs, des béliers, etc. Robert Bishop, Humboldt, Franklin, Albers, Dureglison, ont trouvé chez l'homme une production de lait assez abondante pour pouvoir suffire à l'alimentation d'un nourrisson. Le lait présente en pareil cas ses caractères ordinaires (Schlossberger, Mayer).

Électrisation. — L'électrisation des mamelles appliquée avec succès, en 1855, par Aubert (de Mâcon), a réussi également entre les mains de Moutard-Martin, de Fournier (d'Angoulême), de Touzelin, etc. J'en ai été satisfait dans quelques cas où je l'ai employée. Cette opération se pratique à l'aide d'un appareil d'induction de Gaiffe, de Duchenne (de Boulogne), de Breton, etc.[1]. On dirige un cou-

---

[1] Voy. J. Lefèvre, *Dict. d'élect.*, 1891, art. MACHINE D'INDUCTION.

rant modéré à travers la glande mammaire. Les courants forts sont douloureux et plus nuisibles qu'utiles pour le but qu'on se propose. Les séances d'électrisation durent un quart d'heure et peuvent être renoûvelées deux fois par jour. Généralement le lait réapparaît à partir de la quatrième séance.

Allaitement mixte. — Quand la mère a peu de lait ou une santé délicate, et se refuse à confier l'enfant à une nourrice, plutôt que de l'alimenter exclusivement au biberon, il vaut mieux pratiquer l'allaitement mixte.

On le conseille aux jeunes mères pour la nuit, et pour la nuit seulement tout d'abord. Dans le jour, l'enfant puise au sein de la mère, le lait nécessaire à sa subsistance; dans la nuit, il prend le biberon (voy. p. 209). Le lait choisi est celui d'ânesse ou celui de vache stérilisé, par précaution, administré en quantité d'autant plus considérable que l'enfant est plus avancé en âge. Il est impossible de fixer d'avance, en poids, la quantité de ce lait. Seules les pesées fourniront sur ce point les renseignements nécessaires. Budin augmente cette quantité (de 100 à 380 gr.) de lait stérilisé jusqu'à ce qu'il obtienne un accroissement, en poids, du nourrisson atteignant une moyenne quotidienne satisfaisante.

Il convient que l'enfant s'habitue, en ce cas, de bonne heure, au biberon. A partir du sixième mois, quand ses besoins augmentent, on ajoute graduellement au lait, pendant le jour, divers autres aliments facilement assimilables.

L'allaitement mixte est pratiqué dans beaucoup de familles peu aisées, préférablement à l'allaitement par des nourrices externes, capables de tromper la confiance des parents, et, loin de toute surveillance, d'élever exclusivement l'enfant au petit pôt. On l'emploie aussi pendant la nuit, pour laisser goûter aux jeunes mères, le sommeil qui leur est indispensable. C'est le mode d'allaitement que je fais pratiquer, avec le plus grand succès, chez les femmes de la classe bourgeoise ou de la classe riche, dont la santé ne supporterait pas l'allaitement au sein sans l'aide du biberon ou d'une nourrice. D'après les recherches de Lemenant des Chesnais, cet allaitement donne de bons résultats. En 1879, sur cinquante et un enfants élevés de cette manière, dix seulement sont tombés malades, et aucun n'est mort.

Galactorrhée. — Dans sa *galactorrhée,* le lait sécrété est tantôt normal, tantôt altéré dans sa composition. Cette affection dont l'origine est inconnue, semble souvent héréditaire chez les femmes lymphatiques. L'affaiblissement considérable qu'elle entraîne, prédispose à la phtisie pulmonaire. On a vanté divers traitements pour la combattre : diurétiques, sudorifiques, purgatifs, révulsifs, ont également échoué. Les meilleurs résultats ont été obtenus par la compression régulière des seins, à l'aide d'ouate et de bandelettes de diachylon, unis à l'emploi des antilaiteux [1].

Altération du lait. — Un lait varie quelquefois de composition ; il peut devenir pauvre, riche, ou renfermer des principes nuisibles tels que du pus et des microbes pathogènes.

Le lait pauvre est une source insuffisante d'alimentation pour l'enfant. Celui-ci est exposé à dépérir par une inanition graduelle, à moins d'absorber une très grande quantité de ce liquide. Cette surabondance de lait produit la distention de l'estomac et par suite la fatigue de cet organe.

Le lait trop riche est également nuisible. Il facilite les indigestions, les vomissements, la constipation, la diarrhée, enfin l'apparition des *gourmes* ou croûtes laiteuses. La pauvreté du lait est compensée par l'addition d'une certaine quantité de lait de vache, *si elle est momentanée ;* si non, il faudra recourir à une autre nourrice, ou à l'allaitement mixte.

On remédie à la richesse excessive du lait, en rendant moins substantiel le régime de la mère [2], et en donnant un peu d'eau sucrée après chaque repas. Ceux-ci seront aussi éloignés que possible, et en même temps plus courts que d'habitude. En effet, le séjour du lait dans les mamelles le rend plus aqueux (Péligot). Le lait le plus ancien sortant

1 Voy. *Le Lait*, p. 130, 1892. — 2 p. 93.

toujours le premier, si le repas est un peu abrégé, la qualité nutritive du lait absorbé sera par le fait diminuée.

L'altération du lait par le pus ou les microbes pathogènes se présente dans les inflammations des conduits galactopho-res, ou *poils*, aboutissant à la formation d'abcès et dans certaines maladies [1]. Elle exige en général la suspension de l'allaitement.

II. Obstacle de la part de l'Enfant

ALIMENTATION ET GAVAGE DES ENFANTS NÉS AVANT TERME OU DÉBILES. — Les enfants venus avant terme exigent des soins spéciaux et minutieux, sans quoi ils succombent rapidement. Ils sont incapables de prendre le sein, et seraient emportés par l'inanition, si l'on ne recourait à d'autres méthodes d'allaitement.

D'autres enfants sont dans le même cas. Ils semblent n'avoir jamais besoin d'alimentation. Ils dorment continuellement et ne tettent pas le doigt qu'on leur introduit dans la bouche; quand par hasard ils prennent le sein, après quelques efforts de succion, ils se rendorment presque aussitôt. Ce sommeil léthargique, résultat d'une débilité générale, entraînerait la mort par la faim, si on le respectait. Il convient de le combattre par des moyens appropriés. Lorsqu'il est lié à la réplétion de l'intestin, un léger purgatif le dissipe, sinon on excite l'enfant en le plaçant devant un bon feu, en pratiquant d'énergiques frictions sur la peau avec des flanelles sèches ou imbibées d'eau-de-vie camphrée, en appliquant des sinapismes sur les jambes. On fait couler dans sa bouche du lait de vache stérilisé coupé avec trois quarts d'eau additionnée de sucre de lait, et s'il l'avale, on le remet au sein. S'il ne commence pas aussitôt à teter, on visite sa langue, de crainte que le frein ne soit trop étendu; dans ce cas, on en opèrerait la section.

[1] Voy. le chapitre *Influences pathologiques* de mon livre **Le Lait,** p. 147 et suiv., 1893.

Emile Bailly regarde cependant cette section comme inutile. Le frein n'aurait aucune action nuisible sur la succion. Il appuie son opinion sur ce fait, que bien souvent on s'aperçoit fort tard (au bout de quelques jours ou de quelques mois) de la malformation congénitale, preuve qu'elle n'avait point eu jusque-là d'inconvénients.

SECTION DU FREIN DE LA LANGUE. — L'opération se pratique de la manière suivante. Un aide maintient la tête de l'enfant, légèrement renversée en arrière, et lui comprime les narines pour l'obliger à ouvrir la bouche. On introduit alors le frein dans la fente de la plaque d'une sonde cannelée, et, relevant la langue, on le divise d'un seul coup de ciseau, de manière à éviter la blessure des veines ranines. Cet accident causerait une hémorragie assez sérieuse, pour nécessiter l'emploi des hémostatiques ordinaires. Un autre danger de cette opération est le renversement de la langue, observé trois fois par Jean-Louis Petit. Ce changement de position de l'organe étoufferait l'enfant, si on ne le rétablissait aussitôt dans sa direction normale.

L'opération, quoique très rarement nécessaire, est souvent réclamée par les familles. Elles prétendent que l'enfant *a le filet.*

MANIÈRE DE SURMONTER LES DIFFICULTÉS D'ALLAITEMENT CHEZ LES ENFANTS FAIBLES. — Si le frein est normal, la difficulté d'allaitement provient de la faiblesse qui empêche des succions assez fortes pour entraîner la montée du lait. Chailly-Honoré conseille alors de louer, pendant quelques jours, une nourrice et son nourrisson bien portant. Toutes les fois qu'on veut faire teter le nouveau-né, on place d'abord au sein de la nouvelle accouchée, l'enfant de la nourrice, qui bientôt allonge les bouts de sein, et fait monter le lait ; puis, on retire cet enfant, et l'on y place immédiatement le nouveau-né qui tette à son tour. Mais ce moyen ne réussit pas toujours dès la première fois. Le nouveau-né se rebute après quelques efforts de succion. On persiste pendant quelques minutes, puis on place le baby au sein de la nourrice pour l'alimenter, pour lui faire comprendre que ses efforts ne sont pas inutiles. Il est rare qu'on soit obligé de continuer l'usage de ce moyen plus de trois ou quatre jours : souvent même un jour suffit. En attendant, pour prévenir l'inanition, on peut nourrir l'enfant avec le lait de la mère, ou celui d'une nourrice, donné à la cuillère et versé goutte à goutte dans la bouche.

PROCÉDÉ DE HENRIETTE. — Quand l'enfant n'avale pas suivant le procédé de Henriette, on approche de l'une des narines, une cuillère remplie de lait. Ce liquide est entraîné par l'air de l'inspiration, dans les fosses nasales, et provoque dans le pharynx des mouvements de déglutition sans amener ni toux, ni suffocation. Cette méthode tombée dans l'oubli, a été remise en honneur, en France, par Lorain et par Bouchard, et utilisée, en Angleterre, par Moxen. Bousseau lui doit un beau succès.

On trouve dans l'*Union médicale de Paris* (28 avril 1881), la description d'un autre procédé du savant médecin belge, qu'il appliquait dans son service de Bruxelles, renfermant 600 à 700 nouveau-nés.

L'enfant étant couché horizontalement dans son berceau, ou mieux sur les genoux de sa nourrice, le médecin, placé à sa droite, appuie pour maintenir sa tête, la paume de la main gauche sur le front; le pouce resté libre vient s'appliquer sur la lèvre supérieure près de l'ouverture nasale. La main droite armée d'une seringue préalablement chauffée, le médecin place légèrement l'extrémité de la canule sur le pouce de la main gauche resté libre, en la présentant à l'ouverture du nez, sans jamais l'introduire à plus d'une ligne de profondeur. On évite ainsi l'éternuement, et l'on n'est pas exposé à blesser les enfants qui sont quelquefois, mais très rarement indociles. Cela fait, le médecin pousse très lentement le liquide, qui tombe goutte à goutte, à travers les fosses nasales, sur la partie postérieure du pharynx, dans l'œsophage et l'estomac. Aucun accident de toux, d'éternuement ne vient contrarier cette légère et inoffensive opération. Le liquide injecté est avalé, et si l'enfant pleure, la déglutition ne s'en opère pas moins. Il faut avoir soin, après chaque injection, de nettoyer la seringue, pour éviter la décomposition du lait.

Le lait de femme doit être donné pur. A son défaut, on recourt au lait d'ânesse pur, ou à un mélange de lait de vache bouilli en vase clos au bain-marie, additionné, de trois quarts d'eau et d'un dixième de sucre de lait.

GAVAGE. — Aujourd'hui, préférablement aux méthodes précédentes, on recourt volontiers au gavage, sur les conseils de Tarnier qui l'a introduit à la Maternité de Paris, le 22 mars 1884.

Cette méthode, dont on attribue à tort l'invention à l'illustre professeur de la Faculté de Paris, est décrite pour la première fois dans l'*Union médicale* du 22 janvier 1852, par Marchant (de Charenton).

Après lui, elle aurait été pratiquée, en 1860, à l'Hôtel-Dieu de Paris, par Legroux ; en Italie, en 1861 par Rizzoli ; en 1865, par Fabbri, et en 1870, par Belluzzi de Bologne. Ces divers essais ont passé inaperçu avant les travaux de Tarnier.

Moi-même, j'ai pratiqué le gavage des nouveau-nés à Beyrouth, devant mes élèves, durant plusieurs années, avant de connaître les travaux de ces savants dont je ne veux en rien diminuer le mérite.

J'ai eu l'idée de l'appliquer pour la première fois, chez un nouveau-né, incapable de prendre le sein, et sujet à des accès de spasme glottique, toutes les fois qu'on versait à la cuillère du lait dans sa bouche. Je me suis servi d'une sonde urétrale en caoutchouc rouge, n° 14 de la filière de Charrière, que l'on rencontre chez tous les pharmaciens, en pratiquant

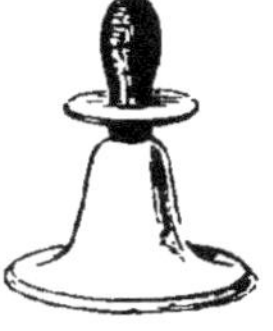

Fig. 46. —
Bout de
sein Bailly.

les injections de lait à l'aide d'une seringue en verre.

Tarnier préfère ajuster à la sonde une cupule en verre (fig. 46), connue sous le nom de *bout de sein artificiel du Dr Bailly*. L'un et l'autre appareil sont faciles à improviser dans tous les pays dans le cas où l'on n'aurait pas sous la main l'appareil spécial pour le gavage, construit un peu plus tard par Collin (fig. 47).

Procédé opératoire. — Voici comment on procède :

L'enfant est tenu dans une direction oblique (45 degrés environ) de haut en bas, la tête dans l'extension, de manière à ouvrir le plus possible l'angle formé par la rencontre de l'axe de la cavité buccale, et de celui de l'œsophage. On fait glisser sur la langue la sonde préalablement enduite d'un peu de glycérine neutre, on l'introduit dans l'œsophage, et on la passe doucement dans ce canal. Elle ne rencontre aucun obstacle dans ce trajet d'environ 15 centimètres, de l'orifice buccal à l'entrée de l'estomac. On verse dans la cupule (ou l'on injecte directement dans la sonde avec la seringue) la quantité de lait tiède préalablement fixée, qui pénètre dans l'estomac sous l'influence de la pesanteur, et l'on retire rapidement la sonde, pour ne point provoquer le rejet du lait par vomissement ou régurgitation.

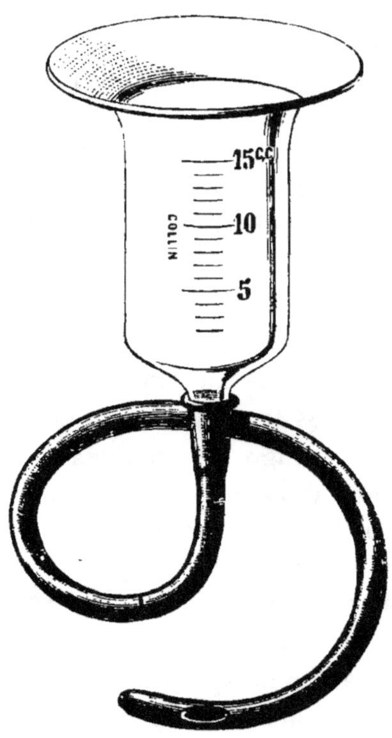

Fig. 47. — Tube à gavage des nouveau-nés.

Cette opération est inoffensive, et s'exécute plus rapidement chez l'enfant que chez l'adulte. Il faut avoir soin d'introduire chaque fois de faibles quantités de liquide.

Le tube, soigneusement lavé après chaque repas, est rendu aseptique, par son séjour habituel dans une solution d'acide borique à 4 pour 100 (Berthod).

Choix du lait. — Le meilleur lait pour le gavage est le lait de femme. A son défaut, on utilise le lait d'ânesse ou celui de vache[1]. Pour augmenter la digestibilité de celui-ci, Tarnier conseille de le couper avec de l'eau bouillie et sucrée, après ébullition préalable, dans les proportions suivantes :

Pour les enfants nés avant terme.

1re semaine	1 partie de lait	4 d'eau sucrée
2e —	1 — —	3 — —
3e et 4e semaines . . .	1 — —	2 — .—
Après le 1er mois . . .	1 — —	1 — —

Pour les enfants nés à terme, le coupage est :

1re semaine	1 partie de lait	3 d'eau sucrée
2e —	1 — —	1 — —
A partir de la 3e semaine.	1 — —	1 — —

A la fin du deuxième mois, lait pur (Berthod).

Quantité de lait pour chaque repas. — La quantité de lait à donner à chaque repas est fixée à 4 ou 6 grammes par Wiederhofer, à 8 grammes par Tarnier ; on peut aller jusqu'à deux cuillerées à café, soit environ 10 grammes. Plus tard cette quantité sera augmentée graduellement. Il y aura d'abord un repas toutes les heures, limite peu à peu reculée au fur et à mesure que la quantité de lait ingérée sera plus considérable.

Conséquences de gavages trop copieux. — Avec des gavages trop copieux, l'enfant augmente rapidement de

[1] Voy. Jules Rouvier, *Le Lait*, p. 26 et suiv., 1893.

volume et de poids ; mais cette augmentation est due à un œdème considérable de tout le corps de l'enfant. Comme cet œdème disparaît avec une alimentation plus modérée, on peut l'expliquer par une hypernutrition. Mais, si, au lieu de diminuer la quantité du liquide alimentaire, on la maintenait, et surtout si on l'augmentait, on ne tarderait pas à observer des indigestions, et les enfants succomberaient avec de la gastrite et de l'entérite. Là est le danger le plus grand. Pour réussir, il faut que le lait soit ingéré en petite quantité à chaque repas, sauf à multiplier leur nombre (Tarnier).

Signes du gavage bien supporté. — Dans le gavage bien supporté, le vomissement ne se manifeste pas ; les selles jaunes et bien liées ont le caractère normal de celles des nourrissons bien portants ; enfin, l'enfant prend des forces et se développe. A un moment donné, il est apte à prendre le sein, il ne faut pas alors se hâter de le confier à une nourrice, mais pratiquer le gavage mixte, en alternant le mode d'alimentation. Pour éviter la fatigue inévitablement consécutive aux efforts de succion trop rapprochés, tantôt l'enfant puisera directement le lait au sein, tantôt on introduira ce liquide dans son estomac par la sonde. Celle-ci ne sera entièrement délaissée que plus tard.

Résultats du gavage. — Peu de travaux ont été jusqu'ici publiés à ce sujet. La statistique la plus importante est celle de Tarnier, consignée dans la thèse d'un de ses internes, M. P. Berthod[2].

Tarnier a employé le gavage 152 fois. Sur ces enfants :
65 ne tétaient pas ;
  7 avaient des vomissements ;
  2   —   un bec de lièvre ;
  1 était atteint de syphilis buccale ;
  1   —   —   de brûlures à la bouche ;
Pour 76, la cause n'est pas spécifiée.

[1] Berthod, *La Couveuse et le gavage à la Maternité de Paris*, thèse de doctorat, Paris, 1887.

Sur ce nombre 56 sont morts, soit 36,8 pour 100. Ils ont succombé :

9 à l'entérite ;

34 à la faiblesse congénitale ;

4 à l'athrepsie ;

2 à l'hydrocéphalie ;

2 à l'érysipèle ;

2 à la cyanose ;

5 à diverses affections (œdème, sclérème, pneumonie, néphrite, convulsions) ;

4 à des causes inconnues.

Suivant le terme et le mode de gavage (lait coupé ou non avec de l'eau, lait et bouillon), les enfants se répartissent de la façon suivante :

| | GAVAGE EN GÉNÉRAL | | | | | G. LAIT ET BOUILLON | | |
| | Nombre d'enfants | | | | | Nombre d'enfants | | |
	Gavés	Vivants	Prop. 0/0	Morts	Prop 0/0	Gavés	Vivants	Morts
9 mois.	21	15	71,4	6	28,6	9	5	4
8 mois 1/2.	21	19	95,2	2	4,8	9	8	1
8 mois.	39	29	74,4	10	25,6	16	10	6
7 mois 1/2.	15	10	66,6	5	33,3	5	2	3
7 mois.	34	17	50	17	50	15	5	10
6 mois 1/2.	9	3	33,3	6	66,6	5	3	2
6 mois.	13	3	23	10	77	3	1	2

CHAPITRE V

ALLAITEMENT PAR LES NOURRICES

Nourrices sur lieu et nourrices a distance. — Le mode d'allaitement qui se rapproche le plus de l'allaitement maternel est l'allaitement par la nourrice. La femme qui ne peut ou ne veut élever son enfant pour une raison quelconque, se substitue une remplaçante naturelle qui fournit au nourrisson le lait nécessaire à sa subsistance. D'une manière générale. l'allaitement par les nourrices doit donner des résultats supérieurs à l'allaitement par les animaux et par le biberon. Le fait est indiscutable, quand la nourrice vient se placer à domicile et élève l'enfant sous le contrôle des parents. Il n'en est malheureusement plus de même pour l'éducation par les nourrices à distance qui importent les enfants à la campagne. Le manque de surveillance efficace livre le nourrisson à la discrétion de celle à qui on l'a confié, et l'expose plus ou moins suivant l'intelligence, les qualités ou les défauts de la nourrice. Il n'est pas rare de voir ces nourrices à distance continuer à allaiter leur enfant, et élever le nouveau venu au biberon, malgré leurs promesses. Contrairement aux déclarations faites aux mairies par les intéressées, Lemenant des Chesnais a constaté dans le Perche, que 6 pour 100 seulement des nourrissons sont élevés uniquement au sein, mais 33,03 le sont par l'allaitement mixte, et 62,03 par le biberon. On comprend que dans ce dernier cas, la mortalité se soit élevée à 36,05 pour 100.

Des qualités que l'on doit chercher chez une nourrice. — Le choix d'une bonne nourrice est toujours une chose très difficile. On ne basera pas ses préférences sur la bonne mine, la physionomie ou le costume particulier du sujet présenté, mais on jugera ses qualités physiques et morales en vue du rôle qu'il devra remplir pendant l'allaitement. On peut établir certaines présomptions favorables.

Pays. — La connaissance du pays d'une nourrice n'a d'importance que pour le cas où l'allaitement se ferait à la campagne. On choisit alors les localités peu éloignées de sa résidence habituelle, pourvues de voies de communication facile. On pourra ainsi surprendre à intervalles assez rapprochés la nourrice, et exercer une surveillance plus active. Les voies ferrées ont singulièrement diminué les distances en Europe. On aura soin d'exclure les nourrices de régions fiévreuses ou très industrielles. On donnera la préférence aux femmes de paysans, en général moins corrompues et plus fortes que les ouvrières des villes. Le plus souvent dans les fermes, se trouvent une ou plusieurs vaches dont le lait est utilisé en cas d'indisposition de la nourrice. L'enfant est sûr alors de ne point souffrir de la faim.

A Paris, en 1855, d'après F. Ledé, sur mille nourrices sur lieu :

152,50	venaient	de la Nièvre
75,60	—	de Saône-et-Loire.
65,20	—	du Nord.
63	—	du Pas-de-Calais.
50,40	—	du Cher.
30,80	—	du Loiret.
26,30	—	de l'Allier et de l'Indre.

Sur mille nourrices au sein à distance :

178,50	résidaient	dans la Seine.
78,30	—	dans le Loiret.
74	—	dans l'Eure-et-Loir.
68,50	—	dans la Sarthe et le Loir-et-Cher.
64,70	—	dans la Seine-et-Oise.
57,30	—	dans le Cher ou l'Orne.
54,20	—	dans la Seine-et-Marne.
43,75	—	dans le Pas-de-Calais et l'Yonne.
38,70	—	dans l'Aisne et la Mayenne.

Age. — De vingt à trente-cinq ans, une nourrice donnera une sécrétion lactée satisfaisante. Avant cette période, elle est trop jeune ; après, elle est trop âgée. Il est plus avantageux de choisir une nourrice de vingt-cinq à trente ans. La femme est parvenue à son entier développement, elle a alors les qualités de la jeunesse tempérées par l'expérience de l'âge mûr, dont elle ne possède pas encore les défauts.

Ledé a recueilli les résultats suivants d'une statistique de

81.756 nourrices venues en huit années à Paris, pour se procurer un nourrisson.

Les femmes mariées (56.393) sont en moyenne âgées de vingt à trente ans. Les célibataires (24.100), de dix-neuf à vingt-trois ans; les veuves (1263), de vingt-six à trente-cinq ans.

Constitution. — Les constitutions sans aucune trace de diathèse sont évidemment les meilleures. Il est cependant quelquefois des femmes que les fatigues d'un premier accouchement pénible, exagérées par la misère, peuvent avoir temporairement affaiblies, sans que leur constitution laisse à désirer. On tiendra compte de ces particularités. Au bout de quelques jours de repos et d'alimentation substantielle, ces nourrices reprennent rapidement une mine excellente.

Intelligence. — Pour remplir convenablement l'office de nourrice, il n'est pas besoin de posséder une intelligence supérieure. Une intelligence moyenne est nécessaire; car les femmes à esprit borné ont toute espèce de défauts, ne veulent pas en convenir, et, partant, ne cherchent pas à s'en corriger. Leur maladresse, n'ayant d'égale que leur entêtement, les rend très dangereuses, quand on leur confie des nourrissons.

Caractère. — Le caractère des nourrices a une grande importance. Une femme très vive et sujette à des accès de colère fournirait un lait aussi nuisible à l'enfant qu'une femme trop mélancolique. La nécessité d'un caractère gai et paisible s'impose encore à un autre point de vue, par son influence sur celui du nourrisson. Autrefois on croyait à la transmission par le lait des qualités intellectuelles et morales; cette erreur reposait sur une observation incomplète. L'enfant reproduit les qualités ou les défauts de sa nourrice, non point parce qu'il les suce avec le lait, mais parce qu'il les copie ou les reproduit servilement comme le miroir reflète par imitation une image quelconque. La meilleure preuve de cette particularité est dans la transformation de caractère opérée chez l'enfant, lorsqu'on le soustrait à l'influence de la nourrice.

Il est d'autres défauts qu'il faut éviter chez cette dernière. La légèreté la porte à commettre des imprudences. L'égoïsme lui inspire peu d'affection pour son nourrisson, et la pousse à rechercher ses propres aises, plutôt que les avantages de ce dernier. Une femme qui n'a pas de cœur et de conscience est capable de tout, même de commettre un crime, si elle pense y trouver son avantage.

Age du lait. — On ne peut guère prendre une nourrice que deux mois après ses couches, afin de lui donner le temps nécessaire pour se remettre entièrement des fatigues de la grossesse et de l'accouchement.

P. Le Gendre, conseille de préférer les nourrices ayant accouché depuis au moins trois mois, pour être certain que leur enfant n'est pas en possession de syphilis héréditaire. Cette précaution est inutile en France, car si cette femme, comme dans la majorité des cas, a allaité son enfant, la loi Roussel lui défend de se placer avant le septième mois, à moins de confier son propre enfant à une autre nourrice, on peut reculer encore cette limite. Du sixième au dixième mois, une nourrice peut offrir des garanties suffisantes pour la santé du baby. Si le lait a de la tendance à passer vers le huitième mois de l'allaitement, le nourrisson sera assez fort pour commencer à supporter une autre nourriture puisée en dehors du sein de la nourrice. Je ne crois pas, comme Le Gendre, que, dans ces limites, le lait provoque des éruptions eczémateuses, comme Progles et Jacquemier, en ont rapporté des exemples pour des laits plus vieux.

Certaines femmes ont pu nourrir successivement plusieurs enfants. Tous les auteurs en citent des exemples ; il faut les considérer comme des exceptions. On ne doit pas les favoriser, car ils s'effectuent toujours au détriment de la santé des nourrices.

Quand on confie un enfant à une nourrice à la campagne,

il est prudent de choisir celles qui ont accouché depuis huit à dix mois, de crainte qu'elles ne se décident **pas à** sevrer leur propre enfant, et n'élèvent le nouveau venu **au** biberon.

A Paris, l'âge du lait des femmes mariées est le plus souvent de deux à quatre mois, la femme mariée ne veut prendre de nourrisson que lorsque son enfant a passé les premières étapes de la vie et qu'elle-même est guérie des suites de ses couches.

Les veuves se présentent dans les trois premiers mois. Leurs faibles ressources, et souvent leur situation civile ou morale, les obligent à chercher de suite un nourrisson. Il en est de même des célibataires qui, peu après leurs couches, cherchent à profiter de leur lactation (Ledé).

Pertes génitales. — Les pertes *abondantes* en rouge ou en blanc des organes génitaux occasionnent une débilité qui peut obliger à suspendre un allaitement en bonne voie. On refusera donc les nourrices qui en sont affectées.

Primipares et multipares. — On préfère les multipares au primipares, parce qu'elles ont plus d'expérience au point de vue des soins à donner à l'enfant. On peut aussi mieux apprécier leurs qualités par la manière dont elles ont conduit les allaitements antérieurs. Trop jeune à son premier enfant, la femme manque d'expérience. Plus âgée et ayant déjà nourri, elle peut entourer le nourrisson d'assiduités mieux comprises. Il en est des jeunes mères comme des jeunes poules qui cassent leurs œufs par maladresse. Elles ressemblent en certains côtés aux jeunes animaux qui ne savent pas élever leurs petits. La part de l'expérience de la nourrice est grande et il ne faut pas l'oublier. Je me suis plus d'une fois adressé à de vieilles nourrices pour rendre des enfants à la santé ; elles réussissaient là où d'autres plus jeunes auraient échoué. Il y avait entre autres femmes, à l'Hôpital des Enfants-Trouvés, deux ou trois nourrices qui s'y trouvaient depuis plus de deux ans, entre les bras desquelles les enfants renaissaient avec une merveilleuse rapidité (Nat. Guillot).

La vache qui vient de faire son premier veau, dit également Archambault, n'est pas bonne laitière, les fermières le savent, et ne comptent pas sur son produit. D'ailleurs, les primipares sont jeunes et se trouvent brusquement séparées de leurs plus chères affections, de leur mari et de leur enfant : mauvaises conditions normales. Beaucoup de primipares perdent prématurément leur lait.

Cet argument sentimental n'a guère de valeur aux yeux de Le Gendre. Beaucoup de nourrices, fait-il observer, n'éprouvent pas un attachement immodéré pour leur mari, qui parfois les battait, ou pour le père de leur enfant qui n'a pas dit son nom, et qu'on n'a pas revu.

A propos de multiparité, il convient de s'enquérir soigneusement, auprès des nourrices, de leurs avortements antérieurs, de leur époque, etc. Ce peut être un indice précieux pour reconnaître une syphilis antérieure.

Femmes mariées et filles-mères. — Depuis quelques années, les nourrices à demeure mariées sont devenues si difficiles et ont causé tant d'ennuis, que la mode s'est peu à peu introduite de leur préférer des filles-mères. On trouve à ces dernières de grands avantages. Elles sont moins exigeantes pour la question de prix, s'attachent beaucoup plus au nourrisson, n'ont point de préoccupation de famille, se montrent plus soumises, et abandonnent rarement leur nourrisson avant le sevrage. Ces avantages, au premier abord, peuvent séduire. Il est bon aussi, de faire ressortir quelque peu les inconvénients. Cette mode de prendre pour nourrices des filles-mères est une prime à l'inconduite. Elle est donc réprouvée par la morale. De plus, quelle garantie une fille-mère présente-t-elle aux familles ? Choisir une telle remplaçante est une insulte gratuite qu'une mère se fait à elle-même. D'ailleurs, pour avoir des filles possédant l'expérience nécessaire, force est de recourir à des multipares, c'est-à-dire à des malheureuses habituées à se rouler dans la fange des vices les plus honteux.

EXAMEN DE LA NOURRICE. — Quand une nourrice remplit les conditions précédentes, on s'adresse en général à un médecin pour qu'il juge de la valeur du tempérament et de la constitution, et aussi celle de la sécrétion lactée. Cet examen doit être pratiqué suivant certaines règles dans le but de contrôler les renseignements fournis par la nourrice. Celle-ci donne assez souvent des renseignements erronés par ignorance ou par mauvaise foi et dans un but intéressé.

Visage, aspect extérieur. — La beauté des traits et de la physionomie n'a aucune importance dans la sécrétion lactée, mais la nature de la coloration ou de la pâleur du visage sont de précieux indices pour la santé générale. Cette seule inspection fera soupçonner l'existence de diathèses, syphilis, herpétisme ou scrofule, qui laissent presque toujours des traces sur les téguments. L'examen du nez, des paupières et des lèvres, pour la scrofule, des cheveux et du cuir chevelu pour les deux autres diathèses, ne sera pas négligé. La couleur particulière du visage dénotera souvent aussi un état cachectique, des maladies du cœur, des reins, du foie et d'autres viscères importants.

Dans cet examen d'ensemble, on attachera une certaine importance à la manière dont la nourrice est vêtue. La qualité et la disposition des vêtements extérieurs montrera certaines qualités et certains défauts, qui, sans cet examen auraient pu passer inaperçus : coquetterie, négligence, propreté, etc.

Bouche. — On se montrait fort sévère autrefois pour l'état de la dentition, considérant les dents cariées comme l'expression d'un mauvais tempérament. Si l'on était trop rigoriste sur ce point, il serait à peu près impossible de trouver une nourrice. Les femmes de la classe laborieuse soignent fort peu leurs dents et la plupart en ont de cariées. En examinant celles-ci, on tiendra compte de leur nombre et de leur espèce. Une femme qui aurait perdu un grand nombre de dents sera écartée pour plusieurs motifs. La bouche possède en ce cas une odeur fétide ; la mastication étant difficile influe sur la nature de la digestion, et par suite sur l'état général. Quand un petit nombre de dents sont atteintes, on sera plus accommodant, si la cause de l'altération a été toute locale. L'examen portera aussi sur les gencives, dont la fermeté et la coloration rouge sont des signes plus certains de bonne santé.

Gorge. — Avant de quitter la cavité buccale, le médecin inspectera avec soin l'arrière-gorge et le pharynx, pour rechercher en ce point, s'il n'existe pas de symptômes de syphilis, de plaques muqueuses par exemple.

Cou. — Les traces de cicatrices, d'abcès scrofuleux, au cou ou dans d'autres régions, l'existence d'adénites de même nature, ou de goitre sont des motifs suffisants d'exclusion.

Organes internes. — Une auscultation attentive démontrera l'intégrité du cœur et des poumons ; la palpation et la percussion renseigneront sur les viscères abdominaux. Toute constatation de maladie chronique, diathésique ou non, engagera par prudence à rejeter le sujet qui en est atteint, sauf dans les cas décrits plus haut.

Organes génitaux. — On examinera les organes génitaux, en vue de la syphilis ou des affections blennorragiques, toutes éminemment contagieuses, et aussi, dans certains cas, pour vérifier s'il n'y a pas une nouvelle grossesse ignorée de la nourrice.

Constitution des seins. — En examinant les seins, on recherchera non point leur volume total, mais le développement de la partie glandulaire qui seule secrète le lait, et la richesse des ramifications veineuses sous les téguments. Collés sur la poitrine chez les primipares, ou détachés chez les multipares, les seins devront être toujours fermes et consistants. Pour la conformation du mamelon, on recherchera les caractères déjà décrits (p. 204).

Certaines nourrices ne peuvent allaiter que d'un seul sein, une des deux glandes mammaires étant atrophiée. Quand cette atrophie n'est point le résultat d'une désorganisation brutale par une inflammation suppurée, d'après A. Sabatier, elle relève des mauvaises habitudes de la nourrice ou d'une conformation vicieuse de l'un des mamelons. Tantôt, en effet, par simple négligence ou paresse, par une accoutumance instinctive, ou parce que la nourrice a besoin de la liberté de l'un de ses bras pour travailler en même temps qu'elle nourrit, elle acquiert cette habitude de donner toujours le même sein. D'autres fois encore, et ici aucune faute ne doit lui être imputée, c'est l'enfant lui-même qui choisit le sein le plus facile, celui où le lait vient avec le plus d'abondance. Il se laisse rebuter par un sein dont le mamelon reste rétracté. Toutes ces causes aboutissent au même résultat : l'atrophie et la dégénérescence régressive du sein laissé à l'abandon. La sécrétion du lait est arrêtée dans cette glande. En même temps, en vertu de la loi de compensation physiologique des organes, le sein utile se développe plus qu'à l'état normal. La perte du premier se balance par une hypermégalie parfois monstrueuse du second. En pareil cas, quelle est la valeur d'une nourrice ? Sabatier répond : l'allaitement par des nourrices n'ayant qu'un sein utile donne des résultats déplorables, équivalant à ceux du biberon (mal dirigé).

Du 1er juillet 1889 au 31 décembre 1890, cet auteur a vu passer sous ses yeux, dans un grand service départemental, 1327 nourrices dont 33 n'ayant qu'un sein apte à la lactation à peu près 1 pour 100. Une d'elles fut renvoyée sans nourrisson, mais les 32 autres paraissant suffisantes, furent acceptées. Sabatier a fait rechercher le sort des enfants qui leur furent confiés et a appris que 15 d'entre eux, étaient morts dès les premiers mois, soit une moyenne de 48 pour 100.

Par comparaison et sans parti pris, Sabatier a fait une enquête parallèle sur les enfants confiés à 32 nourrices pourvues des deux seins, venues à Lyon et réparties aux mêmes jours que celles de la première série. Il n'y a plus ici que neuf mois, soit 28 pour 100.

Sans attacher une importance majeure, aux conclusions de Sabatier, je les rapporte, espérant qu'elles provoqueront de nouvelles recherches dans le même sens, permettant de statuer sur un chiffre plus considérable d'observations.

Examen du lait. — Dans la pratique, cet examen ne peut être fait que d'une façon approximative [1]. Pour apprécier la quantité du lait, on exerce une pression vers la base du mamelon. Si le lait jaillit à distance, avec force par six ou sept orifices à la fois, c'est une preuve que la sécrétion mammaire est abondante, et son excrétion facile. On recueille une partie de ce lait dans une cuillère à bouche et on l'examine. Puis, plaçant l'enfant au sein, on voit comment il se comporte pendant la tetée (p. 232); si un seul sein suffit à le rassasier ou s'il faut recourir aux deux. A la fin de ce repas, on recueille de nouveau du lait, et on le compare à celui qui a été pris avant la tetée. Le dernier doit toujours être beaucoup plus riche que le premier [2]. Dans ces examens, on ne recourt pas habituellement aux pesées avant et après la tetée.

EXAMEN DE L'ENFANT DE LA NOURRICE. — Les meilleurs arguments en faveur des qualités d'un lait sont fournis par les résultats produits par son administration à l'enfant. Aussi est-il imprudent de retenir à l'avance une nourrice avant le terme de la grossesse ou de l'engager après ses couches avant d'avoir examiné son enfant. Si l'enfant est bien développé, si ses joues sont pleines, son teint frais, le tissu cellulo-adipeux du tronc et des membres abondant, cette réunion de signes est satisfaisante, on peut croire que le lait est en quantité suffisante et de bonne qualité, à condition toutefois qu'il n'y ait pas de fraude.

Les nourrices, en effet, empruntent ou louent parfois de

[1] Voyez les moyens que j'indique dans mon livre, *Le Lait*, Paris, 1893 p. 33 et suiv.

[2] Voy. mon livre, *Le Lait*, p. 113.

beaux enfants, qu'elles présentent comme leur appartenant. L'examen attentif des papiers présentés, la comparaison de la date de la naissance et de l'âge probable du nourrisson d'après son développement pourront aider à reconnaître la fraude.

D'autres femmes, qui ont peu de lait, gorgent leurs enfants de bouillie qui les engraisse. On reconnaîtra si l'enfant est habitué à ce mode d'alimentation, en lui en présentant; s'il accepte volontiers de la main de sa mère, la conclusion est facile à tirer.

PURGATIF AU DÉBUT DE L'ALLAITEMENT DU NOUVEAU-NÉ PAR UNE NOURRICE. — On a longtemps attribué des propriétés laxatives au colostrum, ce premier lait secrété après la délivrance, et l'on croyait par suite à la nécessité d'administrer un laxatif (sirop de chicorée, de rhubarbe ou autre), pour imiter la nature et remplacer ces propriétés du colostrum au début de l'allaitement d'un nouveau-né par une nourrice. Bouchaud a fait justice de cette opinion erronée. Sauf des cas particuliers extrêmement rares, on s'abstiendra de la pratique vicieuse qui en était la conséquence.

DIMINUTION TEMPORAIRE DU LAIT CHEZ LA NOURRICE AU DÉBUT DE L'ALLAITEMENT. — Le changement de régime et d'hygiène chez les nourrices de la campagne ou de la montagne détermine souvent chez elles, quand elles viennent se placer dans les villes, une diminution momentanée du lait. Ce phénomène est d'autant plus marqué que la différence d'âge entre le nourrisson qu'elles quittent et celui qu'elle prennent est plus considérable. Généralement, il préoccupe beaucoup les parents. Il convient de les rassurer et d'attendre quelques jours, sans quoi on s'exposerait à changer quotidiennement de nourrices. Si on a la patience de suivre ce conseil, on ne tarde pas à voir revenir la sécrétion lactée aussi abondante qu'avant.

HYGIÈNE DES NOURRICES. — *Alimentation.* — Les règles à appliquer pour l'alimentation des mères qui doivent nourrir

(p. 208) conviennent également aux nourrices. Leur régime ne doit pas être brusquement modifié. La femme de la campagne a déjà assez de peine à s'acclimater au séjour dans les villes, sans qu'on accroisse les difficultés par une alimentation s'écartant beaucoup du type habituel. Certaines mères de famille inexpérimentées s'imaginent favoriser la sécrétion du lait, gagner les bonnes grâces de la nourrice, en la gorgeant de viandes succulentes et en satisfaisant tous ses caprices. Loin de réussir, elles arrivent aux résultats contraires. Le lait diminue, l'estomac souffre et la santé générale s'en ressent; enfin, la nourrice devient bientôt insupportable par ses exigences.

Boissons. — Ce sujet a déjà été traité (p. 208).

Sommeil. — Le sommeil des nourrices est fréquemment interrompu, pour allaiter pendant la nuit. Pour que leur santé n'en ressente aucun inconvénient, il faut qu'il y ait compensation, qu'elles se rendorment facilement, et puissent rester le matin au lit, sans être aussitôt taxées de paresse.

Exercice. — Les nourrices sont habituées dès le bas âge, par leur condition sociale, à une vie active. Une vie trop sédentaire ne leur convient donc pas. Il faut leur permettre, le plus souvent possible, des promenades à pied, sans toutefois négliger de les surveiller. Les unes ont besoin de cette surveillance à cause de leurs mœurs plus que faciles, les autres à cause de leur caractère imprudent. Dans les grandes villes, celles-ci s'exposeraient, ainsi que leur nourrisson, à une foule de dangers, tels que celui de s'égarer, d'être écrasées par des voitures, ou enfin de laisser refroidir l'enfant en le laissant exposé à des courants d'air froid, à la pluie, etc.

Travail. — Le travail naturel de la nourrice est de soigner son enfant. Elle peut néanmoins accomplir certains travaux supplémentaires, à condition qu'ils n'entraînent pas une dépense de forces trop considérable : ainsi donner un coup de main pour le ménage, faire sa chambre, etc. Ces occupations rompent la monotonie de sa vie et sont préférables à l'inaction. Devilliers regarde les savonnages comme nuisibles, parce qu'ils rendraient le lait plus séreux. Je ne partage pas ce sentiment. Le savonnage des linges et vêtements du nourrisson n'a jamais d'inconvénient, si on a soin de le pratiquer toujours, comme en Syrie, avec de l'eau chaude, dans un endroit où la nourrice n'est point exposée à se refroidir.

Continence. — Les rapports sexuels chez les nourrices n'exercent aucune influence fâcheuse sur la sécrétion lactée. Ils paraissent n'avoir d'autre inconvénient que d'exposer à une nouvelle grossesse, et par suite à l'interruption de l'allaitement. On les interdit aux nourrices sur lieu, de crainte que, par intérêt, elles ne cachent leur état de gestation.

Salaire des nourrices a distance. — Ce salaire varie beaucoup, suivant les contrées, de 15 à 60 francs. A Paris, le salaire est plus élevé (38,50 pour 100 de 26 à 30 francs) pour l'élevage au sein, et moins élevé (52,20 pour 100 de 21 à 25 francs) pour l'élevage au biberon. De même, il est plus élevé (38,45 pour 100 de 26 à 30 francs) pour les enfants légitimes, et beaucoup moins élevé (65,90 pour 100 de 21 à 25 francs) pour les enfants illégitimes (Lédé).

Dettes pour mois de nourrice. — Le chômage, la maladie des parents, en diminuant les ressources des familles de travailleurs, les obligent à contracter des dettes. Le salaire des nourrices n'est plus régulièrement payé, et l'article 14 de la loi reste trop souvent lettre morte.

Cet article est ainsi conçu :

Les mois de nourrice, dus par les parents ou par toute autre personne, font partie des créances privilégiées, et prendront rang entre les numéros 3 et 4 de l'article 2101 du Code civil.

Pour la période 1883-1888, on a eu 3265 réclamations concernant des enfants légitimes, et 5880 des enfants illégitimes dont les parents habitaient Paris. Pour la seule année 1885, la somme due s'élevait à 229,983 fr. 45. Elle s'est élevée en 1888 à 307.579 fr. 40. Les enquêtes ont donné les résultats suivants (année 1885) :

Le paiement intégral a été obtenu 2,22 fois pour 100 ;

Le paiement partiel a été obtenu 6,86 pour 100.

Il y a eu promesse de paiement 34,49 fois pour 100 ; déclaration d'impossibilité de paiement, 19,22 fois pour 100. Enfin, dans 24,98 fois pour 100, les parents sont restés introuvables (Ledé).

PRÉCAUTIONS A EXIGER CHEZ LES NOURRICES A DISTANCE. — Pour se mettre en garde contre les nombreux accidents auxquels sont exposés les enfants à la campagne, on exigera que la nourrice ait un garde-feu et l'emploie constamment ; qu'elle n'use jamais de chaise haute, cause fréquente de chutes graves, quand l'enfant plus fort arcboute ses pieds sur la table et se renverse en arrière ; enfin que l'on établisse des barrières autour des pièces d'eau avoisinant la maison ; et que l'enfant ne reste jamais sans être, en l'absence de la nourrice, au moins placé sous la surveillance d'une grande personne.

BUREAUX DE NOURRICES. — La plupart des nourrices sont procurées en province par les accoucheurs et sages-femmes ou par l'intermédiaire de connaissances habitant la campagne. C'est le moyen le plus sûr pour avoir des femmes dignes de confiance et avec des renseignements certains.

A Paris et dans les grandes villes, Lyon, Marseille, etc., on recourt habituellement à des établissements particuliers, appelés *bureaux de placement*, pour se procurer des nourrices sur lieu et des nourrices à la campagne. Il est nécessaire d'apporter une grande circonspection dans ses relations avec ces bureaux ; car quelques-uns laissent parfois à désirer au point de vue de l'honnêteté. Aussi est-il imprudent de n'être en relation avec les nourrices à la campagne que par leur intermédiaire.

FRAUDES DES NOURRICES. — Les fraudes des nourrices sont nombreuses. Elles trompent sur l'âge de leur lait, en le rajeunissant à l'aide de faux certificats délivrés par les autorités de leur commune ou prêtés par des compagnes obligeantes. Elles trompent sur la quantité de leur lait, en évitant de donner le sein plusieurs heures avant de se présenter dans une place, de façon à ce qu'il puisse jaillir au loin à la pression, supercherie analogue à celle des marchands de vaches laitières auxquelles on a lié les pis avant de les conduire à l'acheteur. Elles trompent sur leur enfant quelquefois déjà mort ou trop chétif pour être présenté, en montrant un beau nourrisson qui ne leur appartient pas. Si elles ont déjà été placées et renvoyées, elles prétendent arriver de leur pays, ou dénaturent le vrai motif de leur renvoi. Elles cachent le retour de la menstruation ou l'existence d'une grossesse. Si leur lait diminue, elles font manger l'enfant en cachette. Les nourrices à la campagne élèvent au biberon la plupart des enfants qu'elles ont promis d'élever au sein.

Conduite a tenir avec les nourrices dans les rapports ordinaires de la vie. — Une nourrice dans une maison occupe un poste de confiance. Elle a droit à certains égards. Ce n'est point un motif pour la gâter outre mesure et lui laisser satisfaire tous ses caprices. Elle deviendrait d'autant plus exigeante qu'on se montrerait plus bienveillant pour elle et finirait par devenir insupportable. Il ne faut pas s'attendre, en effet, à trouver communément chez les femmes de cette catégorie la délicatesse de sentiments que l'on rencontre chez les personnes d'une classe plus élevée. Le manque d'éducation les empêche de bien saisir les nuances de certains procédés ; l'intérêt grossier est leur seul guide. Il convient, pour ne point s'exposer à des désagréments, de les former dès leur entrée dans la maison, et, tout en leur laissant une certaine latitude, sans laquelle elles ne sauraient se plier à leur nouveau genre de vie, de les habituer à obéir. Si on se laissait dominer par elles, on ne tarderait pas à s'en repentir. Dans les rapports ordinaires de la vie commune, la bonté ne doit jamais exclure la fermeté.

CHANGEMENT DE NOURRICES. — Divers motifs peuvent obliger à un changement de nourrice. Tels sont l'impossibilité de s'habituer à son nouveau genre de vie, un mauvais caractère, une altération de la santé générale ou du lait, l'agalactie, les mauvais effets de ce lait sur l'enfant, etc.

Ce changement est ennuyeux, parce qu'il y a là toute une éducation à refaire chez la nouvelle nourrice ; mais il n'exerce aucune influence fâcheuse sur la santé de l'enfant, à condition de suivre les règles énumérées plus haut. J'ai été obligé de changer dans certains allaitements jusqu'à neuf fois de nourrice, sans que les enfants aient cessé de se bien porter.

Lorsqu'on sera décidé à changer de nourrice, il est nécessaire de ne lui en rien faire connaître, sans que la personne qui doit la remplacer soit déjà rendue à la maison. Sinon, on pourrait s'exposer à deux inconvénients. Celui de rester sans nourrice, si la première partait avant l'arrivée de la seconde, et celui de faire prendre à l'enfant un lait altéré par le chagrin ou la colère.

Quand l'enfant a déjà une certaine connaissance, il refuse parfois le sein de la femme qu'il n'a jamais vue ; pour l'habituer peu à peu, il est bon de lui donner d'abord à teter dans l'obscurité. Pendant la journée, la nouvelle nourrice restera constamment en présence du nourrisson, en compagnie d'une personne qu'il connaîtra déjà. Elle cherchera à l'amuser, à gagner ses bonnes grâces. Graduellement l'enfant s'habituera à son visage, à sa voix, et acceptera ainsi plus facilement le changement imposé par la nécessité.

CHAPITRE VI

ALLAITEMENT PAR UNE FEMELLE D'ANIMAL

Indications de l'allaitement par une femelle d'animal
— L'allaitement des nourrissons par une femelle d'animal
est pratiqué depuis longtemps, mais seulement à titre
d'exception. A défaut de l'allaitement naturel par la mère
ou par la nourrice, ce mode de lactation peut rendre de
grands services. Je connais un certain nombre de sujets,
aujourd'hui parvenus à l'âge adulte, pour lesquels on y a
eu recours.

Lamartine a attribué sa bonne constitution à une chèvre
qui lui a offert ses mamelles. Alphonse Karr n'a point eu
d'autre nourrice.

Depuis quelques années, on a conseillé exclusivement ce
mode de lactation pour les nouveau-nés atteints de syphilis
héréditaire. On sait que la chèvre est réfractaire à cette
diathèse (Alfred Fournier).

Les premières tentatives faites dans ce sens paraissent
être celles des administrateurs des hôpitaux de Lyon,
en 1823, qui, sur le conseil de Richard (de Nancy), prati-
quèrent l'allaitement par la chèvre, pour les enfants atteints
de maladies contagieuses. Parrot a aussi dirigé avec succès
ce mode d'allaitement à la nourricerie des Enfants-Assistés.

Inutile d'insister sur les avantages que présente l'allaitement direct au pis d'un animal sur le biberon. Le lait est
toujours pris à une température égale ; à l'abri de l'action
de l'air, il reste exempt de toute impureté, de toute altération, etc.

Choix de l'animal. — Il n'est pas indifférent, pour pratiquer l'allaitement par une femelle d'animal, de prendre
au hasard n'importe quelle espèce domestique. Suivant les

cas, certaines donneront des résultats bien supérieurs à toutes les autres. On se guide, pour faire un choix convenable sur l'âge de l'enfant, sur la situation particulière de la maison où il doit être élevé, et sur les conditions de fortune.

D'après l'âge de l'enfant, on peut classer les femelles nourrices dans l'ordre suivant : l'ânesse, la jument, la vache et la chèvre. En pratique, pour plus de commodité, on n'emploie que l'ânesse et la chèvre. Le lait d'ânesse convient mieux dans les six premiers mois de l'existence, celui de chèvre plus tard.

Quelques circonstances peuvent obliger à pratiquer tout l'allaitement avec l'une ou l'autre de ces femelles, sans tenir compte de l'âge de l'enfant.

Anesse.— L'ânesse, par sa sobriété, par la manière dont elle supporte la stabulation prolongée, est plus commode dans les villes. En outre de la composition particulière de son lait, qui se rapproche le plus, parmi les mammifères, de celle du lait de la femme, l'ânesse a d'autres qualités précieuses, rappelées par Grellety à la Société de thérapeutique :

Une bonne ânesse donne du lait pendant huit ou dix mois, ou même pendant une année tout entière, ce qui la rend supérieure à la chèvre nourrice. Les ânesses de huit à dix ans donnent plus de lait que les autres. Elles ne sont en plein rapport qu'après plusieurs parturitions.

La traite des premières heures de la journée est beaucoup moins abondante que celle du soir. Cela résulte de ce que la femelle de l'âne ne sécrète du lait qu'autant qu'on lui conserve son ânon ; et le matin, on ne peut compter que sur le lait qui reste en excès par rapport aux besoins du jeune animal.

Une ânesse en pleine lactation peut nourrir efficacement trois enfants, âgés en moyenne de cinq mois. Les chances de transmission diathésiques par son lait sont des plus

minimes, car la tuberculose, si commune chez la vache, est
à peu près inconnue dans l'espèce asine (Grellety).

Malheureusement l'ânesse occasionne plus de frais qu'une
nourrice.

Chèvre. — Dans les campagnes, surtout dans les pays de
montagnes, où elle peut vivre en pleine liberté et trouver
ses aliments ordinaires, la chèvre est généralement préférée.
« La grosseur et la forme de ses trayons, dit Désormeaux,
que la bouche de l'enfant peut saisir facilement, l'abondance et les qualités de son lait, la facilité avec laquelle on
la dresse à présenter sa mamelle à l'enfant, l'attachement
qu'elle est susceptible de contracter pour lui sont les motifs
de la préférence qu'on lui donne. »

Alphonse Leroy raconte que, chargé, en 1773, par la
Faculté de médecine de Paris, d'indiquer aux administrateurs de l'hospice d'Aix-en-Provence (découragés probablement par l'insuccès du biberon) le meilleur moyen de conserver les enfants abandonnés, il conseilla de les confier au
pis de la chèvre. On constata bientôt que chacun de ces
animaux reconnaissait son nourrisson, et prenait la position
la plus commode pour qu'il pût se suspendre aisément à la
mamelle [1].

« Il est très ordinaire, autour de chez moy, rapporte
Montaigne, de veoir les femmes de village, lorsqu'elles ne
peuvent nourrir les enfants de leurs mamelles, appeler des
chèvres à leur secours : et j'ay à cette heure deux laquays
qui ne tettèrent iamais que huict iours laict de femme. Ces
chèvres sont incontinent duictes à venir allaicter ces petits
enfants, recognoissent leur voix quand ils crient, et y
accourrent. Si on leur en présente un aultre que leur nourrisson, elles le refusent, et l'enfant en fait de même d'une
autre chèvre. I'en veis un, l'autre iour, à qui on osta la
sienne, parce que son père ne l'avait empruntée que d'un

---

[1] Alphonse Leroy, *Médecine maternelle*, 2ᵉ édit., Paris, 1830.

sien voisin : il ne peut iamais s'adonner à l'autre qu'on luy présenta, et mourut, sans doubte de faim. »

Il faut, autant que possible, choisir une chèvre de deux ans environ, d'un naturel doux et facile à diriger, qui ait nouvellement mis bas, dans une deuxième portée.

Les chèvres à poil blanc et sans cornes, dites cachemiriennes, sont plus recherchées, parce que leur lait a une odeur moins forte que celui des chèvres à poils colorés.

La chèvre nourrice doit avoir le corps grand, la croupe large, les cuisses fournies, la démarche légère, les mamelles grosses, les pis longs et le poil doux et touffu.

On doit avoir soin de la prendre avant qu'elle ait mis bas. Sans quoi, on s'expose à acheter de vieilles chèvres qui n'ont presque plus de lait. Du reste, en la prenant pleine, on a le temps de l'accoutumer à la nourriture qu'on veut lui donner et à ne pas la sortir, ce qui est pénible pour elle dans les commencements. Elle s'accoutume plus facilement au séjour dans l'intérieur, si on lui donne un chien pour compagnon (A. Sicard).

L'allaitement par la chèvre nourrice a été recommandé par Alfred Fournier, Boudart (de Vichy), Grellety, A. Sicard (de Marseille), etc.

Direction de ce mode d'allaitement. — La plupart des enfants se font assez rapidement à l'allaitement direct par les femelles d'animaux.

Les précautions à prendre sont les mêmes que dans l'allaitement par la mère ou la nourrice ; il faut en outre garantir le nourrisson des accidents auxquels il serait exposé par la pétulance et l'impatience de l'animal, jusqu'à ce que ce dernier soit habitué à allaiter l'enfant placé dans un berceau (fig. 48) ou une petite brouette.

A la nourricerie des Enfants-Assistés, à l'heure des repas, les enfants sont portés à l'étable des ânesses ; chaque infirmière s'assied sur un escabeau, du côté droit de l'animal et près de sa croupe ; puis, elle porte avec sa main gauche

la tête de l'enfant dans la région inguinale et lui applique la
bouche sur l'extrémité du trayon. Le nourrisson saisit le

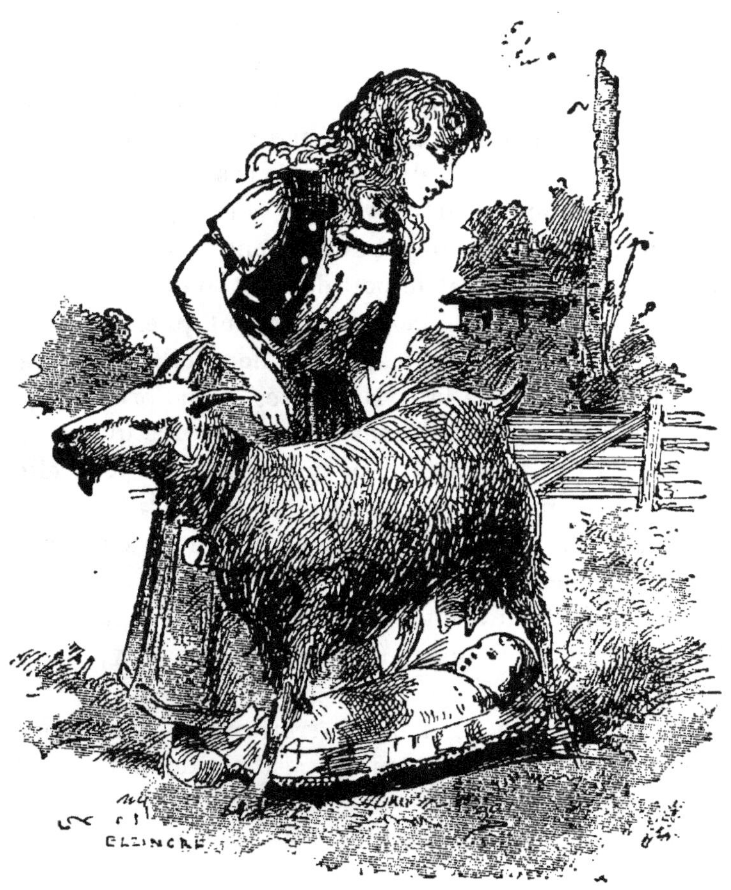

Fig. 48. — Allaitement par la chèvre [1].

trayon et tette plus ou moins avidement. L'infirmière l'aide,
au besoin, en pressant de sa main droite sur la mamelle pour
faciliter l'écoulement du lait.

[1] Figure empruntée au livre de M. E. Périer, *La première enfance.*

Pour la chèvre, A. Boudard[1] conseille de procéder de la façon suivante :

On prend l'enfant sur le bras droit ou gauche, comme si on voulait lui offrir l'un ou l'autre sein, on le présente à la chèvre qui le flaire d'abord, le plus souvent. Puis, on le place sous elle, de telle façon que le bras droit, qui soutient l'enfant, se trouve entre les mamelles et les jambes de derrière de l'animal, qui ne peut causer aucun dommage, en admettant qu'il fasse des difficultés les premières fois, ce qui est rare.

Si la chèvre est rebelle, tourmentée en été par les mouches dont elle redoute les piqûres, inquiétée par la présence d'un chien, son ennemi, ou agitée par des bruits insolites, on l'attache court. On présente l'enfant comme il a été dit, et, de la main libre, on approche de la bouche de l'enfant le trayon, en le pressant un peu, exactement comme le font la mère et la nourrice chaque fois qu'elles veulent donner à teter à un nouveau-né.

Dès le début, la succion se trouve favorisée, et l'enfant l'effectue ensuite de lui-même dès qu'il a senti la première goutte de lait arriver dans sa bouche.

Il arrive parfois que les mouvements de l'animal font sortir le trayon de la bouche de l'enfant, trop faible encore pour la retenir ou pour la reprendre. Dans ce cas, la main libre de la personne chargée de l'enfant le lui replacera entre les lèvres.

Après deux ou trois séances, le baby et l'animal ont fait connaissance. La chèvre remue moins, l'enfant se prête mieux aux manœuvres nécessaires, et tout est subordonné à la dextérité plus ou moins grande de la personne chargée de la surveillance (A. Boudard).

Après expérimentation, Parrot a réglé à la nourricerie

---

[1] A. Boudard, *Guide pratique de la chèvre nourrice au point de vue de l'allaitement des nouveau-nés*, Gannat, 1879.

des Enfants-Assistés, le nombre des tetées à faire dans les vingt-quatre heures. Elles sont en moyenne de sept, ainsi réparties : cinq de sept heures du matin à sept heures du soir, séparées par des intervalles de trois heures, et deux pendant la nuit.

ALIMENTATION DE L'ANIMAL. — Plus la proportion de matériaux solides augmente dans le lait et plus il devient indigeste dans les premières semaines de la vie, surtout pour les enfants chétifs et débiles. Le fourrage sec est préférable, pour les juments ou les ânesses, à toute autre substance nutritive. Pour y avoir renoncé momentanément, et l'avoir remplacé par des fourrages verts, Parrot et Berling ont eu subitement, dans leurs services, des cas de maladie, dont quelques-unes ont abouti à une terminaison fatale.

D'après A. Sicard, la meilleure alimentation d'une chèvre nourrice est un mélange de foin, de son, de maïs, de pommes de terre et de rameaux d'olivier (en Provence). On peut y ajouter les débris d'herbes provenant du ménage, sauf le céleri, l'oseille, les cosses de pois vert, etc. Les pommes et les poires gâtées que l'on se procure à vil prix sur les marchés, le pain, quelques betteraves coupées en tranches terminent la série des aliments utiles à la chèvre.

Pour maintenir les chèvres dans un parfait état de santé, il convient de leur laisser le temps de ruminer, de régler leurs repas, et de les déranger le moins possible (A. Sicard).

CHAPITRE VII

ALLAITEMENT ARTIFICIEL

Par opposition avec l'allaitement naturel de la mère ou de la nourrice, on désigne, sous le nom d'*allaitement artificiel*, tout mode d'allaitement où le nourrisson puise le lait ailleurs,qu'au sein d'une femme. L'allaitement artificiel se pratique à l'aide d'une femelle d'animal, du biberon, du verre ou de la cuiller,mais en général,dans un sens absolu, l'allaitement artificiel est l'absorption par le nourrisson d'un lait déjà soutiré par la traite, des seins d'une femelle d'a-nimal : on l'appelle aussi *allaitement au petit pot*. Il est illogique de considérer comme allaitement, l'absorption de substances tout à fait étrangères au lait : dans ce dernier cas ce n'est point l'allaitement que l'on pratique, mais le se-vrage prématuré. Ce mode d'alimentation est beaucoup plus nuisible pour les enfants et a contribué à donner à l'allaite-ment artificiel sa mauvaise réputation. Il est bien entendu qu'il faut exclure de l'allaitement l'administration de toute substance autre que le lait.

Indication de l'allaitement artificiel. — J'avoue être partisan convaincu de l'allaitement maternel ou à son dé-faut de l'allaitement par les nourrices sur lieu, mais de ce dernier avec quelques restrictions. Si la nourrice sur lieu ne possède pas absolument toutes les qualités exigibles, je lui préfère l'allaitement artificiel, conduit par le dévouement de la mère, d'après les principes de la science moderne. Contrairement aux idées généralement acceptées par mes confrères, je n'hésite pas à affirmer, en m'appuyant soit sur mon expérience personnelle, soit sur celle de praticiens, nombreux aujourd'hui, qui ont suivi la même voie, la supé-riorité incontestable de l'allaitement artificiel *bien conduit* sur une nourrice *médiocre*. Rien n'est plus facile que de bien conduire un allaitement artificiel. Rien de plus rare que de mettre d'emblée la main sur une bonne nourrice. Dans certai-nes grandes villes, celle-ci est devenue à peu près introuvable.

Pratiqué loin de la surveillance maternelle, l'allaitement artificiel, conduit par des nourrices sèches, peu conscien-cieuses, donnera toujours des résultats inférieurs à ceux de l'allaitement au sein par les nourrices à distance. Si celui-ci est mauvais, celui-là est encore pire.

Le seul point à retenir est que, bien dirigé, l'allaitement artificiel peut rendre les plus grands services. Quoique l'on fasse, ce mode d'allaitement s'impose pour la majorité des enfants pauvres et des enfants syphilitiques que leurs mères sont incapables de nourrir. Il y a plus de mères que de bonnes nourrices. Le lait de femme fait défaut, l'offre est au-dessous de le la demande. Il faut donc en prendre son parti, et mieux vaut régler minutieusement la direction de l'allaitement artificiel, que de l'écarter sans réfléchir par la question préalable.

La catégorie d'enfants pauvres voués d'avance à l'allaitement artificiel est beaucoup plus nombreuse qu'on ne croit. Parmi leurs mères, bien peu sont d'excellentes nourrices. Les unes, faute d'alimentation suffisante, ne tardent pas à perdre leur lait ; les autres, occupées tout le jour, pour gagner leur pain, à un travail pénible ou peu rémunéré, ne peuvent ni allaiter elles-mêmes leurs enfants, ni payer les frais toujours élevés d'une nourrice sur lieu. Force est pour elles de recourir à l'allaitement artificiel pour leurs enfants, à moins qu'elles ne se résignent à confier ces petits êtres à des nourrices à la campagne, ce qui est pire. Les personnes de la classe inférieure, susceptibles de mener à bien un allaitement naturel, se laissent aussi séduire par l'appât d'un gain élevé, en se plaçant comme nourrices dans les grandes villes. Elles se comportent donc exactement comme les précédentes, lorsqu'elles ne sèvrent pas prématurément leurs enfants.

Les règles de conduite tracées pour l'allaitement des enfants syphilitiques peuvent bien convenir aux familles riches, mais il ne faut pas se faire illusion, elles ne sont point applicables à toutes les classes de la société. Si les conditions de fortune créent, en pareil cas, des obstacles insurmontables pour l'allaitement naturel ou l'allaitement par une femelle d'animal, on devra nécessairement en venir à élever les nourrissons syphiliques avec l'allaitement artificiel.

Cette nécessité de l'allaitement artificiel peut aussi se rencontrer dans les familles favorisées par la fortune. Sous peine de condamner le nouveau-né à périr d'inanition, il faut bien y recourir dans les cas d'obstacles à l'allaitement de provenance maternelle (page 217), de malformation buccale ou de débilité excessive du nourrisson (page 240), ou encore d'absence actuelle, d'une bonne nourrice dans la localité, etc.

INCONVÉNIENTS. — L'allaitement artificiel a des inconvénients majeurs et expose à des dangers sérieux. D'abord il oblige à employer un lait d'animal qui s'écarte plus ou moins du lait de femme. Ce lait au lieu d'être dans des conditions de composition, de température, etc., toujours identiques, est soumis au contraire a de fréquentes variations en rapport avec l'animal qui l'a fourni, avec l'heure de la traite, avec l'intelligence, l'attention et le dévouement de la personne qui l'administre au nourrisson, etc. Tout autant de causes de fatigues et de maladies pour ce dernier, qui n'existent pas dans l'allaitement naturel. Une autre condition qui exagère encore si possible, les dangers précédents est l'obligation, dans certains hôpitaux par exemple, pour une seule femme de s'occuper de plusieurs enfants à la fois. Elle ne peut suffire à la besogne, et les conséquences du manque de soins pour l'enfant sont l'immobilité dans son berceau, la tendance au refroidissement, les inflammations tégumentaires résultant du manque de propreté, une alimentation insuffisante, etc.

Ces inconvénients sont réels, mais non insurmontables. Voilà pourquoi on comprend que l'allaitement artificiel dirigé par l'amour d'une mère, aidée des conseils de la science, donne des résultats bien supérieurs dans les familles, à ceux qu'il fournit entre les mains des infirmières malgré leur dévouement, ou entre les mains des nourrices à la campagne.

PRÉCAUTIONS. — Pour réussir dans l'allaitement artificiel, il faut le plus possible se rapprocher des conditions de l'allaitement naturel. L'homme peut imiter, mais non point surpasser le travail de la nature en semblable matière. Pour reproduire artificiellement l'allaitement naturel, il faut prendre certaines précautions, concernant la qualité, la quantité, la température du lait à administrer à l'enfant, et aussi la manière dont s'effectue cette administration. Ces précautions sont indispensables pour éviter à l'enfant des repas indigestes ou trop copieux. Le baby n'a point dans l'allaitement artificiel, le frein mis par la nature pour ne pas dépasser la quantité de lait nécessaire à son alimentation : la fatigue de la succion inévitable dans l'allaitement naturel. Il convient de s'en préoccuper pour lui.

De l'examen des mémoires envoyés en 1879 à l'Académie de médecine, qui avait mis au concours la question de l'allaitement artificiel, il ressort des faits importants. L'expérience démontre les bons résultats de cet allaitement à la campagne, en empruntant le lait aux animaux élevés dans les pâturages. Ce lait peut être donné immédiatement, après la traite, au sortir des pis de l'animal. Il est prudent par contre dans les villes de toujours soumettre le lait, dont on connaît moins bien la provenance, à l'ébullition préalable[1].

Lorsqu'on a des doutes sur la santé des vaches laitières qui ont fourni le lait, il faut toujours le soumettre à l'ébullition. Il est prudent, dans les villes, où le lait provient de source inconnue et généralement suspecte, d'adopter cette pratique.

En été, il est utile d'ajouter une cuillère à soupe d'eau de chaux par biberon.

Dans les six premiers mois, on s'abstiendra soigneusement de tout autre aliment que le lait.

Pour donner des succès, l'allaitement doit être pratiqué chez soi, par la mère, ou sous ses yeux et sa surveillance immédiate. Loin du toit maternel, il ne faut le confier

---

[1] Voyez Jules Rouvier, *Le Lait*, Paris, 1893, p. 148 et suiv.

qu'à une femme soigneuse, expérimentée, et ayant facilement à sa disposition d'excellent lait (Devilliers).

Les divers modes de nourriture des enfants ont été classés dans l'ordre suivant : 1° l'allaitement maternel dans les conditions déjà exprimées ; 2° l'allaitement par une nourrice au domicile de la mère ; 3° le biberon conduit par une femme expérimentée ; 4° la nourrice en ville ; 5° la nourrice à la campagne loin de la famille.

Pour ma part, je suis encore plus affirmatif. Après une expérience suffisamment longue, je place les divers modes d'allaitement dans l'ordre suivant : 1° l'allaitement maternel ; 2° l'allaitement mixte par la mère ; 3° l'allaitement artificiel conduit par la mère suivant les principes de la science ; 4° l'allaitement par la nourrice au domicile de la mère ; 5° l'allaitement artificiel par une nourrice *sèche* chez les parents ; 6° l'allaitement par une nourrice à distance ; 7° l'allaitement artificiel à distance. Dans cette classification, on le voit, *j'attache moins d'importance, somme toute, à l'origine du lait et à son mode d'administration qu'aux soins éclairés et au dévouement indispensable dans tout allaitement sans exception.* Je ne puis donc comprendre l'opposition systématique que l'allaitement artificiel a rencontrée auprès de savants des plus distingués.

Choix du lait. — Le choix d'un lait est affaire sérieuse dans l'allaitement artificiel, car il existe des écarts assez accusés dans la proportion des principes solides contenus dans les laits des différents mammifères.

Tarnier, après expérience faite depuis le 23 avril 1881, administre le lait d'ânesse pur exclusivement jusqu'à six semaines à deux mois, puis du lait de vache coupé avec au moins moitié d'eau jusqu'à six mois, époque à laquelle il tolère le lait de vache pur[1]. Le lait d'ânesse est aussi employé

[1] Tarnier, *Bulletin de l'Académie de médecine*, septembre, 1882.

par Forster en Hollande, et par Demme à Berne. Il se rapproche chimiquement le plus du lait de femme, mais, a l'inconvénient de coûter fort cher (de 4 à 6 francs le litre).

Tarnier reproche au lait de chèvre d'être très indigeste, de sentir mauvais, et de manquer quatre mois de l'année. La commission nommée le 5 février 1874, par la Société d'obstétrique de Philadelphie, pour rechercher les causes de la mortalité des enfants pendant l'été et les moyens de la prévenir, préfère cependant le lait de chèvre au lait de vache.

Le lait de vache est néanmoins le plus usité, en France, parce qu'il revient à meilleur compte, vu le grand nombre (7.487.000) des animaux qui le fournissent. Reste à déterminer dans quelles conditions il doit être recueilli.

J'ai rapporté ailleurs [1] le sentiment de Luton, sur la préférence qu'il faut accorder au lait des vaches de petite taille, comme plus propre à l'allaitement artificiel des nourrissons. On proscrira impitoyablement le lait des vaches dont le pelage est, en majeure partie, blanc. Cette couleur dénote chez les animaux de cette catégorie, une prédisposition spéciale à la tuberculose pulmonaire.

Tarnier pense que la vache n'est bonne que pendant douze mois, car souvent elle devient phtisique au bout de ce temps. Guéniot conseille le lait d'une vache en bonne santé, qui n'a pas vêlé depuis longtemps. Mascarel donne la préférence à une vache bretonne d'âge moyen, qui aurait mis bas depuis deux ou trois mois.

Hervieux croit qu'avec le lait d'une vache élevée dans les pâturages et les soins d'une mère on peut faire de beaux nourrissons. Voilà pourquoi il considère la Bretagne et la Normandie comme éminemment propices à l'allaitement artificiel, parce que, dans ces contrées, les pâturages sont abondants.

Dans le Calvados, où l'allaitement artificiel a donné de si

---

[1] Voyez J. Rouvier, *Le Lait*, 1893, p. 81.

beaux résultats depuis l'application de la loi Roussel, les instructions officielles sur le lait sont les suivantes, d'après Stapfer. Le lait doit être fourni, autant que possible, par une seule vache, toujours la même, récemment vêlée au début de l'allaitement, aussi frais que possible. Il ne peut être employé, si la traite remonte à plus de douze heures. Il est conservé au frais, dans des vases en grès non vernissés, nettoyés chaque jour avec de l'eau chaude et des orties.

Tous ces préceptes concernant le lait de vache sont fort sages. Malheureusement ils sont incomplets. On oublie trop que les matières albuminoïdes de ce lait, et surtout sa caséine, sont bien moins digestibles que les mêmes principes renfermés dans le lait de femme C'est là l'unique cause des troubles que l'usage du lait de vache suscite chez le nourrisson. Escherich a raison de lui reprocher divers inconvénients. Il surcharge l'intestin grêle, provoque des troubles digestifs chroniques qui prédisposent à des maladies aiguës, à la production de bactéries et à des fermentations avec formation de produits ammoniacaux dans l'intestin. On conçoit donc qu'Artemieff blâme l'emploi du lait de vache, au sortir de la traite dans l'allaitement artificiel. Pour tourner la difficulté, si des troubles pathologiques se manifestent en pareil cas, il sera sage de faciliter l'assimilation de ce lait en administrant au nourrisson, soit un peu de pepsine acide, soit de l'élixir chlorhydro-pepsique ou de la pancréatine.

FABRICATION DU LAIT DE FEMME. — Partant des recherches de Bouchaud, Jacquemier admet que, en étendant le lait de vache de 1/3 d'eau et en ayant soin d'ajouter 1/25 de son poids de sucre de lait, on arrive à imiter approximativement le lait de femme.

D'après ces estimations, Parrot donne les quantités suivantes de lait de vache nécessaires à l'alimentation depuis la naissance jusqu'à 9 mois.

Premier jour . . . .   20 grammes
Deuxième jour.   100   —
Troisième jour   200   —
Quatrième jour   434   —
Après le premier mois.   460   —
Après le troisième mois   460   —
Après le quatrième mois   566   —
De 6 à 9 mois   634   —

Coulier donne la formule suivante :

		gr.
Lait de vache non écrémé.		600
Crème		13
Sucre de lait		15
Phosphate de chaux porphyrisé ou précipité . .		1,5
Eau		339,5
		1000,0

Si l'on se sert pour cette préparation, non de lait pur,
mais de lait de Paris, qui, en moyenne, est à moitié écrémé
et contient 0,2 d'eau, la formule doit être ainsi modifiée.

		gr.
Lait vendu à Paris		720
Crème		43
Sucre de lait		15
Phosphate de chaux porphyrisé ou précipité . .		1,5
Eau		220,5
		1000,0

Biedert recommande une autre formule beaucoup plus
simple ; 1/4 de litre de bon lait non écrémé, 3/4 litre eau,
et 15 grammes de sucre de lait représentant 1 pour 100 de
caséine, 2,6 de beurre et 3,8 de sucre de lait. Ch. Marchand
propose le mélange de 75 centilitres de lait de vache normal,
non bouilli, chargé de toute la matière grasse contenue
habituellement dans le volume d'un litre, avec 25 centilitres
d'eau fraîche non bouillie, tenant en dissolution 35 grammes
de sucre. Pour les très jeunes enfants, l'eau et le lait seront
mis en parties égales, et la quantité de sucre portée à
50 grammes.

Le procédé de Cumming diffère des précédents : on laisse reposer le lait de vache pendant quatre ou cinq heures, et on retire le tiers supérieur. Les deux autres tiers contiennent sur 1000 parties : 66 parties de beurre 38 de caséine, 53 de sucre, 855 d'eau. Par l'addition de 142 parties de sucre et 1458 d'eau on obtient le lait artificiel recherché.

Pour proportionner plus exactement la valeur nutritive du lait à l'âge du nourrisson, Cumming a dressé le tableau suivant en vue de faciliter la préparation du lait artificiel humain.

Age de l'enfant	Lait	Eau	Sucre de lait
3 à 10 jours	1000 gr.	2643 gr.	243 gr.
10 à 30 —	» —	2500 —	225 —
1 mois	» —	2250 —	204 —
2 —	» —	1850 —	172 —
3 —	» —	1500 —	144 —
4 —	» —	1250 —	124 —
5 —	» —	1000 —	104 —
6 —	» —	875 —	94 —
7 —	» —	750 —	84 —
9 —	» —	675 —	78 —
11 —	» —	625 —	73 —
14 —	» —	550 —	67 —
18 —	» —	500 —	63 —

Aucune de ces formules ne remplit réellement les conditions que leur attribuent leurs inventeurs, comme le prouvent les raisons alléguées dans le paragraphe précédent. Il vaut mieux ne point les faire entrer dans la pratique.

LAIT CONDENSÉ OU CONCENTRÉ. — J'ai longuement parlé du lait condensé ou concentré dans un autre livre [1].

Quelle est sa valeur dans l'allaitement artificiel? Les sentiments sont très partagés. Vogel, Peters le recommandent ; Hofmann, Jacobi, Fleischmann, Kehrer en font peu de cas.

Hofmann et Kehrer lui trouvent les défauts suivants. La proportion d'albumine et de graisse est toujours inférieure

[1] Voy. Jules Rouvier, *Le Lait*, Paris, 1893.

à celle du lait de vache, et il y a excès de substances hydro-carbonées. La viscosité de la masse en rend la dilution irrégulière, et l'enfant reçoit ainsi un aliment de densité très variable. De plus la grande quantité de sucre contenue dans le lait condensé occasionne facilement des troubles digestifs chroniques ou aigus.

Toutes ces critiques ne sont pas justifiées. L'usage du lait concentré est très répandu en Angleterre. Tarnier l'a vu employer avec succès dans les familles anglaises. Daly prétend que la prospérité des enfants nourris par ce système n'est qu'apparente. Le Dr Flamain (de Châlons) et Edw. Ellis ne sont pas de cet avis. Ce dernier est très favorable à l'emploi du lait condensé : il regarde les marques Anglo-Suisse et Aylesbury comme ayant le plus de valeur. Il a pu se rendre compte de l'importance majeure de ce produit dans le cours d'un très long voyage sur mer, où l'on avait à bord de nombreux bébés et pas une vache. Deux enfants, très chétifs, soumis à son observation, ont vécu exclusivement à l'aide de ce lait, leur mère n'ayant absolument rien à leur donner. Lorsque le lait maternel vint à leur marquer, ces pauvres enfants paraissaient à demi morts de faim, mais ils furent bien ragaillardis après trois mois environ de régime au lait suisse. Ellis a vu en outre des mères donner la préférence au lait suisse sur toute autre nourriture, alors même que le lait frais ne leur faisait nullement défaut.

Le Dr Flamain a aussi toujours constaté les avantages de ce produit dans les cas de diarrhée et attribue sa digestibilité, à l'excellente qualité du lait employé pour sa fabrication.

Flamain conseille de diluer le lait condensé au douzième. Tarnier varie la proportion d'eau suivant l'âge de l'enfant. Pour une cuillerée de lait concentré, il en ajoute seize d'eau dans le premier mois, douze dans le troisième, puis graduellement on tombe à quatre ou cinq, ce qui donne à peu près la composition du lait primitif, sauf un excès de sucre.

Le lait concentré ne doit pas être employé habituellement, mais dans certaines circonstances telles que, voyages en bateau à vapeur, séjour dans des localités où le lait est de qualité inférieure ou même fait défaut, ce produit rendra de réels services.

CRÈME DE BIEDERT. — Biedert a cherché à transformer le lait de vache, en diminuant la proportion de la caséine pour le rendre plus assimilable, sans rien retrancher des autres principes solides. Il a composé une série de six mélanges, de façon à constituer des aliments de plus en plus substantiels, aboutissant à l'usage du lait de vache coupé d'un tiers d'eau. Tarnier a essayé les mélanges de Biedert à la Maternité. Quoique inférieurs aux laits de femme ou d'ânesse, ils sont mieux supportés que les autres laits purs ou coupés. C'est donc une ressource précieuse à utiliser plus spécialement en certains cas, comme les changements de nourrices.

Mélanges	SUBSTANCES A MÉLANGER				Proportion des éléments contenus dans 1000 p. du mélange		
	Lait vache	Eau bouillie	Crème naturelle	Sucre de lait	Caséine	Graisse	Sucre
	litre	litre	litre	gr.			
1	0	3,8	1/8	15	10	25	38
2	1/16	3,8	1/8	15	14	27	38
3	1/8	3,8	1/8	15	18	27	38
4	1/4	3,8	1/8	15	23	29	38
5	3/8	3,8	1/8	15	26	30	33
6	1/2	1,4	0	10	32	28	40

QUANTITÉ DE LAIT NÉCESSAIRE A L'ENFANT. — La quantité de lait sécrété par les glandes mammaires varie avec les besoins de l'enfant et ceux-ci avec son âge. Il semble que la nature se charge d'établir elle-même les quantités qui lui sont successivement nécessaires. Pour s'en tenir strictement aux moyennes qu'elle a fixées à chaque âge, il est absolument indispensable de les connaître afin de se régler en conséquence.

La méthode préconisée pour obtenir ce résultat est celle de Natalis Guillot, celle des pesées avant et après la tetée. On est unanime à reconnaître en principe l'excellence de cette méthode. On est également d'accord pour repousser les moyennes que ce savant a obtenues dans ses recherches. Ses moyennes sont en effet beaucoup trop élevées. Pour les calculer, Natalis Guillot a procédé d'une manière défectueuse. Fixant à vingt-cinq, le nombre de tetées faites par un enfant dans les vingt-quatre heures, il multipliait par ce chiffre le poids du lait absorbé dans un repas. Il commettait ainsi une double erreur. Le nombre de repas quotidiens est inférieur à vingt-cinq, leur importance relative varie suivant les heures du jour et d'autres circonstances particulières. Bouchaud est arrivé à des données plus exactes. Dans un grand nombre d'expériences entourées des précautions les plus minutieuses, il a trouvé une moyenne de huit à dix tetées par vingt-quatre heures. Le poids moyen lui a été fourni par la totalité de ces repas. Dans des tableaux sont réunis les chiffres obtenus par Natalis Guillot, Bouchaud, Hœhner, Deneke, Parrot, Pfeiffer, Odier, Hillebrand, Uffelmann, Ahlfeld, Camerer, Krueger, Artemieff, Nicolle.

Les moyennes de Parrot ont été obtenues sur douze enfants choisis parmi les plus robustes et alimentés au biberon six fois dans les vingt-quatre heures du lait de vache pur. Pfeiffer a pris son observation [1], chez la femme d'un médecin. Odier a recueilli la sienne chez une femme accouchée, quatre mois et demi auparavant, de deux jumeaux qu'elle avait continué

---

[1] Voy. mon livre : *Le Lait*, p. 83,

Age de l'enfant	Nat. Guillot	Bouchaud	Hœhner	Dencke	Parrot	Pfeiffer	Odier	Artemieff	Krueger	S Nicolle
							gr.			
1 jour	»	30	20	44	20	»	»	30	»	
2 jours	675	150	176	135	100	»	»	135	96	
3 —	»	450	»	192	300	»	»	180	192	
4 —	»	550	»	266	434	»	»	270	234	
5 —	2500	»	430	352	»	»	»	270	363	513
6 —	»	»	»	365	»	»	»	270	441	
7 —	»	»	»	383	»	»	»	360	501	
8 —	»	»	»	411	»	»	»	360	518	
9 —	»	»	»	425	»	»	»	360	621	
11 —	»	»	»	»	»	»	»	360	648	
2 sem.	»	»	497	»	»	»	»	360	705	
18 jours	2975	»	»	»	»	»	»	360	»	
3 sem.	»	»	550	520	»	»	»	360	»	
4 —	»	»	594	»	»	705	»	360	»	
30 jours	2400	»	»	»	»	»	»	360	»	
5 sem.	»	550	663	650	»	781	»	»	»	
35 jours	1480	»	»	»	»	»	»	»	»	
41 —	2075	»	»	»	»	»	»	»	»	
6 sem.	»	»	740	»	»	886	»	»	»	
7 —	»	»	808	»	»	956	»	»	»	
8 —	»	»	834	»	»	1001	»	»	»	
9 —	»	»	765	»	460	1025	»	»	»	
10 —	»	»	818	800	»	1081	1104	»	»	619
11 —	»	»	742	»	»	1057	»	»	»	
12 —	»	»	805	»	460	1110	»	»	»	
13 —	»	»	817	»	»	1139	»	»	»	
14 —	»	750	850	»	»	1157	»	»	»	813
15 —	»	»	835	»	»	1148	»	»	»	
16 —	»	»	770	»	566	1135	»	»	»	
17 —	»	»	795	»	»	1126	»	»	»	
18 —	»	»	883	»	»	1150	»	»	»	
19 —	»	»	888	»	»	1155	»	»	»	867
20 —	»	»	847	915	»	1143	»	»	»	
21 —	»	»	870	»	»	1118	»	»	»	
22 —	»	850	870	»	»	1104	»	»	»	
23 —	»	»	370	»	»	1076	»	»	»	
24 —	»	»	897	»	»	1106	»	»	»	
25 —	»	»	969	»	»	1089	»	»	»	
26 —	»	»	991	»	»	1089	»	»	»	
27 —	»	950	1081	»	»	1029	»	»	»	
28 —	»	»	1220	»	»	1029	»	»	»	876
29 —	»	»	1229	»	»	1041	»	»	»	
30 —	»	»	1195	975	»	»	»	»	»	
31 —	»	»	1097	»	634	»	»	»	»	
32 —	»	»	1009	»	»	»	»	»	»	
33 —	»	»	1104	»	»	»	»	»	»	
34 —	»	»	1100	»	»	»	»	»	»	
40 —	»	»	»	1100	»	»	»	»	»	

à nourrir. Elle était épuisée par la misère. Après avoir fait sevrer la fille, Odier fit continuer l'allaitement du garçon, pendant vingt-deux jours en prenant le poids avant et après chaque repas. Le nombre de tetées a été en moyenne de 6,45 par jour. La quantité de lait de chacune a été de 189^{gr},5, pendant le laps de temps de l'observation. Krueger a fait ses recherches, à l'Institut obstétrical de Dresde, sur des enfants âgés de deux à onze jours.

Les autres auteurs ne donnent aucun renseignement à ce sujet.

Pour les premiers jours de la vie, F. Hillebrand signale une différence entre la quantité de lait absorbée par les enfants des primipares et par ceux des multipares.

ENFANTS DE PRIMIPARES

Age de l'enfant	Hillebrand	Hühner	Uffelmann
1 jour	4	»	»
2 jours	78	176	150
3 —	183	265	200
4 —	199	420	260
5 —	236	360	325
6 —	299	374	360
7 —	308	423	390
8 —	274	487	415
9 —	362	474	430
10 —	384	443	»

ENFANTS DE MULTIPARES

Age de l'enfant	Hillebrand	Ahlfeld, Hühner, Camerer
1 jour	»	»
2 jours	129	136
3 —	233	243
4 —	324	362
5 —	344	314
6 —	324	403
7 —	361	»
8 —	365	»
9 —	334	»
10 —	415	483

INFLUENCE DU SEXE ET DU POIDS DES ENFANTS SUR LA QUANTITÉ DE LAIT QU'ILS ABSORBENT. — Le Dr Snitkin s'est livré, pendant trois ans, à une longue série de recherches, pour déterminer l'influence du sexe et du poids de l'enfant, sur la quantité de lait qu'il absorbe. Elles comprennent 225 enfants à poids variant entre 1200 et 4500 grammes, âgés d'un jour à un mois, et pour lesquels il a été pratiqué 11.709 pesées. L'auteur est arrivé à poser les deux conclusions suivantes : 1° le sexe n'a aucune influence sur la quantité de lait absorbé ; 2° la quantité de lait prise à chaque tetée augmente avec l'âge et le poids de l'enfant.

La quantité absorbée avec des nourrices différentes était généralement avec des enfants qui pesaient :

2000 à 2500 grammes	—	20 grammes
2500 à 3000	—	20 à 30 grammes
3000 à 3500	—	30 grammes
3500 à 4000	—	50 —

Règle générale, les enfants sains consomment, à chaque tetée, dans le premier tiers du premier mois, 1/10 de livre ; dans le dernier tiers, 1/7 de livre. Les enfants de 4000 à 4500 grammes prennent, dans le premier tiers, 1/8 de livre; dans le second et le troisième tiers, 1/6 de livre. Un enfant dans le premier jour prend à chaque tetée 1/100 de son poids et dans les jours qui suivent un gramme en plus. J'ai vérifié moi-même l'exactitude de ces conclusions de Snitkin.

NOMBRE ET IMPORTANCE DES REPAS SUIVANT L'AGE DU NOURRISSON. — On donne aux nourrissons :

De 0 à 7 jours. . .	8 repas par jour de	50 grammes
— 1 à 2 semaines .	8 —	—	75	—
— 2 à 3 —	8 —	—	85	—
— 3 à 5 —	8 —	—	110	—
— 5 à 6 —	7 —	—	125	—
— 4 mois	7 —	—	150	—
— 5 —	6 —	—	150	—
— 6 à 7 mois . .	6 —	—	175	—
— 8 à 12 — . .	6 —	—	200	—

Température du lait. — A la sortie de la mamelle, le lait possède la température du corps humain, soit environ 36°,65. Il est convenable, dans l'allaitement artificiel, que le lait administré au nourrisson soit élevé à ce même degré. Il n'est pas indispensable de vérifier cette température à l'aide du thermomètre ; bien peu de femmes de la campagne sauraient se servir de cet instrument ; le moyen le plus simple consiste à apprécier la température du lait, en plongeant le petit doigt dans ce liquide. Si l'on ne perçoit aucune sensation ni de froid, ni de chaud, c'est qu'on atteint le degré voulu. Cette méthode je l'avoue, n'est pas très exacte ; elle est passible de donner même des écarts de quelques degrés, surtout en hiver, mais elle est très rapide et sans inconvénients sérieux pour l'enfant. Elle peut donc entrer dans la pratique à cause de ses avantages.

Allaitement pendant la nuit. — Un des écueils les plus difficiles à éviter pour l'allaitement artificiel est l'administration du lait à l'enfant pendant la nuit. Si l'enfant s'éveille et commence à crier, il est difficile d'avoir à sa disposition immédiatement un lait possédant la température convenable.

Quelques mères de famille utilisent, en pareil cas, des réchauds à esprit de vin. Quoique assez commode, ce procédé est encore trop lent pour des enfants très exigeants. Je préfère et conseille de recourir à une autre méthode.

Je fais installer à proximité de la chambre du nourrisson une de ces veilleuses à récipient en porcelaine si employées pour conserver aux malades des boissons à température convenable pendant la nuit.

Suivant que le lait aura besoin ou non, d'après l'âge de l'enfant, d'être coupé, le récipient renferme soit de l'eau ou du lait pur. A côté dans un ou plusieurs flacons appropriés se trouve une réserve de lait froid, mais préalablement soumis à l'ébullition. L'enfant se réveille-t-il, on verse aussitôt dans le biberon ou la tasse, une certaine quantité de lait froid, que l'on élève à une température convenable par l'addition d'une quantité variable du liquide contenu dans le récipient de la veilleuse. Celle-ci sert donc à deux fins. Elle éclaire la chambre du baby et facilite sa surveillance pendant la nuit, et chauffe le lait qui doit lui fournir sa nourriture.

Malgré ses avantages cette méthode exposerait aux dangers que je signale plus loin si la propreté la plus minutieuse n'est pas entretenue dans toutes les parties de l'appareil. Si l'on ne nettoie avec soin, chaque matin, non seulement le récipient dans lequel est le lait, mais encore le canal en forme de bec destiné à verser ce liquide, les quelques gouttes qui y séjournent durant les heures plus chaudes de la journée, fermentent et communiquent à tout le canal, une odeur repoussante. Il se forme en cet endroit comme un véritable repaire à microorganismes d'autant plus redoutable qu'il est ignoré.

J'ai vu des diarrhées inexplicables, chez des enfants bien portants d'ailleurs, cesser sans administration d'aucun remède, comme par enchantement, après avoir signalé la cause précédente, comme la seule origine du mal.

Lait stérilisé. — Le lait stérilisé par le procédé de Soxhlet [1] ou tout autre analogue, rend les plus grands services dans l'allaitement artificiel qui devient alors complètement inoffensif. Il est de beaucoup préférable au lait condensé dont il réunit tous les avantages sans en posséder les inconvénients.

Précautions dans l'emploi du procédé de Soxhlet pour l'allaitement artificiel. — Malgré sa longue conservation, le lait stérilisé doit être utilisé, par prudence, dans les quarante-huit heures consécutives à sa préparation. Il faut le conserver à l'abri de toute communication avec l'atmosphère.

---

[1] Voyez Jules Rouvier, *Le Lait*, Paris, 1893.

Lorsqu'on veut utiliser une des bouteilles pour l'alimentation, il est nécessaire d'élever de nouveau la température du lait, on peut le faire en faisant chauffer le liquide au bain-marie.

Si l'on place le récipient dans une eau assez chaude pour que la main puisse la supporter, il suffit d'attendre quelques minutes pour arriver au degré nécessaire, qui est celui de la température du corps humain. On enlève alors le bouchon de caoutchouc, et l'on adapte au goulot l'extrémité du biberon.

Dès qu'une bouteille a été entamée, elle ne doit plus servir à l'alimentation de l'enfant. Quant à celles qui n'ont pas été ouvertes, il n'y a aucun inconvénient à les garder jusqu'au lendemain.

Résultats. — Uhlig a fait, de mai à août 1887, à la policlinique de Leipzig, des expériences propres à éclairer sur la valeur du lait stérilisé par la méthode de Soxhlet. Elles ont porté sur 39 enfants (21 garçons et 18 fillettes); dont 12 souffraient de dyspepsie aiguë avec diarrhée, 20 de dyspepsie chronique avec troubles de la nutrition, 7 de choléra infantile. La plupart d'entre eux étaient malades depuis longtemps et leur poids n'atteignait pas la moitié du poids moyen de leur âge.

La mortalité a été de 20 pour 100, c'est-à-dire très inférieure à la mortalité infantile moyenne correspondant à ces conditions, mortalité qui est, d'après M. Warrentrapp, de 49 pour 100.

D'autre part, en évaluant les augmentations de poids de ces nourrissons, et en les comparant aux moyennes des divers âges, Uhlig a vu que 41 pour 100 avaient une augmentation normale, comme s'ils avaient été bien portants ; 15 pour 100 avaient une augmentation plus faible, mais encore sensible ; 5 pour 100 restèrent stationnaires ; 23 pour 100 n'ont manifesté aucune amélioration apparente; et enfin 15 pour 100 seulement ont diminué de poids. En somme, ces résultats sont très satisfaisants, ayant été obtenus chez des enfants très malades au début de l'expérience.

Dans une communication toute récente (juillet 1892), Budin a fait connaitre les résultats de l'administration du lait stérilisé, méthode Soxhlet, aux nourrissons sains de son Institut obstétrical de la Charité (période du 1er avril au 28 juin 1892).

Quatre-vingt-onze enfants ont été soumis à l'allaitement mixte et sont restés dix jours et demi à l'hôpital. Leur augmentation moyenne, à partir du deuxième jour a été 18gr,16. Sept seulement ont eu de la diarrhée légère.

Onze enfants n'ont eu que du lait stérilisé. Leur séjour à l'hôpital a été de onze jours trois quarts. Leur accroissement journalier a été de 14gr,24. Chez aucun, on n'a relevé d'accidents du tube digestif.

Ces résultats obtenus par Budin démontrent que l'enfant nouveau-né digère aussi bien le lait stérilisé que les nourrissons plus avancés en âge.

LAIT CRU ET LAIT BOUILLI. — La question du lait stérilisé conduit logiquement à l'étude des avantages et des inconvénients respectifs du lait cru et du lait bouilli en vue de l'allaitement artificiel. Mais il est absolument impossible, sur un sujet aussi controversé, d'arriver à un sentiment acceptable sans d'abord passer en revue les arguments présentés par les camps opposés. On pourra alors les peser à leur juste valeur, et comprendre les hésitations de savants distingués. et les changements d'opinion des Académies et autres Sociétés médicales. Pour ne citer que l'Académie de médecine de Paris, il y a quelques années (1875 et 1885), cette savante compagnie a publié des instructions dans lequelles elle autorisait, sous condition, l'emploi du lait de vache. Elle exigeait que ce lait fût seulement chauffé et non bouilli, attendu que les organes digestifs de l'enfant tolèrent mieux le lait cru et beaucoup moins le lait cuit. En 1890, à propos de la contagion de la tuberculose, elle a ordonné de ne jamais donner de lait de vache à l'enfant, à moins de le soumettre préalablement à l'ébullition, parce que tout lait cru pouvait renfermer le bacille de la tuberculose. Ces conseils, en apparence contradictoires, sont cependant basés sur les inconvénients reconnus d'absorber le lait de vache immédiatement après la traite, ou après ébullition préalable.

Inconvénients du lait bouilli. — *Appauvrissement.* — Il suffit de se rapporter aux analyses citées dans un chapitre de mon livre *Le Lait* (page 32), pour reconnaître avec Luton que le lait bouilli change de constitution : c'est un aliment appauvri. Après avoir subi quelques instants, l'ébullition, il se recouvre à la surface, pendant le refroidissement, d'une pellicule plus ou moins épaisse, incessamment renouvelée à mesure qu'on l'enlève. En même temps se dépose, au fond du vase, une matière solide semblable à de l'albumine coagulée ; 300 litres de lait fournissent 1200 grammes de ce dépôt à l'état humide, et 500 grammes desséché à 110 degrés. Cette matière renferme la moitié de son poids de beurre ; un quart de matières albuminoïdes ; le reste se compose de sucre de lait et de sels. En somme, l'ébullition fait perdre au lait de vache 2 grammes de matières grasses et 1 gramme de matières albuminoïdes. Cet appauvrissement n'est que relatif puisque le lait de femme contient en moyenne 32^{gr},63 de matières grasses, et le lait de vache 40 grammes ; et que l'élimination de 1 gramme de matières albuminoïdes porte surtout sur l'albumine, principe indigeste.

Diminution dans l'assimilation. — E.-V. Vasilieff a entrepris une série d'expériences, pour rechercher si les principes nutritifs sont aussi assimilables dans le lait cru et le lait bouilli, sur six jeunes gens, bien portants, âgés de de dix-huit à vingt-trois ans : chaque expérience durait six jours. Dans les premiers trois jours, la personne ne prenait que du lait cru ; pendant les trois autres jours, au contraire rien que du lait bouilli. Quant à la quantité de lait absorbé par jour, elle variait de 1850 à 4200 centimètres cubes. L'auteur a constaté que : 1° l'assimilation des substances azotées du lait est plus considérable, si le lait n'est pas bouilli. La moyenne des quantités non assimilées des substances azotées est de 6,42 à 7,62 pour 100 pour le lait cru, et de 7,76 à 8,70 pour 100 de lait bouilli ; 2° même résultat pour la graisse. Pour le lait non bouilli, la proportion des acides gras non assimilés est de 2,88 à 4,85 pour 100, pour le lait bouilli de 4,53 à 6,99 pour 100. En somme, la valeur nutritive du lait bouilli est inférieure à celle du lait cru.

Remarquons que cette expérience, comme d'autres analogues, a été faite chez un adulte. Une telle façon de procéder est essentiellement défectueuse et illogique. En effet, l'estomac du nourrisson digère mieux le lait, son aliment approprié que l'estomac de l'adulte (Ch. Richet), et, d'autre part, les principes solides secs du lait sont utilisés dans l'intestin de l'enfant dans une proportion double de celle qui est utilisée chez l'adulte (Forster).

Les pesées méthodiques démontrent que l'accroissement des nourrissons alimentés au lait bouilli n'est nullement inférieur à ceux alimentés avec du lait cru.

Propriétés prétendues nuisibles du lait bouilli. — Reste maintenant à connaître si les transformations subies par le lait soumis à l'ébullition, se limitent à un appauvrissement de ses qualités nutritives, où si elles vont jusqu'à le dénaturer pour le rendre nuisible dans l'allaitement artificiel.

Brouardel a remarqué que le lait bouilli se digérait mal et le Dr Laurent (de Rouen) a constaté qu'il produit des troubles intestinaux, appartenant plus ou moins à la dyspepsie et même à l'inflammation des voies digestives (coliques, constipation fréquente, irrégularité des garde-robes, selles granuleuses mal liées, diarrhée par moments, etc.), il affirme qu'avec l'usage du lait bouilli la dentition et la locomotion se manifestent moins régulièrement et qu'en somme ce lait bouilli est réellement nuisible et diminue la résistance du nouveau-né.

Dans une discussion récente, la Société nationale de médecine de Lyon a repris l'étude de cette question (2 mai 1892). Le professeur Cazeneuve a montré que les modifications chimiques du lait par l'ébullition ont été exagérées, puisque Duclaux n'a constaté, en pareil cas, aucune altération de l'albumine et de la lacto-protéine. Vallin a rappelé que l'idée des propriétés indigestes du lait bouilli, soutenue à l'Académie de médecine de Paris, par la commission d'hygiène de l'enfance, n'était pas appuyée sur des recherches assez précises, et la Société a cru devoir conclure en votant que « le lait doit être amené à l'ébullition, toutes les fois que sa provenance n'est pas au-dessus de tout soupçon ».

Dans un mémoire tout récent, couronné par l'Académie de médecine, le Dr Henry Drouet fait observer que les mauvais effets attribués au lait bouilli ne se manifestent que lorsque ce lait a subi une première altération. Celle-ci n'offrant, dans ses caractères extérieurs, rien de spécial pour attirer l'attention, ou plutôt rien d'analogue à ce qui se produit, en pareil cas, dans le lait cru, on administre sans méfiance, au nourrisson, un lait capable parfois d'entraîner des troubles digestifs plus ou moins graves.

Inconvénients du lait cru. — Les inconvénients du lait cru sont des plus sérieux. Non seulement, il peut transmettre la tuberculose, fait aujourd'hui bien démontré, mais encore un grand nombre d'autres maladies, par suite de ses modifications avant ou après la traite. On a donc eu tort, ce me semble, en établissant un parallèle entre les inconvénients respectifs du lait cru et du lait bouilli, de ne mettre au passif du premier qu'une transmission possible de la tuberculose, suivant une proportion encore indéterminée dans l'état actuel de nos connaissances. J'ai rapporté, dans mon livre *Le Lait*, un grand nombre d'exemples démontrant que, bien plus nombreux encore, sont, en dehors de la tuberculose, les troubles pathologiques provoqués par l'absorption du lait cru, malsain.

Appréciation. — La chaleur, comme je l'ai montré à propos de la *pasteurisation* et de la *stérilisation* [1], est un excellent moyen pour débarrasser le lait des saprophytes et des microbes pathogènes qui y pullulent. Mais il n'est pas infaillible. Ainsi Valebs (de Genève) a trouvé des microbes tuberculeux et autres dans le lait dit bouilli. De plus, l'ébullition ne rend des services que pour du lait contaminé par les microbes. Or la prudence commande de traiter tous les laits comme contaminés, surtout dans les grandes villes, où d'une part on ignore sa provenance qui peut être suspecte, où d'autre part le lait ne saurait être comparé comme qualité à celui de nos campagnes. En effet, le genre de nourriture fourni aux vaches élevées dans les grandes villes et leurs conditions hygiéniques modifient profondément la qualité de leur lait ; les manipulations exigées pour le transport à grande distance transforment également le lait d'origine supérieure. En admettant l'ébullition comme remède à ces défauts, le remède n'est-il pas pire que le mal ?

Les adversaires de l'ébullition du lait sont d'accord avec ses partisans pour reconnaître qu'on peut l'autoriser à partir de l'époque où l'appareil digestif du nourrisson a la puissance nécessaire pour agir sur d'autres aliments que le lait, à six ou sept mois par exemple. Ici pas de difficulté, *on aurait même tort de procéder autrement*. Mais, dans le premier semestre de l'existence, quelle ligne de conduite doit adopter le praticien ?

Avant de répondre à cette question, en admettant la réalité des faits observés par le Dr Laurent, il est bon de

---

[1] Voir mon livre : *Le Lait*, 1893.

remarquer qu'ils ne sont pas constants ; à peine les observe-t-on *un peu plus fréquemment* que dans l'allaitement naturel au sein. Ce sont plutôt de petites indispositions auxquelles il est facile de couper court que de véritables maladies. Aussi le tableau tracé de ces accidents par notre confrère est-il un peu chargé et sa conclusion beaucoup trop absolue. Mais je vais plus loin, j'admets les inconvénients du lait bouilli, sans exclure néanmoins ceux du lait cru. Comme les premiers sont moins nombreux et moins graves que ceux du second, qu'on peut s'en préserver en facilitant de temps à autre la digestion de ce lait bouilli, par l'administration d'un peu de pepsine ou de pancréatine au nourrisson tandis qu'on se trouve désarmé contre l'absorption des microbes pathogènes transmis par le lait cru, je n'hésite pas à proscrire entièrement l'usage de ce dernier, dans les villes. Telle a été toujours ma pratique dans ma propre famille et dans ma clientèle, et jamais je n'ai eu lieu de m'en repentir, en prenant garde d'ailleurs de veiller toujours, avec le plus grand soin, à l'état d'asepsie des récipients, biberons et tétines. A plus forte raison, dois-je conseiller l'ébullition du lait, puisqu'il est démontré que, sous son influence, il se forme à la surface de ce liquide, une pellicule composée d'albumine, principe de digestion difficile, et que le lait devient ultérieurement plus digestible, *même chez l'adulte*, comme l'ont démontré les expériences de W. Beaumont, Ch. Richet et Reichmann. — La communication récente (juillet 1892) de Budin, à l'Académie de médecine, démontre que *jamais le lait bouilli et maintenu dans les conditions d'asepsie absolue* ne donne lieu à des troubles digestifs même chez les nouveau-nés.

COUPAGE DU LAIT DE VACHE. — Joannès Grangé repousse le coupage du lait de vache. Non seulement il condamne comme pernicieuse l'addition de toutes les eaux modifiées, eau panée, eau d'orge, eau de graines de lin, etc., mais il pense que l'addition d'eau pure est mauvaise aussi. Ces coupages ont été préconisés dans le but de rendre le lait de vache plus assimilable. L'indigestibilité de ce lait provient surtout de ce que sa caséine forme, pendant sa coagulation, de gros flocons. Or, Uffelmann affirme que, lorsque le lait est additionné de quatre parties d'eau, la coagulation du mélange produit les mêmes flocons volumineux que le lait pur. Pour éviter la formation de ces gros flocons, il faudrait ajouter au lait un liquide mucilagineux tel qu'une décoction de riz, de salep, d'orge, etc. Joannès Grangé ne semble pas soupçonner cette particularité. Suivant cet auteur, la différence entre le lait de vache et le lait de femme est peu considérable, elle porte surtout sur les matières albuminoïdes beaucoup moins abondantes, et le sucre un peu plus abondant chez la femme. Somme toute, l'enfant prend à peu près la même quantité de nourriture de part et d'autre. Aussi l'addition de l'eau changeant la proportion des éléments, le lait en réalité diffère davantage de celui de femme et se trouve plus difficile à digérer.

Uffelmann a trouvé que le mucilage d'orge a plusieurs avantages. Il modifie avantageusement le mode de coagulation du lait, en rendant les grumeaux plus petits, conséquemment plus aisément élaborables. Il introduit encore, dans le lait de vache, la potasse, qui normalement s'y trouve en plus faible quantité que dans le lait de femme. Von Dusch est d'avis que le mucilage d'avoine rend aussi de très grands services. Droixhe préfère ce dernier pour les enfants ayant de la tendance à la constipation, et le coupage au bouillon de veau pour les enfants en imminence de rachitisme.

Le mélange au lait de ces coupages ne doit se faire qu'au moment de donner la nourriture à l'enfant. Sans cette précaution, on s'expose à administrer un liquide fermenté et de nature à provoquer des troubles digestifs.

Quand on coupe le lait avec de l'eau, il est indispensable qu'elle soit entièrement privée de microorganismes. Ainsi l'eau filtrée à travers un filtre Pasteur est-elle de beaucoup préférable. L'addition du sucre est inutile, puisque les sécrétions de l'enfant sont incapables de transformer le sucre de canne en glycose. Pour être logique, il faudrait sucrer le lait avec le sucre du lait, comme le font faire du reste quelques médecins. Cependant Uffelmann n'accorde aucune préférence au sucre de lait sur le sucre ordinaire, attendu que celui-ci comme celui-là doit se transformer en glucose avant d'être absorbé. Le sucre de canne ou de betteraves aurait l'avantage d'être plus facile à trouver et de coûter meilleur marché.

L'inconvénient majeur du lait de vache est de renfermer des matières albuminoïdes et de la caséine plus indigestes que celles du lait de femme. Artemieff observe à ce sujet, avec Galanine, que l'addition d'eau diminue la proportion relative de ces substances dans le lait de vache, sans en modifier en rien la nature. Le seul moyen pour lui, comme pour Joulin et le professeur Lazarewitch, de se rapprocher du lait de femme est d'employer le lait de vache *pur*, *cuit* et *écrémé*.

Hiram Corson proscrit aussi le coupage du lait de vache, et pour rendre plus assimilable ce lait dans les deux premiers mois de la vie, fait administrer au nourrisson deux fois par jour, de 10 à 20 centigrammes de pancréatine dans une cuillerée à café d'eau sucrée ou d'eau d'anis.

Quoique la majorité des praticiens recoure aujourd'hui au coupage du lait dans l'allaitement artificiel, les raisons mises en avant par les auteurs que je viens de citer m'ont paru assez sérieuses pour ne point être passées sous silence. Pour ma part, je crois que le lait de vache ne peut être employé sans inconvénients chez tous les enfants, avec sa composition normale au sortir de la traite. Il faut toujours, à l'exemple d'Artemieff, modifier un peu la composition de ce lait en le soumettant à l'ébullition, sinon à l'écrémage, quitte, après, à le couper ou non avec de l'eau bouillie, *mais jamais dans une forte proportion*, et à administrer concurremment à l'enfant un peu de pepsine ou de pancréatine.

Le professeur Tscherich prescrit le coupage du lait dans les proportions suivantes :

	Mélange pour les 24 heures	
Age de l'enfant	Lait pur	Eau
1 à 2 semaines . . .	250 grammes	500 grammes
3 à 8 — . . .	500 —	500 —
9 à 16 — . . .	750 —	500 —
5 à 6 mois	1000 —	250 —
7 à 12 —	1250 —	» —

MOYENS POUR FAIRE ABSORBER LE LAIT. — *Biberons.* — Diverses méthodes sont adoptées dans la pratique, pour l'allaitement artificiel, dont elles sont devenues les synonymes. Elles se divisent en deux catégories principales. Les unes emploient, les autres proscrivent les appareils spéciaux, destinés à l'absorption du lait par l'enfant.

On comprend que les méthodes les plus simples où l'on repousse tout appareil spécial, aient toujours eu des défenseurs. Ils se servent alors d'une cuiller, d'un verre ou de cette sorte de burette, appelée, dans les campagnes, petit pot. Tarnier préfère la cuiller, comme Raulin au siècle dernier.

Les biberons sont néanmoins très répandus. Sont ainsi appelés des flacons en verre terminés par un embout particulier, qui portent un mamelon artificiel pour l'allaitement des nourrissons. On les a inventés, dans le but d'obliger l'enfant à pratiquer la succion. Dans le cas d'allaitement mixte, fourni par le sein ou le biberon, le lait pénètre toujours dans les voies digestives de la même manière.

Quel est le meilleur biberon ?

Joannès Grangé les trouve tous défectueux. Tarnier est de cet avis. Dans le Calvados, la Seine-et-Marne, depuis l'application de la loi Roussel, l'administration a rendu obligatoire un seul modèle, le biberon garni d'un pis de caoutchouc, sorte de doigt de gant qu'on retourne et lave

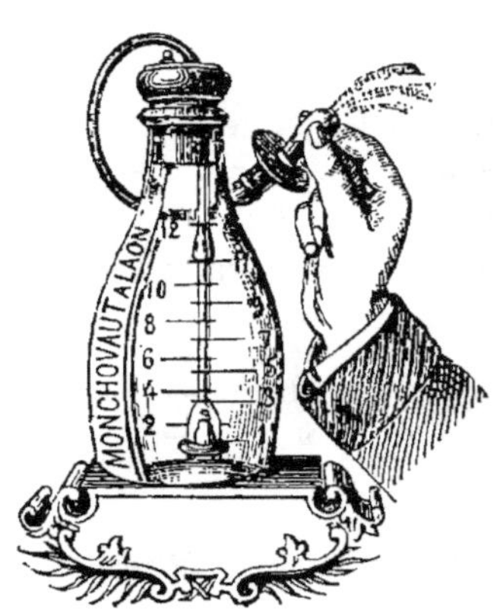

Fig. 49. — Biberon Monchovaut.

aisément. Je suis de l'avis de Gué-niot, le *meilleur biberon est celui dont la propreté est le plus facile à entretenir.* Il est important pour se guider dans son choix de n'adopter que les modèles sans tubes *où le caoutchouc toujours souple et désulfuré n'intervient qu'en petite quantité.* Pour être guidé plus sûrement, dans son choix, il convient de grouper, avec d'Ardenne[1], les biberons, d'après leurs caractères principaux afin d'en faire ressortir plus aisément les avantages et les défauts.

Premier groupe. Biberons perfectionnés fonctionnant comme des pompes. — Les biberons trop perfectionnés, du type Montchauvaut (fig. 49) et Charton, suppriment la succion. Le mécanisme compliqué de ces biberons, véritables pompes à soupapes multiples, est un obstacle à tout nettoyage facile.

Husson leur reconnaît de nombreux inconvénients : 1° La succion est remplacée par la pression qui n'est pas naturelle à l'enfant. Par suite, il désapprend à teter dans l'allaitement mixte et refuse de prendre le sein, lorsque l'allaitement artificiel devient dangereux pour sa santé. 2° La tétine au lieu d'être percée à son extrémité, l'est sur les côtés, sous forme de piqûres de sangsues. La pression des lèvres ferme souvent ces orifices, l'enfant fait de vaines

---

[1] D'Ardenne, *De l'Allaitement maternel*, Paris, 1881.

tentatives pour avoir du lait. Avec les autres biberons, l'enfant est obligé de lever le lait par succion à une certaine hauteur. Mais, lorsqu'ils sont bien conditionnés, il n'est pas besoin d'un effort considérable. En général, au lieu d'une ouverture, la tétine porte à son centre plusieurs petits trous

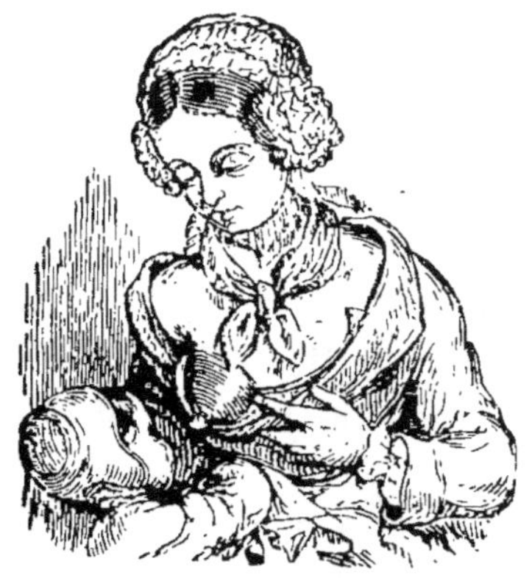

Fig. 50. — Sein artificiel de Galante appliqué sur la poitrine de la nourrice.

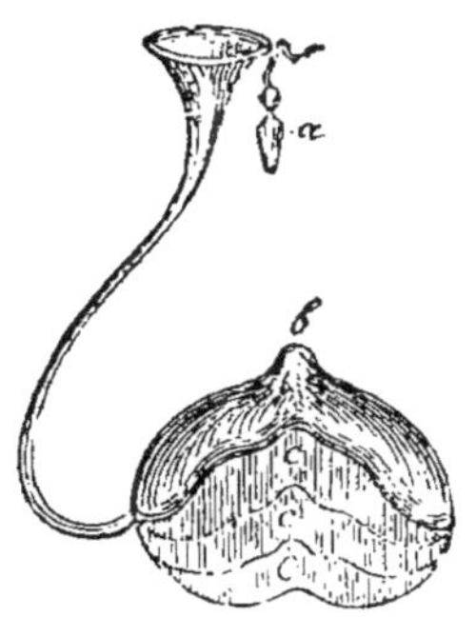

Fig. 51. — Sein artificiel de Galante.

permettant au lait d'arriver sous la forme d'une pluie fine, venant se mêler à la sécrétion salivaire. 3° Lorsque les orifices s'ouvrent, le lait arrive avec trop d'abondance et peut produire les accidents signalés à propos de l'allaitement à l'aide du verre et du petit pot.

Second groupe. Seins artificiels et corsets-nourrices. — Les biberons les plus simples sont également ceux dont la propreté est la plus facile à entretenir. La stagnation du lait, surtout dans les replis du caoutchouc, favorise la décomposition de ce liquide et le transforme en un produit dangereux. Il faut proscrire, à ce titre, le groupe des seins artificiels. Ce sont des inventions originales, mais pernicieuses au suprême degré. Le sein artificiel de Galante (fig. 50, 51) est peu volumineux à l'état de vacuité. Il prend un développement considérable, lorsqu'on le remplit de lait. Sa cavité, dont les parois sont constituées par du caoutchouc vulcanisé, peut contenir de 600 à 800 grammes de liquide.

Restent à examiner les deux seuls groupes de biberons qui paraissent répondre aux indications de l'allaitement artificiel.

Troisième groupe. Biberons sans tubes. — Le biberon de nos campagnes, le plus économique de tous, est à la portée de toutes les fortunes. On peut l'improviser en quelques instants. La simplicité de son organisation ne présente aucune difficulté pour le maintenir dans un état de propreté irréprochable. On ferme le goulot d'une bouteille en verre, soit par une éponge fine, taillée en cône, soit par un cylindre de toile repliée plusieurs fois sur elle-même. On recouvre le tout d'une pièce de toile plus fine, fixée par un lien autour du goulot et l'appareil est prêt à fonctionner. Ce biberon offre de grands avantages, mais exige néanmoins quelques précautions. Pour son fonctionnement régulier, les cylindres de linge ou d'éponge doivent être constamment humides (condition défavorable pour le bon entretien du linge), et, de plus, soigneusement débarrassés, par des lavages minutieux, après chaque repas, des quantités minimes de lait retenues dans les interstices vides. Sans quoi, ces particules s'altèrent au contact de l'air, fermentent, et deviennent autant de foyers où se multiplient d'innombrables microorganismes. Ces modifications communiquent un mauvais goût à l'éponge ou au cylindre et peuvent favoriser l'éclosion d'accidents. Aussi ce biberon est-il peu usité dans les villes. On lui préfère l'un des modèles suivants, dont l'ensemble, par une confection plus soignée et plus élégante, séduit davantage la coquetterie féminine.

Le biberon de Mme Breton est muni d'un bouchon en cristal auquel s'adapte le mamelon en tétine de vache. Un canal central permet le passage du lait. La communication

avec l'air extérieur est établie au moyen d'un orifice percé
à la naissance du goulot. Pour appliquer la tétine de vache
et s'en servir, on la ramollit sept ou huit heures dans l'eau
fraîche.

Comme le biberon de Mme Breton, celui de Thiers est
aussi muni d'une tétine de vache. Il possède donc les mêmes
défauts. La tétine s'altère très facilement. Le lait pénètre
dans la partie fixée à la rainure du flacon, s'y décompose,
et occasionne de mauvaises odeurs qui rebutent les enfants.
Pour éviter ces inconvénients, il faut souvent réparer ou
changer la tétine, non sans dommage pour la bourse de la
classe laborieuse. Mais le biberon Thiers a aussi d'autres
inconvénients. L'extrémité supérieure est organisée pour
permettre à l'enfant des mouvements pendant la succion.
Elle forme une sphère creuse, supportant latéralement un
tube de caoutchouc, long de quelques centimètres, et
terminé par le mamelon que maintient une virole en buis.
Cette disposition expose aux accidents signalés à propos
des biberons du premier groupe, la stagnation et la décomposition du lait dans les replis du tube en caoutchouc.

Le biberon d'ivoire ramolli, proposé par Charrière, est à
la fois doux, souple et résistant (fig. 52). L'air pénètre
à l'intérieur du flacon par un petit trou pratiqué sur la circonférence même du bouchon. Le flacon a la forme d'un
sabot, ce qui lui donne plus de stabilité. Peut-être l'empor-
terait-il sur les autres, s'il n'était d'un prix trop élevé et
d'une grande fragilité. Il se fendille aisément, quand on n'a
pas soin de le mouiller fréquemment, surtout au moment
de s'en servir.

Le biberon Darbot et le biberon Mathieu (fig. 53) ont une
disposition particulière dans le but de modérer la sortie
considérable du lait par le mamelon.

Une aiguille en ivoire traverse le canal du premier, divise
le liquide et l'empêche d'arriver trop vite. Bousseau relève
avec raison, dans le biberon Darbot, deux inconvénients

principaux. D'abord il est trop compliqué, sept pièces qu'il faut démonter et ajuster avec la plus grande précaution, c'est beaucoup trop pour l'adresse et l'intelligence des personnes qui élèvent communément les enfants. De plus, le bout de sein en liège souple, qui coiffe son tube

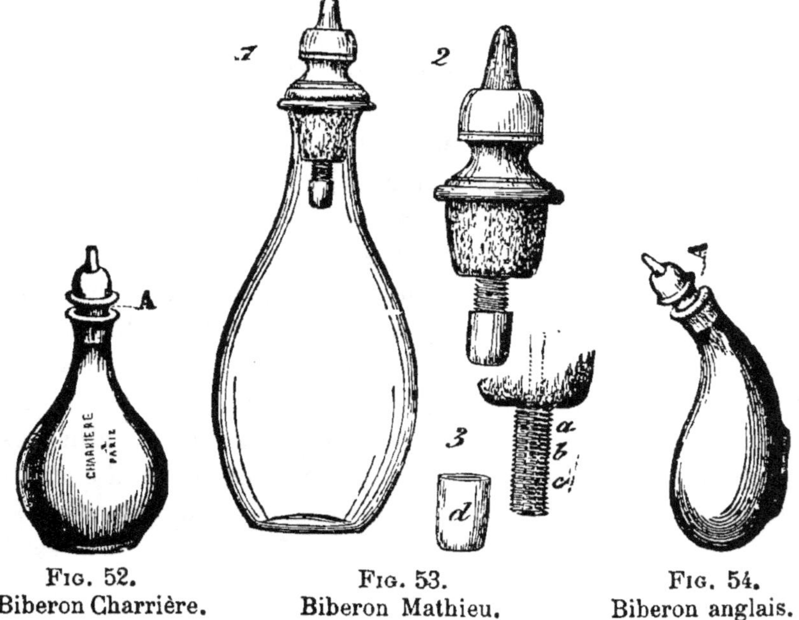

FIG. 52.   FIG. 53.   FIG. 54.
Biberon Charrière.   Biberon Mathieu.   Biberon anglais.

en ivoire, se détériore aisément ; il peut se briser même dans la bouche de l'enfant ; des fragments peuvent être avalés. D'ailleurs, ce mamelon de liège exige beaucoup plus d'effort que le mamelon naturel de la part du nourrisson, d'où fatigue rapide dans les repas.

Le biberon Mathieu possède un tube plongeant très court et entouré d'un pas de vis. A diverses hauteurs, sont percés trois trous qui peuvent être bouchés à volonté par une sorte de dé à coudre, de manière à limiter ou à augmenter l'accès du lait dans le canal.

Danis (de Château-Thierry) a écrit un éloquent réquisitoire contre le biberon anglais (fig. 54), dont il se vend des quantités fabuleuses en France. Ce biberon favorise à la fois et la paresse de l'éleveuse (de là son succès), et les troubles digestifs de l'enfant (de là son danger). On le place, en effet, dans le lit un nourrisson, le tube à demeure dans sa bouche. L'enfant absorbe, ainsi continuellement du lait froid ou fermenté, nécessairement nuisible. On peut appliquer ces critiques aux biberons de tout le dernier groupe.

Les biberons Breton, Charrière, Darbot, Mathieu, et tous les biberons similaires obligent à une surveillance plus exacte et ont, par le fait même, moins d'inconvénients. La propreté y est cependant plus difficile à entretenir que dans le modèle populaire des campagnes et dans le simple pis en caoutchouc.

Constantin Paul a fait faire pour son service de la crèche, à l'hôpital de la Charité, où l'on est généralement obligé de recourir à l'allaitement artificiel, un nouveau modèle de biberon plus parfait que les modèles actuellement en usage. Sa forme est celle d'une tasse convexe, ayant la grandeur et la forme de la main pour que l'instrument soit tenu sans difficulté. Sa capacité est de 120 grammes, divisée par des rainures en quatre parties, de manière à ne mettre dans le biberon que 60, 80, 90 et 120 grammes de lait, le poids d'une tetée, suivant l'âge, afin de ne laisser après le repas, aucun reliquat susceptible de fermenter. Ce biberon est muni d'un bout de sein en caoutchouc un peu long, de manière à être facilement saisi par la bouche du nourrisson. Ce bout est percé, à son extrémité d'une ouverture triangulaire, analogue à une piqûre de sangsue, et constituant une véritable valvule, qui s'ouvre par la succion. La sortie du lait est facilitée par une valvule, ouverte dans le même sens, de forme et dimensions identiques à la précédente. Au repos, elle demeure fermée, pendant la tetée, elle s'ouvre pour laisser entrer un volume d'air égal à celui du lait absorbé. L'appareil ne se compose en somme que de deux pièces.

Comme elles se séparent facilement, cette disposition permet un nettoyage parfait et un séjour habituel sous l'eau, renfermant des substances antiseptiques. Il n'existe donc pas de recoins pour l'évolution des microorganismes. L'entretien de la propreté absolue y est très facile. L'appareil est assez

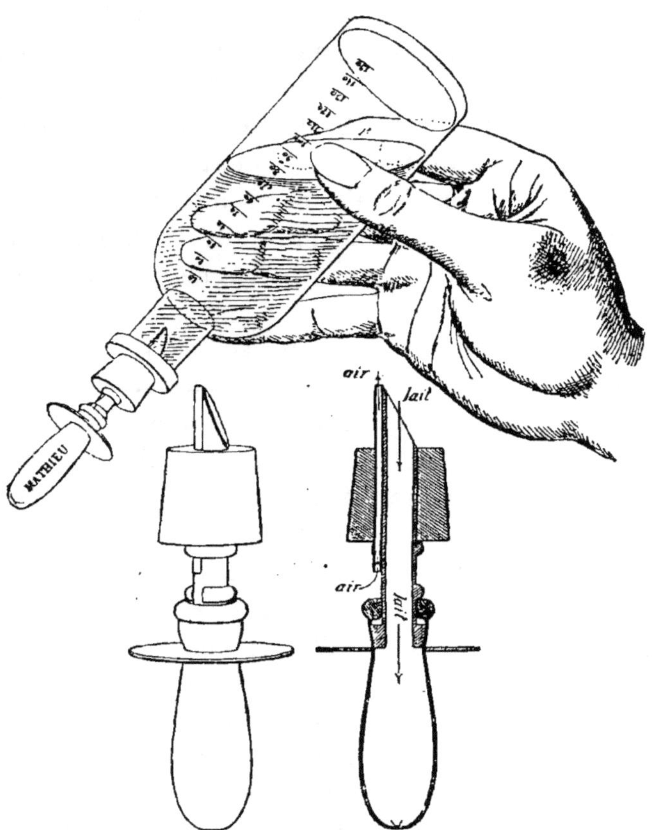

Fig. 55. — Galactophore Budin (modèle Mathieu).

solide pour ne pas se casser facilement. A ces divers avantages, ce modèle de biberon en joint un autre à signaler. La mère ne peut se désintéresser de l'allaitement; elle est absolument obligée de le surveiller, car elle doit tenir le biberon à la main pendant toute la durée de la tetée. Il lui est impossible d'abandonner l'instrument dans le berceau du nourrisson pour le laisser teter sans surveillance.

Le modèle de biberon de Constantin Paul me paraît simple et ingénieux, il remplit la plupart des desiderata qui condamnent plus ou moins les autres modèles. Cependant le modèle que vient de faire construire récemment Budin (fig. 55) possède les mêmes avantages, avec plus de solidité et plus d'élégance, et rend plus facile l'absorption du lait dans les tetées.

Ce galactophore est construit d'après le principe du siphon vide-bouteille du même auteur : bouchon en caoutchouc dans lequel s'engage un double tube nickelé; le premier, à calibre plus considérable, terminé en biseau à la partie inférieure du bouchon, et renflé à 2 centimètres au-dessus est destiné à la sortie du lait. A la partie supérieure du premier tube s'adapte convenablement une tétine en caoutchouc rouge, en forme de doigt de gant, percée d'un orifice triangulaire comme dans le biberon de Constantin Paul. Sa longueur est d'environ 5 centimètres. Cette tétine est traversée à sa partie inférieure par une rondelle en os plate. Accolé au premier tube se voit le second destiné à l'entrée de l'air. A sa partie supérieure, il ne commence qu'à 1 centimètre au-dessus du bouchon et se trouve à 1 centimètre environ au-dessous de la base de la tétine. Il se termine inférieurement comme le tube évacuateur. Cette partie constitue l'élément principal du galactophore de Budin, quoiqu'elle soit accompagnée d'un flacon gradué en 150 grammes et en dix cuillerées à soupe, ce dernier n'est point indispensable. L'appareil peut donc se transporter aisément à distance et transformer en biberon n'importe quel flacon. Le lait descend *lentement*, uniformément, et la déglutition se fait sans encombre, dans les intervalles des tetées, il est facile de le maintenir à l'état aseptique en le plongeant dans une solution boriquée à 3,5 pour 100. Budin emploie son galactophore avec les meilleurs résultats. Mon expérience personnelle m'a fait trouver ce galactophore bien supérieur aux autres, avec lesquels il ne saurait souffrir de comparaison.

Quatriéme groupe. Biberons à tubes. — Dans ce groupe qui comprend les biberons Robert, Leplanquais, Galante, etc., la tétine se prolonge en somme jusqu'au fond du flacon, par un tube en caoutchouc, ou en verre, alors fixé à l'aide d'une virole en caoutchouc ou en gomme.

Le biberon Robert (fig. 56) a été adopté, paraît-il, officiellement en Prusse, comme l'un des meilleurs fabriqués jusqu'à ce jour. On doit s'étonner de le voir recommandé par des praticiens expérimentés et des Sociétés protectrices de l'enfance. Son principal perfectionnement consiste en une soupape en caoutchouc adaptée au bouchon, permettant l'entrée facile de l'air pendant la succion. Cette soupape est fermée, si la succion cesse, de sorte que le lait ne peut se répandre dans les pièces de literie, si le biberon vient à se renverser. Ce biberon contient malheureusement encore un trop long tube de caoutchouc, en dehors du flacon, il est vrai, pour jouer le rôle de siphon. Ce caoutchouc, quoique de fort bonne qualité, s'adapte à un tube de verre qui descend jusqu'au fond du flacon. Il constitue donc un canal assez long où la rétention du lait oblige à des soins de propreté trop minutieux.

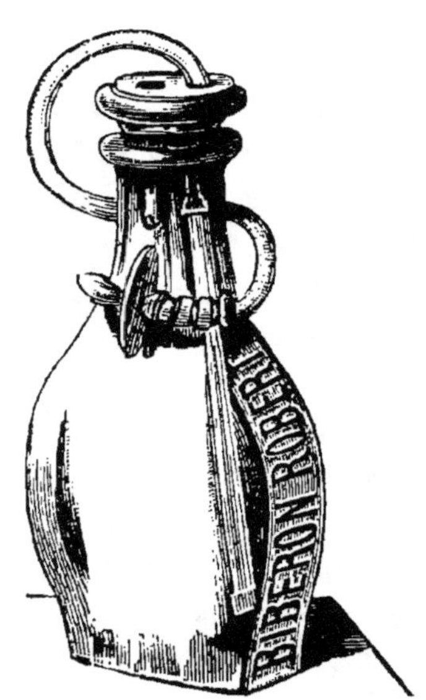

Fig. 56. — Biberon Robert.

Les biberons Mather's, Leplanquais (fig. 57) et Galante (fig. 58), grâce à leur tube intérieur, peuvent permettre l'absorption du lait par l'enfant, sans qu'il soit nécessaire de renverser le flacon.

Mais leurs inventeurs ont négligé de laisser dans leurs bouchons une ouverture pour permettre à l'air de remplacer, dans la bouteille, le lait absorbé par le nourrisson. Ils sont en tous points inférieurs aux précédents, dont ils possèdent tous les inconvénients sans en avoir les avantages.

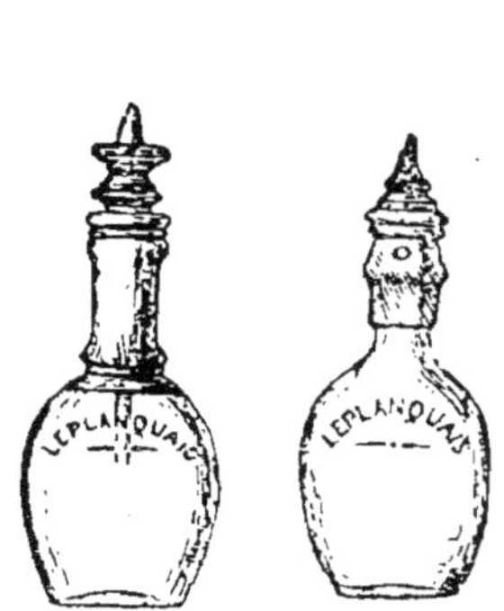
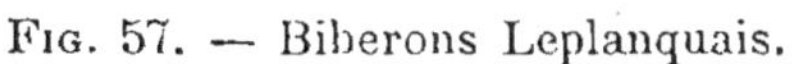
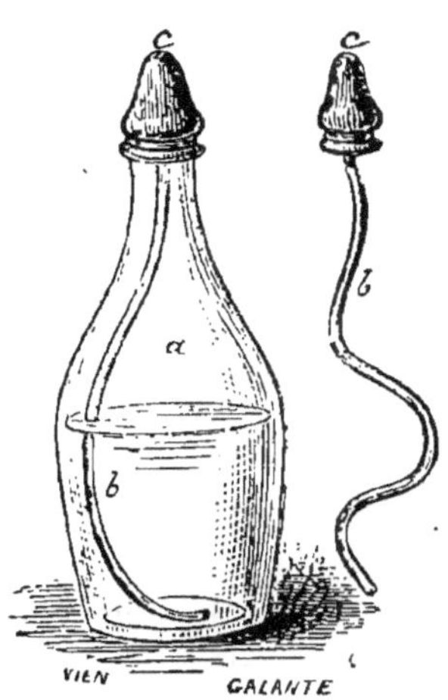

Fig. 57. — Biberons Leplanquais.   Fig. 58. — Biberon Galante.

Pour bien faire ressortir les défauts des biberons à tubes, je me borne à reproduire les critiques justifiées que Marjolin leur adressait à la tribune de l'Académie de médecine (13 octobre 1891). L'usage du biberon à long tube devrait être formellement interdit à cause des accidents qu'il détermine. La lutte sera d'autant plus difficile et la résistance plus longue de la part des nourrices, que cet appareil défectueux, prôné par la réclame et malheureusement aussi par quelques confrères, ne sert qu'à favoriser la paresse et la négligence.

S'il était possible de soutenir l'usage de ce biberon, le seul motif à invoquer serait le travail absorbant de la mère.

Chaque minute dérobée à sa tâche est en ce cas autant de pain de moins pour ses enfants. Au lieu donc de la condamner sans l'entendre, il faut, comme l'ont fait, avec succès, quelques confrères, démontrer à cette femme dont le temps est si précieux que les opérations indispensables pour se servir sans danger du biberon à tube (nettoyer chaque fois le tube en caoutchouc, et le biberon, le remplir de lait tiède, ajuster l'appareil, le vider après le repas du nourrisson, et le laver de nouveau, etc.) demandent plus de temps qu'une tetée ou la nourriture au biberon sans tube. En définitive, la mère qui aime véritablement son enfant écoutera ces conseils et renoncera à l'emploi d'un appareil si propre à engendrer le choléra infantile ou l'athrepsie. Quant aux nourrices sèches, aux gardeuses, à défaut d'une loi leur interdisant l'usage du biberon à long tube, il faudrait marquer sur leur carnet que, si elles étaient surprises l'employant, leur nourrisson leur serait immédiatement retiré.

L'expérience de plusieurs années est là pour démontrer que l'usage du biberon à tube est des plus néfastes. Dans son rapport de 1887, le Dr Sutils (de la Chapelle-la-Reine) sur 112 enfants surveillés, répartis en vingt et une communes, signale 16 décès. L'une d'elles, celle de Chailly (Seine-et-Marne), sur 21 nourrissons, en a perdu 6 (28,57 pour 100), *c'est la seule qui ait conservé l'usage des biberons à tube en caoutchouc.*

Altération du lait dans les biberons. — M. Henri Fauvel, aide-chimiste au Laboratoire municipal de la Préfecture de police, a communiqué en 1881, à l'Académie de médecine, une note sur les altérations du lait dans les biberons malpropres. Il fut chargé de cette étude à la suite d'une consultation adressée par le Dr O. Dumenil au Laboratoire municipal, au sujet de l'odeur fétide qui se dégage des biberons employés pour l'allaitement artificiel et des altérations que pouvait avoir subies le lait dans ces biberons. Plusieurs biberons en service dans une crèche, remis au Labo-

ratoire, donnèrent lieu, à l'examen, aux constatations suivantes :

Dans tous les biberons, le lait avait contracté une odeur
nauséabonde, sans qu'on ait pu y déceler la présence de
l'hydrogène sulfuré. Le lait était acide, à demi coagulé ; à
l'examen microscopique les globules graisseux étaient défor-
més ; ils avaient une apparence piriforme, de nombreuses
bactéries très vivaces et quelques rares vibrions se mon-
traient dans le liquide.

La quantité de lait restant dans chaque biberon était
insuffisante pour une analyse chimique complète.

Le tube en caoutchouc, qui sert à l'inspiration, incisé
dans toute sa longueur, renfermait du lait coagulé et les
mêmes microbes que ceux rencontrés dans le lait du biberon,
mais en outre (et c'est le fait important de cette communication) l'examen révéla, dans l'ampoule qui constitue la
tétine du biberon et termine le tube en caoutchouc, la présence d'amas plus ou moins abondants d'une végétation
cryptogamique dont l'aspect est nettement représenté dans
les photographies qu'on en a prises. Ces végétations, ense-
mencées dant du petit-lait, ont donné en quelques jours,
dans des proportions considérables, des cellules ovoïdes, se
développant en mycélium, dont Fauvel ne put observer les
fructifications.

En présence de ces faits, le Préfet de police prescrivit
une visite de toutes les crèches, faite concurremment avec
les chimistes du Laboratoire municipal. Le résultat de ces
visites a été le suivant: Sur trente et un biberons examinés
dans dix crèches, vingt-huit contenaient dans la tétine, dans
le tube en caoutchouc, et même, pour quelques-uns, dans
le récipient en verre, des végétations analogues à celles
qui viennent d'être indiquées et des microbes de l'espèce de
ceux mentionnés plus haut. Plusieurs de ces appareils, lavés
avec soin, et par conséquent prêts à être mis en service,
contenaient une grande quantité de ces cryptogames.

Fauvel fait remarquer que, dans deux cas, on a retrouvé, dans les tubes de biberons en très mauvais état, du pus et des globules sanguins; et que les médecins ont constaté que les enfants auxquels appartenaient ces biberons présentaient des érosions dans la cavité buccale. On peut donc en conclure que la salive pénètre dans les biberons et vient ajouter ses propres ferments à ceux du lait, il est vraisemblable que l'acidité constatée dans le lait est déterminée par les bactéries qui s'y trouvent, et dont les germes existent dans les biberons, même lavés. C'est à la faveur de cette acidité que les mycélium se développent.

Quelle influence la présence de ces végétations cryptogamiques et de ces microbes, qui coïncide avec une altération profonde du lait contenu dans les biberons, exerce-t-elle sur le développement des affections intestinales qui font de si nombreuses victimes parmi les enfants du premier âge soumis à l'allaitement artificiel? Elle est des plus considérables, puisqu'il suffit de les supprimer dans l'allaitement artificiel bien conduit, avec du lait stérilisé, pour que la mortalité infantile dans cet allaitement, soit inférieure à celle de l'allaitement maternel.

Soins de propreté dans l'emploi des biberons. — Pour prévenir tout accident provenant de l'emploi des biberons, Desgout conseille d'avoir, surtout à cause du repos de nuit, deux biberons au moins; d'immerger pendant quelques instants, matin et soir, chacun de ces biberons dans l'eau bouillante, de les rincer ensuite soigneusement, à la brosse et à grande eau, dans toutes leurs parties, de les laver à l'eau froide et à la brosse après chaque repas du jour, et de les placer, en attendant leur emploi, dans un vase plein d'eau fréquemment renouvelée, de n'introduire le lait dans les biberons qu'au moment du besoin, et en quantité telle, que l'enfant ne puisse laisser des restes, de considérer comme perdu et de jeter immédiatement le lait restant; car ce lait serait complètement altéré au moment du prochain repas.

Suivant le conseil de Lucas Championnière, il est bon dans les lavages de ne se servir que d'eau additionnée d'acide salicylique.

Les soupapes se détériorant plus rapidement que les autres parties, on les inspectera avec un soin particulier et on les changera souvent.

Je simplifie tous ces soins de propreté, en ne tolérant jamais que le biberon sans tube. Après chaque repas, le récipient en verre doit être soumis à l'ébullition et son goulot fermé avec un bouchon jusqu'à la tetée suivante. La tétine, après le repas, est lavée à l'eau froide avec une solution boriquée à 3,5 pour 100, puis immergée dans une tasse renfermant la même solution, où elle reste durant l'intervalle des repas. La solution doit être renouvelée chaque matin. Grâce à ces précautions si simples, je n'ai jamais eu à déplorer le moindre inconvénient dans l'emploi du biberon.

Accidents dus à la présence de certains métaux dans la constitution des biberons. — Le caoutchouc vulcanisé qui entre dans la composition des biberons est souvent impur. Il renferme parfois des substances métalliques qui provoquent des accidents plus ou moins graves d'intoxication. La présence du zinc et du plomb a été notamment signalée en Allemagne par Eulenberg (de Cologne), Patruban et Ragski (de Vienne) et en France par Beaugrand [1]. Ces métaux sont généralement mélangés avec de la craie. Leur proportion a atteint jusqu'à 50 pour 100 pour le zinc, et 18 pour 100 pour le plomb, d'après les analyses de Lubbecky, pharmacien à Duisbourg. Ces analyses ayant eu du retentissement, et causé une certaine émotion dans le public, l'autorité dut intervenir. Des visites furent prescrites dans les boutiques où l'on vend ces appareils et une pénalité fut édictée contre ceux qui vendaient des biberons en caoutchouc

---

[1] *Annales d'hygiène publique et de médecine légale*, 2e série, t. XVII, p. 444, 1862.

ainsi altéré. Dans ces mêmes ordonnances, se trouvent indiqués les caractères physiques auxquels on peut reconnaître les biberons en caoutchouc pur, et les distinguer de ceux qui contiennent des oxydes métalliques. Les premiers présentent une ou deux sutures bien visibles, leur coupe est nette, brune, luisante, ils sont minces, élastiques, extensibles, mis entre l'œil et la lumière ils paraissaient demi-transparents, avec une coloration brunâtre. Les seconds n'ont pas de sutures, leur coupe offre une surface mate, grise ou gris blanc, sur laquelle on aperçoit une ponctuation blanchâtre, ils sont plus épais, moins extensibles, à peine élastiques, tout à fait opaques. Le poids spécifique n'est pas le même, tandis que les premiers flottent sur l'eau, les autres se précipitent au fond.

Une preuve du danger du plomb dans le biberon nous est donnée par le fait suivant. Un enfant de six mois, nourri au biberon, commença à dépérir, sans cause appréciable, en offrant les phénomènes de l'intoxication saturnine : coliques très vives, constipation, émaciation progressive, pâleur, dilatation des pupilles, paralysie presque complète des extrémités supérieures et affaiblissement des extrémités inférieures. Pas de convulsions. Cet état durait depuis deux mois, sans qu'on eût soupçonné la cause, quand l'attention s'étant par hasard portée sur le biberon, on s'aperçut que la monture formée d'un alliage plombifère était en partie corrodée. La cause étant reconnue, le biberon fut mis de côté et l'enfant guérit rapidement.

En prévision de semblables accidents, Devilliers, résumant les travaux présentés à la Commission d'hygiène de l'enfance de l'Académie de médecine, en 1879, a proposé d'interdire l'emploi des vases qui contiennent du plomb et des embouts faits avec du caoutchouc vulcanisé.

CHAPITRE VII

SYPHILIS ET ALLAITEMENT

FRÉQUENCE DE LA SYPHILIS MAMMAIRE. — Dans l'infection syphilitique d'origine extra-génitale les chancres du sein sont fréquemment signalés.

AUTEURS . . .	Nivet	Morel-Lavallée	Pospolow		Paulow		Veslin	Feulard	Dimey
SEXE DES MALADES. .			H.	F.	H.	F.			
Chancres des lèvres. .	268	16	20	29	4	»	»	»	»
— des gencives .	»	»	1	»	»	»	»	»	»
— de la langue. .	37	2	1	2	1	»	»	»	»
— de la gorge. .	23	1	14	32	2	»	»	»	»
— des seins. . .	34	8	»	69	»	6	2	4	4
— du menton . .	31	6	»	1	»	»	»	»	»
— des paupières .	15	2	3	»	»	»	»	»	»
— du nez. . . .	11	2	1	»	2	»	»	»	»
— du tronc. . .	20	2	10	»	»	»	»	»	»
— de l'anus. . .	50	2	»	5	»	»	»	»	»
— d. membres sup.	31	3	3	3	1	»	»	»	»
— — inf.	12	1	»	4	»	»	»	»	»
— de la joue. . .	11	2	»	»	»	»	»	»	»
— du cou. . . .	8	2	»	»	»	»	»	»	»
Divers	44	»	»	»	»	»	»	»	»
Total.	595	49	53	145	10	6	2	4	4

La statistique de Nivet a été établie dans le service du professeur Fournier. Celle de Morel-Lavallée, Veslin, Feulard, Dimey, ont la même origine, mais sont plus récentes du 1er février 1887, à fin 1890.

Dans la statistique de Morel-Lavallée les chancres se répartissent entre 45 sujets, sur lesquels 27 hommes, 16 femmes et 2 enfants. Sur 16 femmes, il y en a 8 (50 pour 100) infectées par le sein. En remontant l'origine, on trouve cinq fois contamination par le nourrisson (62,5 pour 100).

Jullien	sur	151	chancres extra-génitaux a trouvé	11	chancres du sein
Neumann	—	84	— — —	4	— —
Sigmund	—	166	— — —	5	— —
Mracek	—	80	— — —	9	— —

Jullien, réunissant les statistiques de Martin, Carrier et Bureau, trouve, sur 270 chancres chez la femme, 11 chancres du sein (4 pour 100). Dimey a relevé, en 1890, les chancres observés dans le service du professeur Fournier : sur 114 chancres, 42 existaient chez des femmes. Sur ces 42 cas, il y avait 4 chancres du sein (soit 10 pour 100).

Le Dr Paulow a constaté à Moscou, sur 1236 hommes syphilitiques, 10 cas d'infection extra-génitale, soit 0,8 pour 100. Deux fois le chancre se trouvait au nez, 2 fois aux amygdales, 1 fois à la lèvre inférieure, 3 fois à la lèvre supérieure, 1 fois au bord de la langue, et 1 fois au dos de la main. Sur 165 femmes, il trouva 12 fois l'infection extra-génitale (7,27 pour 100), dont 6 cas aux mamelons (50 pour 100); dans deux cas les deux mamelons étaient atteints de chancres.

Le Dr Parai-Koschitz a rassemblé, tant dans la littérature que dans sa pratique, 852 cas de chancres extra-génitaux qu'il classe comme il suit :

Tête.	632 cas, soit	74,17 pour 100
Cou.	11 — —	1,27 —
Tronc.	141 — —	16,59 —
Extrémités	68 — —	7,98 —

Le chancre du mamelon se rencontrait chez 52 cas, soit 6,1 pour 100. En relevant les chancres extra-génitaux (chez la femme) des statistiques de Nivet, Morel-Lavallée, Veslin,

Feulard et Dumay, sur 263 cas on trouve 51 chancres du sein, soit 19 pour 100.

ORIGINE DE LA SYPHILIS MAMMAIRE. — Après avoir été bien décrite par Ambroise Paré, par Fernel, Catanée, Massa, Doublet, Bertin, Rondelet, Amatus Lusitanus, Fabre, Nicolas de Blégny, Botal, Boerhaave, van Swieten, Cullerier, etc., l'origine de la syphilis mammaire a été ensuite méconnue sous l'influence des doctrines de l'école huntérienne. Hunter nie la transmission de la syphilis secondaire, et, par-dessus tout, celle de la syphilis congénitale. Un des arguments invoqués par son École, pour nier la transmission de la syphilis par l'allaitement, était l'immunité des mères nourrices allaitant leurs enfants malades, reconnue depuis les observations de Baumès et de Colles.

Depuis les travaux de Diday en 1854, qui établit clairement que la syphilis du nouveau-né infectant sa mère nourrice était non point congénitale, mais acquise, depuis les travaux ultérieurs de Rollet en 1859, ceux de Bouchut qui a rapporté des observations de Cullerier, Bouchacourt, John Egan, Rayer, Hunter, Betrini, Caradec, Barullier, Letorsay, Ravel et les siennes, ceux de Langlebert, Mauriac, Gailleton, Mollière, Parrot, Louis Jullien, Casati, Bærensprung, Auspitz, Hutchinson, Lée, Taylor, Limas, etc., peu à peu la lumière s'est faite sur ce triste sujet. Alfred Fournier n'hésite pas à affirmer que presque toujours, dix-neuf fois sur vingt environ, le chancre du sein dérive du nourrisson et est transmis dans l'allaitement.

« L'enfant, dit Trousseau, contamine par la succion le mamelon de sa nourrice. Les lésions de la bouche sont souvent les premières qui apparaissent chez le nouveau-né syphilitique. Lorsque l'enfant approche ses lèvres pour teter, le mamelon entre en érection. Cette érection se répète à de fréquents intervalles, et les femmes, pour endormir leurs nourrissons, les laissent quelquefois au sein deux, trois, quatre heures de suite. Un contact très prolongé dans des conditions si actives est déjà très dangereux. L'inoculation est rendue encore plus facile, et s'opère directement des lèvres de l'enfant au mamelon de la nourrice, quand ce dernier est le siège d'excoriations ou de fissures. »

« Nulle part, observe Rollet, si ce n'est peut-être aux parties génitales, on ne rencontre les conditions favorables à la contagion au même degré que sur les organes mis en jeu dans l'allaitement. »

A l'Antiquaille de Lyon, où existe une crèche pour les nourrices et les nouveau-nés syphilitiques, Dron a trouvé que le nombre des nourrices infectées par des enfants pris à la Maternité et envoyés à la crèche pour y être traités de 1860 à 1869 a été en :

1860	de	4	nourrices	1865	de	17 nourrices
1861	—	7	—	1866	—	11 —
1862	—	7	—	1867	—	19 —
1863	—	5	—	1868	—	11 —
1864	—	11	—	1869	—	15 —

Les nourrices qui allaitent les enfants trouvés sont plus exposées à la contagion que les autres : car, d'après Dœpp, de Saint-Pétersbourg, cette catégorie de nourrissons serait atteinte de syphilis dans la proportion d'un quart, proportion élevée, si on la compare aux chiffres donnés pour Milan par Amilcar Ricordi. De 1855 à 1864, sur 44.980 enfants trouvés qu'on avait envoyés en nourrice à la campagne, parce qu'on les croyait sains, 450 furent ramenés syphilitiques, après avoir infecté 471 nourrices.

D'après le Dr Michaïlef, à l'hôpital Pavlof (de Moscou), on a reçu dans l'espace de trois ans (1884-1886), 28 nourrices ayant contracté la syphilis à la maison des Enfants-Assistés de Moscou. Six médecins de Zemstwo, du gouvernement de Moscou, où les enfants sont envoyés par l'Assistance publique, ont indiqué 105 cas de contamination des nourrices par les enfants syphilitiques. Dans 20 cas, le contraire a eu lieu ; les enfants ont été contaminés par les nourrices.

Une autre cause assez fréquente et presque toujours méconnue de syphilis mammaire, chez les nourrices, est la succion du sein par un adulte. En certaines régions, cette habitude est très répandue, soit pour former le mamelon, soit pour dégorger le sein des nourrices ; elle peut devenir le principe de véritables épidémies de syphilis, comme dans le fait suivant rapporté par Bourgogne.

Dans une ville de province, à Condé, une femme prêtait son ministère, soit pour former, par la succion, le mamelon des nouvelles accouchées, soit pour dégorger leur sein d'une surabondance de lait. Cette femme vint à contracter la syphilis et fut affectée, entre autres accidents, d'ulcérations buccales. Mandée à cette époque près d'une dame recemment accouchée, qui était affectée d'une fissure au sein et dont les mamelles étaient distendues par une grande quantité de lait, elle exerça la succion sur elle plusieurs jours de suite. La fissure au sein ne tarda pas alors à se transformer en un ulcère rebelle, qui emporta le mamelon, puis, quelques semaines plus tard, se manifestèrent des symptômes non douteux d'une syphilis plus avancée. Une autre dame qui, également affectée d'une fissure au sein, avait fait appeler la même femme pour se débarrasser de son lait, fut affectée d'ulcères aux mamelons et plus tard d'éruptions papuleuses de la peau, d'ulcérations à la gorge, etc. Mes doutes sur l'origine de ces deux infections s'étant changés en certitude par le rapprochement de ces deux faits, je crus devoir donner à la découverte que je venais de faire toute la publicité possible, afin de donner l'éveil aux personnes qui s'en serviraient et à celles qui auraient pu la faire appeler. Il était temps de prendre cette mesure ; car j'avais à peine fait connaître tout ceci, que huit nourrices se présentèrent presque au même instant chez moi. Toutes avaient souffert que cette femme appliquât ses lèvres impures sur leurs seins, et toutes avaient été plus ou moins contagionnées. Appelé dans quelques maisons, je fus à même de voir que la contagion ne s'était pas arrêtée à la quantité de personnes que je viens d'indiquer. Je puis porter au nombre de douze ou quatorze les femmes qui ont été infectées par la succion des seins ; six ou huit autres échappèrent à la contagion.

La syphilis fut en outre communiquée par ces femmes à leurs enfants et à un grand nombre d'autres personnes.

Rollet et Ricord ont cité des observations identiques.

SYPHILIS CONGÉNITALE DU NOUVEAU-NÉ. — Dans l'infection syphilitique du produit de la conception, ou la grossesse est entravée dans son cours et il y a avortement ; ou l'enfant naît à terme, dans un état de cachexie avancée ; ou encore il vient au monde avec tous les caractères de la santé la plus parfaite.

Manifestations syphilitiques dès la naissance. — Le nouveau-né atteint de cachexie syphilitique peut se présenter sous divers aspects. On croyait autrefois que la syphilis devait toujours se traduire par des manifestations cutanées dès la naissance, c'est une erreur : ces symptômes font souvent défaut. Lorsqu'ils existent, c'est en général une forme de pemphigus siégeant de préférence à la paume des mains et à la plante des pieds. Ces bulles remplies d'un liquide semi-purulent, circonscrites par une zone bleuâtre, ne tardent pas à se crever pour faire place à des ulcérations de mauvais aspect. Le pemphigus coexiste avec le coryza, les ulcérations du voile du palais, l'onyxis, les plaques muqueuses, etc., les lésions des viscères thoraciques et abdominaux.

Hardy, Dubois, Cazeaux, Depaul, Bouchut, Roger, Rollet, etc., croient que tout pemphigus se manifestant avant le troisième mois est un symptôme de syphilis héréditaire. Ce sentiment est trop absolu, car Coriveaud (de Blaye) a observé un cas de pemphigus simple avec onyxis des dix doigts des mains, chez un enfant âgé de neuf jours, et non syphilitique, comme la suite le montra. En dehors du pemphigus, on peut rencontrer d'autres dermatoses, et le

Dr Miller (de Moscou) ne craint pas d'affirmer (1887) que, parmi les caractères de la syphilis congénitale, il faut noter, d'une part, le polymorphisme des éruptions qu'on observe, et, d'autre part, la variété des complications qui se traduisent dans les autres organes.

Même en l'absence de manifestations cutanées, on peut reconnaître la nature réelle de l'affection. La peau présente, dans quelques cas, des plis et des rides que l'on pourrait comparer à du parchemin légèrement humecté, toute l'habitude du corps offre un ensemble qu'il est difficile d'exprimer, mais dont le caractère particulier n'échappe point au médecin éclairé par une observation répétée de ces sortes de cas. Enfin, comme Doublet l'a défini par une expression heureuse, ils présentent la miniature de la décrépitude; *suum fatalem typum insculpsit senectus maxime præcox*, a dit après lui Faguer, qui va même jusqu'à présenter cet aspect comme un des symptômes les plus certains de l'infection syphilitique (Bertin). Les cils ne sont pas développés ou sont tombés, les paupières sont souvent éraillées et, à l'angle externe, on trouve quelquefois des fissures analogues à celles que l'on voit aux lèvres ou à l'ouverture des narines. A la place des sourcils, dont les poils sont tombés, s'étale une tache jaunâtre bistrée, avec production considérable de squames, et ces mêmes taches bistrées, qui ne sont en définitive que des papules syphilitiques psoriasiformes, se retrouvent surtout au menton et autour de la bouche. La teinte bistrée du visage est toute spéciale, il semble qu'on a passé sur les traits une légère couche de marc de café ou de suie délayée dans une ample quantité d'eau. Ce n'est ni de la pâleur, ni de l'ictère, ni le jaune paille des autres cachexies. Cette teinte beaucoup moins foncée, mais presque du même ton que le masque des accouchées, ne s'étend pas, ou s'étend à peine sur le reste du corps. Elle n'existe dans aucune autre maladie de l'enfance, et quand elle est bien marquée, elle vaut les meilleures symptômes (Trousseau).

D'après le Dr Miller, la rhinite et le pemphigus sont les signes les plus précoces, mais ce ne sont pas les formes les plus fréquentes. Des rhagades qui tapissent les angles de la bouche sont sûrement des manifestations de la syphilis héréditaire, si, à la suite de cautérisations répétées, non seulement elles ne guérissent pas, mais augmentent de volume et s'ulcèrent. Un autre symptôme excellent est la pseudo-paralysie des extrémités ; rencontrée dans 70 pour 100 de tous les cas étudiés par l'auteur, elle a été le premier signe dans 4 pour 100.

Ces enfants chétifs, amaigris, squelettiques, semblent des avortons de six à sept mois, et encore des avortons malades. Ils ne pèsent guère que 1 kilogramme et demi à 2 kilogrammes. Leur température axillaire ou rectale est abaissée à 34 degrés, 33 degrés centigrades, et l'on peut à peine les réchauffer de quelques dixièmes de degré. La faiblesse est excessive ; la sterteur et la dyspnée, le cri grêle et la toux éteinte, la diarrhée verte, l'inanitiation, etc., indiquent les altérations profondes des voies respiratoires et digestives qui vont précipiter la terminaison fatale ; et celle-ci s'explique par de nombreuses lésions des organes internes (Henri Roger).

Ces descriptions ne sont pas applicables à tous les cas. Au mois d'avril 1890, Jacquet a rapporté à la Société française de dermatologiè et syphiligraphie, une observation à ne pas oublier. Etant interne aux Enfants-Assistés, il eut à examiner un enfant de quelques mois, atteint d'athrepsie et confié à une nourrice. Peu de temps après, l'enfant ayant succombé, M. Jacquet trouva à l'autopsie des gommes miliaires du foie, mais il ne rencontra rien aux muqueuses et aux téguments, à l'exception d'une gerçure des plus insignifiantes à la lèvre inférieure et deux taches grisâtres au genou droit. La nourrice qui avait allaité cet enfant fut mise en observation et vingt jours après, elle eut un chancre du mamelon bientôt suivi d'accidents secondaires.

Absence de lésions syphilitiques à la naissance. —
Quand l'enfant vient au monde avec l'apparence de la santé,
les premières manifestations morbides apparaissent généralement de la deuxième semaine à la fin du troisième mois.
Quelques statistiques fixent l'époque d'apparition du premier symptôme.

	Kassowitz	Diday	Roger	Mayr
1re semaine . . .	11	»	»	»
2e — . . .	21	»	»	2
3e — . . .	»	»	»	5
2e quinzaine . . .	34	»	»	»
1er mois.	»	86	122	8
2e —	40	45	128	13
3e —	18	15		11
4e —	»	1		2
5e —	»	1		»
6e —	»	1	32	»
8e —	»	1		1
1 an	»	1		1
2 ans	»	1		3
	124	158	272	46

Sur 249 cas, d'après Lancereaux, 217 se sont manifestés avant le troisième mois. On peut donc poser en règle
générale que les symptômes de la syphilis héréditaire apparaissent dans le premier trimestre de la vie, *sans avoir
jamais été précédés par le chancre induré, première manifestation obligatoire dans la syphilis acquise.*

Ce qui distingue les manifestations cutanées de la syphilis
congénitale, c'est la fréquence de l'apparition simultanée ou
successive, à courte échéance, de syphilides secondaires (bulles, roséole, squames, papules, etc.) et de syphilides analogues
à celles de la période tertiaire de l'adulte (tubercules, ulcérations serpigineuses, etc.). Ces diverses éruptions peuvent
aussi se montrer isolément, et caractériser à elles seules la
maladie (d'Espine et Picot[1]). Parmi ces syphilides, les plus
constantes et les plus graves pour la contagion sont les
plaques muqueuses. On les rencontre sur la peau et les

---

[1] D'Espine et Picot, *Man. prat. des maladies de l'enfance,* 3e édit.

muqueuses, mais de préférence vers l'anus, le scrotum, les grandes lèvres, le cou, les aisselles, le nez, les lèvres, les oreilles, etc., partout en un mot où la peau est semée de replis ; on les observe aussi sur la langue, les amygdales, la muqueuse buccale et pharyngée. La plupart des chancres du sein des nourrices sont communiqués par les plaques muqueuses des lèvres du nourrisson.

Après les éruptions cutanées, un des accidents les plus fréquents de la syphilis héréditaire est le coryza, appelé *nifflettes* par les nourrices, qui devient un obstacle sérieux pour l'allaitement. Les affections du larynx, celles des yeux (iritis, kératite, choroïdite, etc.), des oreilles, des ganglions, sont plus rares ou moins accentuées. La coïncidence de lésions viscérales entraîne la production de symptômes particuliers, en rapport avec leur localisation : catarrhe des bronches, lésions des poumons, du thymus, du foie, etc. Les ongles des pieds sont le siège d'un onyxis spécifique.

Ces divers troubles pathologiques favorisent l'apparition d'un état de cachexie et de sénilité anticipée.

Syphilis acquise des nourrissons. — La syphilis acquise pendant le premier âge de la vie est moins grave que la syphilis héréditaire et ne diffère point de celle de l'adulte. Le nourrisson peut la contracter de bien des manières : 1º en prenant accidentellement le sein d'une nourrice atteinte de syphilis, circonstance qui se reproduit fréquemment par suite de l'habitude qu'ont les nourrices de se prêter mutuellement leurs nourrissons, ou de la nécessité pour les familles de recourir temporairement à une nourrice bénévole ; 2º en prenant le biberon immédiatement après un enfant atteint d'accidents primitifs ou secondaires à la bouche. Ces cas sont moins rares qu'on ne croit à la campagne où l'on est peu scrupuleux sur la question de propreté ; 3º en étant embrassé sur la bouche, par une personne atteinte de chancre induré ou de plaques muqueuses des lèvres. Un excellent moyen, pour prévenir de pareils accidents, est d'interdire absolument, aux nourrices et bonnes d'enfants, de laiser embrasser un nourrisson par des étrangers.

Dans ces trois cas, la syphilis acquise se traduit généralement par un chancre buccal. La lésion primitive peut avoir un siège variable dans les cas suivants : 4° dans les contacts avec les gardes ou les personnes chargées de le soigner, l'enfant est encore exposé à la syphilis ; surtout lorsqu'il est confié à des femmes corrompues, qui se livrent sur lui à des attouchements impurs ; 5° quoique beaucoup plus rare qu'on ne le pensait autrefois, la contagion au moyen de cuillers ou de gobelets n'en a pas moins été observée ; 6° à la région ano-génitale, l'inoculation peut avoir lieu par les couches, les éponges, les canules d'irrigateur, etc. On a accusé la circoncision et la vaccination d'avoir donné la syphilis à des nourrissons. On connait déjà (page 183) la valeur de ces accusations pour la circoncision, je vais donc m'occuper seulement des cas de syphilis vaccinale.

Fréquence. — Sur 43 enfants syphilitiques examinés par le Dr Paulow (de Moscou), il y avait 18 cas de syphilis héréditaire, et 23 cas d'infection, naturellement extra-génitale, due ordinairement aux bonnes et aux domestiques.

SYPHILIS VACCINALE. — La transmission de la syphilis par la vaccine n'est plus aujourd'hui niée par personne. Les épidémies de 1800 (Moseley), de 1810 (Galbiati), de la Sciblino en 1814, de N... en 1821 rapportée par Cérioli, de Crémone en 1841, de Coblentz en 1849 (d'après Wegeler), de Freimfel en 1852, de Lupara en 1856, de Rivalta en 1861, de Bergame en 1862, de Paris en 1865, d'Auray en 1866, de Rosheim (Bas-Rhin), de Lachapelle-Morival (Lot), la même année, etc., et un mémoire remarquable de Viennois (1860), alors interne de Rollet à l'Antiquaille, ont contribué à faire étudier cette question. Portée à la tribune de l'Académie de médecine, en 1864, elle y était vivement et spirituellement discutée. Depaul, Trousseau, Bouvier,

Devergie, etc., établirent irréfutablement la possibilité de la transmission de la syphilis par la vaccine. Cette question fut de nouveau remise en discussion en 1869, dans le même corps savant, sans que les débats aient contribué à la faire avancer davantage. Depuis 1869, des épidémies de syphilis vaccinale ont été encore rapportées par Tassini en 1873, Palasciano en 1874, par Amilcare Ricordi en 1878, par le *Journal d'hygiène*, pour Alger en 1880, enfin la plus récente qu'Hervieux a fait connaître à la tribune de l'Académie de médecine date de 1889. S'il a été démontré que certaines observations reposent sur une erreur de diagnostic, d'autres offrent tous les caractères de la certitude et entraînent invinciblement la conviction.

Nature des agents contagieux. — Un certain doute peut subsister sur la détermination certaine des agents contagieux. Les expériences de Delzenne ont été négatives dans les inoculations de vaccin syphilitique. Après avoir échoué dans trois tentatives, Cory a cependant réussi (1883) à s'inoculer la syphilis, dans une quatrième expérience avec du vaccin, exempt de toute trace de sang et pris sur un sujet infecté. Ricord a appuyé sur ce fait que, si l'on admet, avec Viennois et Rollet, la transmission diathésique par le globule sanguin péri-vaccinal, les exemples de contagion devraient être beaucoup plus multipliés ; car Robin a rencontré des globules sanguins dans tous les échantillons de vaccin sur plaque conservés à l'Académie, et T. Barthelemy les reconnus même dans du vaccin parfaitement incolore. Généralement, on croit avec les syphiligraphes lyonnais que la transmission se fait par le globule sanguin. Mais de ce qu'elle se produit souvent, il ne faut point conclure qu'elle doive toujours avoir lieu. Les expériences négatives ont donc moins de valeur que les expériences positives de Waller, Pellizzari, Cory, etc. Tout se réduit ici à une question de réceptivité individuelle.

Quoiqu'il existe seulement jusqu'ici des présomptions sur

la nature de l'agent contagieux de la syphilis vaccinale, on n'ignore pas que la transmission de la diathèse est possible même en l'absence de tout symptôme extérieur chez le sujet infectant. A. Rivalta, on a vu un enfant sain, vacciné avec du vaccin de syphilitique, transmettre, huit jours après, la vérole, avant l'éclosion apparente de cette maladie.

Sources de la contagion. — Étudiant les sources de la contagion de la syphilis vaccinale, Simonet a montré qu'elle peut provenir : 1° du vaccinateur ; 2° du vaccinifère ; ou 3° du vacciné ; A. Fournier ajoute : 4° d'un vacciné à un autre, dans les vaccinations ou revaccinations par séries, le vaccinifère étant sain, et la lancette irréprochable : 1° du vaccinateur, par un instrument malpropre ou par la salive de l'opérateur obligé de délayer du vaccin desséché, s'il est lui-même atteint de syphilides buccales ulcérées (ce mode de contagion doit être extrêmement rare) ; 2° du vaccinifère, si la lancette du vaccinateur se charge de vaccin mélangé au sang du vaccinifère syphilitique ; 3° l'infection du vaccinifère par le vacciné paraît étrange au premier abord. Elle s'explique aisément après réflexion. La lancette du vaccinateur, en pénétrant dans les tissus du vacciné, se charge de lymphe ou de sang, qu'elle rapporte avec elle sur la pustule ouverte, si bien qu'il s'établit ainsi entre le vaccinifère et le vacciné un échange de lymphe pouvant servir au transport de la syphilis. A propos de la contagion par le vaccinifère, maintes fois, une erreur de diagnostic a permis de prendre une manifestation syphilitique, une pustule d'ecthyma, par exemple, pour un bouton vaccinal, et de puiser dans celui-ci, le virus avec lequel on a inoculé la syphilis, croyant inoculer la vaccine. On sait, en effet, que, sous l'influence de celle-ci, on a vu éclater les manifestations d'une syphilis héréditaire jusqu'alors latente, et l'une de ces manifestations a pu se localiser de préférence sur les points piqués par le vaccinateur ; 4° dans un cas de syphilis vaccinale rapporté avec grands détails par Taylor, l'opérateur avait vacciné vingt personnes dans une même séance avec un scarificateur qu'il négligeait de nettoyer après chaque opération. Un enfant vacciné après une jeune prostituée fut contaminé de syphilis. Lorain et Eugène Ory ont publié des exemples analogues où le vaccin utilisé provenait d'une génisse.

Évolution. — Dans ses leçons sur la syphilis vaccinale, Alfred Fournier a montré que, chez un individu inoculé avec du vaccin contaminé, deux cas peuvent se produire : 1º la vaccine avorte, la syphilis se développe seule, avec tous ses caractères classiques. Le chancre et ses bubons sont suivis à bref délai de l'explosion des accidents secondaires ; 2º quelquefois, la vaccine et la syphilis se développent après l'inoculation. La première entre en scène dès le quatrième jour et parcourt ses diverses périodes en trois semaines. Quelques jours après, se manifestent les premiers signes du chancre.

Mais si l'évolution de la vaccine est plus longue, si l'éclosion du chancre est plus précoce, les deux lésions pourront coïncider. Que se produira-t-il alors? Dans certains cas, les lésions, bien que contemporaines, sont néanmoins isolées. Quelques piqûres ne donnent que la vaccine. Au niveau d'une autre qui était restée stérile, un chancre se développe vers la troisième semaine avec tous ses caractères. Mais d'autres fois, les lésions de la vaccine et celles de la syphilis empiètent les unes sur les autres. Les mêmes piqûres déterminent et le vaccin et la syphilis. Dans ce cas, le chancre peut se produire au niveau d'une cicatrice de vaccine. S'il se développe vers le quinzième jour, avant la guérison de la vaccine, la croûte de la vaccine qui devrait tomber persiste et devient de plus en plus dure, de plus en plus épaisse. En même temps se montrent des phénomènes inflammatoires absolument étrangers à cette période. Le développement du chancre se fait sous la croûte du vaccin; il est absolument larvé, et l'on comprend la difficulté, l'impossibilité même du diagnostic à cette période ; puis la croûte tombe et laisse à nu l'ulcération (Alfred Fournier).

Applications médico-légales. — La présence du chancre, au niveau des piqûres vaccinales, a une importance extrême en médecine légale. Viennois, Rollet, Fournier ont bien insisté sur ce point. Quand le sujet a été infecté par la vaccination, le chancre est l'exorde obligé de la syphilis, et se développe toujours sur les points piqués par la lancette. Il n'est, au contraire, jamais constaté, lorsque le sujet étant déjà en possession de syphilis latente, la vaccine, comme la variole, la rougeole, etc., a hâté l'éclosion des symptômes spécifiques (Friédenger, Pitton, Viennois, Rollet, etc.). Les accidents observés dans ces derniers cas, sont des éruptions générales, papuleuses, vésiculeuses ou pustuleuses, etc.

Prophylaxie. — Pour prévenir la syphilis vaccinale, A. Fournier et Mireur conseillent avec raison : 1º de ne se servir, pour ses inoculations, que du cowpox de la génisse ou de l'humeur vaccinale prise sur un enfant parfaitement sain, dont les parents ont toujours joui d'une excellente santé ; 2º d'attendre que le vaccinifère, dans tous les cas douteux, ait atteint, sans présenter aucun symptôme, l'âge de six mois; 3º d'éviter de faire saigner la pustule du vaccinifère, et, en outre, de laver et d'essuyer la lancette avec le plus grand soin, après chaque piqûre d'inoculation.

AGENTS DE TRANSMISSION DE LA SYPHILIS DES NOURRISSONS AUX NOURRICES ET RÉCIPROQUEMENT. — Depuis la grande découverte de la contagiosité des accidents secondaires, on admet sans conteste que la nourrice peut infecter le nourrisson, lorsque, sous le coup d'une syphilis primitive ou secondaire, elle allaite un enfant sain. Le plus ordinairement, l'infection se produit par les plaques muqueuses développées autour et au-dessus du mamelon. Le nourrisson infecte la nourrice, lorsque, contaminé par une syphilis héréditaire ou une syphilis acquise, il est affecté de lésions contagieuses de la cavité buccale, ou, comme l'a montré Henri Roger, de coryza spécifique.

Quand ces lésions du nez et de la bouche font défaut, ou si elles existent chez la nourrice seule ou les parents de l'enfant, quand on empêche tout contact direct de la partie malade avec le nourrisson, faut-il croire aux propriétés contagieuses de la salive et des larmes? Diday, Viennois, Rollet ont établi expérimentalement que ces sécrétions, autrefois incriminées, ne sont pas inoculables, et ne peuvent transmettre la syphilis, à moins qu'elles ne soient mêlées aux produits de quelque lésion syphilitique.

L'observation suivante de Pellizzari semblerait plaider en faveur de cette hypothèse :

« L. L..., de Florence, âgé de vingt-cinq ans, vint à la consultation, en novembre 1862, avec deux de ses amis, pour se faire guérir d'une maladie des organes génitaux qu'ils disaient avoir reçue de la même femme, ajoutant que deux autres étaient malades ; car ils avaient été cinq à jouir, de concert, des faveurs de la dame qui les avait mis en si bel état.

« Les trois qui étaient présents avaient chacun un chancre infectant, dont le siège était le même chez les trois : à la partie latérale droite et antérieure du sillon balano-préputial. Tous furent soumis à un traitement spécifique et les accidents secondaires ne tardèrent pas à se manifester. Quinze jours après cette première visite, L. L... vint me retrouver à l'hôpital, me priant d'examiner sa femme qui n'était accouchée que depuis un mois. Il croyait l'avoir rendue malade, et il ajoutait, pour son excuse, qu'étant ivre, il avait eu des rapports avec elle.

« La jeune épouse se prêta de mauvaise grâce à un examen. Cependant, elle céda à mes prières, et je pus constater sur la fourchette une ulcération qui s'étendait à la face interne et antérieure des petites lèvres. Les ganglions des deux aines étaient engorgés et en chapelet.

« Le diagnostic n'était pas douteux et j'annonçai la syphilis, qui ne tarda pas à produire ses effets, bien que j'eusse ordonné de prendre 1 centigramme de sublimé, en augmentant graduellement la dose. Bien entendu, la mère a continué à allaiter son enfant, qu'elle aimait extraordinairement, et que, par l'une de ces perversions de l'affection maternelle, elle ne voulait pas confier à une nourrice mercenaire, bien que les ressources pécuniaires ne lui fissent pas défaut et que je l'eusse avertie des périls, auxquels elle exposait son enfant. Elle me promit de s'assujettir à toutes les privations et de veiller toujours à éviter tout contact non indispensable.

« En effet, elle put le nourrir de son lait, pendant sept mois, sans qu'il ressentit aucun dommage. Elle offrait cependant d'une manière constante des accidents syphilitiques, consistant spécialement en une quantité incroyable de plaques muqueuses qui envahissaient la bouche, le voile du palais, les amygdales, et qui étaient la cause d'une abondante salivation. Elle m'assura que, malgré sa grande envie, elle s'abstenait d'embrasser son enfant, et qu'elle le confiait toujours à sa grand'mère.

« Dans les premiers jours de janvier 1864, elle vint me chercher, toute inquiète, pour me faire visiter son enfant, qui avait mal à l'angle externe de l'œil droit.

« Au premier aspect, je pus voir une ulcération superficielle au point indiqué. Elle avait une base assez résistante, et était accompagnée d'engorgement des ganglions cervicaux du côté correspondant. Je diagnostiquai un chancre primitif.

« La pauvre mère voulut m'expliquer de quelle manière elle croyait avoir pu communiquer la maladie à son fils. Elle me dit qu'après avoir donné à teter à l'enfant, elle le passait à la grand'mère dans un autre lit. Une fois, par malheur, elle s'était endormie et l'avait oublié. En se réveillant, elle avait trouvé l'enfant baignant dans son lait, impré-

gné de salive qui lui coulait abondamment sur le front, et
qui, habituellement, coulait à flots continus sur la couverture du lit. Elle croyait, et je crois aussi, que la salive,
*imprégnée de virus venant des plaques muqueuses de la
bouche*, s'étant déposée sur l'angle de l'œil, était la cause
du chancre de l'enfant. L'ulcération avait la largeur d'une
pièce de deux centimes et avait envahi une partie de la
conjoncture palpébrale. Je lui conseillai d'entrer à l'hôpital.
Elle y vint avec son enfant, le 25 janvier, et fut reçue à ma
clinique, confiée aux soins du Dʳ L. Gentili, di Camerino,
qui fut chargé de prendre cette observation. La mère fut
soumise à un traitement mercuriel : 1 centigramme de bi-
iodure de mercure en une pilule à prendre le matin ; puis, le
soir, une potion avec 1 gramme d'iodure de potassium. On
lui prescrivit une limonade avec chlorate de potasse.

« Je me bornai à traiter, par la glycérine, le chancre de
l'enfant. En peu de temps, l'induration de la base disparut,
et, quatorze jours après son admission à l'hôpital, le chancre était parfaitement guéri, ne laissant d'autre trace qu'une
tache jaunâtre, qui avait même disparu, quand apparut la
roséole caractéristique. L'enfant eut aussi des plaques
muqueuses à l'anus. Je le guéris par des bains de sublimé.
A plusieurs reprises, il y eut des récidives, soit chez la
mère, soit chez l'enfant. Aujourd'hui, ils jouissent tous deux
d'une parfaite santé. »

Quoique n'ayant pas observé ou recueilli de faits contraires aux conclusions de Diday, Viennois et Rollet, je suis
porté à une plus grande réserve que ces auteurs. H. Roger
a fait ressortir qu'il y a dans l'allaitement des conditions
particulières de contamination ; une succion qui se répète
quinze à vingt fois par jour, et dure de cinq à dix minutes,
est assez forte pour déterminer au sein des gerçures, des
fissures, dans lesquelles la salive du nourrisson malade
déposera la syphilis pour peu qu'elle ait des propriétés
infectieuses. Cette virulence de la salive constatée dans la

rage, pourquoi n'existerait elle pas dans la syphilis ? L'inno-cuité de la rage par la salive humaine avait été niée à la suite des expériences de Gauthier, Vaughan, Babington, Giraud, Girard (de Lyon), Paroisse, Bezard, etc., et cependant elle a pu être pratiquée avec succès par Magendie, Breschet, Earle, etc. Ne verrons-nous pas quelque chose d'analogue se produire pour la syphilis ? Sans en être cer-tain, je suis porté à le croire, reconnaissant toutefois que de pareils faits seront toujours exceptionnels.

CONSÉQUENCES DE LA SYPHILIS MAMMAIRE DES NOURRICES. ENDÉMO-ÉPIDÉMIES DE SYPHILIS. — La syphilis mammaire a souvent des conséquences graves pour les nourrices et leur entourage.

Pellizzari cite, à l'appui de la gravité de la syphilis mam-maire chez les nourrices, le cas d'une femme de vingt-sept ans, qui, après avoir contracté ainsi la terrible affection, mourut de cachexie, ayant présenté sur les téguments et les autres organes, toute espèce d'accidents, malgré un traite-ment antisyphilitique et tonique prolongé. Cet auteur attri-bue la gravité particulière de la syphilis des nourrices à la délibitation produite par l'allaitement. Cette cause agirait comme les autres facteurs de gravité de la syphilis : anémie, âge avancé, misère, alcoolisme, impaludisme, etc.

Une fois contractée par les nourrices, la syphilis a les plus graves conséquences et se propage de proche en proche comme une véritable épidémie qui fait de nombreuses vic-times. La nourrice communique le mal à son mari dans les rapports conjugaux, à ses enfants par ses caresses, aux enfants que lui confient momentanément ses voisines occu-pées, en les mettant au sein infecté, enfin à un grand nombre de personnes qui se servent sans précautions d'objets à son usage, verre dans lequel elle a bu, cuillers et fourchettes avec lesquelles elle a mangé, mouchoir, etc. La première génération de victimes ne tarde pas à communiquer le mal à une seconde, et ainsi de suite, jusqu'à ce que la science intervienne. Tels sont les faits de Nérac en 1751, où plus de quarante femmes et enfants, ainsi que plusieurs hommes ont été atteints, et les observations recueillies par Lugol en 1844, par Facen en 1849, et les suivants.

En mars 1844, Petrini soigna un enfant adultérin qu'on avait confié à une nourrice de la campagne. Les parents étaient restés inconnus ; seulement on avait appris que sa mère avait la vérole constitutionnelle lorsqu'elle lui donna le jour. Très faible et mal développé, cet enfant fut bientôt affecté d'ulcères dans la bouche et l'arrière-bouche et de taches cuivrées sur tout le corps. Il mourut à trois mois. La nourrice accusant la mauvaise qualité de son lait d'être la cause du dépérissement de ce nourrisson, le donnait souvent à allaiter à deux de ses amies, deux sœurs, qui étaient aussi nourrices. Au bout de peu de temps, apparurent, chez toutes deux, des ulcères au mamelon ; puis aux parties génitales, avec des douleurs ostéocopes. Elles communiquèrent des ulcères à leurs maris. Enfin, voyant que leurs propres enfants, jusqu'alors sains et robustes, allaient en s'affaiblissant, ces deux femmes prièrent Petrini de les examiner. Celui-ci, sûr de la moralité de ses deux clientes, découvrit sans peine l'origine du mal ; les deux enfants de ces deux femmes succombèrent, malgré les remèdes administrés.

Un enfant trouvé de Bruxelles fut placé à Alsemberg chez la femme H. Elle prit, au bout de quelque temps, mal aux seins, et comme ils s'engorgeaient, elle se les fit teter par son fils âgé de dix ans. Il y réussit si bien que plusieurs autres femmes s'adressèrent à lui pour le même office. Plusieurs furent infectées de cette manière, entre autres la femme Dem., qui contracta des ulcères au sein. Nourrice elle-même, elle communiqua à son enfant qui la tetait, des excoriations aux lèvres et dans la bouche. Comme elle ignorait la nature de ses ulcères, elle donna accidentellement le sein à l'enfant de sa sœur, la femme Der... Peu de temps après, celui-ci eut des chancres à la gorge et des pustules syphilitiques sur le corps ; sa mère eut également des chancres aux seins et à la gorge, et des pustules humides à la vulve et près de l'anus. Sa fille aînée, en portant à sa bouche la cuiller avec laquelle elle donnait la bouillie à son jeune frère, s'infecta aussi et contracta des ulcères à la gorge. Le mari, en cohabitant avec sa femme, gagna le maladie, etc. (Joly).

Ricordi a observé *trois épidémies* de syphilis, en 1863. A Cazorezzo, un enfant trouvé, infecté de cette diathèse, fut la cause première de la contamination de vingt-trois personnes. A Uboldo, un autre enfant trouvé transmit la même maladie à sa nourrice et par elle à dix-huit individus. A Marcallo, une première nourrice fut contaminée par un nourrisson pris à l'hospice Sainte-Catherine de Milan, et infecté héréditairement. Le caractère spécifique de cette affection fut méconnu dans le principe, et la nourrice manquant de lait, porta le bébé chez les nourrices du pays, qui l'allaitèrent tour à tour par charité. Huit contractèrent ainsi la vérole, qu'elles donnèrent à leur propre nourrisson.

Sur les soixante-neuf nourrices observées par Pellizzari, de 1876 à 1882, dont la syphilis avait débuté par les seins, plus du tiers avaient déjà infecté leurs maris, au moment où elles furent soignées par lui. Cet auteur cite l'observation de l'une d'elles, comme un exemple de longue durée des accidents, et du long espace de temps pendant lequel la syphilis peut être transmissible. Cette femme d'une excellente santé fut infectée au sein par un nourrisson syphilitique en 1862. Elle communiqua la syphilis à son propre enfant, qu'elle nourrissait en même temps : ce dernier succomba à l'affection. Bientôt son mari devint syphilitique. Depuis lors, le mari et la femme suivirent un traitement à plusieurs reprises. Néanmoins, les quatre premiers enfants qu'ils eurent furent des enfants mort-nés. Puis ils en eurent deux qui vécurent quelque temps, mais qui succombèrent au bout de quelques jours à l'infection syphilitique. Un septième enfant fut sauvé avec la plus grande difficulté par le traitement antisyphilitique. Le huitième et dernier, à l'âge de cinq ans, fut apporté à Pellizzari, en juillet 1877, avec des signes évidents de syphilis héréditaire, bien qu'il se fût écoulé quinze ans, depuis que la mère avait pris la syphilis.

Dans l'observation de Dron, une femme contracte de son nourrisson des chancres au sein. L'enfant succombe à l'âge de trois mois. La nourrice, pour soulager son sein gonflé de lait, vint se faire teter, dans la nuit même, par l'enfant âgé de huit jours, d'une de ses voisines, la femme R..., alitée par suite de couches. Ce nouveau-né ne suffisant pas à vider ses seins, elle s'adressa à différentes mères, ses voisines, pour qu'elles lui laissassent allaiter leurs enfants. Trois seulement le lui permirent, et toutes trois eurent lieu de s'en repentir. L'enfant P... communiqua la maladie à sa mère et celle-ci contamina son mari. Mêmes accidents survinrent aux époux M..., père et mère d'un second enfant âgé de quatre mois ; et aux parents du troisième enfant, âgé de huit mois, prêté à la nourrice. Le mari de cette dernière n'échappa pas à la maladie. Sur les trois enfants atteints, un mourut ; et parmi les femmes infectées redevenues enceintes plus tard, trois avortèrent, et une accoucha prématurément.

Dans une famille, observée par Alfred Fournier, la syphilis apportée par une nourrice fit sept victimes.

Après combien de temps d'allaitement la syphilis d'un nourrisson passe-t-elle a sa nourrice ? — Il est important dans la pratique de savoir exactement au bout de combien de temps une nourrice chargée d'un nourrisson syphilitique aura contracté la syphilis. Trois questions sont à élucider : 1° L'infection est-elle obligatoire ? 2° Au bout de combien de temps se manifeste-t-elle, avant l'éclosion des symptômes spécifiques, dans la syphilis héréditaire ? 3° Au bout de combien de temps apparaît-elle, lorsque les symptômes de syphilis sont apparents chez le nourrisson ?

1° La nourrice ne contracte pas nécessairement la syphilis dans l'allaitement, Henri Roger a montré qu'elle peut échapper à la contamination dans deux observations. Dans la première, l'allaitement dura deux mois, et dans la seconde dix mois. J'ai vu un enfant atteint de syphilis héréditaire qui l'emporta peu de jours après, communiquer la diathèse à une première nourrice, mais non point à la seconde.

2° Dans la syphilis héréditaire, avant les manifestations extérieures de la diathèse, la contamination ne peut guère avoir lieu que par le sang du nourrisson. Mais pour cela, il faut que, sur les lèvres ou sur la muqueuse buccale du nourrisson en même temps que sur le mamelon de la nourrice, existent des érosions. De pareilles conditions se présentant rarement ensemble, les chances de contagion de la nourrice sont donc minimes, et il est à peu près impossible de prévoir à quel moment elles se rencontreront.

3° Le temps mis par un enfant à infecter sa nourrice varie beaucoup; quelquefois il est très court. Un seul contact même peut suffire pour l'inoculation. Campbell a vu une nourrice infectée par un enfant qu'elle a gardé seulement du dimanche au jeudi; Diday et Rollet ont chacun observé un fait semblable après trois jours. Une autre femme, ne donna le sein que quatre jours à un syphilitique et le chancre se développa chez elle au bout d'un mois. Dans les observations de Dron, le chancre du sein ne s'est montré qu'après un allaitement de sept à neuf semaines, et même plus tard.

Dans le fait que j'ai rapporté plus haut, la première nourrice interrompit l'allaitement, sur mes conseils, après quelques jours. Elle resta quarante jours en état d'incubation de syphilis. La seconde nourrice demeurée indemne de toute lésion spécifique n'avait donné le sein que deux jours.

Nombre et localisations des chancres mammaires. — Dans un relevé de 56 cas, un élève d'Alfred Fournier a noté 30 cas de chancres mammaires uniques, et 26 cas de chancres multiples.

Sur 51 cas observés par Audoynaud, les chancres étaient localisés :

Aux deux seins . . . . dans 24 cas
Au sein droit. . . . . — 12 —
Au sein gauche . . . . — 12 —

En joignant aux cas rapportés par Nivet, Morel-Lavallée, Veslin et Feulard, les observations rapportées par Dimey, on arrive à 92 cas de chancres mammaires dont 56 cas de chancre unique et 36 cas de chancres multiples.

Sur 87 cas de chancres mammaires, empruntés à divers auteurs ou tirés de sa propre pratique, Rollet en a trouvé 24, où l'ulcération occupait le mamelon, 17 où elle était située à la base de celui-ci et 16 où elle siégeait à son pourtour.

Les malades se divisaient en plusieurs catégories dans ces deux statistiques :

	Rollet	Dimey
Malades affectées de chancres multiples des deux seins.	26	8
— — — — d'un seul sein .	13	28
— — d'un chancre unique du sein gauche.	25	25
— — — — du sein droit. .	14	22
— — — — sans indication de sein malade	9	9
Total	87	92

Le nombre de chancres multiples, généralement limité à 2 ou 3, est parfois assez considérable. Pacchioti et Ricordi ont rapporté des exemples de chancres mammaires, au nombre de 5 ou 6 d'un seul côté. Ce nombre était de 8 : 3 à gauche et 5 à droite, chez une nourrice observée par Ricordi ; Keyes (1878) a relevé 12 chancres chez la même nourrice. Chez une femme aussi infectée par un nourrisson syphilitique, Fournier a compté 23 chancres mammaires, dont 7 sur l'aréole du mamelon gauche et 16 sur l'aréole du mamelon droit. Enfin de Beurmann a vu, en février 1890, à l'Hôpital de Lourcine, 25 chancres du sein, chez une nourrice.

Dans leurs statistiques, Rollet, Dimey donnent pour siège aux chancres mammaires.

	Rollet	Dimey
Le mamelon.	24 fois	21 fois
La base du mamelon.	17 —	39 —
L'aréole	» —	20 —
Le pourtour	16 —	» —
Le mamelon, l'aréole et le pourtour.	» —	4 —
Le sein en dehors de l'aréole. . .	» —	2 —
Siège non spécifiée	30 —	» —
TOTAL	87 fois	86 fois

La plus grande fréquence de chancres sur la base du mamelon, que sur le mamelon lui-même, s'explique par la présence d'un grand nombre de glandes sébacées dans ce dernier organe. Elles répandent sur toute sa périphérie une sécrétion onctueuse, qui, isole pour ainsi dire, les parties subjacentes et les protège contre l'action irritante de la salive du nourrisson.

SYMPTOMES DE LA SYPHILIS MAMMAIRE. — Les débuts du chancre mammaire sont également insidieux; c'est dans le principe un bouton, une gerçure ou une crevasse (accidents fréquents dans cette région pendant l'allaitement), auxquels on attache d'autant moins d'importance qu'ils ne causent aucune douleur. Puis la lésion s'accroit, s'accentue et alors seulement on songe à la montrer à un médecin.

Diday a vu plusieurs fois, chez des nourrices, le chancre débuter, sous forme de papules qui restèrent plusieurs jours sans s'ulcérer.

Fréquemment aussi le chancre débute, chez les nourrices, par une petite écorchure, par une petite gerçure à la base du mamelon. Dans les cas de morsure du sein, la petite plaie ne se cicatrise pas; elle reste stationnaire pendant quelque temps pour se développer ensuite; quelquefois la plaie déjà cicatrisée, se rouvre et s'étend.

J'ai parlé d'ailleurs [1], des traces qu'il laisse de son passage, après sa cicatrisation.

Ce n'est que trois, quatre ou six mois après que surviennent les syphilides, l'alopécie, l'engorgement des ganglions cervicaux. Mais aucune lésion n'existe aux parties génitales, si ce n'est très tardivement et comme accessoire d'une éruption générale de syphilides secondaires.

CHAPITRE VII

PROPHYLAXIE DE LA SYPHILIS DANS L'ALLAITEMENT

DEVOIRS DU MÉDECIN DANS LE CAS DE CONSTATATION DE LA SYPHILIS PENDANT L'ALLAITEMENT. — La syphilis dans l'allaitement peut être transmise de la nourrice à l'enfant ou de l'enfant à la nourrice. La présence des accidents spécifiques est constatée pendant le cours ou au début de l'allaitement, chez l'un ou l'autre séparément, ou chez tous les deux à la fois. Ces conditions variables créent tout autant de situations différentes, au point de vue des responsabilités. A tort ou à raison, il en résulte toujours des inconvénients pour le médecin, à moins qu'il ne prenne soigneusement, dans tous les cas, ses précautions, ainsi que je vais l'exposer. C'est spécialement dans ces cas, que sont soulevés pour le praticien, les problèmes les plus délicats, concernant le secret professionnel.

[1] Voy. mon livre *Le Lait*, 1893, p 168.

I. SYPHILIS DU NOURRISSON

SYPHILIS HÉRÉDITAIRE CHEZ LE NOUVEAU-NÉ ; RÈGLES GÉNÉRALES POUR L'ALLAITEMENT. — Pour éviter la contamination de la nourrice par un enfant atteint de syphilis héréditaire, le médecin doit obliger sa mère à le nourrir. Si elle est incapable, elle doit choisir une nourrice syphilitique ou l'élever au biberon ou à l'aide d'une femelle d'animal. Celte règle est absolue ; elle est donc applicable dans toute sa rigueur aux enfants, qui présentent dès leur naissance, les symptômes apparents de l'hérédo-syphilis. Dans ce cas, il n'y a pas de doute. Jusqu'à quel point s'applique-t-elle aux nouveau-nés, sans lésions apparentes, mais engendrés par des parents syphilitiques? Dans quelles conditions, ces nouveau-nés peuvent-ils être considérés comme indemnes de syphilis héréditaire?

Porteur ou non de lésions apparentes, au moment de la naissance, tout nouveau-né, engendré par des parents atteints d'accidents spécifiques *et non soumis à un traitement régulier*, doit être tenu pour suspect de syphilis, et la règle générale précitée doit lui être appliquée. Quand le mari est un ancien syphilitique suivi et soigné par le médecin, à partir de combien d'années de syphilis lui permettra-t-on de donner à son enfant une nourrice au sein ? Thiry permet le mariage à un syphilitique quand, après un traitement régulier, il n'a plus présenté la moindre lésion spécifique, dans l'intervalle d'un an en moyenne. Avec cette règle de conduite, il n'a jamais vu de semblables unions produire des enfants hérédo-syphilitiques. Morel-Lavallée admet cette règle de Thiry, et lorsque le mari n'a présenté aucune lésion spécifique, au moins durant toute l'année qui a précédé son mariage ; lorsque, durant les neuf mois de la grossesse, il est resté dans le même état de santé et *sa femme également*, cet auteur regarde presque comme une impossibilité que l'enfant, né de ces parents, fût hérédo-syphilitique. J. Rollet, se croit suffisamment sévère en interdisant le mariage, même chez les individus, qui ont eu la syphilis, sous sa forme légère, et après les meilleurs traitements, pendant toute la première année de la maladie, et jusqu'à six mois au moins révolus, depuis la disparition complète des derniers symptômes.

On recourt a une nourrice saine. — L'hygiène de la première enfance est une section des sciences médicales que tout le monde est censé connaître, surtout les mères de famille ; en réalité la plupart même des médecins n'ont à ce sujet que des notions fort incomplètes. Il ne faut donc pas s'étonner de voir tant de préjugés funestes répandus en pareille matière parmi les personnes étrangères à l'art médical.

L'allaitement artificiel et l'allaitement par une femelle d'animal sont fort peu en honneur dans les familles aisées ou riches. Que la mère ne puisse ou ne veuille pas nourrir, on s'adresse immédiatement à une nourrice. Si l'enfant nouveau-né est porteur de lésions, on ne songe parfois que tardivement à consulter un médecin ; fait excessivement rare lorsque l'accouchement a été pratiqué par une sage-femme et que le nouveau-né *paraît* sain. Dans ce dernier cas, le père syphilitique peut ignorer l'état véritable de son enfant ; dans le premier cas, il peut ne point croire à la nécessité de suivre les conseils de son médecin habituel. Il garde donc le silence par ignorance ou par mauvaise foi, et laisse confier son enfant à une nourrice saine. Mais avant de se décider à entreprendre ou à continuer l'allaitement, peu rassurée sur l'état de son nourrisson, qu'elle soupçonne dangereux pour elle, la nourrice va consulter en cachette le médecin habituel de la famille ou tout autre praticien. Diday décrit ainsi la conduite à tenir, dans de pareilles circonstances, pour le premier.

Ici commence le côté scabreux de notre rôle, car d'une part, l'arrêt de la cour de Dijon me condamne, si je n'éclaire pas une nourrice qui ne me demande rien et n'est pas pour m'absoudre, si je refuse de répondre à celle-ci qui m'interroge. D'autre part, l'article 378 (Code pénal) m'inflige d'un à six mois de prison, si je révèle le secret que mes clients m'ont confié. Or, parmi ces secrets dont la divulgation est punissable figure sans contredit celui de la maladie *secrète* que je ne puis manquer de faire connaître à la nourrice, si je veux répondre consciencieusement à la question qu'elle me pose. Et si j'hésite à répondre, cependant, si même j'ajourne une réponse, seulement au lendemain, quel bruit, et que de mécontentements. La nourrice d'abord, qui, sous ce retard, flaire un mystère, sous ce mystère un danger; la famille qui se récrie indignée. En l'état, pour tout concilier, voici ce que la situation m'autorise et m'oblige de dire à la nourrice. « Vous demandez une garantie, je le comprends, c'est votre droit vis-à-vis de la famille, de même que la famille l'a exercé vis-à-vis de vous, en vous envoyant ici vous faire visiter. Mais moi, je ne fais jamais de ces choses-là à la légère, et je veux éviter même le soupçon de partialité et de complaisance. Revenez demain, en amenant soit votre mari, soit quelqu'un de vos amis, et je m'expliquerai devant eux. » Le répit que je me suis ainsi ménagé, je l'emploie à instruire le père du sens dans lequel mon devoir m'obligera de répondre le lendemain. S'il juge cette réponse compromettante pour lui, qu'il trouve un moyen pour empêcher la nourrice de venir me la demander.

Revient-elle, mon thème est tout préparé, toujours le même : « Choisissez un confrère honorable, priez les parents de se laisser examiner par lui, et rapportez-vous en à ce qu'il vous dira. » De trois choses l'une, alors : ou la nourrice, sans insister davantage, prend l'enfant à ses risques et périls; ou, mise en éveil par ma résistance, elle se retire ; ou enfin elle va proposer à la famille l'examen en question par un médecin de son choix à elle. Et, soit qu'on accepte, soit qu'on refuse, dans l'un comme dans l'autre cas, j'ai dégagé, devant témoin, ma responsabilité légale, tout en sauvegardant autant qu'il était en moi le seul intérêt qui dans l'espèce me paraisse le mériter, la santé de la nourrice (Diday).

Les articles que l'on pourrait invoquer contre le médecin sont :

ARTICLE 1382 (Code civil). — Tout fait quelconque de l'homme, qui cause à autrui un dommage, oblige celui par la faute duquel il est arrivé à le réparer.

ARTICLE 378 (Code pénal). — Les médecins, chirurgiens et autres officiers de santé, ainsi que les pharmaciens, les sages-femmes, et toutes autres personnes dépositaires, par état ou profession, des secrets qu'on leur confie, qui, hors le cas où la loi les oblige à se porter dénonciateurs, auront révélé ces secrets, seront punis d'un emprisonnement d'un à six mois, et d'une amende de 100 à 500 francs.

Les lignes de conduite tracées par Diday paraissent certainement les plus prudentes pour le médecin. Tel n'est point l'avis d'Alfred Fournier,

Dire à la nourrice qu'elle doit aller chercher la famille de l'enfant, ou lui conseiller de provoquer la consultation du médecin de la famille, c'est lui proposer une chose inexécutable. Jamais la famille d'un nourrisson ne consentira, sur l'injonction de sa nourrice, à accepter un examen injurieux pour elle, si l'enfant est sain ; et encore moins un examen révélateur, si l'enfant est malade. La nourrice le sait fort bien, et devant votre refus, elle patientera, ce qui, en l'espèce, est pour elle le plus sûr moyen d'aboutir à la vérole. Le médecin doit donc déclarer à la nourrice le danger de contagion pour elle à continuer l'allaitement *sans prononcer le nom de syphilis*.

Le Congrès international de médecine légale de Paris, discutant cette question, en août 1889, a été d'avis que le médecin n'est aucunement lié par l'article 378, et qu'il doit à la nourrice, *sa cliente*, la vérité pleine et entière, avec le nom de la maladie.

Alfred Fournier a donné les arguments qui doivent décider le médecin en faveur de cette opinion. Les confrères qui n'acceptent pas cette solution vous disent : « La nourrice n'a pas qualité pour présenter cet enfant au médecin... Si vous consentez à cet examen, vous vous rendez complice d'une irrégularité, vous oubliez les convenances, vous commettez une incorrection professionnelle. Mettez-vous à la place du père. Ne congédieriez-vous pas la nourrice qui serait allée ainsi, sans vous en prévenir, consulter un médecin sur la santé de votre enfant? Et ne penseriez-vous pas que le médecin qui s'est prêté à une telle consultation ignore ou méconnaît les devoirs élémentaires de sa profession ?

« Sans doute, continuent-ils, il serait désirable que nous puissions donner une réponse, mais il y a dans notre profession une foule de bonnes choses qu'on n'a pas la liberté de faire, alors que, pour les faire, il faudrait débuter par une mauvaise action,... à savoir une violation absolue du secret médical. C'est la même chose dans le cas actuel : ce serait certainement une bonne œuvre de prévenir la nourrice, mais il faudrait commencer par une infraction au Code médical. »

Tout en combattant cette doctrine, A. Fournier se plait à lui rendre hommage. Il est certain qu'elle repose sur un scrupule des plus honorables et est empreinte de l'esprit le plus élevé du devoir professionnel. Néanmoins, il ne regarde pas l'examen de l'enfant comme répréhensible.

Il va sans dire tout d'abord que le médecin n'a aucun profit à attendre de cet examen. En le pratiquant, il fait acte professionnel et rien de plus. En second lieu, cet examen ne saurait être préjudiciable à l'enfant. En troisième lieu, on invoque la question de légalité : la nourrice, dit-on, n'a pas le droit de se substituer aux parents, et le médecin ne peut se faire le complice d'une pareille illégalité.

« D'abord, observe Fournier, ce n'est pas une illégalité, mais une simple irrégularité, qui dépend de la nature même de la situation et lui paraît amplement compensée par les deux considérations suivantes :

La nourrice croit qu'on abuse d'elle, qu'on compromet sa santé, qu'elle est sous la menace d'un mal grave ; elle cherche à se défendre d'un tel danger, et en recourant à un médecin elle commet non pas une illégalité, mais un acte de légitime défense.

En outre, elle use d'un droit de réciprocité. Avant d'être agréée, cette nourrice a subi une visite médicale, souvent deux : elle a droit de faire visiter un nourrisson suspect. En tentant un effort pour échapper à la vérole, elle exerce un droit qui ne saurait, en toute justice, lui être refusé.

En tout cas, on peut considérer comme un acte mauvais l'office du médecin qui, par un examen de l'enfant, préserve cette femme du danger qui la menace (A. Fournier).

La justice d'ailleurs ne reconnaît pas le secret médical en pareille occurrence.

L'arrêt de la Cour de Dijon est basé sur cette idée de nos magistrats, défendue par Camille Appay, docteur en médecine et jurisconsulte éminent, que, dans le cas de syphilis, le secret médical reste subordonné au devoir plus impérieux de sauvegarder la nourrice en lui révélant la maladie du nourrisson.

Voici l'arrêt en question :

La Cour (de Dijon),

Considérant que le médecin est, comme tout citoyen, responsable du dommage causé par son imprudence, sa légèreté ou son impéritie notoire, en un mot par sa faute personnelle ; qu'ainsi le médecin, qui sciemment laisse ignorer, à une nourrice, les dangers auxquels l'expose l'allaitement d'un enfant atteint de syphilis congénitale, peut *être déclaré responsable du préjudice causé par sa réticence ;* qu'il ne saurait prétendre qu'appelé à donner ses soins à l'enfant seul, il n'avait pas à se préoccuper du danger que peut courir la nourrice ; qu'un pareil système, qui blesse les lois de la morale, ne peut être invoqué contre une nourrice, à laquelle la situation même impose une confiance nécessaire dans le médecin choisi par la famille de l'enfant, etc.

La doctrine ainsi exposée par la Cour de Dijon, dans ces considérants, est aujourd'hui admise par Brouardel[1] et la plupart des médecins légistes.

« Toutefois, observe Alfred Fournier, cette responsabilité n'est encourue qu'autant que le préjudice dont se plaint la nourrice est nécessairement le résultat de la réticence du médecin ; ce médecin doit dès lors en être déchargé, s'il est établi que, le mal étant déjà inoculé, lors des constatations par lui faites, il n'est pas certain que la nourrice, même avertie, eût pu échapper à la contagion. »

Les symptômes de syphilis se manifestent dans le cours de l'allaitement sur lieu. La nourrice parait saine. — Un autre cas peut se présenter. Le père se croyant guéri de manifestations syphilitiques déjà anciennes, l'enfant étant venu au monde dans un état de santé irréprochable, sans aucune trace d'accidents spécifiques, on s'est fait illusion, et on l'a confié à une nourrice saine. Les premières manifestations de la diathèse apparaissent chez l'enfant, dans les trois premiers mois après la naissance, mais la nourrice paraît encore saine, et l'on consulte le médecin. Celui-ci doit aussitôt faire suspendre l'allaitement.

Suspension de l'allaitement par la nourrice. — L'indication de suspendre l'allaitement est absolue. Il faut avant tout préserver la nourrice ; elle peut l'être. L'enfant peut n'avoir encore présenté à cette époque aucune syphilide buccale ou nasale, et s'il en a été atteint, la contagion a pu ne pas se produire. A aucun prix, le médecin ne peut autoriser la continuation de l'allaitement, malgré les récriminations des parents, malgré le consentement éventuel de la nourrice. Contrairement à l'opinion de Chauffard, de Roger, et de Jacquemier, ce consentement, même consigné sur papier timbré, avec connaissance pour la nourrice du danger auquel elle s'expose, n'est pas valable. Après avoir exigé

[1] Brouardel, *Le Secret médical*, Paris, 1889.

une rémunération plus forte, elle pourrait encore intenter une action civile, à la famille de l'enfant et au médecin, quoiqu'elle eût été, pour ainsi dire, indemnisée d'avance d'un dommage annoncé et prévu. La personne humaine, pas plus que sa vie ou sa santé, n'est une propriété aliénable. Le contrat est donc nul de plein droit.

On est allé plus loin, on a pensé qu'il n'était pas toujours nécessaire de prévenir la nourrice, et qu'en exerçant sur elle et sur l'enfant une grande surveillance, en remédiant de suite aux premiers accidents, en cautérisant la plus petite ulcération sur le sein de la nourrice, on pourrait éviter sûrement l'infection. Cette erreur a été propagée par la doctrine de Diday sur l'allaitement surveillé, dont il sera parlé plus loin. L'emploi des bouts de seins artificiels, observe Rollet, que peu d'enfants, il est vrai, prennent volontiers, l'habitude d'enduire le mamelon d'un corps gras avant de le livrer à l'enfant (Guérard) et de le lotionner dès qu'il sort de la bouche du nourrisson avec une solution de chlorure de chaux, de bichlorure de mercure (Lallemand), de perchlorure de fer, ou d'acide phénique, la suspension momentanée de l'allaitement, dès que l'enfant a des lésions suspectes à la bouche, ou la nourrice des excoriations au sein, la cautérisation hâtive de chacune de ces lésions, toutes ces précautions sont de nature à diminuer beaucoup les chances d'infection. Mais ces moyens sont illusoires, les sécrétions des syphilides buccales, la salive et les produits du jetage nasal sont capables de contaminer la nourrice. Ces moyens étant trop éventuels dans leurs résultats, même quand on en use avec le plus de diligence et d'assiduité, on ne peut adopter des règles de conduite fondées sur la certitude de leur succès.

Nourriture de l'enfant. — Comme je l'ai dit, l'enfant sera élevé au biberon ou à l'aide d'une chèvre. Il serait préférable de lui donner une nourrice syphilitique. Jacquemier a proposé un moyen qui, *s'il était praticable*, mériterait d'avoir le pas sur tous ceux qui précèdent. Il consiste-rait à éloigner l'enfant du sein de la nourrice, tout en con-servant celle-ci qui trairait le lait nécessaire pour chaque repas, et qui le donnerait à l'enfant à la cuiller ou au bi-beron ; il faudrait pour cela une nourrice bonne laitière et très exercée à traire le lait, si une seule ne suffisait pas, deux pourraient atteindre le but. On aura cependant à vain-cre un obstacle : un préjugé populaire fait croire aux nour-rices que la traite fait rapidement disparaître leur lait.

Conduite à l'égard de la nourrice.— Il faut conseiller aux parents de payer une indemnité à la nourrice et de la congédier ou de la conserver comme servante. Ce dernier parti a l'avantage de permettre une surveillance assidue. Si les parents se décident à congédier la nourrice après indem-nité, on lui recommande de bien veiller sur sa santé, et de ne point accepter de nourrisson, avant six ou sept semaines ; car le mal qu'elle pourrait déjà avoir à l'état d'incubation pourrait se transmettre. Si, après ce délai, pendant lequel elle a entretenu son lait à l'aide d'un petit chien ou d'une téterelle, elle aperçoit quelque bouton ou plaie sur son sein, on l'engage à retourner auprès de son nourrisson, repren-dre son allaitement, pendant lequel on lui prodigue les soins nécessaires.

En aucun cas, on ne peut dire à la nourrice le vrai motif de cette brusque détermination. Lui faire connaître que l'enfant est syphilitique, pourrait nuire aux parents et les exposer au chantage. Ce serait encore violer le secret pro-fessionnel. On se borne à dire que l'état de l'enfant exige le sevrage.

Les parents refusent d'interrompre l'allaitement par la nourrice. — Dans le cas où les parents refuseraient d'interrompre l'allaitement, Alfred Fournier conseille d'in-sister surtout auprès du père de famille, de lui exposer ca-tégoriquement la situation telle qu'elle se présente. D'abord, en ce qui concerne l'enfant, on donnera son diagnostic, on affirmera la syphilis, puis on proposera un traitement, une hygiène, un mode d'alimentation. Secondement, pour la nourrice, on posera en principe absolu, l'impossibilité pour elle de continuer l'allaitement, impossibilité basée : 1° sur les risques presque inévitables d'une dangereuse contagion ; 2° sur les conséquences, de cette contagion, rejaillissant sur le père de l'enfant, sur la mère, sur la famille entière, etc. En habile diplomate, on aura à faire valoir les dites conséquences (justes et bruyantes récriminations de la nourrice, demande d'indemnité, assignations, procès, scandale d'un tel procès, condamnation certaine et sévère, publicité humiliante, etc.). On n'omettra aucun de ces détails essentiels, et tout en paraissant prendre les intérêts de son client, on ne négligera pas de lui jeter un peu d'effroi dans l'esprit. Un peu d'effroi ne nuira pas pour obtenir ce que l'on désire, ce qu'il est moral et utile d'obtenir : la cessation de l'allaitement et la sauvegarde de la nourrice.

Ce petit discours habilement tenu, quel en sera le résultat ? Ou bien, c'est le cas le plus fréquent, on est dans une honnête famille, on a affaire à un homme de cœur qui pour rien au monde ne voudrait se rendre coupable d'une mauvaise action, et qui à peine aura-t-on fermé la bouche répondra ceci : « J'ai compris. C'est assez d'un malheur involontaire, sans le compliquer volontairement d'un autre. Je vous remercie de me signaler le danger, et ce danger nous l'éviterons. Nous allons aussitôt congédier la nourrice... Seulement, ajoutera-t-il presque à coup sûr, seulement je ne voudrais pas que la nourrice eût connaissance du genre de maladie de l'enfant, car elle bavarderait, et, pour ma famille, pour ma femme, pour le monde. . ., vous comprenez à votre tour, n'est-ce pas? Arrangez donc cela pour le mieux, car vous avez plus que moi, l'habitude de ces tristes choses. » Dans de telles conditions, le médecin est d'emblée, du premier coup, maître de la situation. Il fera, dès lors, ce qu'il voudra ; et ce qu'il veut, on le sait.

Bref, la cause de la nourrice est gagnée, et les choses vont se passer au mieux de la façon suivante.

Revenant alors vers la nourrice, on aura à lui signifier la décision prise, et cela d'une façon générale évasive, en se gardant, bien entendu, de tout commentaire. « Nourrice, lui dira-t-on, nous venons de causer de votre nourrisson et de vous aussi. Vous ne pouvez plus nourrir cet enfant. Il est impossible, impossible vous comprenez bien, que vous continuiez à lui donner le sein. Il faut qu'il soit sevré. Cette résolution est formelle, irrévocable. Dès ce moment donc, vous cessez d'être la nourrice de l'enfant. » Surgit un orage bien naturel de plaintes, de récriminations, de pleurs, de la part de cette nourrice qui voit sa place perdue, ses intérêts compromis, etc. Cela ne regarde plus le médecin. La question pécuniaire pour l'indemnité sera réglée par les intéressés, comme ils l'entendront. L'important pour le médecin est d'avoir sauvegardé la nourrice, sans préjudice pour la famille de l'enfant, sans atteinte au secret médical.

A l'injonction de suspendre l'allaitement, dans les conditions mêmes où il est le plus indiqué de le suspendre, il sera parfois répondu par un refus formel, péremptoire, absolu. Cela est rare, mais cela se voit. « Y pensez-vous, vous diront certains parents, sevrer notre enfant dans les conditions de faiblesse et de maladie où il se trouve, c'est le tuer. Si la nourrice est contagionnée, ce sera un malheur, c'est vrai, mais entre deux malheurs, libre à nous de choisir le moindre. Notre enfant avant tout. D'ailleurs, si la nourrice prend quelque mal, nous la traiterons, nous l'indemniserons, avec de l'argent tout sera dit. » Il se pourra aussi que ces mêmes parents reprochent non sans aigreur au médecin de prendre plus souci des intérêts de la nourrice, d'une *mercenaire inconnue*, que des leurs propres.

Ce qui reste à faire se résume en trois points: 1° Formuler d'abord par écrit le traitement et l'hygiène que l'on conseille pour l'enfant. 2° Au-dessous de cette formule, immédiatement au-dessous, de façon à ce que l'appendice qui va suivre ne puisse par hasard ou intentionnellement être détaché de l'ordonnance, au-dessous de la formule prescrite, ne pas oublier d'ajouter bien lisiblement ceci : *Impossibilité absolue de continuer l'allaitement par la nourrice*. Dater et signer. Pourquoi ces précautions ? Tout simplement, pour que, à un jour donné, aucune récrimination ne puisse être élevée contre le médecin. 3° Ce n'est pas tout encore, en remettant au père la dite prescription, on achèvera d'affirmer en quelques mots la situation véritable. « Je regrette, Monsieur, lui dira-t-on, de n'avoir pu vous convaincre, et je souhaite que vous n'ayiez pas à vous repentir d'avoir persisté dans votre résolution. En tout cas, je ne saurais m'associer à l'acte que vous allez commettre, parce que je le juge mauvais. Et comme ce serait le couvrir de ma responsabilité que de continuer mes visites en de telles conditions, vous me permettrez de me retirer ; veuillez ne plus compter sur mes soins désormais. Je ne saurais vous quitter toutefois, Monsieur, sans vous faire encore une déclaration qui nous intéresse l'un et l'autre. Il est possible, c'est assez l'usage en pareilles circonstances, que votre nourrice vienne aujourd'hui ou demain me consulter dans mon cabinet, et me demander, si elle peut, oui ou non, continuer à allaiter votre enfant. Soyez pleinement rassuré, je ne dirai rien de ce qui s'est passé entre nous, car, ce que je sais de votre maladie et de celle de votre enfant, je le sais à titre confidentiel, et le secret médical m'impose l'obligation de n'en pas révéler un seul mot à qui que ce soit. Mais n'attendez pas de moi, certes, que je réponde à cette nourrice qu'elle peut continuer à nourrir, cela serait de ma part la pire action à commettre. Je me tairai, voilà tout. Que si mon silence est considéré comme une révélation, je n'y puis rien. Je vous dois le silence, mais rien de plus. Et vous ne sauriez exiger de moi un mensonge, qui, pour vous être profitable, com-

promettrait gravement, et la santé d'autrui et ma responsabilité propre. » (Fournier.)

Si le médecin le juge plus convenable, lorsque les parents
ne se rendent pas à ses raisons, il peut encore se retirer en
adressant immédiatement au père une lettre *chargée* dont il
garde copie, et qui relate la consultation, avec *la défense
de laisser continuer l'allaitement.* Si la nourrice était
présente, on l'avertit qu'on cesse d'être le médecin chargé
de la surveiller, mais qu'on lui conseille de cesser l'allaitement.

ALLAITEMENT SURVEILLÉ A LA CAMPAGNE. — Au lieu
d'être élevé à la maison, l'enfant a été confié à une nourrice
à la campagne.

C'est là ordinairement, dit Diday, la pire des situations,
et ce pourrait cependant en être la meilleure. En effet,
supposons un père, sachant ce qui menace son nouveau-né,
supposons-le conseillé et assisté par un médecin vigilant et
actif, voici ce qui peut être obtenu. Ce n'est point une
simple hypothèse. Je reproduis les termes mêmes dans lesquels je racontais, en 1854, la façon dont je réussis à conduire
à bien une affaire de ce genre : j'écrivis au médecin du village
qu'habitait la nourrice et lui fis, de l'aveu des parents, une
confession générale, sur le secret de laquelle la discrétion
professionnelle était de sa part une garantie suffisante. Je
le priai instamment d'examiner très souvent l'enfant, et, dès
qu'il verrait le moindre symptôme contagieux qu'il ne pût
neutraliser immédiatement, de faire suspendre l'allaitement
naturel. Il exécuta à merveille mes indications. Pour ne
point effaroucher la nourrice, il déguisait sous mille prétextes, la fréquence de ses visites, tâchait de rencontrer,
comme par hasard l'enfant dans ses sorties, mettait en avant
la crainte du muguet pour demander à examiner la bouche, le désir de voir si la propreté était observée pour
s'autoriser à explorer les parties génitales. Bientôt la
nourrice sans défiance, s'habitua à aller d'elle-même au-

devant de cette inspection. Tant de soins eurent un heureux résultat. L'enfant que je traitais depuis sa naissance eut quelques plaques muqueuses aux commissures labiales. Avant qu'elles fussent bien caractérisées, et pendant qu'elles pouvaient encore passer pour de simples éclaboussures, mon confrère les cautérisa largement avec la pierre infernale, et enjoignit à la nourrice de ne plus donner le sein gauche dont le mamelon était un peu excorié. D'autres éruptions spéciales parurent sur le cuir chevelu et en dedans des cuisses, mais leur siège n'inspirant pas les mêmes craintes pour la contagion, on ne leur opposa que les médications topiques ordinaires. Bref, l'enfant guérit parfaitement, grâce à l'intelligente coopération de mon confrère, sans avoir jamais cessé un seul jour de teter.

Malgré toute l'estime que je professe pour le talent reconnu du savant syphiligraphe de Lyon, l'allaitement surveillé me paraît formellement contre-indiqué par les règles de la prudence la plus élémentaire. Un médecin éclairé doit le repousser de tout son pouvoir. Alfred Fournier avoue franchement, avoir essayé de l'allaitement surveillé au début de sa pratique, et s'en être repenti. Il n'est certainement pas le seul à y avoir renoncé, après en avoir vu les inconvénients.

Cette ligne de conduite, dictée par la prudence, me paraît la plus propre à sauvegarder les intérêts de toutes les parties contractantes en si triste occurrence.

ALLAITEMENT A DISTANCE ; POUSSÉE SYPHILITIQUE CHEZ L'ENFANT ; LA NOURRICE PARAIT SAINE. — L'enfant a été confié à une nourrice à la campagne : Une première poussée syphilitique se manifeste. Fournier estime que, si, l'enfant paraissant suspect à la nourrice, elle demande conseil au médecin de sa localité, celui-ci doit satisfaire à cette demande.

C'est qu'en effet, dans ces cas, la nourrice a pris lieu et place du père et de la mère, et a non seulement le droit, mais le devoir de se renseigner sur toute chose afférente à la santé de l'enfant. Le médecin a le devoir de la renseigner sur l'état de l'enfant, d'instituer pour cet enfant un traitement approprié, comme aussi de prévenir la nourrice des dangers que lui fait courir l'allaitement, sans oublier ceux que le nourrisson, même sevré, fait courir à son entourage. Toutefois le *médecin doit s'abstenir de prononcer ou d'écrire le mot de syphilis.*

Sans doute, ses réticences, son ordonnance, suffiront souvent pour éclairer sur la nature véritable du mal constaté. Son nom ne doit pas être prononcé pour plusieurs raisons.

D'abord, parce que cette connaissance n'ajouterait rien à la préservation de la nourrice. Elle a déjà suspendu l'allaitement et a été avertie des dangers de contagion. En second lieu, parce que la syphilis de l'enfant atteste la syphilis des parents. Celle-ci, ayant été découverte par le médecin dans l'exercice de sa profession, le secret lui est rigoureusement imposé.

Enfin, il est inutile qu'une nourrice s'appuie sur le témoignage d'un médecin pour aller jaser dans les carrefours sur la syphilis de son nourrisson (A. Fournier).

Le médecin de la localité, consulté, reconnait donc l'origine spécifique de l'affection, et fait part de ses craintes de contagions pour la nourrice. On écrit aussitôt aux parents ; que doivent-ils faire ? En conscience, ils doivent interrompre aussitôt l'allaitement. Je repousse formellement, pour les mêmes raisons que j'ai exposées plus haut, à propos de la même situation dans l'allaitement par une nourrice sur lieu (page 345) je repousse le sentiment de Diday, qui conseille d'essayer de décider la nourrice à passer outre, après lui avoir loyalement fait connaître la situation. De plus, il me semble que dans ce contrat, si juste en apparence, il y aurait quelque chose d'immoral. D'abord, la nourrice ne peut pas comprendre la gravité de la décision qu'elle va adopter, et elle est toujours influencée par l'appât du gain qu'on lui offre. En supposant qu'elle pût apprécier exactement la portée de sa résolution, cette femme n'est pas libre de la prendre. Épouse et mère, elle ne s'appartien t plus ; son mari et ses enfants ont des droits incontestables sur elle. Pour venir en aide à un étranger, elle ne peut point exposer ainsi sa santé et, par suite, celle de sa famille.

Je pense qu'il faut interrompre l'allaitement naturel, mais non point retirer l'enfant à sa nourrice. Le nourrisson trouvera à la campagne des ressources qu'il n'aurait point à la ville. L'allaitement par une femelle d'animal y offre moins de difficulté, et même l'allaitement artificiel au biberon s'effectue dans de meilleures conditions, car le lait est toujours de qualité supérieure. Si la nourrice s'est montré e attachée jusque-là, elle ne fera point payer, au pauvre innocent, les conséquences d'une faute qu'il n'a point commise. Elle continuera à l'entourer de soins affectueux, sans compromettre aucunement ni sa santé, ni celle de son mari ou de ses enfants. A elle maintenant qui connaît la maladie du nourrisson, au médecin qui la soigne, de prendre les précautions indispensables, pour se préserver des chances d'infection encore possibles, mais non point à peu près fatales.

LE MÉDECIN INSPECTEUR DES NOURRICES AYANT DÉPOT D'ENFANTS ASSISTÉS, TROUVE LA SYPHILIS CHEZ UN ENFANT. — Il s'agit ici d'une organisation spéciale à la France, où le médecin est considéré comme fonctionnaire. Le médecin doit ordonner à la nourrice de suspendre l'allaitement de l'enfant syphilitique et, il inscrit sur le carnet de la nourrice, qu'à telle date, il a trouvé, chez tel enfant, des lésions contagieuses (sans écrire le nom de la maladie) qui nécessitent la cessation de l'allaitement. Il avertit le maire de la commune par un bulletin où est mentionné le nom de la maladie.

LA NOURRICE A ÉTÉ INFECTÉE PAR SON NOURRISSON. — Il est trop tard, l'infection de la nourrice par le nourrisson est un fait accompli. Que faut-il faire ?

Les indications se résument à trois : 1º traiter l'enfant ; 2º conserver la nourrice ; 3º traiter la nourrice.

Le médecin est consulté par la famille du nourrisson.
— Pour traiter la nourrice, il faut agir au grand jour et ne
point la tromper sur la véritable nature de son mal, sans
quoi le médecin encourt des responsabilités pour la suite.

Lié par le secret professionnel, le médecin ne peut pas
parler, mais il peut obliger le père à parler, à avouer la
vérité. C'est dans cette confession que consiste la plus grande
difficulté. Beaucoup hésitent, quelques-uns refusent. Le
médecin doit alors se retirer, sans laisser ignorer à la famille
le motif qui dicte sa conduite.

Le père se décide, mais son aveu même du mal le condamne justement à en supporter les conséquences. Il cherchera à apaiser la nourrice, en lui promettant de la faire
soigner gratuitement jusqu'à la guérison, et l'indemnisera
largement. Le meilleur procédé pour éviter les scandales et
les procès avec les gens de la campagne, aussi rusés qu'intéressés, est de leur fermer la bouche avec une clef d'or.
Dans le cas particulier que nous étudions, cette indemnité
est de toute justice. Suivant le conseil d'Alfred Fournier,
le médecin se tiendra en dehors de tout arrangement d'intérêt entre les deux parties. Ces sortes d'affaires ne sont
point de sa compétence, et l'exposeraient plus tard à des
récriminations et des calomnies de la part de ceux-là même
pour lesquels il se serait dévoué.

Il arrive parfois, lorsque la nourrice connaît la vérité,
qu'elle veut immédiatement quitter la place. On peut arriver
à modifier sa résolution par deux voies différentes : 1° en la
prenant par les sentiments. La femme est naturellement
affectueuse. La nourrice ne peut avoir allaité pendant
quelque temps un nourrisson, sans s'attacher à lui. On lui
représentera tous les dangers auxquels il est exposé si elle
l'abandonne. Aucune nourrice ne voudra lui succéder, et
l'enfant a beaucoup de chances de mourir. Elle pourra continuer à gagner sa vie, tout en ayant l'espoir de guérir son
mal ; 2° si de telles paroles sont inutiles, on aura recours à

un autre genre d'arguments. L'intérêt est un mobile puissant, pour diriger dans les sens les plus opposés, la volonté humaine. On fera ressortir à la nourrice qu'il vaut mieux ne rien dire et conserver sa place, pour un grand nombre de motifs. Si elle rentre dans sa famille, elle peut communiquer le mal à son mari, à son enfant. Sa position précaire l'empêchera d'être aussi bien soignée que dans la place actuelle. Elle ne peut songer à accepter une nouvelle place, on la refusera à la vue des accidents dont elle souffre, et si l'on ne s'aperçoit de sa maladie qu'après infection du nouveau nourrisson, elle sera condamnée comme responsable. Enfin, et c'est un argument qui a de la valeur, plus elle fera de bruit autour de cette affaire, plus elle récoltera d'ennuis. Il se trouvera toujours quelque mauvaise langue pour mettre en suspicion ses allégations, et émettre le sentiment qu'elle pourrait bien avoir contracté son mal dans des conditions inavouables. Toutes ces difficultés s'évanouissent, si elle consent à continuer l'allaitement actuel, comme si rien de fâcheux ne lui était survenu.

Un médecin est consulté par une nourrice affectée de syphilis à point de départ mammaire. — Le médecin ne saurait pas plus qu'à toute autre, refuser à cette cliente, le diagnostic de l'affection qu'elle porte et, l'aider à en rechercher l'origine. Il n'a pas davantage à lui refuser un certificat constatant la maladie, mais si en même temps, elle amène un enfant qu'elle dit être son nourrisson et qui soit syphilitique, le médecin doit la vérité à la nourrice sur elle-même et par elle-même. Il n'a pas à s'occuper de l'enfant. A la nourrice de tirer les conclusions qu'elle voudra (Morel-Lavallée).

PROPHYLAXIE DE LA TRANSMISSION DE LA SYPHILIS DES NOURRISSONS AUX NOURRICES. — Dans la séance du 31 janvier 1888, une Commission composée de Ricord, Bergeron, Le Roy de Méricourt, Léon Le Fort, Léon Colin, a donné lecture à l'Académie de médecine, par l'organe d'Alfred

Fournier, son rapporteur, d'un projet de prophylaxie publi_
que de la syphilis. J'y relève le passage suivant :

ARTICLE 33. — Ajouter à la réglementation administrative des
bureaux de nourrices, l'article suivant : Nul n'est admis à prendre une
nourrice dans un bureau de placement, que sur la présentation d'un
certificat médical, garantissant la nourrice contre tout risque d'affection contagieuse, qui pourrait lui être transmise par son nourrisson.

La teneur du dit certificat, pourrait être conçue à peu
près dans les termes que voici :

Je soussigné, docteur en médecine, etc., certifie qu'il n'est pas à ma
connaissance que les parents de l'enfant X... auxquels je donne mes
soins depuis... (préciser l'époque) soient affectés d'aucune maladie
héréditaire qui puisse être transmise à la nourrice chargée d'allaiter
cet enfant.

Le Congrès de médecine légale de Paris, août 1889, a
trouvé cette solution peu pratique.

Les Associations charitables, qui s'occupent des enfants
trouvés, ne saurait prendre trop de précautions pour éviter
la contagion syphilitique des nourrices. Tout enfant trouvé
ou dont la famille est peu connue doit être considéré, comme
suspect de syphilis et allaité en conséquence par l'allaitement artificiel convenablement dirigé. Le temps est passé,
où ce mode d'allaitement mal surveillé donnait des résultats
déplorables. Grâce au progrès scientifique, il s'est opéré, en
matière d'allaitement, la même évolution que pour les
Maternités. La fièvre puerpérale est aujourd'hui plus rare
dans les établissements hospitaliers que dans les habitations
particulières ; de même la moyenne de mortalité suivant les
divers modes d'allaitement s'est modifiée du tout au tout.
Une charité mal entendue ne doit donc pas engager, pour
éviter les *prétendus* dangers de l'allaitement artificiel à
exposer les nourrices et leurs familles à la contamination
syphilitique. J'ai pu observer, dans plusieurs cas, les résultats *déplorables*, consécutifs à la mise en pratique du sentiment opposé, par des religieuses et autres personnes charitables, ne possédant sur une pareille matière que des notions
tout à fait insuffisantes.

II. Syphilis des nourrices

Prophylaxie de la transmission de la syphilis de la nourrice au nourrisson. — Les moyens de prévenir la transmission de la syphilis de la nourrice au nourrisson sont les suivants :

D'abord ne prendre que des nourrices n'ayant pas fait d'allaitement depuis leurs dernières couches, que l'on examinera soigneusement ainsi que leur enfant. Si l'enfant a succombé, on exigera la communication du certificat du médecin qui a constaté le décès. Si l'on est forcé de recourir à un bureau de nourrices, on s'adressera à un bureau offrant, au point de vue de l'honnêteté et de la moralité, toutes les garanties désirables. Comme la nourrice pourrait avoir la syphilis à l'état d'incubation, on exigera, si elle a déjà été placée, un certificat médical constatant que le [dernier nourrisson n'était affecté d'aucune maladie contagieuse. En donnant ce conseil, Alfred Fournier fait observer que ce certificat, simple formalité à réclamer de leur médecin, ne sera jamais refusé par les familles dont l'enfant est sain ; les difficultés ne viendront jamais que des familles syphilitiques. Enfin, la nourrice a son certificat ; on s'enquerra auprès d'elle et du directeur du bureau, si elle a donné le sein à des enfants, depuis qu'elle a quitté sa dernière place, et l'on recherchera si ces enfants n'étaient pas malades.

Ces précautions ne sont point inutiles, En 1887, sur 45 nourrices refusées par la Préfecture, à Paris, 11 l'ont été, suivant Blache, pour accidents syphilitiques, et l'une d'elles, contrairement aux règlements, étant entrée en place avant la contre-visite de la Préfecture, avait contaminé le nourrisson.

Mode particulier de transmission de la syphilis par la nourrice au nourrisson chez les nourrices en état

D'INCUBATION DE CETTE DIATHÈSE. — Après le décès d'un premier nourrisson, atteint de syphilis héréditaire, on voit des nourrices restées saines en apparence, se charger de l'allaitement d'un second nourrisson. Or ces femmes, possédant la syphilis à l'état d'incubation, ne tardent pas à être affectées de chancres mammaires et deviennent un danger pour l'enfant qu'elles allaitent et pour leur entourage. Dron et Alfred Fournier ont recueilli, le premier six observations, et le second plus de quinze où les nourrissons ont contracté la maladie dans de pareilles conditions. De pareils cas ne sont donc pas rares et méritent d'être étudiés. Alfred Fournier nous a tracé la ligne de conduite à suivre

Quand on est consulté par les familles, ou bien l'enfant est déjà atteint des accidents spécifiques, où il ne l'est pas encore. Dans le premier cas, il n'y a pas à hésiter, il faut continuer l'allaitement avec la même nourrice, après avoir calmé l'indignation légitime de la famille, en soumettant nourrice et nourrisson à un traitement approprié. Il ne saurait être pris d'autre décision. En effet, l'allaitement par une chèvre ou tout autre femelle d'animal est peu pratique dans la plupart des familles, l'allaitement par le biberon est inférieur pour les enfants malades à l'allaitement par une nourrice, celui-ci est formellement contre-indiqué, de crainte qu'elle ne soit contaminée par l'enfant syphilitique.

Dans le second cas où l'enfant ne présente aucun symptôme apparent de la diathèse, on pourrait être dans le doute. L'enfant est peut-être encore sain, mais peut-être aussi est-il déjà infecté, et possède-t-il la syphilis à l'état d'incubation. S'il est encore sain, la continuation de l'allaitement par la nourrice l'expose à contracter la maladie; s'il est infecté, la suspension de l'allaitement est inutile.

Alfred Fournier conseille de prendre ce dernier parti par prudence. On élève l'enfant au biberon pendant six ou sept semaines. Si au bout de ce délai, rien n'est apparu, c'est que rien ne doit apparaître, et que l'enfant a échappé à la contagion ; on peut le confier à une nourrice saine. Si les accidents spécifiques se sont manifestés, on continue l'allaitement par la première nourrice que l'on aura eu soin de conserver, et chez laquelle le lait aura été maintenu par le tétage artificiel à la pompe, ou par le tétage par un jeune chien.

CHAPITRE VIII

SEVRAGE

Dans l'espèce humaine, on rencontre trois types d'alimentation bien tranchés correspondant à trois périodes de la vie. Le type utéro-placentaire existe pendant la période fœtale, et prend fin à la section du cordon après la délivrance. Le type transitoire de l'allaitement où l'enfant emprunte encore à l'organisme maternel, sous forme liquide, les éléments nécessaires à sa subsistance, est celui de la période qui s'étend de la naissance au sevrage. Enfin, le type définitif de l'alimentation complète, où l'estomac est capable de transformer par la digestion et de rendre assimilables les aliments les plus divers, solides ou liquides, se manifeste dans la période la plus longue, du sevrage au trépas.

Le sevrage s'impose à un moment donné. De nombreuses causes peuvent tarir la sécrétion lactée, dont la durée est forcément limitée, et il est nécessaire que l'enfant soit capable d'user d'une autre nourriture. D'autre part, les besoins du nourrisson s'accroissent en relation directe de son développement, et il survient une époque où l'orga-

nisme maternel serait incapable de fournir la totalité d'aliments indispensables à l'existence, si l'enfant ne trouvait
au dehors, sous diverses formes, les substances capables de
remplacer le lait qui lui fait défaut.

Il ne faut pas se dissimuler l'importance du sevrage ; cet
acte met fin à la période d'allaitement et inaugure une ère
nouvelle. Il doit être soumis à certaines règles et précautions spéciales, et ne point se pratiquer indifféremment à tout
âge, si l'on tient à éviter toute espèce d'accidents.

Le sevrage ne s'effectue dans de bonnes conditions que si
l'estomac est apte à fonctionner régulièrement. La digestibilité des aliments en général est inférieure à celle du lait ;
leur transformation, pour les rendre assimilables, impose à
l'estomac un surcroît de travail, auquel il ne pourra suffire
s'il ne remplit certaines conditions.

SANTÉ DE L'ENFANT. — L'état de bonne santé de l'enfant
est une des premières conditions à exiger pour le sevrage.
Les maladies de la période infantile n'entravent pas seulement le développement du corps, elles exercent aussi leur
influence sur le fonctionnement des organes, en particulier
sur ceux de la digestion, comme le prouvent les altérations
de couleur, de consistance, de quantité, etc., des selles à
l'état pathologique. Ce serait donc une grave imprudence
de choisir, pour effectuer la révolution du sevrage, une
époque où l'organisme est en souffrance.

AGE FAVORABLE. — A part les circonstances exceptionnelles qui peuvent obliger à sevrer de bonne heure un
enfant, y a-t-il un âge où le sevrage est plus particulièrement indiqué? Graves fixe cet âge à neuf mois ; Parrot
entre douze et quinze mois ; Hervieux à quatorze mois. En
Angleterre et en Allemagne, on sèvre les enfants à la fin de
la première année : c'est une bonne époque. En France,
autrefois on continuait l'allaitement jusqu'à vingt-quatre
mois ; c'était la pratique des Grecs et des Romains, dans
l'antiquité, qui s'est continuée chez les populations arabes

d'Orient. En général, dans les pays plus froids, le sevrage
est plus précoce que dans les latitudes méridionales. D'après
Devilliers, dans les contrées s'étendant au-dessus du 45e degré de latitude nord, la durée de l'allaitement ne dépasse
pas douze mois. On le voit même limité de six à huit mois
dans certains cantons des environs de Lyon, comme Amplepuis, Belleville, Tarare, où les femmes sont employées à
diverses industries. Il se prolonge jusqu'à dix-huit, vingt
et vingt-quatre mois dans les départements du sud, Bouches-
du-Rhône, Hérault, Var, Alpes-Maritimes. Cette différence
s'explique par les résultats néfastes d'un sevrage prématuré,
là où les chaleurs estivales favorisent le développement des
affections intestinales.

ÉRUPTION DENTAIRE. — Trousseau se basait sur l'état de
la dentition pour conseiller le sevrage. L'éruption dentaire
a une importance majeure dans la détermination de l'époque
du sevrage. Le rôle physiologique auquel les dents sont
destinées dans la fonction digestive démontre péremptoirement que l'enfant ne saurait sans danger suspendre la lactation, avant l'apparition de *plusieurs* groupes dentaires.
Ici, on constate deux courants dans les auteurs qui ont dis-
cuté la question. Les uns repoussent le sevrage jusqu'après
la sortie de tel groupe en particulier ; les autres (et ce sentiment est plus acceptable) se bornent à choisir approximativement un certain âge, à condition que la dentition s'effec-
tuera régulièrement, et que *plusieurs* dents seront déjà
sorties. On est d'accord pour fixer le changement d'alimentation à une époque intermédiaire de repos, entre la sortie
de deux groupes, mais jamais pendant l'éruption d'un
groupe.

Il ne faut pas sevrer pendant l'éruption d'un groupe dentaire, par crainte des affections gastro-intestinales, si fréquentes à cette époque.

Blot conseille de pratiquer le sevrage après la sortie des
deux premiers groupes, entre le onzième et le douzième

mois. L'usage s'est répandu de sevrer entre le quatorzième et le quinzième mois ; Trousseau préférait du seizième au dix-neuvième mois.

Je n'attache d'importance à l'éruption des groupes dentaires qu'à cause des deux remarques signalées plus haut, sans me laisser guider par elle. Le sevrage sera pratiqué du douzième au quinzième mois, suivant la saison et la santé de l'enfant, à condition que l'enfant ait au moins douze dents. Dès le moment où le baby possède douze dents sur vingt, qui lui suffisent amplement pour exercer la mastication, et faciliter le mélange des aliments à la salive, ce n'est pas l'éruption de tel groupe en particulier qui pourra beaucoup améliorer la situation. De plus, la sortie des premières dents sans difficulté est de bon augure pour la sortie des suivantes.

La présence de dents est un signe de sevrage et de changement d'alimentation, mais non une preuve que ces dents doivent immédiatement servir à diviser, dilacérer et triturer les aliments.

ÉPOQUE DE LA MARCHE. — L'exercice favorise le développement du corps, et facilite le fonctionnement régulier des organes. Si les dépenses sont accrues, il faut, pour les compenser, que les acquisitions augmentent. Une activité plus grande des organes digestifs accompagne l'établissement de la marche. L'enfant vigoureux commence à marcher plus tôt ; l'enfant débile est en retard. C'est sur ces données de l'expérience qu'on s'est basé pour établir à ce moment le sevrage. Elles sont justes, mais leur importance n'est que relative ; tout en en tenant compte, on ne se basera pas exclusivement sur elles pour conseiller le sevrage.

SAISON. — Michel Lévy croit qu'on peut sevrer un enfant en toute saison [1]. Trousseau, Brochard, Delore

[1] Michel Lévy, *Traité d'hygiène publique et privée*, 6ᵉ édit. I, p. 786, 1879.

proscrivent la saison chaude, de crainte des entérites et autres affections estivales. L'hiver n'est pas moins à redouter à cause de la coqueluche et des affections des voies respiratoires. Les saisons opportunes sont le printemps et l'automne, quand on jouit d'une température moyenne et régulière.

SEVRAGE BRUSQUE ET SEVRAGE PROGRESSIF. — Le sevrage brusque est condamné par tous les auteurs sans exception : avant de supprimer l'allaitement, il est bon d'accoutumer graduellement l'estomac à supporter les autres genres de nourriture. Sans cette précaution, on s'exposerait à voir survenir des inflammations gastro-intestinales. Avec des ménagements, le sevrage devient facile et n'expose plus à aucun danger. En général, on nourrit l'enfant au sein exclusivement jusqu'à l'âge de six mois. A partir de cette époque, suivant les règles exposées plus loin, on administre concurremment avec le lait des aliments de plus en plus substantiels, jusqu'au moment où le sevrage définitif est institué. Pour s'assurer si les aliments sont bien supportés, on surveille les fonctions digestives. Si la diarrhée se manifeste, et si l'enfant perd de son poids, on cesse de lui donner des aliments qui le fatiguent, et l'on reprend l'allaitement.

SEVRAGE PRÉMATURÉ ET SEVRAGE TARDIF. — Le sevrage prématuré est très nuisible à la santé de l'enfant. Il accroît dans une forte proportion la mortalité du premier âge. Souvent il est pratiqué dans un but intéressé par des femmes qui veulent se placer comme nourrices ; d'autres fois, il est imposé par la nécessité surtout dans les familles pauvres, comme par l'obligation de travailler à la journée, ou par une grossesse survenue dans le cours de l'allaitement, par une maladie grave (phthisie, fièvre typhoïde, choléra, etc.).

Le Dr Aubert, a entendu, à Elbeuf, plusieurs mères, lui avouer que, sur 12, 14 ou 15 enfants qu'elles avaient eus, un seul survivait, parce qu'elles avaient eu le soin de ne pas s'en séparer et de l'élever elles-mêmes au biberon, en surveillant pendant douze à seize mois l'alimentation. Toutes celles qu'il a interrogées, sous ce rapport, tant à Elbœuf que dans les campagnes voisines attribuent la mort des enfants qu'elles avaient mis en nourrice à la nourriture grossière et précoce qui leur était donnée.

Le sevrage tardif n'est pas non plus avantageux à l'enfant. Il expose à des accidents d'inanition. A partir de dix mois, le lait sécrété par les mamelles devient insuffisant pour les nourrissons; la nécessité d'une autre alimentation s'impose. Autre source d'inconvénients. Plus on retarde l'époque du sevrage, plus l'enfant aura de difficulté à quitter le sein de sa nourrice et à s'habituer à un autre genre d'alimentation.

DIFFICULTÉS SOULEVÉES PAR LES NOURRICES. — Les nourrices qui ont peu de lait, administrent de bonne heure en cachette, des aliments indigestes à leurs nourrissons. C'est là l'origine de bien des diarrhées inexplicables. Les nourrices qui ont beaucoup de lait tombent dans l'excès opposé. Il n'est point de prétexte qu'elles ne mettent en avant, pour ajourner indéfiniment l'administration de la première bouillie. Si l'enfant souffre d'inanition, elles s'appuient précisément sur cette débilité consécutive à un allaitement exclusif trop prolongé, pour assurer que l'enfant ne supporterait pas les autres aliments. Après avoir reconnu la cause vraie de cet état de souffrance, il ne faut pas hésiter à donner le seul remède indiqué, l'introduction de nouvelles substances autres que le lait dans le régime alimentaire.

PROCÉDÉS POUR DÉGOUTER L'ENFANT DU LAIT DE SA NOURRICE. — On a quelquefois de la peine à éloigner les enfants des seins de leurs nourrices. Quelques-uns s'y refusent absolument. On réussit à les dégoûter sans aucun danger, en appliquant sur le mamelon des solutions très amères de sulfate de quinine, de quassia amara, d'aloès, de gentiane, etc.

ALIMENTS EMPLOYÉS. — Les aliments employés lors du sevrage sont (en dehors du lait naturel ou condensé et des produits qui en dérivent directement comme la crème de Biedert), des œufs, des substances amylacées et azotées.

Uffelmann recommande l'addition de mucilage de gruau et d'orge, au lait de vache ; von Dusch et Kormann, un mélange de cinq parties de mucilage d'avoine et d'une partie de lait.

Les aliments plus usités sont les suivants :

La farine lactée de Nestlé, mélange de farine de froment et de lait desséché dans le vide. D'après Lebert, les cendres de cette farine contiennent des traces de chaux, de soude, de magnésie, d'oxyde de fer et d'albumine, des acides phosphorique, sulfurique, chlorhydrique et lactique en proportion également très minime ; 1000 parties de cette poudre renferment 2,15 d'acide phosphorique et 1000 parties mélangées à 3000 d'eau contiennent (pour 1000) 232,77 de matières organiques, 4,875 de sels, 5,25 de matières azotées ; 20 grammes de ce produit donnent avec 100 grammes d'eau un lait de composition normale de bon goût.

D'autres farines lactées se trouvent aussi dans le commerce, Hoffmann les apprécie dans les termes suivants : Ces préparations alimentaires, dit-il, se conservent très bien, même dans les chambres malpropres. Elles n'aigrissent pas comme le lait, ne se dessèchent pas comme le lait condensé. Le dosage en est facile. On les fabrique avec de la fleur de farine dont la fécule est plus ou moins transformée en sucre et en dextrine, et l'on y ajoute du lait. Mais on ne doit pas s'attendre à retrouver dans les farines lactées, cet ensemble de substances nutritives propres aux laits de femme et de vache. La proportion de lait qu'elles renferment est toujours relativement faible et ne saurait être accrue sans inconvénient, car la farine deviendrait gluante et grasse, et rancirait facilement. Une préparation qui contient de 3 à 4 pour 100 de graisse, se compose d'un dixième de lait et de neuf dixièmes de farine de céréales. Les farines lactées sont assez bien tolérées, même par les enfants qui ne supportent pas le lait de vache. Cependant leur richesse en matières hydrocarbonées, peut produire à la longue des troubles digestifs. La composition des farines lactées inférieures est très ana-

logues à celle des pommes de terre desséchées et pulvéri-
sées.

De son côté, Ellis porte le jugement suivant, utile à connaître, vu la grande expérience d'un auteur aussi compétent :
J'ai observé que la farine lactée de Nestlé était réellement
un aliment précieux dans une foule de circonstances. J'ai
connu des mères de famille qui, après en avoir retiré un
grand avantage pour élever leurs propres bébés, recomman-
daient chaleureusement cette farine à leurs amies. Néanmoins, on ne saurait affirmer qu'elle soit toujours également
utile. Le choix des farines n'est pas facile à établir pour
chaque cas particulier. Celle de Hard produit un peu de
constipation, celle de Neave jouit des propriétés contraires.
J'ai trouvé la farine de Ridge, très utile dans la plupart des
cas, mais également mauvaise dans quelques circonstances
(Ellis).

J'emprunte au compte rendu des travaux du Laboratoire
municipal de Paris, la composition des farines lactées.

1° Farines lactées faites avec le pain :

Origine	Eau et matières volatiles	Sels	Graisse	Albuminates	Hydrates de carbone	
					solubles	insolubles
Nestlé	5.30	2.17	3.67	9.85	41.16	37.85
»	6.36	1.85	4.75	10.96	67.08	
Gerber et Cie. . .	4.30	1.45	4.75	13.69	75.78	
Anglo-suisse. . .	5.84	1.74	5.02	10.33	43.51	33.55
»	7.72	1.46	5.44	8.84	48.50	27.95
Geffay, Schich . .	4.29	1.78	4.34	12.86	47.68	29.94
Faust, Schuster. .	6.29	1.75	5.03	10.71	48.62	27.59

3° Farines lactées faites avec des farines :

Origine	Eau et matières volatiles	Sels	Graisse	Matières albuminoïdes	Hydrate de carbone	
					solubles	insolubles
Lacto-légumineuse de Gerber . . .	4.50	2.30	5.60	18.60	70.65	
Malto-lég. Liébig.	9.42	3.01	1.35	20.47	16.25	49.41
Soupe de Liébig. .	10.44	1.71	0.82	8.41	48.61	
Farine de Frerichs.	7.32	2.45	4.26	14.88	71.09	
Farine Dr Bridge. .	3.98	2.13	1.95	9.05	8.12	75.47
Produit Dr Coffin.	8.29	3.02	1.59	17.15	35.12	34.82

Les *farines préparées* se divisent en deux catégories. Les unes sont très riches en albumine, telles sont les divers dérivés de la léguminose, les autres renferment à peu près uniquement de la fécule, telles sont le *maizena*, le *corn-flower*, etc.

Une farine alimentaire pour être utilement conseillée, dans le bas âge, doit avoir plusieurs qualités. Il faut qu'elle convienne à la majorité des enfants, qu'elle soit facile à préparer par les mères, souvent inintelligentes, et enfin d'un prix modique pour ne pas grever le budget des ménages les plus modestes. La Société protectrice de l'enfance de Bordeaux croit avoir réuni toutes ces qualités dans une farine qu'elle fait préparer par MM. Secousse et Flourens. Sa composition est la suivante :

Farine de gruau d'avoine.	225	grammes
Farine de gruau de Hongrie, ...	225	—
Sucre pulvérisé au mortier	495	—
Phosphate de chaux	15	—
Cacao torréfié pulvérisé	40	—
	1000	grammes

C. Husson (de Toul) conseille une préparation assez analogue :

Farine d'avoine	250	grammes
Arrow-root	250	—
Sagou	200	—
Cacao	25	—
Sucre.	250	—
Phosphate de chaux précipité	25	—
	1000	grammes

On a fait beaucoup de bruit autour d'une certaine formule de Liébig connue sous le nom de *lait artificiel*. On prépare cet aliment en faisant bouillir 16 grammes de farine de blé avec 160 grammes de bon lait de vache. Quand on a obtenu une bouillie homogène, on laisse refroidir à 35 degrés, et l'on ajoute 16 grammes d'orge germée récemment broyée, délayée dans 12 grammes d'eau tiède contenant 18 pour 100 de bicarbonate (soit $1^{gr},96$). Le vase est alors laissé dans l'eau tiède quinze à vingt minutes, puis on fait bouillir quelques instants et l'on passe à travers un tamis.

Ce produit ne ressemble en rien au lait de femme et ne donne que de mauvais résultats. Ce lait artificiel a soulevé en France, les protestations les plus énergiques de la part de tous les hommes les plus compétents. Mais il est très employé en Allemagne, en Angleterre et aux États-Unis.

Il ne suffit pas pour être complètement identifiés en physiologie que deux aliments possèdent la même composition chimique, la même quantité de matières pouvant remplir le rôle d'aliments plastiques et d'aliments respiratoires. Il faut encore qu'ils possèdent les mêmes degrés de digestibilité.

Si le lait artificiel de Liébig est incapable de remplacer le lait naturel de femme ou de femelle d'animal, il pourrait rendre des services comme aliment, à l'époque du sevrage, si sa préparation n'était pas si difficile pour la plupart des mères.

Les bouillies se préparent avec de la farine de riz, d'orge, de froment, de l'avoine, du racahout dans le lait. D'autres avec les fécules, le tapioca, l'arrow-root, le pain dans l'eau ou le bouillon gras. Toutes doivent être bien cuites et sans grumeaux, sans quoi elles exposent aux indigestions et aux affections vermineuses.

La farine de lentille, qui forme la base principale d'une préparation fort connue par le tapage fait autour d'elle, grâce à la publicité, est recommandée par Routh. Elle aurait divers avantages. Légèrement laxative, plus assimilable que les autres aliments analogues, elle renfermerait plus d'azote, et de plus de l'acide phosphorique et du chlorure de potassium, principes minéraux nécessaires à l'enfant, renfermés en trop faible proportion dans les autres farines et le pain.

Les panades demandent des soins spéciaux. Au lieu de pain ordinaire, on emploie les biscottes, qu'on trouve dans le commerce ou qu'on prépare soi-même. La biscotte est un pain de choix séché et grillé au four. Au bout d'une cuisson suffisamment longue, la panade doit être passée au tamis.

Nombre et composition des repas suivant l'age de l'enfant. — A l'âge de six mois, si rien ne s'y oppose, on donne une fois d'abord, puis deux fois par jour, une crème préparée avec du lait et de la fécule de riz, du racahout que les enfants prennent très volontiers, ou de l'arrow-root dont l'extrême finesse facilite l'assimilation. La quantité administrée ne doit pas dépasser quatre à six cuillères à bouche par repas. Cette quantité est augmentée progressivement jusqu'à sept ou huit cuillères, vers dix mois. La fécule de riz est choisie de préférence s'il y a de la tendance à la diarrhée ; la fécule de pomme de terre dans le cas opposé. De sept à dix mois, on peut délayer dans du bouillon un jaune d'œuf. Les potages à ce moment seront variés et composés de farines diverses, semoule, tapioca, pain, sagou, etc. A un an, on peut ajouter de temps en temps à ce régime du poisson, des gelées de viande, du jus de bœu et de volaille (Jules Simon). Le nombre des potages est porté à trois par jour et les œufs à la coque sont tolérés.

Après la sortie des canines, on peut commencer à donner des viandes de veau, d'agneau et de mouton, hachées, pilées et râpées après cuisson préalable; on commence à faire boire de l'eau faiblement rougie avec du vin. Mais on interdit les légumes verts, les fruits, la viande crue (cause fréquente du ver solitaire dans le midi de la France et en Orient), les mets épicés, le gibier, les viandes noires, le saucisson, le vin pur et les liqueurs.

Quoique l'enfant soit déjà sevré à cette époque, il est bon de ne pas le priver entièrement de lait; on lui en fait boire trois ou quatre fois par jour, avec les autres aliments.

A partir de deux ans, quand la première dentition est terminée, le régime alimentaire est distribué en quatre repas dans les vingt-quatre heures. Au lever, de 7 à 8 heures du matin, ou plus tôt en été, l'enfant fait un premier déjeuner d'une soupe au lait, d'un bouillon ou d'une bouillie; de 11 heures à midi, a lieu le second déjeuner composé d'un potage, d'un peu de viande, d'un œuf à la coque, d'un plat sucré ou de confiture. Vers 4 heures est le goûter composé de biscuits ou de chocolat, et d'un peu de pain. Enfin, le soir, vers 6 h. 1/2 à 7 heures, un potage, un plat de viande et de légumes et un petit dessert.

Le sucre à dose modérée n'est pas nuisible à l'enfant après le sixième mois. Il en est tout autrement des pâtisseries, gâteaux et friandises, très lourdes à digérer, qui provoquent des accidents gastro-intestinaux.

Jusqu'à la troisième année, les aliments semblables à ceux des adultes, introduits dans le régime des enfants, seront donnés à très petite dose pour ne point fatiguer l'estomac.

MALADIES DU SEVRAGE. — *Athrepsie.* — Un sevrage prématuré ou mal conduit peut amener chez les enfants un ensemble de phénomènes morbides qui révèlent une nutrition incomplète (athrepsie) : érythème, muguet, pemphigus, entérite, diarrhée, etc. Dans son étude sur la mortalité des enfants du premier âge à Amiens (1874), Faucon signale, dans les deux tiers des cas au moins, comme cause des maladies mortelles, l'allaitement artificiel et l'usage prématuré des bouillies et des soupes.

Entérite. — L'entérite et l'entéro-colite sont aussi un accident du sevrage. Depuis la simple diarrhée jusqu'au choléra infantile, on observe tous les degrés intermédiaires. Ces maladies gastro-intestinales se manifestent fatalement lorsqu'on s'écarte des règles tracées plus haut.

Rachitisme. — Cette maladie n'a pas commencé à être observée en Europe avant le milieu du xviie siècle. Jusqu'alors on n'avait pas songé à remplacer le lait, dans l'alimentation des enfants à la mamelle, par d'autres substances. Un sevrage prématuré peut paraître une cause logique de rachitisme si l'on jette les yeux sur la statistique de Guérin, où sur 344 cas de rachitisme :

3 cas se sont produits avant la naissance ;
96 — — — pendant la première année ;
176 — — — pendant la deuxième année ;
69 — — — pendant les années suivantes.

On a accusé tour à tour, comme causes de rachitisme, l'absence de l'allaitement naturel, son insuffisance, sa brièveté ou sa longueur, une qualité grasse ou acide du lait, enfin sa pauvreté en phosphate de chaux. Voici, d'après Bouchut[1], ce que disent les chiffres :

Sur 1297 rachitiques sur lesquels on a pu avoir des renseignements précis, 211 ont été allaités artificiellement, et 1081 ont pris le sein. De ces derniers, on trouve :

Ayant pris le sein au plus pendant 3 mois. . . . 176
— — — 6 — 181
— — — 9 — 179
— — — 1 an 247

[1] Bouchut, *Traité pratique des maladies des nouveau-nés, des enfants à la mamelle et de la seconde enfance,* 4e édit., p. 866.

Ayant pris le sein pendant plus de 1 an   208
Les dates font défaut pour   95

Ces données ont une grande importance pour l'étiologie du rachitisme. On voit que pas même 1/6 de ces enfants n'a été nourri artificiellement. Si l'on partage les autres en trois groupes, le premier comprenant ceux qui ont été allaités de quelques semaines à trois mois, c'est-à-dire un temps trop court. Le second, de six à neuf mois, temps moyen de l'allaitement; et le troisième ayant dépassé ce terme parfois jusque dans la seconde année, on obtient, en ajoutant au premier groupe ceux qui n'ont pas été allaités du tout, les résultats suivants :

Non allaités, ou allaités pendant un temps trop court.   387
Ayant joui d'un allaitement normal   360
Allaités longtemps et même trop longtemps . . .   455

On a pris, pour point de comparaison, une série de quatre cents enfants de deux ans et plus, tout à fait exempts de manifestations rachitiques. Sur ce nombre :

Non allaités.   36
Allaités au plus pendant 3 mois   35
—   —   — 6 —   33
—   —   — 9 —   68
—   —   — 1 an.   123
Allaités au delà de 1 an, plusieurs jusqu'à 2 ans .   100

En calculant la proportion pour 100 de ces deux tableaux, on trouve pour résultat :

	Non rachitiques	Rachitiques
Non allaités.	9,50	17,58
Allaités jusqu'à 3 mois	8,75	14,75
— — 6 —	9	15,08
— — 9 —	17	14,91
— — 1 an.	30,70	20,58
Allaités plus de 1 an	25	17,33

En les classant comparativement dans les trois groupes indiqués :

	Non rachitiques	Rachitiques
Non allaités ou allaités trop peu de temps.	18,25	32,25
Ayant joui d'un allaitement moyen. . .	26	30
Allaités longtemps et même trop longtemps.	55	37,68

Il résulte de cette comparaison que le rachitisme est remarquablement plus fréquent parmi les enfants non soumis à l'allaitement ou allaités trop peu de temps ; et, d'un autre côté, que la durée de l'allaitement est sans influence bien marquée sur la production de cette maladie. Enfin, on pourrait en conclure que la cause du rachitisme est moins dans la nature de la première nourriture de l'enfant, que dans la provenance de ce dernier, et qu'un allaitement insuffisant peut en développer le germe, tandis que l'allaitement même prolongé ne saurait le produire (Bouchut). Mais ces conclusions contradictoires ne le sont qu'en apparence et l'influence du sevrage prématuré reste indéniable.

Si, avec Ritter, on remarque que les statistiques comprennent des enfants déjà atteints de lésions avancées, on sera disposé à adopter le sentiment des auteurs précédents. Il a été néanmoins combattu récemment par Léon Tripier, dont les expériences ont été contradictoires.

SOINS A DONNER A LA NOURRICE AU MOMENT DU SEVRAGE. — Quand le sevrage a été graduellement amené, il n'entraîne aucun retentissement sur la santé de la nourrice dont la sécrétion lactée est beaucoup diminuée. Il peut être une cause de fatigue dans le cas contraire. Dans tous les cas, on prendra quelques précautions : conseiller de garder la chambre, de prendre un purgatif salin (sulfate de soude ou de magnésie, eau de Pullna, etc.), des boissons diurétiques (nitrate de potasse, frêne, chiendent), mais en petite quantité, diminuer le régime alimentaire. On peut encore couvrir les seins d'ouate, faire des frictions avec l'huile de chénevis obtenue par expression et appliquée chaude (Coutenot), ou avec un liniment camphré. Brochard vante l'administration du camphre en pilules à la dose d'un gramme par jour. On se servira utilement de l'antipyrine et des autres antilaiteux. (Voy. *Le Lait*, p. 130).

TROISIÈME PARTIE

LA MORTALITÉ INFANTILE

CHAPITRE PREMIER

CAUSES DE LA MORTALITÉ INFANTILE

Mortalité de la première enfance. — Depuis les travaux de Brochard et de Monnot (de Montsauche), l'attention a été attirée sur la mortalité excessive du premier âge. Depuis 1870, l'Académie de médecine a consacré de nombreuses séances à son étude et aux remèdes utiles à la prévenir. C'est sous l'influence des travaux de Bertillon, Devilliers, Husson, Marmisse, Rodet, J. Bergeron, Vacher, Marjolin, etc., que la loi de protection du premier âge, dite loi Roussel, a été votée à l'unanimité, le 23 décembre 1874, par la Chambre des députés.

Cette étude de la mortalité des nourrissons était indispensable. Depuis un siècle, plus de 17 millions d'enfants ont péri en France, et, sur ces 17 millions, la moitié aurait vécu, si la mortalité avait été réduite à ses proportions inévitables.

Sur 1000 nouveau-nés, 160 succombent au bout d'un an, soit 16 pour 100, tandis que la mortalité d'un à deux ans est 6 pour 100, celle des hommes de quarante ans est 1,10 pour 100. La mortalité des enfants dans leur première année répond exactement à celle de vieillards de quatre-vingts à quatre-vingt-cinq ans (Bertillon).

Le chiffre de la mortalité des nourrissons en France est estimé, chaque année, à 100.000 par Brochard, à 120.656 par Boudet.

L'étude des causes de cette mortalité excessive conduit à celle des remèdes propres à l'atténuer.

I. DÉMOGRAPHIE, ETHNOLOGIE

MORTALITÉ SUIVANT LES PAYS. — Les moyennes actuelles (pour 100) sont difficiles à donner. Les chiffres publiés répondent à des époques différentes et varient suivant les auteurs.

1866-86	Norvège.	11,83
1866-86	Écosse (Dr Starke)	12,85
1866-86	Danemark	13,42
1860-66	Suède (Dr Berg).	13,53
1860-66	Angleterre (Dr Farr)	15,13
1860-66	— (Letheby)	15,95
1841-88	Belgique (Dr Schrevens)	15,54
»	Grand Duché de Bade.	16,26
1858-84	France	17,42
1860-66	Prusse (Dr Engel)	18,75
1866-86	Suisse	19,50
1866-86	Espagne.	20,28
1880	Massachussetts (Arnould).	21,32
1866-86	Italie.	21,47
1860-66	Autriche	24,98
1866-86	Russie	25,54
1867	Saxe (Lombard)	26
1866-86	Hollande	27,22
1860-66	Bavière	30

L. Landouzy et Napias, dans leur rapport au Congrès international d'hygiène de Paris, en 1889, sur les mesures d'ordre législatif, administratif et médical prises dans les divers pays pour la protection de la santé et de la vie de la première enfance, donnent des moyennes un peu différentes, communiquées par J. Bertillon. Ils n'indiquent pas à quelles périodes elles correspondent. Comme elles sont *probablement* plus récentes que les précédentes, je les reproduis :

Gréce	9,19
Norvège	10,13
Écosse	12,16
Suède	12,72
Danemark	15,19
Finlande	16,56
Angleterre et Galles	16,75
Belgique	17,63
France	17,93
Pays-Bas	19,55
Suisse	22,01
Prusse	22,22
Autriche	23,02
Italie	23,49
Espagne	23,97
Alsace-Lorraine	24,09
Bade	26,89
Saxe	31,23
Bavière	31,96
Wurtemberg	34,07

Il est curieux de constater que, sur cette liste, le dernier rang est occupé par les pays de langue et de race allemande, où le militarisme absorbe les forces les plus vives de la nation, et où, par suite, le bien-être des familles laborieuses doit laisser beaucoup plus à désirer que dans les autres contrées.

Pour les différents autres pays compris dans les deux tableaux précités, surtout ceux dont les moyennes remontent à plus de dix ans, il faudrait probablement modifier plusieurs de ces moyennes, si l'on juge des autres pays par ce qui s'est passé en France. La mortalité, d'abord de 18,774 pour 100 en 1840-1849, après être montée à 18,928 pour 100 en 1850-1859, est enfin arrivée à 18,703 pour 100 en 1855-1864, pour redescendre, dans la période 1865-1884, à 17,42 pour 100. La moyenne de l'Angleterre est en particulier trop faible, suivant Bertillon.

La mortalité plus grande en Russie tient à ce que le chiffre des naissances est de 1,2 par 1000 habitants plus considérable que dans le pays le plus favorisé.

Belgique. — Dans son étude sur la mortalité infantile en Belgique (1891), le Dr Schrevens est arrivé aux conclusions suivantes :

1° Que, considérée dans l'ensemble, la mortalité des enfants au-dessous d'un an augmente en Belgique, bien que la natalité diminue. La moyenne des décès de cet âge a été de 149,4 pour 1000 naissances pour la période 1841 à 1880 ; elle s'est élevée à 157,2 de 1881 à 1884, et à 159,5 de 1885 à 1888, soit 158,4 pour la moyenne de ces huit dernières années.

2° Que, pour la moyenne générale, Namur est la province la plus favorisée, avec une mortalité de 116,8 enfants au-dessous d'un an pour 1000 naissances, et que la Flandre occidentale a toujours le désavantage avec un chiffre de 194,8.

3° Que les trois provinces méridionales, Luxembourg, Namur et Hainaut, restent au-dessous de 120 ; que les deux provinces de l'est, Liège et Limbourg, tiennent pour ainsi dire le milieu, et que, dans les quatre autres, les provinces flamandes, la mortalité infantile s'élève considérablement à mesure qu'on s'avance vers l'ouest.

4° Que, si l'on compare les quatre périodes décennales, 1841 à 1850, 1851 à 1860, 1861 à 1870, 1871 à 1880, à la période de quatre années qui suit, 1881 à 1884, on constate que trois provinces seulement n'ont pas vu leur situation s'aggraver pendant cette dernière période : la Flandre occidentale, où le chiffre des décès d'enfants au-dessous d'un an, de 195, 2 pour 1000 naissances, est descendu à 189 ; le Hainaut, qui gagne 1,4 pour 100, et le Luxembourg, qui, pour la dernière période, a obtenu une moyenne inférieure à celle de la province de Namur.

5° Que, pendant que la mortalité générale diminue, la mortalité infantile augmente, en Belgique, puisque 148,7 enfants pour 1000 naissances mouraient avant un an, de 1869 à 1872 ; dans la dernière période, il en est mort 159,6, soit

10,9 en plus. Or, dans ces quatre années, il est né, en Belgique, 707.186 enfants. Il est donc mort, sans avoir atteint l'âge d'un an, près de 7.650 enfants, qui, vingt ans auparavant, auraient dépassé cet âge ; aussi voit-on que, dans la première période, les enfants au-dessous d'un an ne comptent que pour 195,7 pour 1000 décès généraux, tandis que, de 1885 à 1888, on en trouve 233,4.

France. — D'après Broca, la mortalité des enfants d'un jour à un an serait en voie de décroissance. Le savant professeur donne les chiffres suivants (pour 100) que confirment les statistiques de 1863 à 1883 :

1806-1809	22,721
1810-1814	22,242
1815-1819	23,117
1820-1824	24,098
1825-1829	52,437
1830-1834	20,915
1835-1839	2),263
1840-1844	19,325
1845-1849	18,223
1850-1854	18,288
1855-1859	19,569
1860-1864	17,638
1863-1867	17,53
1868-1872	18,44
1873-1877	16,62
1878-1882	16,76
1883	16,50

La recrudescence de la mortalité en 1868-1872 est suffisamment expliquée, dans cette période, par la guerre franco-allemande de 1870-1871, si désastreuse pour notre infortunée patrie.

Départements. — Les documents que j'ai pu recueillir à ce sujet ne proviennent malheureusement pas tous de la même source. Ils ne correspondent donc pas à la même période. Les plus nombreux fournis par Bertillon concernent la période 1857-1866.

Nombre de décès, pour 1000 enfants dont l'âge est compris entre un jour et un an, dans les départements par ordre de fréquence. (Voy. tableau p. 381, 382 et 383.)

Villes et campagnes. — En France, la mortalité infantile a diminué dans les villes et dans les campagnes. Autrefois de 21,2 pour 100, dans les premières, et 20,37 pour 100 dans les secondes, d'après Bertillon, elle s'est depuis abaissée à 17 et 15,4 pour 100 naissances.

Le Dr Sanguin (de Saint-Chamas) croit que la mortalité infantile est plus élevée dans les villages et les campagnes où elle atteint les proportions de 23 et 27 pour 100, tandis qu'elle ne dépasse pas 20 pour 100 dans les grands centres de population ; parce qu'ici les soins sont donnés avec plus d'intelligence. Les premiers mois sont beaucoup plus féconds en décès à la campagne et les travaux des champs font négliger davantage les enfants, qui sont plus exposés aux refroidissements et soumis à une nourriture plus grossière. Le Dr Sanguin ne tient pas assez compte, selon Devilliers, du nombre des enfants des villes envoyés à la campagne, et dont la mortalité charge d'autant ces dernières.

Dans les Côtes-du-Nord, le Dr Aubry donne, pour la mortalité de la première année, une moyenne urbaine de 16 pour 100 et une moyenne rurale de 15 pour 100.

D'après les recherches de Routh, basées sur une statistique étendue et soigneuse pour l'Angleterre, le nombre des décès au-dessous de cinq ans est du double plus considérable dans les villes qu'à la campagne. Cette différence devient sept fois plus considérable pour les enfants trouvés. En Irlande, la proportion est 30 pour 100 dans les villes, 20 pour 100 dans les campagnes.

Dans la Nouvelle-Galles du Sud, la mortalité des enfants au-dessous d'un an, n'est que de 10,7 pour 100 des naissances d'enfants vivants. Dans la ville de Sidney, elle est de 16,5 pour 100. Dans ses faubourgs, elle atteint 74,3 pour 100. Dans les districts agricoles, elle est de 8,8 pour 100.

Numéros d'ordre	Départements	Auteurs	Dernière période		Période antérieure	
			Chiffres des décès	Période	Chiffre des décès	Période
1	Calvados.	»	72.6	1889	184	1857-67
2	Aube.	Steffe.	94.0	—	265	—
3	Cher.	Fleury.	103.3	1888	173.8	—
4	Creuse.	Mireur.	118.7	»	131	—
5	Basses-Pyrénées.	—	122.1	»	154.5	—
6	Ariège.	—	131.3	»	146.7	—
7	Haute-Vienne.	—	131.4	»	166	—
8	Deux-Sèvres.	—	139.2	»	148	—
9	Hautes-Pyrénées.	Bertillon.	140.2	1857-66	»	»
10	Haute-Garonne.	Mireur	140.5	»	161.7	1857-57
11	Charente.	—	146.3	1857-66	168.2	—
12	Manche.	Bertillon.	148	»	»	»
13	Côtes-du-Nord.	Aubry.	151	»	195	1857-67
14	Indre.	Bertillon.	152.5	1857-66	»	—
15	Dordogne.	Mireur.	153.8	»	179.5	—
16	Vienne.	Bertillon.	155	1857-66	»	»
17	Vendée.	—	161.1	—	»	»
18	Jura.	Mireur.	161.9	»	180	»
19	Loire-Inférieure.	Bertillon.	163.6	1857-66	»	»
20	Pyrénées-Orientales.	—	165	—	»	»
21	Allier.	—	166	—	»	»
22	Maine-et-Loire.	—	166.5	—	»	»
23	Indre-et-Loire.	—	167.2	—	»	»
24	Morbihan.	—	169.5	—	»	»
25	Gers.	—	169.5	—	»	»
26	Puy-de-Dôme.	Mireur.	171.5	»	193.2	1857-68
27	Aude.	Bertillon.	171	1857-66	»	»
28	Gironde.	—	171.5	—	»	»
29	Mayenne.	—	172	—	»	»
30	Hérault.	Mireur.	172.6	»	198.2	1857-63
31	Pas-de-Calais	Bertillon.	173	1857-66	»	»
32	Landes.	—	173.2	—	»	»
33	Ardennes.	—	173.7	—	»	»
34	Doubs.	—	175.5	—	»	»
35	Tarn.	—	178.2	—	»	»
36	Moselle.	—	180.3	—	»	»
37	Corse.	—	180.4	—	»	»
38	Finistère.	—	180.5	—	»	»

Numéros d'ordre	Départements	Auteurs	Dernière période		Période antérieure	
			Chiffre des décès	Période	Chiffres des décès	Période
39	Haute-Saône.	Bertillon.	180.5	1857-66	»	»
40	Lot.	—	185.5	—	»	»
41	Lozère.	—	189.5	—	»	»
42	Haute-Savoie.	—	190.2	—	»	»
43	Aveyron.	—	191.5	—	»	»
44	Lot-et-Garonne.	—	195	—	»	»
45	Charente-Inférieure.	—	195.1	—	»	»
46	Corrèze.	—	196	—	»	»
47	Ile-et-Vilaine.	—	197	—	»	»
48	Drôme.	Mireur.	197.8	»	233	1857-66
49	Nord.	Bertillon.	199.5	1857-66	»	»
50	Cantal.	—	200.8	—	»	»
51	Vosges.	—	201	—	»	»
52	Alpes-Maritimes.	—	201.5	—	»	»
53	Isère.	Mireur.	201.7	»	230	1857-66
54	Meurthe.	Bertillon.	204.5	1857-66	»	»
55	Bouches-du-Rhône.	—	205	1880	218.5	1857-66
56	Orne.	—	206	1857-66	»	»
57	Ain.	—	206	—	»	»
58	Nièvre.	—	207.8	—	»	»
59	Saône-et-Loire.	—	208.5	—	»	»
60	Var.	—	208.5	—	»	»
61	Loire.	—	209	—	»	»
62	Meuse.	—	209.5	—	»	»
63	Haute-Loire.	—	213	—	»	»
64	Tarn-et-Garonne.	—	213.5	—	»	»
65	Seine-et-Marne.	Bancel.	215.6	1881-85	294	1857-66
66	Haute-Marne.	Bertillon.	217.5	1857-66	»	»
67	Vaucluse.	Mireur.	218.9	»	253	1857-66
68	Gard.	—	220.6	»	258	—
69	Sarthe.	Bertillon.	225.5	1857-66	»	»
70	Basses-Alpes.	Mireur.	227.9	»	268.6	1857-66
71	[Savoie.	Bertillon.	230	1857-66	»	»
72	Loiret.	Mireur.	230.6	»	271	1757-66
73	Haut-Rhin.	Bertillon.	240	1857-66	»	»
74	Oise.	Mireur.	240.5	»	284	1857-66
75	Marne.	—	245.1	»	277	—
76	Ardèche.	—	245.9	»	283	—

Numéros d'ordre	Départements	Auteurs	Dernière période		Période antérieure	
			Chiffre des décès	Période	Chiffre des décès	Période
77	Côte-d'Or.	Bertillon	248	1857-66	»	»
78	Somme.	—	248	—	»	»
79	Bas-Rhin.	—	254.2	—	»	»
80	Aisne.	—	255	—	»	»
81	Eure.	Mireur.	256.0	»	308	1857-63
82	Aube.	—	256.0	»	265	—
83	Loir-et-Cher.	Bertillon	259	1857-66	»	»
84	Hautes-Alpes.	—	261	—	»	»
85	Yonne.	Mireur.	262.1	»	309	1857-66
86	Seine Inférieure.	—	262.5	»	313	—
87	Seine-et-Oise.	Bertillon	268	1857-66	»	»
88	Eure-et-Loir.	Mireur.	298.8	»	369	1857-66
89	France.	»	174.2	1858-84	»	»
90	Paris.	»	»	»	290	1857-66
91	Seine.	»	»	»	»	»
92	Rhône.	»	»	»	»	»

NOTA. — Les envois en nourrice ne permettent pas de calculer la mortalité de ces deux derniers départements. On remarquera que, parmi les dix-huit départements qui ont la mortalité la plus élevée, figurent les treize départements les plus voisins de la capitale.

A Munich, la mortalité des enfants au-dessous d'un an est infiniment plus considérable qu'à Londres. Le chiffre des décès, à cet âge, représente à peu près la moitié de la mortalité générale, 45 pour 100; tandis qu'à Londres cette proportion est réduite à moins d'un quart. Le chiffre de la mortalité des nourrissons est véritablement effrayant dans plusieurs villes d'Allemagne, telles que Berlin, Francfort-sur-le-Mein, Dantzig et Vienne. A Berlin, il semble s'être accru progressivement. En 1854, il était de 58,32 pour 100; en 1859, de 64,37 pour 100 ; en 1864, de 68,38 pour 100 (Ploss). Même remarque pour la ville de New-York.

A Erfurt, la mortalité des nourrissons est à peu près 24 pour 100 naissances; tandis que, dans les environs, elle est approximativement de 19 pour 100. A Kreuznach, la mortalité des nourrissons est de 17,6 pour 100; dans les environs, elle est de 15,6 pour 100. Il n'y a que de rares exceptions, par exemple à Stuttgard et dans le district agricole de Merthyr Tydvil, en Angleterre (Uffelmann).

La mortalité de quelques villes de France et de l'étranger est indiquée ci-contre (Voy. p. 385).

II. Mode de nourriture

Les longs développements dans lesquels je suis entré à propos du *lait*[1] et de l'*allaitement* ont eu pour principale raison d'être l'influence considérable qu'exerce le mode d'élevage des nourrissons sur la mortalité infantile. Dans ces divers chapitres, j'ai montré sur quels principes scientifiques devait se baser, pour donner de bons résultats, un allaitement naturel ou artificiel. Il me reste à comparer les divers modes d'allaitements entre eux ; à faire connaître et à discuter les moyennes de mortalité obtenues pour chacun d'eux par différents auteurs, dans des périodes et des localités distinctes ; enfin, à rechercher les causes qui ont pu, dans certains cas, augmenter ou diminuer le taux de la mortalité infantile pour un même mode d'allaitement.

ALLAITEMENT PAR UNE FEMELLE D'ANIMAL. — On ne possède que fort peu de documents sur les résultats de ce mode d'allaitement. Ils sont en général très favorables chez les enfants sains; et d'autant meilleurs que le lait de la femelle nourrice se rapproche, par sa composition, davantage de celui de la femme. Puisé directement à la mamelle d'un animal en parfait état de santé, leur lait ne saurait déterminer, dans l'organisme infantile, l'apparition de la plupart

---

[1] Voy. *Le Lait*, 1893.

Villes	Années ou périodes	Observateurs	Naissances mort-nés exclus	Décès d'un jour à un an	Proportion pour 100 de la mortalité de la 1re année
Amiens . . .	»	»	»	»	16
Bar-le-Duc . .	»	Baillot.	»	»	17.0
Berlin . . .	1883	»	42.284	13.482	31.88
— . . .	1885	R. Bœckh.	46.975	11.582	24.5
Berne . . .	»	Ploss.	»	»	14.5
Bruxelles . .	1883	»	13.673	2.637	19.2
Buenos-Ayres .	1875-1884	E. Coni.	»	»	6.32
— —	1891	Docum. offic.	24.617	3.836	15.74
Christiania . .	1883	»	3.632	555	15.2
Colmar . . .	»	»	»	»	20
Copenhague . .	1883	»	9.737	2.096	21.5
Dinan . . .	1880-89	P. Aubry.	»	»	13.2
Edimbourg . .	1883	»	6.920	869	12 5
Elbeuf . . .	1881	Aubert.	619	125	9.53
Glasgow . .	1883	»	20.363	3.172	15.5
Guebwiller . .	»	»	»	»	21.60
Guingamp . .	1880-89	P. Aubry.	»	»	13.2
Lannion . .	1880-89	P. Aubry.	»	»	14.4
Lausanne . .	1889	Combes.	»	»	17.9
Liège . . .	1891	Docum. offic.	3.903	631	16.1
Lille . . .	1859-74 (sauf 62).	Chrestien.	76.024	16.137	21.23
— . . .	1854-1877	Wintrebert.	118.073	27.084	24.63
Lisieux . .	1831-40	Notta.	2.471	249	10.08
— . . .	1856-65	Notta.	3.134	649	20.71
Londres . .	»	»	133.360	19.487	14.4
— . . .	»	Letheby.	»	»	17.24
Loudéac . .	1880-89	P. Aubry.	»	»	15.6
Lunel . . .	1874	Vedel.	»	»	17
Lyon . . .	»	Delore.	»	»	12
Magdebourg . .	»	»	3.776	1.058	28
Manchester . .	»	»	»	»	25
Marseille . .	1866-1885	J. Rouvier.	196.833	40.134	20.38
Mulhouse . .	1863	»	»	»	33
Munich . . .	»	Uffelmann.	»	»	40
New-York . .	»	—	»	»	31
Paris . . .	1882 à 1890	J. Rouvier.	550.466	83.111	13.1
— . . .	1891	—	61.238	8.027	15.28[1]

[1] La mortalité de la première année à Paris s'élève à 36,68 avec les enfants de Paris, morts en nourrice, hors de la capitale.

Villes	Années ou périodes	Observateurs	Naissances mort-nés exclus	Décés d'un jour à un an	Proportion pour 100 de la mortalité de la 1re année
Reims . . .	1883	Langlet.	2 700	780	28
Roubaix. . .	»	»	»	»	21.74
Saint-Brieuc .	1880-89	P. Aubry.	»	»	13.2
Saint-Etienne .	»	»	»	»	14.13
St-Pétersbourg	»	Janhson.	»	»	25.4
—	1887	De Troslavine	»	»	26.23
Stockholm . .	»	»	»	»	30
Suède (villes).	1878-1873	Statistiq. offic.	»	»	26.78
Tournay. . .	1869-1888	Schrevens.	18.168	2.113	11.63
Verdun . . .	1875-1880	Aubert.	»	»	21.74
Vienne . . .	»	»	»	»	40
—	»	Uffelmann.	»	»	31

de ces affections qui reconnaissent une origine microbienne. On peut avoir une idée assez exacte des bons résultats obtenus par ce mode d'allaitement, chez les enfants sains, par la statistique suivante concernant des enfants malades.

86 enfants atteints de syphilis héréditaire ont été allaités à la nourricerie des Enfants-Assistés du 2 juin 1881, date de son ouverture, au 24 février 1882.

Par suite de circonstances particulières, 6 ont pris exclusivement du lait de vache, à l'aide de biberons, un seul a guéri, les 5 autres ont succombé. 42 ont été nourris au pis de la chèvre, 8 ont guéri, 34 sont morts, soit 80,9 pour 100. 38 ont été nourris au pis de l'ânesse, 28 ont guéri, 8 sont morts, soit 26,3 pour 100. La supériorité de lait d'ânesse, ainsi démontrée, fit choisir cet animal.

En 1884, d'après Wins, le nombre des enfants atteints de syphilis et élevés à la nourricerie, pendant plus de dix jours, fut de 80, 49 ont guéri et 31 ont succombé, mortalité 38,75 pour 100.

Ages	Nombre d'enfants	Guéris	Decédés
Moins de quinze jours . . .	4	4	»
15 jours à 1 mois.	11	11	»
1 mois à 2 —	10	5	5
2 — à 3 —	17	7	10
3 — à 4 —	13	8	5
4 — à 5 —	5	1	4
5 — à 6 —	7	4	3
6 — à 7 —	6	5	1
7 — à 8 —	5	3	2
8 — à 9 —	1	1	»
11 —	1	»	1
TOTAL	80	49	31

Voici les résultats obtenus à la nourricerie des Enfants-Assistés depuis son ouverture jusqu'au 1er janvier 1891.

Années	Entrées	Sorties		Décès	
		Total	proport. p. 100 entrées	Total	proport. p. 100
Juin 1881 à mai 1882 . .	157	61	38.8	96	61.2
— 1882 — 1883 . .	234	126	58.88	108	46.12
— 1883 — 1884 . .	177	91	50.3	86	49.7
— 1884 — 1885 . .	125	48	31.2	77	68.8
— 1885 — 1886 . .	132	41	31.7	91	68.93
— 1886 — 1887 . .	233	91	39.06	142	60.94
— 1887 — 1888 . .	179	55	30.73	124	69.27
— 1888 — 1889 . .	164	45	27.43	119	72.57
— 1889 — 1890 . .	230	41	17.82	189	82.18
— 1890 1er janvier 1891 .	199	25	12.56	174	87.44.

ALLAITEMENT ARTIFICIEL. — *Mauvais résultats.* — Les résultats de l'allaitement au biberon sont incontestablement inférieurs aux autres modes d'allaitement, comme on peut s'en convaincre par les faits rapportés dans tous les auteurs.

Comparant les trois allaitements, Lemenant des Chesnais a obtenu, sur 141 enfants élevés dans le Perche, les résultats suivants :

Allaitements	Enfants observés		Sains		Malades		Guéris		Morts	
	Total	Propor. pour 100	Nombre	Propor. pour 100	Nombre	Propor. pour 100	Nombre	Propor. pour 100	Nombre	Propor. pour 100
Naturel . . .	9	6.03	3	33.13	6	66.06	6	100	»	»
Mixte. . . .	51	33.(3	41	80 03	10	19.06	10	100	»	»
Artificiel . .	78	62.04	37	49.05	41	52.04	26	63.03	15	36,05
Inconnu . . .	3	»	3	»	»	»	»	»	»	»
Total . . .	141		84	»	57	»	42	»	15	»

Dans le département de Seine-et-Marne, d'après le Dr Durand-Desmons, inspecteur départemental du service de protection de l'enfance, sur 4490 enfants surveillés en 1887, la mortalité générale a été de 451 enfants, d'un jour à deux ans, élevés au sein, au biberon et au sevrage, soit 10,04 pour 100. Cette mortalité, plus élevée dans la première année (11,60 pour 100), tombait à 4,54 pour 100 dans la deuxième année.

Sur 2007 enfants surveillés, élevés au sein, il en est décédé 157, soit 7,82 pour 100. Sur 2288 nourrissons élevés au biberon, 285 sont morts en 1887, soit une proportion de 12,45 pour 100. L'élevage au sein est entré, par rapport au chiffre total des décès, dans une proportion de 35 pour 100; l'élevage au biberon de 63 pour 100.

Avant l'annexion, d'après le Dr Josat, le xive et le xve arrondissement, comprenant Montrouge, Plaisance, Vaugirard, Grenelle, considérés comme la campagne, recevaient pour y être allaités un très grand nombre de nouveau-nés. Depuis l'annexion, les choses n'ont pas sensiblement changé, et l'industrie nourricière se pratique sur une large échelle dans ces localités. Il en résulte que la mortalité infantile y compte pour la moitié à peu près dans la mortalité totale. Au mois de septembre 1864, la mortalité totale étant 240, les enfants de douze jours à dix-huit mois y figuraient pour 110 décès. Or, dans ce nombre, M. Josat arriva à établir que l'allaitement artificiel figurait pour 82, et l'allaitement naturel pour 28 seulement. En octobre de la même année, sur 82 enfants décédés, 58 étaient nourris artificiellement, et 24 naturellement. En janvier 1865, mortalité infantile 97, dont 70 nourris artificiellement. Cet auteur ajoute qu'il a vu de vieilles femmes infirmes allaiter jusqu'à cinq enfants, dans une seule pièce humide, obscure et malpropre.

En 1881, d'après Bertillon, sur 60.856 naissances, 94.571 sont envoyés en nourrice hors Paris, 46.285 restent à Paris. Dans cette dernière catégorie, il y a eu 10.180 décès (soit 22 pour 100), dont 5202 d'athrepsie par mauvaise alimentation, 3077 avaient été nourris au biberon.

Bourdon a constaté, dans les arrondissements de Paris, une mortalité de 25,80 pour 100 chez les enfants nourris par leur mère, et une mortalité de 68,80 pour 100 pour ceux élevés au biberon.

Beaugrand a trouvé sur 1279 enfants morts d'entérite dans la capitale, de 1860 à 1872, 498 enfants (soit 36,96 pour 100) nourris au sein, 699 (soit 54,65 pour 100) nourris au biberon, et 82 (soit 6,4 pour 100) soumis à un sevrage prématuré.

3708 cas de morts par athrepsie, à Paris, de juillet 1885 à juin 1886, comprennent 2064 enfants élevés au biberon, 1319 au sein, et 325 d'une manière inconnue.

D'après le Dr Créquy, dans l'espace d'un an, sur 300 enfants nés dans cette période à La Chapelle-Saint-Denis, et suivis pendant trois mois, 255 nourris au sein ont donné 26 morts (soit 10,63 pour 100); et sur 64 élevés au biberon, 33 ont succombé (soit 51 pour 100).

Dans la circonscription de Revin, dont la population s'élève à 4000 âmes, Séjournet trouve en quatre ans, sur 302 décès, 57 décès d'enfants âgés de moins d'un an, parmi lesquels 17 (30 pour 100) ont été emportés par l'athrepsie. Tous étaient nourris au biberon.

« Dans l'hospice de X..., dit l'abbé Gaillard, aumônier de l'hôpital général de Tours, on ne fait allaiter aucun enfant, tous ceux qui sont reçus sont nourris au biberon. C'est à ce défaut seul d'allaitement qu'on doit attribuer la mortalité effrayante qu'on y observe. Dans cet hôpital, un relevé très exact de la dernière année a montré que, sur 244 nouveau-nés, 197 meurent dans le cours de la première année, soit 80 pour 100, et 116 avant la fin du premier mois (soit 48 pour 100). Sur 127 nouveau-nés en 1834, il n'en restait que 29 vivants à la fin de l'année. Dans un autre hôpital, au 1er janvier 1835, 129 restaient seuls sur 362 admis en 1834. »

Sur 660 enfants qui ont passé dans les salles de l'hôpital de la Conception (section d'allaitement), à Marseille, en 1882. Guichard de Choisity a eu 264 décès (40 pour 100). Les enfants allaités par le lait de femme, en attendant leur départ, au nombre de 321, ont donné 34 morts (10,59 pour 100). Les autres enfants, au nombre de 339, allaités artificiellement, ont fourni un total de 231 décès (68,14 pour 100), soit plus de 2 enfants voués à la mort sur 3 !

A l'hôpital de Poitiers, où la proportion habituelle des morts dans le premier mois de la vie était de 12 pour 100, dès que les tours d'arrondissement ont été fermés, la mortalité s'est considérablement accrue. 164 nouveau-nés ont été apportés dans cet hospice dans le mois de janvier 1834 ; sur ce nombre, 43 sont morts dans les quinze premiers jours de la vie, et 16 dans les quinze jours suivants, soit en tout 59 décès (35 pour 100) pour le premier mois de la vie. Sur 11 enfants déposés en 1834 à la porte de l'hospice de Loudun, et 9 autres dans les six premiers mois de 1835, il ne subsistait à cette époque que 2 des premiers et 4 des derniers. Tous ces enfants avaient été élevés au biberon. A Moulins, dans les premiers mois de 1835, le nombre de nouveau-nés admis a été de 128, et le nombre total de morts imputable à l'allaitement artificiel de 100.

Denis Dumont (de Caen), en 1867, a trouvé pour le Calvados que, sur 9611 enfants élevés dans ce département, 3204 étaient soumis à l'allaitement artificiel, et sur ce nombre 986 sont morts (soit 30,77 pour 100). La mortalité de 6407 enfants soumis à l'allaitement naturel était de 698 (soit 10,89 pour 100).

Les chiffres de mortalité pour le biberon, obtenus à Dieppe par Vacher, sont aussi 30 pour 100.

Dans l'Yonne, où le biberon règne en maître, les principales causes de la mortalité sont l'athrepsie et la diarrhée. Les sept huitièmes des enfants qui ont succombé en 1834 étaient nourris au biberon (Haran).

La même année, on constate encore une augmentation de mortalité par l'allaitement artificiel dans d'autres départements. Dans l'Eure-et-Loir, la proportion des décès est 20,82 pour 100 chez les enfants élevés au sein, et 34,44 pour 100 chez ceux élevés au biberon. Dans la Nièvre, les moyennes 4,51 pour 100 et 11,13 pour 100 sont plus faibles, mais l'allaitement artificiel est toujours le moins favorisé comme résultats.

En France, il y a cependant des cantons, où l'allaitement maternel est fort en usage. Celui de Fréjus, par exemple, et où la mortalité infantile atteint encore 30 pour 100. Que penser de ce chiffre, quand on voit, en 1881, à Yvetot, 41 enfants, élevés tous sauf un, par l'allaitement artificiel, fournir un total de 4 décès, soit 2,43 pour 100 ?

Dans le district de surveillance du D° Camerer, en Wurtemberg, 33 pour 100 seulement des nourrissons étaient nourris au sein. Leur mortalité était de 13,5 pour 100, tandis que la mortalité de l'allaitement artificiel s'élevait à 42,7 pour 100. Dans la Basse-Bavière, où l'allaitement maternel est devenu une exception, la mortalité des nourrissons atteint la proportion énorme de 50 pour 100. Dans la Haute-Franconie, au contraire, remarque Uffelmann, malgré le peu d'aisance et la rigueur du climat, la mortalité est moitié moindre. Le nombre des enfants soumis à l'allaitement maternel est aussi bien plus considérable.

D'après la statistique de Frank, la mortalité d'un jour à un an aurait été à Munich :

| Années | Mortalité pour 100 des enfants allaités | | Total des morts |
	Au sein	Artificiellement	
1868	10,6	89,4	2804
1869	16,1	83,9	2539
1870	17,6	82,4	2986

Russow a fait 900 déterminations de poids et de longueur sur des enfants plus grands dont 2/3 avaient été nourris par l'allaitement naturel et 1/3 par l'alimentation artificielle, pendant la première année. Il conclut des résultats obtenus que l'influence différente de l'alimentation naturelle et de l'alimentation artificielle continue à montrer ses effets sur le développement du corps, même après la première enfance (Gerhardt).

Ces résultats sont confirmés par les recherches de Routh qui donne les chiffres suivants, comme représentant le développement physique de l'enfance en Angleterre.

Enfants	Belle croissance	Croissance moyenne	Mauvaise croissance
Élevés au sein	62	23,3	14
Élevés au sein et au biberon.	26,8	26,3	43
Élevés au biberon ou soumis à un sevrage prématuré.	10	26	64

Ces résultats prouvent l'infériorité manifeste de l'allaitement artificiel comparé à l'allaitement mixte, mais il ne faut pas l'en rendre uniquement responsable.

A côté des mauvaises séries, il y a aussi les bonnes. Elles prouvent que, dans l'allaitement artificiel, la manière dont il est dirigé peut modifier très sensiblement les résultats.

Causes des insuccès. — L'allaitement artificiel échoue souvent dans des conditions en apparence excellentes, par le fait de cette alimentation mixte et prématurée qu'on a le tort de regarder comme le corollaire obligé de ce mode d'allaitement.

En outre, l'analyse des nombreuses statistiques, mises en avant pour combattre l'allaitement artificiel, montre que l'immense majorité des insuccès appartient à l'une des quatre catégories suivantes : 1º nourrissons des établissements hospitaliers où le personnel est toujours insuffisant; 2º nourrissons élevés loin de toute surveillance par des nourrices à la campagne; 3º nourrissons confiés à des familles très pauvres; 4º enfants illégitimes. Toutes catégories où le manque de soins et l'alimentation prématurée favorisent puissamment l'éclosion de maladies mortelles, mises ensuite sur le compte exclusif du biberon.

Dans de telles conditions, au dehors, chez une mercenaire, le danger est bien plus grand que dans le cas où le biberon est employé sous la direction maternelle. Les mères apportent des soins, éclairés par leur amour, à l'entretien de la propreté, à l'emploi du lait non aigri, etc. Les femmes, dont c'est le métier, ne s'inquiètent pas de toutes ces minuties. L'enfant a son affaire, il ne crie plus, il boit sans cesse, qu'est-ce qui lui manque? La bonne femme, mal payée, va gagner sa vie dans les travaux de la campagne. Telle est la cause principale de la mort des enfants. On observe que dans les pays où les éleveuses restent plus à la maison, surveillent mieux les nourrissons par conséquent, en Normandie par exemple, la mortalité du premier âge est beaucoup moindre que dans les endroits où elles travaillent à la culture (Danis).

Par la pratique, certaines femmes finissent par acquérir

une très grande expérience qu'une jeune mère ne peut pas acquérir d'emblée, tant au point de vue de l'allaitement que du sevrage. Cela nous explique pourquoi, dans la Seine-Inférieure, d'après Aubert, les enfants élevés au biberon meurent dans la proportion de 20 pour 100, depuis la naissance jusqu'à deux ans, tandis que ceux élevés au biberon par leur mère, succombent dans la proportion un peu plus forte de 21.66 pour 100.

J'ai dit, à plusieurs reprises, que les mauvais résultats de l'allaitement artificiel sont surtout dus à une alimentation prématurée du nourrisson. Le Dr Séjournet (de Revin) a fait connaître un procédé pour convaincre les nourrices de mensonge lorsqu'elles nient avoir donné une alimentation étrangère aux enfants, qui a entraîné ses mauvais résultats habituels. Dans cinquante observations, dont il expose le relevé, ce praticien a remarqué que, lorsque la mensuration du ventre, prise au niveau de l'ombilic, dépasse de quelques centimètres le diamètre de la poitrine, pris au niveau des mamelons, c'est que l'alimentation est irrégulière. Dans l'état normal, en effet, la circonférence de la poitrine doit dépasser celle du ventre de 2 à 3 centimètres, ou tout au moins lui être égale.

Pour Paris et les grandes villes, où le lait est transporté d'établissements situés à de grandes distances, Bouchardat a fait remarquer que les mauvais résultats du biberon sont souvent imputables non point à la méthode, mais à la qualité du lait employé. Ce lait administré après développement notable de la fermentation lactique devient alors un produit des plus indigestes et une cause d'entérite. C'est ainsi que s'explique l'élévation du chiffre de la mortalité, par suite d'athrepsie et de diarrhée, chez les enfants nourris au biberon pendant les mois les plus chauds de l'année. La chaleur n'est pas directement nuisible à l'organisme infantile. On sait qu'elle est favorable aux individualités affaiblies et à la vieillesse. Mais une température élevée favorise la fermentation lactique, et c'est cette cause seule qui provoque les accidents.

Remarquons, à ce sujet, que les statistiques où l'écart entre les résultats fournis par l'allaitement naturel et l'allaitement artificiel est le plus accusé, remontent toutes à une période relativement ancienne. C'était, avant l'organisation du service de protection du premier âge, la vulgarisation des éléments d'hygiène infantile dans les familles, enfin, avant la découverte par la bactériologie, des modifications opérées dans le lait par nombre de microorganismes saprophytes ou pathogènes.

La statistique du Dr Savouré Bouville, dans son rapport au Préfet de l'Eure, vient à l'appui de ce sentiment. En 1887, la mortalité des enfants élevés au biberon, dans l'Eure, n'a été que de 6,20 pour 100.

Bons résultats. — Le nombre des enfants que j'ai vu prospérer par l'allaitement artificiel, dit Hervieux, est assez considérable. Les enfants de ma mère ont été élevés ainsi et ils sont tous vivants, et cependant je demeure l'ennemi de ce mode d'allaitement, parce que le chiffre de ses revers l'emporte sur celui de ses succès.

Perron (de Besançon), après avoir combattu l'allaitement artificiel, dans un travail adressé à l'Académie de médecine, finit en déclarant, que par des circonstances particulières, il avait dû élever tous ses enfants, au nombre de sept au biberon, et qu'ils sont aujourd'hui tous vigoureux et d'une santé parfaite.

Ce même praticien a fait connaître une femme qui avait heureusement élevé près de cent enfants au biberon. L'inscription de sa pierre tumulaire, dans le cimetière de Besançon rappelle ses succès : ci-gît..., qui fut nourrice de quatre vingt-seize enfants.

Sur 19 nourrissons confiés à la même éleveuse, Nonat n'a compté que deux décès, et Decaisne sur 26 autres n'a vu que trois décès en deux ans.

Le Dr Aubert a cité, dans son excellente *Monographie du sevrage*, 21 nourrices ayant élevé chacune de 18 à 75 nourrissons par l'allaitement artificiel, en tout 743 enfants : soit en moyenne 35,4 par nourrice, sur ce nombre, 42 seulement sont décédés chez les nourrices, soit 5,65 pour 100, tous les autres ont été remis aux parents en bonne santé.

Guéniot a signalé l'exemple d'une marchande au bazar, qui parvint à élever sept enfants par le même moyen, et cela en pleine capitale. Tout près de Paris, d'après le même auteur, à Viroflay, se trouve une dame R..., qui, depuis 1878, sur 11 enfants allaités par elle à l'aide du biberon, n'en a pas perdu un seul. Une dame C..., ancienne infirmière de l'hospice des Enfants-Assistés, actuellement établie dans les environs de Coulommiers, sur cinq enfants dont elle a eu charge, est parvenue à en sauver quatre, malgré l'emploi exclusif du biberon. Guéniot a encore accouché, en juillet 1883, une dame dont les sept enfants avaient été nourris au biberon, l'un d'eux n'avait même absorbé que du lait suisse concentré.

Durand-Desmons dans son rapport de 1887, signale deux nourrices ayant élevé 58 enfants dont 8 seulement ont succombé.

L'allaitement artificiel, bien compris et intelligemment pratiqué *avec du lait exclusivement*, parait constituer, dit J. Guérin, dans beaucoup de cas où l'allaitement maternel est impossible ou défectueux, une ressource des plus précieuses. Dans beaucoup de cas, il est bien supérieur à l'allaitement maternel.

Dans les conclusions de son rapport annuel de 1880 à l'Académie de médecine, Devilliers exprime à peu près les mêmes idées. L'allaitement artificiel pratiqué dans de bonnes conditions, chez des enfants robustes, issus de parents sains, donne chez soi et surtout à la campagne, des résultats excellents et certainement supérieurs à l'allaitement au sein par des nourrices habitant leur pays, vivant avec leurs maris et médiocrement rétribuées. Loin de la surveillance de la famille, il donne des résultats inférieurs à l'allaitement au sein pratiqué dans les mêmes conditions. Dans une grande agglomération d'enfants, l'allaitement artificiel leur fait certainement courir les plus grands dangers, et entraîne plus souvent la mort, quelles que soient les précautions prises et les mesures hygiéniques adoptées. Sur ce dernier point, je ne partage pas le sentiment de l'honorable académicien.

En surveillant l'administration du lait *stérilisé* à un nourrisson, en se conformant strictement aux règles de l'hygiène, on obtient, même dans les agglomérations les plus considérables, des résultats au moins équivalents à ceux que donne l'allaitement maternel.

A distance, l'allaitement artificiel comme l'allaitement naturel donne des résultats variables, suivant l'âge du nourrisson, au moment où il est institué.

Le danger de mourir par jour pour un enfant légitime confié à une nourrice au sein augmente, lorsqu'on confie l'enfant à la nourrice à un moment plus éloigné de la naissance (de 8 à 30 jours). Il est donc indiqué de placer l'enfant qui doit être élevé exclusivement au sein dans la première semaine après la naissance.

Le danger de mourir par jour pour les enfants légitimes placés au biberon est d'autant plus grand que l'on confie l'enfant à une nourrice à un moment plus rapproché de la naissance. Il est donc nécessaire, si l'on veut sauvegarder la vie des enfants, de ne les confier, aux éleveuses au biberon, que du 31 au 90ᵉ jour après la naissance.

Les mêmes déductions sont vraies pour les enfants illégitimes, avec cette aggravation que le danger est beaucoup plus grand : il est double et presque triple, lorsque le placement est effectué du 1ᵉʳ au 15ᵉ jour de vie, si l'enfant est élevé au sein. Si, au contraire, l'enfant est élevé au biberon dans la première semaine de vie, le danger de mourir est presque égal à celui auquel est exposé un enfant malade placé à l'hôpital (Ledé).

Conclusions. — En résumé pour conclure ce débat, l'allaitement artificiel, quoique inférieur en général aux autres allaitements, n'est pas aussi·mauvais qu'on le représente. Il peut être employé, et donner des succès aussi nombreux que l'allaitement par les nourrices, auquel aujourd'hui je le préfère, s'il est convenablement dirigé. La meilleure preuve est dans les résultats que nous a fait connaître Valette, de l'application de la loi Roussel dans le Calvados, où les 19,20 des enfants sont nourris au biberon. La mortalité infantile, d'un jour à vingt-quatre mois, qui était de 20,83 pour 100 en 1869, est tombée successivement à 7,20 pour 100 sur 1985 nourrissons en 1880 (la même année elle était de 33,75 pour 100 dans l'Eure-et-Loir) ; à 5,84 pour 100 sur 2669 enfants en 1881 ; et à 5,49 pour 100 en 1882 sur 3367 nourrissons placés. En ne prenant pour plus de commodité que le chiffre de la mortalité d'un jour à un an, la proportion augmente un peu 11,55 pour 100 en 1880, 10.22 pour 100 en 1881, 10,72 pour 100 en 1882, 11,56 pour 100 en 1883. Stapfer fait observer que ces moyennes sont égales ou même inférieures à celles du département de la Creuse, où les enfants sont élevés au sein.

Sordes a également obtenu d'excellentes moyennes dans le département du Rhône. Depuis l'application de la loi Roussel, la mortalité des enfants surveillés par lui, dont les 19/20 sont élevés au biberon, est tombée de 46 pour 100 en 1879 à 8,25 pour 100 en 1881, à 5,50 pour 100 en 1882, et 3 ou 4 pour 100 en 1883.

Quelle éloquente réponse aux détracteurs systématiques de l'allaitement artificiel !

III. CAUSES MORBIDES

CAUSES MORBIDES. — Depuis quelques années, on a recherché avec plus de soin la nature des affections qui emportent les nourrissons, dans la première année de leur naissance.

J'ai relevé les causes de mortalité d'un jour à un an, à Paris, dans les années 1881, 1882, 1883, 1884 et 1885. Elles sont les suivantes :

MOUVEMENT DE LA POPULATION

Années	1881	1882	1883	1884	1885
Population	2.239.928				
Natalité	60.856	62.581	64.536	63.840	61.400
Mortalité générale. . . .	57.066	58.702	56 707	56.970	54.616
Mortalité de 1 jour à 1 an.	10.180	10.541	10.282	9.970	8.897

Maladies

	1881	1882	1883	1884	1885
Rougeole.	198	236	250	359	397
Coqueluche	216	92	294	118	99
Encephalite	3	9	1	8	4
Méningite.	653	665	758	698	569
Convulsions	653	757	716	641	555
Congestions cérébrales . .	40	34	30	37	23
Bronchite aiguë	841	857	826	690	639
Bronchite chronique . . .	87	86	73	64	56
Tuberculose pulm	51	56	46	29	55
Autre tuberculose. . . .	47	48	49	51	140
Pneumonie	503	562	591	505	541
Congestion pulmonaire . .	36	37	39	35	»
Pleurésie	6	3	2	6	6
Gast.-entér. athrep . . .	4.380	4.510	4.357	4.369	3.715
Péritonite.	9	7	8	3	6
Mal de Pott	4	2	1	»	1
Maladies des os.	6	10	9	9	5
Tumeurs blanches. . . .	»	4	5	9	4
Scrofule	19	19	23	17	18
Débilité congénitale . . .	1.387	1.455	1.270	1.278	1.140

Ley estime que, chez les nourrissons de Paris et de la banlieue, le nombre des maladies des voies digestives est 4,87 pour 100, celui des maladies des voies respiratoires 2,34 pour 100, celui des maladies du système nerveux 1,83 pour 100, celui des maladies épidémiques 1,48 pour 100 chez les enfants surveillés. Sur cent décès, il en attribue aux maladies :

Des organes digestifs	50
Des voies respiratoires	24
Du système nerveux	19
Épidémiques	5
Autres causes	5

Blache donne pour la mortalité de 4925 nourrissons surveillés de Paris en 1887, une mortalité de 363, soit 7,37 pour 100, dont 38 pour 100 ont succombé à des affections gastro-intestinales, et 24 pour 100 à des affections du système nerveux. Ces décès par maladies du système nerveux atteignent chaque année une proportion plus élevée : Blache est porté à y voir une certaine corrélation avec l'accroissement signalé dans le nombre des aliénés et des alcooliques.

Pour Lyon, Delore nous fournit quelques documents intéressants. Dans le II\u1d49 arrondissement, en 1869, il y a eu 2838 naissances et seulement 126 décès, soit 4,4 pour 100. Mais cette proportion est complètement fausse; car Lyon est une ville ouvrière, et à ce titre, elle est peu capable de nourrir ses enfants, et les envoie dans les campagnes où leur mortalité est inconnue.

Voici le diagnostic médical porté sur les certificats de décès :

Débilité congénitale	21
Entérite	52
Bronchite, pneumonie	29
Convulsions, méningite	15
Affections diverses	9
	126

A la *Charité* de Lyon dans la même année,

	Enfants illégitimes	Enfants légitimes
Débilité congénitale	63	16
Entérite	59	37
Bronchite, pneumonie	7	8
Affections diverses	32	4
Méningite	»	8
	161	73

Pour Lille, Wintrebert nous donne les proportions suivantes de 1853 à 1877, sur les causes des décès de la première année :

Causes morbides	1853-1858		1860-1865		1872-1877	
	Total des décès	Proportion pour 100	Total des décès	Proportion pour 100	Total des décès	Proportion pour 100
Affections des centres nerveux.	672	26.59	991	19.45	981	11.82
— des organes respirat.	445	17.60	1.044	20.49	1.400	16.86
— des organes digestifs.	631	24.96	1.871	36.72	3.677	44.30
Fièvres éruptives.	92	3.64	199	3.96	429	5.07
Débilité, diathèses.	638	25.24	941	18.47	1.468	17.68
Total des décès de 1 jour à 1 an.	2.527		5.094		8.300	

En ne tenant compte que de la période la plus récente (1872-77), il y aurait dans la première année à Lille sur la totalité des décès :

Près de 1/2 des enfants emportés par affections gastro-intestinales;
1/6 par suite d'affections des organes respiratoires;
Un peu plus de 1/6 par suite de débilité;
1/8 par suite d'affections des centres nerveux;
Enfin 1/20 par suite de fièvres éruptives.

Dans le département de Seine-et-Marne, en 1886 et 1887

J. ROUVIER, Hygiène de la prem. Enfance.   26

la statistique de Durand-Desmons donne les proportions suivantes, sur 100 décès :

	1887	1886
Maladies appareil digestif	54	61
— organes respiratoires	19	15
— centres nerveux	15	11
— éruptives	1,6	1,8
— diverses	10,4	11,2
	100,0	100,0

Dans la ville de Bar (Meuse), sur 250 décès survenus dans une période de quatre ans, chez des enfants de 0 à 1 an, 66 ont eu lieu par affections cérébrales, 32 par affections des voies respiratoires, 55 par anémie, et 70 par affections intestinales dues certainement à un défaut d'allaitement.

A Marseille, d'après les relevés de la mortalité infantile, de 1882 à 1886 compris, il résulte que les maladies les plus meurtrières sont par ordre de fréquence : 1° les maladies du système nerveux, méningite et convulsions ; 2° les maladies de l'appareil respiratoire : pneumonie, bronchite, broncho-pneumonie, phtisie ; 3° les fièvres éruptives : variole, rougeole, scarlatine ; 4° les maladies des organes digestifs : athrepsie, entérite, diarrhée, lientérie ; 5° la débilité congénitale ; 6° le croup et la diphtérie ; enfin, 7° la fièvre typhoïde, le choléra, la coqueluche et la syphilis congénitale.

Dans les neuf communes groupées autour de l'étang de Berre, dans les Bouches-du-Rhône, le Dr Sanguin estime à un bon tiers des décès les maladies causées par le climat et dont tous les enfants sont tributaires. En tête de celles-ci outre les maladies intestinales, figure la pneumonie dont les ravages sont effrayants, car la plus légère imprudence, un simple oubli suffisent pour engendrer une bronchite qui, à première vue bénigne, dégénère, neuf fois sur dix, en pneumonie lobaire. Les méningites par suite d'insolation et les convulsions sont aussi assez fréquentes.

A Lunel, dans l'Hérault, d'après le Dr Védel, les maladies intestinales comptent pour près de moitié dans les causes de mort par vices de l'alimentation, en été surtout, puis les broncho-pneumonies, en hiver.

Kuborn a publié, à l'aide des statistiques dressées par le Bureau d'hygiène de Bruxelles, placé sous la direction du Dr Janssens, les causes de la mortalité infantile de 0 à 1 an, dans cette ville, pendant la période 1863-1874.

Sur un total de 15.807 décès dans la première année de la vie, il y a par :

Variole		438
Rougeole.		185
Scarlatine.		79
Angine couenneuse	69	269
Croup	200	
Coqueluche		172
Rachitisme		55
Scrofule		414
Syphilis (1871-74)		85
Affections tuberculeuses.		1133
Cerveau.	857	
Poitrine.	274	
Abdomen	1002	
Affections aiguës des voies respiratoires .		1353
Bronchites.	798	
Pneumonies	522	
Pleurésies	33	
Maladies non organiques des voies digestives		600
Entérite	297	
Gastrite.	44	
Muguet.	189	
Ictère	70	
Convulsions		2223
Débilité congénitale		2334
Hydrocéphalie et spina bifida		101

D'après un savant médecin belge, M. Meynne, il y aurait dans son pays, d'après les recensements officiels 1851-55 :

	Total des décès	Décès 0 jour à 1 an
Affections gastro-intestinales . . .	10.223	4.321
Croup.	5.322	3.200
Convulsions.	13.245	9.842
Variole	2.381	803
Scarlatine	3.406	712
Rougeole	2.947	1.134
Méningites	7.058	1.806
Bronchites et catarrhes.	13.101	4.321
Pneumonies et cong. pulm. (années 1856 à 1858).	11.431	1.144
Phthisie (1851-1855).	79.944	2.236
Coqueluche	6.731	3.575

A Athènes, les 5157 décès d'enfants d'un jour à un an, relevés par Zimis, pendant la période 1869-78, sont ainsi répartis :

Affections du tube digestif.		1764
Marasme, athrepsie		317
Affections aiguës des voies respiratoires .		935
Méningite, encéphalite.	459	672
Convulsions	213	
Débilité congénitale		679
Variole	23	
Rougeole.	18	75
Scarlatine.	34	
Coqueluche		75
Diphtérie, croup		78
Fièvre typhoïde		12
Malaria		31
Tuberculose des poumons	40	
— des méninges	47	109
— du mésentères, ...	22	
Tétanos		35
Œdème		21
Syphilis congénitale		17
Rachitisme		2
Autres causes		326
Mort-nés		9
		5157

En Norvège, sur 100 décès, de cause spécifiée, chez les nourrissons, les affections zymotiques (scarlatine, rougeole, coqueluche, diphtérie et croup), figurent pour une proportion de 24,9, soit à peu près un quart ; les affections aiguës des voies respiratoires (bronchite, pneumonie, pleurésie), pour une proportion de 25,9 ; les affections cérébrales et du système nerveux (méningite, hydrocéphalie, convulsions), pour une proportion de 27,7. L'entérite aiguë fournit 14 décès pour 100. L'appoint centésimal est formé par la scrofule, la phtisie, l'entérite tuberculeuse et la syphilis, qui à elle seule donne 3,4 pour 100 décès classés (Vacher).

La faible mortalité par l'entérite, dans la première année en Norvège, s'explique par la rareté de l'allaitement artificiel et la généralité de l'allaitement maternel.

Entérite. — Pour Marseille, E. Gibert a relevé les chiffres suivants concernant les décès par entérite, du 1er janvier 1874 au 31 décembre 1879 :

Années	De 0 j. à 8 j.	De 8 j. à 1 m.	De 1 à 2 m.	De 2 à 12 m.
1874	8	32	22	143
1875	6	38	17	141
1876	10	48	22	121
1877	7	40	25	126
1878	»	62	26	149
1879	4	40	25	137
	35	260	137	817

En les rapportant au chiffre total, 2282 de morts par entérite dans la même période, constatées chez les enfants depuis la naissance jusqu'à 10 ans, on trouve les proportions suivantes par âge : 1,34 pour 100 de 0 à 8 jours ; 11,39 pour 100 de 8 jours à 1 mois ; 6 pour 100 de 1 à 2 mois ; 35 pour 100 de 2 à 12 mois, soit 1249 décès (54,73 pour 100) pendant la première année de l'existence.

Pour les enfants naturels, à l'hôpital de la Conception à Marseille, la scène change ; la proportion est bien supérieure :

Années	de 0 j. à 8 j.	de 8 j. à 1 m.	de 1 à 2 m.	de 2 à 12 m.	de 1 an à 10 ans	Total	Admis ou nés à la Maternité
1874	34	86	15	8	»	143	343
1875	22	73	9	4	»	108	346
1876	31	87	9	10	»	137	364
1877	34	97	17	1	»	149	370
1878	31	121	25	23	1	201	371
1879	34	138	23	15	»	210	380
1880 1er trimestre.	32	86	12	12	1	143	246
Totaux. .	218	688	110	73	2	1.091	2.420

Ces moyennes paraîtront certainement trop faibles, si on les compare à celles qu'a obtenues pour la même ville, en 1882-1883, notre regretté collègue Albenois.

Sur 4109 décès de 0 jour à 10 ans en 1882, et 4631 décès de 0 jour à 2 ans en 1883, il y en a par athrepsie, diarrhée, entérite ou lientérie :

	1882	1883
De 0 jour à 8 jours.	31	21
— 8 jours à 1 mois	180	169
— 1 — à 2 —	62	57
— 2 — à 3 —	33	51
— 0 — à 3 — (1er trimestre) . .	306	298
— 4 — à 6 — (2e —) . .	69	79
— 7 — à 9 — (3e —) . .	74	86
— 9 — à 12 — (4e —) . .	83	93

Sur 2208 décès pour affections du tube digestif, relevés à Athènes par Zinnis, dans la période 1869-1878, chez des enfants de 0 à 5 ans, 1764 (80 pour 100) avaient trait à des enfants de la naissance à 1 an, et 1248 (56 pour 100) se sont produits pendant les quatre mois les plus chauds, mai, juin, juillet et août.

« En Angleterre, dit Fenton, la diarrhée, à elle seule, fait succomber chaque année 20.000 enfants ; son action ne s'accuse nulle part comme dans les villes manufacturières. Coventry, à cet égard, offre un exemple remarquable. De 1850 à 1859, l'industrie rubanière y était si florissante que le travail des femmes était très recherché : dans cette période décennale la diarrhée occasionnait 3 décès 1/2 sur 100 naissances annuelles. A la suite du traité de commerce avec la France, les rubaniers de Coventry ne purent pas soutenir la concurrence ; aussi de 1860 à 1869 n'y eut-il plus, parmi les enfants, que 1 décès dû à la diarrhée sur 100 naissances. Survient la guerre de 1870, qui ranime l'industrie de Coventry et oblige de nouveau les manufacturiers à faire appel aux ouvrières. Aussitôt, dans l'automne 1870, la mortalité de la diarrhée s'élève à 5 pour 100. Mais bientôt les rubaniers français reprennent possession du marché, et Coventry ne compte plus de 1871 à 1879 que 0,95 décès par diarrhée sur 100 naissances. »

Cette gravité exceptionnelle de l'entérite en été, chez les enfants élevés au biberon, se retrouve en Saxe.

Du 11 juillet au 25 septembre 1886, il a succombé à Dresde 663 enfants au-dessous d'un an. La cause de la mort a pu être établie pour 616, dont 580 ont été emportés par la diarrhée, et 36 par des convulsions primitives. Sur 479 décès diarrhéiques pour lesquels on possède des informations détaillées, 19 seulement étaient élevés au sein (Meinert).

En Bavière, la mortalité par entérite du premier âge emporte sur 100 nourrissons 28,5 à Munich, 35,6 à Nuremberg, et dans la Haute-Bavière jusqu'à 40 et 50 (Rhem).

A Buenos-Ayres, sur 3888 décès d'un jour à un an, en 1891, les affections intestinales figurent pour 1322 cas, soit près de 33 pour 100 du chiffre total de cette période :

Décès	De 0 a 30 jours	De 0 à 12 mois	Totaux
Athrepsie	73 cas	295 cas	683 cas
Choléra infantile . . .	1 —	22 —	23 —
Entérite	39 —	260 —	299 —
Entéro-colite	7 —	74 —	81 —
Gastro-entérite . . .	38 —	513 —	551 —
Totaux	158 cas	1164 cas	1322 cas

Toutes ces statistiques montrent la quantité considérable d'enfants emportés par l'entérite ou l'athrepsie. Devilliers classant par ordre de fréquence les grandes causes de la mortalité infantile donne aussi le premier rang aux affections intestinales ; il place ensuite : 1° la débilité congénitale ; 2° les affections des voies respiratoires ; 3° les maladies du système nerveux.

Affections des voies respiratoires. — Dans les pays très accidentés comme la Haute-Saône, la Haute-Loire, le Puy-de-Dôme qui sont couverts de montagnes élevées, de même que dans les Bouches-du-Rhône, où la surface du sol est balayée par des vents violents du nord-ouest (mistral) qui font contraste avec la chaleur du soleil sous un ciel presque constamment découvert, il existe dans la même journée des variations extrêmes de température, contre lesquelles les habitants, qui y sont accoutumés, ne prennent pas pour leurs jeunes enfants, toutes les précautions nécessaires. Aussi est-ce dans ces dernières contrées surtout, que ceux-ci succombent le plus fréquemment aux maladies de la gorge et de la poitrine. Les docteurs Langlois (du Puy), Gallice (de Langeac), Roques (de Salon), Sanguin (de Saint-Chamas), font ressortir spécialement cette cause de mortalité (Devilliers).

Dans les départements situés au nord du 45e degré de latitude, ces maladies semblent dominer plus spécialement pendant l'hiver, tandis que dans ceux qui s'étendent au sud de cette ligne isothermique, elles se développent en toute saison, à cause des variations brusques de la température.

Sur 1384 décès d'enfants âgés de moins de cinq ans, à Athènes, dans la période 1869-1878, décès consécutif à des

affections aiguës des voies respiratoires 935 (67 pour 100).
D'après Zinnis, ont eu lieu dans la première année après
la naissance. Ils se répartissent ainsi d'après les saisons :

Hiver	497	Été	286
Printemps	382	Automne	219

A Buenos-Ayres, en 1891, sur les 3888 décès d'un jour
à un an, je relève pour les affections des voies respiratoires
651 cas.

Décès	De 0 à 30 jours	De 1 à 12 mois	Totaux
Bronchite	48 cas	184 cas	232 cas
Broncho-pneumonie	12 —	185 —	197 —
Congestion pulmonaire	5 —	10 —	15 —
Coqueluche	3 —	» —	3 —
Hémorragie pulmon.	1 —	» —	1 —
Pleurésie	» —	9 —	9 —
Pleuro-pneumonie	1 —	6 —	7 —
Pneumonie	21 —	166 —	187 —
TOTAUX	91 cas	560 cas	651 cas

Fièvre palustre. — Sauf dans la statistique de Zinnis,
dans l'énumération des causes de mortalité ne figure point
la fièvre paludéenne. Elle fait pourtant de nombreuses
victimes dans la première enfance. En Syrie, j'en ai observé
de nombreux exemples. Dans le cours de la première année,
elle est des plus meurtrières, il suffit en effet d'un ou deux
accès pour faire apparaître la cachexie.

Regy et Dellon, dans un intéressant rapport adressé au
Conseil général de l'Hérault, sur l'assainissement du littoral
de ce département, ont figuré dans une carte biométrique,
le coefficient de mortalité des parties saines et des parties
marécageuses de cette région, et ils ont montré que le coefficient de la mortalité générale d'un jour à dix ans, étant
représenté par 31,2, s'élève à 40,8 en moyenne pour cinq
localités palustres, tandis qu'à côté d'elles quatre localités
non marécageuses ne fournissent qu'un coefficient moyen de
26 seulement. Lombard (de Genève), Villermé ont aussi
constaté que dans les pays marécageux, les enfants d'un jour

à dix ans succombent en plus grand nombre dans la saison chaude.

A Buenos-Ayres, en 1891, sur les 3888 décès de 0 jour à un an, la fièvre palustre ne figure que pour 5 cas, je crois ce chiffre trop faible.

Tuberculose. — L. Landouzy dans ses recherches sur la mortalité parisienne de 1881 à 1885 regarde le nombre de décès déclarés tuberculeux comme beaucoup au-dessous de la réalité. Il croit que beaucoup de décès enregistrés sous d'autres dénominations sont occasionnés par la diathèse tuberculeuse. Se basant sur diverses appréciations de pathologie générale, il arrive à conclure : 1° qu'il meurt de tuberculose, entre un jour et un an, un bébé sur 6 ; 2° que cette proportion devient 1/4 entre un an et deux ans ; 1/3 de trois à cinq ans ; 3° qu'en somme la léthalité tuberculeuse s'accroîtrait d'année en année jusqu'à trois ans, époque à laquelle elle resterait stationnaire jusqu'à la fin de la cinquième année.

A l'hôpital Tenon au lieu de 1 décès sur 5,7 de tuberculose d'un an à deux ans, il y a 1 décès sur 3,6, par tuberculose, d'après les autopsies.

La proportion des décès de nourrissons par tuberculose varie beaucoup avec les conditions hygiéniques auxquelles ils sont soumis. Ainsi à Hazebrouck et Dunkerque, pays de bon lait et de bonnes mères nourrices, les tubercules y sont rares, d'après Aubert, et la méningite moins fréquente que dans la campagne de Lille, où, à l'époque du sevrage, aux quatre premières dents, on rencontre ces affections plus fréquemment que dans les villes du littoral.

A Buenos-Ayres, en 1891, dans la statistique déjà citée de 3888 décès dans la première année, la tuberculose ou consomption et autres affections tuberculeuses, ne figurent que pour 59 cas, chiffre évidemment trop faible pour être exact.

Syphilis. — A Bruxelles, Kuborn a constaté pour la

syphilis une mortalité de 1,69 pour 100 décès dans la première année de la vie.

A l'hospice des Enfants-Abandonnés, de Milan, le D' Griffini relève sur 157 enfants soupçonnés atteints, 11 guérisons, 10 en traitement, 136 décès. Sur 84 évidemment syphilitiques, 28 guérisons, 5 en traitement, 51 décès. Pour le même laps de temps, 48 nourrices infectées étaient dans le service.

A l'hôpital des Enfants-Trouvés de Bordeaux (1856-61), sur 2719 admissions 77 enfants, 28 pour 100 ont présenté les accidents les plus manifestes de syphilis secondaire et sur ce nombre 76 décès ont été notés avant le sixième mois.

A Buenos-Ayres en 1891, 56 décès de la première année sur 3888 sont dus à la syphilis.

IV. Influence des Parents

Légitimité et illégitimité. — *Législation du mariage.* — Suivant l'abbé Gaillard, les lois restrictives du mariage multiplient les naissances illégitimes. En Bavière, depuis que ces lois ont été abrogées, le nombre des naissances illégitimes diminue, d'après Jacques Bertillon, mais lentement, comme toutes les mauvaises habitudes. Dans quelques cantons suisses où, par une philanthropie mal éclairée, on a voulu interdire le mariage aux individus trop pauvres pour pouvoir élever une famille, le résultat a été aussi fâcheux qu'en Bavière.

Villes et campagnes. — Les enfants illégitimes fournissent une mortalité bien supérieure à celle des enfants légitimes. Husson donne les proportions suivantes : mortalité pour l'ensemble des naissances annuelles 17.51 pour 100 ; légitimes 15,36 pour 100 ; illégitimes 35.42 pour 100. Elle varie suivant les villes et les campagnes.

Sur 1000 enfants âgés	Villes						Campagnes						France entière					
	Légitimes		Illégitimes		Ensemble		Légitimes		Illégitimes		Ensemble		Légitimes		Illégitimes		Ensemble	
	M	F	M	F	M	F	M	F	M	F	M	F	M	F	M	F	M	F
De 0 à 7 jours . .	24,25	19,23	46,8	39,8	27	21,6	31,35	24,63	67,3	57,7	33	25,95	29,1	22,8	63	45,55	30,8	24,42
I e 8 à 15 jours .	19,38	15,03	56,05	47,6	23,45	18,75	23,56	18,22	72,7	63,1	25,54	20,05	22,7	17,6	61,6	52,6	24,46	20,1
De 15 à 30 jours .	9,90	8,23	26,55	23,4	11,68	9,92	10,93	9,15	40,5	35,05	12,04	10,15	10,65	8,95	30,7	27,08	12,04	10,2
De 0 à 1 mois . .	66	52,7	63	140	76,7	62,6	80	63,6	232,5	198,2	86	69	76	60,7	184,6	158,8	83,7	67,6
De 1 à 3 mois .	19,16	16,08	35,35	30,93	20,87	17,66	19,23	16,05	65,9	56,3	20,9	17,5	19,05	16	43,05	37,6	20,63	17,6
De 4 à 6 mois .	12,60	10,04	18,17	15,95	13,17	11	11,36	9,5	39,56	35,12	12,26	10,28	11,59	9,6	23,07	20,63	12,32	10,31
De 7 à 12 mois .	10,56	9,4	10,37	9,64	10,54	9,94	7,72	6,83	24,4	31,35	8,22	7,29	8,56	7,54	13,7	12,43	8,81	7,86
Pour la 1re année entière	213	179,3	360	318	229	195	206.1	171	634	553	221,8	195,6	207,3	173	432	381	223	187,5

Ce tableau de Bertillon donne le nombre de décès pour 1000 vivants de chaque catégorie. Dans la durée de la semaine moyenne, les deux dernières de chaque mois comptent huit jours.

En France, comme le démontre le tableau de Bertillon ci-
dessus, la mortalité des illégitimes est le double de celle
des légitimes. On remarquera qu'elle est surtout accusée
dans les campagnes.

Les moyennes sont en effet les suivantes :

```
Villes.  . . . . . . . . .  M. L. 21,3    M. I. 36,0
  —      . . . . . . . . .  F. L. 17,93   F. I. 31,8
Campagnes. . . . . . . .    M. L. 20,61   M. I. 63,4
  —      . . . . . . . .    F. L. 17,10   F. I. 55,3
```

Ces moyennes si défavorables dans les campagnes, où
cependant les conditions hygiéniques sont supérieures à celles
des villes s'expliquent aisément.

Dans les villages et les petits centres de population, tout
le monde se connaît. Par suite, une fille ne peut commettre
une faute, et devenir enceinte, sans que tous ne soient bientôt au courant de sa position. De là, une situation qui devient
intolérable pour la malheureuse pendant sa grossesse. L'enfant viendra au monde dans des conditions bien inférieures à
celles qui accompagnent les grossesses légitimes. A peine
né, il est un objet de répulsion pour tous, même pour sa mère.
Entouré de moins de soins, il succombe plus facilement.

En 1873, sur 35.441 naissances, dans 837 communes, on
comptait 3026 enfants illégitimes, soit un peu plus de 1/11
du total, et le chiffre des décès de ces enfants atteint presque
le quart, soit 24 pour 100 du total des décès.

Si l'on compare la mortalité comparative d'après l'état
civil, par grandes divisions de la population, on obtient,
pour 1883, les résultats suivants :

```
Département de la Seine : légitimes .   165,4 décès pour 1000 naissances
  —              —        illégitimes.  177,9    —      —       —
Population urbaine .      légitimes .   167,5    —      —       —
  —              —        illégitimes.  270,8    —      —       —
Population rurale :       légitimes .   147,4    —      —       —
  —              —        illégitimes.  392,3    —      —       —
```

D'après cette statistique, tandis que la mortalité des enfants naturels, dans le département de la Seine est à peine supérieure à celle des enfants légitimes, elle l'emporte de 62 pour 100 dans la population urbaine, et de 163 pour 1000 dans la population rurale. Mireur explique cette singularité en faisant remarquer que le plus grand nombre des enfants illégitimes de Paris et des autres grandes villes sont envoyés dans les campagnes, d'où l'évaluation attribuée à ces dernières se trouve considérablement augmentée, tandis que celle de Paris et des autres villes est diminuée.

Moyennes de quelques villes et de quelques départements en France. — A Lille, Wintrebert a trouvé :

1° Que de 1860 à 1870 le rapport de la natalité illégitime à la natalité légitime est de 24,69 pour 100. Ce rapport s'élève à 25,28 pour 100 pour la période 1870 à 1878.

2° Que la mortalité des enfants illégitimes est beaucoup plus élevée que celle des enfants légitimes. Le rapport du nombre des décès des enfants illégitimes à celui des enfants légitimes étant en moyenne, dans la première année, de 1860 à 1870, 38,29 pour 100 au lieu de 24,69 pour 100, chiffre proportionnel à celui des naissances, et de 1870 à 1878 à 40 pour 100, soit à 160 décès illégitimes pour 100 décès légitimes à nombre égal de naissances.

3° Que cette mortalité est surtout plus considérable dans les premières semaines qui suivent la naissance, et surtout dans la deuxième où le rapport s'élève à 58,25 pour 100 de 1860 à 1870, la première donnant 43,33 pour 100, la troisième et la quatrième 48,93 pour 100, le deuxième et le troisième mois 46,49 pour 100. De 1870 à 1878, le rapport s'élève pour la deuxième semaine à 60 pour 100, c'est-à-dire que, si le chiffre des naissances illégitimes était égal à celui des légitimes, il y aurait 240 décès dans les premières contre 100 décès dans les secondes à cette époque.

4° Que cette mortalité des enfants illégitimes, quoique toujours supérieure à celle des enfants légitimes s'en rapproche beaucoup à partir du sixième mois ; le rapport du nombre de décès de chaque catégorie étant alors égal à 28,68 pour 100.

La proportion de mortalité des enfants illégitimes est de 19 pour 100 à Saint-Étienne, Saint-Geoirs et Amplepuis, de 25 pour 100 à Bourg, Vienne, Cavaillon, Montbrison, de 33 à 45 pour 100 à Châtillon-sur-Seine, Gray et Pertuis.

Dans le département de l'Hérault, le Dr Béringuier donne les proportions : 17 pour 100 pour les légitimes et 50 pour 100 pour les illégitimes. A la Maternité de Marseille, les moyennes seraient de 8.15 pour 100 et 16,66 pour 100.

Pour la ville de Marseille. Mireur publie les chiffres suivants concernant la période 1866-1885.

168.878 naissances légitimes . 39.057 décès 18.976 pour 100
27.955 — illégitimes. 7.854 — 29.239 —

D'après Aubert, la mortalité des enfants trouvés ou abandonnés ou orphelins pauvres et autres entretenus aux frais du département, a été de 70,74 pour 100 pour Bar-le-Duc et Verdun de 1847 à 1856. Elle est descendue à 44 pour 100, de 1865 à 1868, par suite de la distribution active de secours, du meilleur choix des nourrices sèches. En 1880, la mortalité des enfants naturels était encore remontée à 57 pour 100 pour Verdun, tandis que celle des enfants légitimes était de 31,73.

Dans les Vosges, en 1878, la mortalité des illégitimes était de 27,66 pour 100, celle des légitimes 17,45 pour 100.

Dans quelques départements, la mortalité pour 100 des enfants naturels a été beaucoup plus considérable. Husson (1866) cite les chiffres suivants :

Loire-Inférieure	90.50	Seine-et-Oise	69,23
Seine-Inférieure	87,36	Côte-d'Or	66,46
Eure	78.12	Indre-et-Loire	62,16
Calvados	78,09	Manche	58,66
Aube	70,27		

Dans l'Eure-et-Loir, la mortalité des enfants légitimes

était à la même époque 25 pour 100 ; celle des illégitimes 90 pour 100. Dans l'Yonne, les moyennes sont un peu plus basses 22 et 85 pour 100.

On remarquera que ces départements sont ceux qui fournissent le plus de nourrices à nos grandes villes. N'y a-t-il pas à établir un rapprochement entre ce fait et la mortalité plus grande des enfants naturels ? Une fille-mère n'a-t-elle pas à souhaiter d'être débarrassée du fruit d'un commerce illégitime, pour pouvoir ensuite *convenablement exploiter* les suites d'une faute, en se plaçant comme nourrice, aujourd'hui surtout que les nourrices de sa condition sont si recherchées ?

Moyennes de l'étranger. — A Berlin, dès le commencement de notre XIXe siècle, Sussmilch et Baumann avaient signalé la mortalité excessive des enfants naturels. D'après ces auteurs, il mourait 10 pour 100 d'enfants légitimes et 24 pour 100 de naturels, dans le premier mois après la naissance. Dans le deuxième et le troisième mois, il périt deux fois plus d'enfants naturels que de légitimes. Cette proportion atteint les deux tiers dans le deuxième trimestre, puis redevient double du sixième au douzième mois.

A Tournai, d'après les relevés fait par Schrevens, de 1860 à 1888, la mortalité infantile générale est 116,3 pour 1000 naissances, celle des légitimes est 106,9, celle des illégitimes 211,3. Dans cette ville, la mortalité que donnent les deux sexes n'est pas la même chez les légitimes et chez les illégitimes. Ainsi, parmi les enfants légitimes, les garçons donnent une mortalité de 120,8 pour 1000 avant un an, les filles seulement 92,7 pour 1000, tandis que pour les enfants illégitimes, les garçons donnent 209,6, et les filles les dépassent avec un chiffre de 213,1 pour 1000.

L'Autriche paie un énorme tribut à l'illégitimité. Plus on s'éloigne de la civilisation autrichienne, et plus la mortalité illégitime diminue, plus les mœurs restent pures. Toutefois, le mouvement augmente dans toutes les provinces, la Dalmatie exceptée. On pense bien que les grandes villes si germanisées ne restent pas en arrière de ce mouvement. A Vienne, la capitale de l'empire, la probabilité est déjà de naître hors du mariage, car sur 1000 naissances, il y en a 500 illégitimes. A Prague, capitale de la Bohême, il y en a 505 ; à Lemberg, capitale de la Galicie, 563 ; à Gratz, capitale de la Styrie, 646 ; à Klagenfurt, capitale de la Carinthie, 658 ; à Olmutz, en Moravie, il devient décidément rare d'être légitime, car il y a 702 illégitimes pour 1000 naissances (Bertillon).

En Angleterre, la mortalité des illégitimes serait de 70 à 90 pour 100, chiffre certainement exagéré. Une statistique de Charles Ancell l'estime à 30 ou 40 pour 100.

Pour Fenton, la cause principale de cette haute mortalité doit être cherchée dans le travail des mères qui entraîne un grand nombre de conséquences fâcheuses pour les nourrissons : soins mercenaires, allaitement artificiel, sevrage prématuré, alimentation défectueuse, etc.

Quand les femmes sont obligées de gagner leur vie au dehors, les conditions deviennent pires. Les mères placent leurs enfants dans des garderies où on leur donne des narcotiques pour les empêcher de crier et où ils sont exposés à contracter toutes les affections épidémiques. Dans le district de Fenton, il existe quarante établissements de ce genre, qui reçoivent un millier d'enfants au-dessous de trois ans, des nourrissons en majeure partie. Les maîtres de ces garderies ne présentent aucune garantie ; leurs locaux, rarement appropriés à leur but, sont si encombrés, que l'enfant n'y dispose que de trente pieds cubes d'air. La scarlatine, la rougeole, la coqueluche, peuvent régner dans ces établissements, sans qu'on s'inquiète le moins du monde d'isoler les malades, ainsi que l'a constaté Fenton.

La nécessité de diminuer la mortalité des enfants naturels s'impose surtout pour les États où leur proportion est plus considérable. Leur chiffre varie beaucoup en effet. D'après

Kuborn, pour une naissance illégitime, on compte (époques comparatives) :

	Naissances légitimes		Naissances légitimes
Genève (ville). . .	7,69	Saxe	5,49
Bâle (ville). . . .	10 »	Hanovre	8,78
Valais, Grisons . .	» »	Belgique	11,64
Zug (canton) . . .	25,32	France	12,51
Glaris (canton) . .	70,40	Angleterre	14,12
Suisse entière. . .	16,54	Espagne	16,98
Paris.	2,75	Hollande	22,67
Bavière.	3,58	Russie	32 »

Chances de mort d'après l'état civil. — Pour les enfants légitimes, dit Jacques Bertillon, la loi de mortalité est bien simple. La chance de mort est à son maximum, lorsque l'enfant vient au monde ; plus forte pendant la première semaine de vie que pendant la seconde, la mortalité va en déclinant sans cesse jusqu'au sixième mois ; à partir de cette époque, les documents cessent de distinguer les mois d'âges, mais il est certain que la mortalité continue à décliner ainsi jusqu'à l'âge de cinq ans. La naissance, en un mot, semble constituer une crise, dont l'enfant guérit peu à peu.

Pour les illégitimes, le tableau diffère à quelques égards. Dès la première semaine, la mortalité des illégitimes est presque le double de celle des légitimes ; elle est de 47 au lieu de 25. Mais pendant la seconde semaine, au lieu d'une diminution qui serait logique, il y a augmentation sensible, 55,5. Cette moyenne est presque la triple de celle des enfants légitimes du même âge.

CONDITIONS DE FORTUNE. — Au sujet des classes riches et des classes pauvres, on possède peu de renseignements. Delore rapporte la statistique anglaise suivante :

Légitimes	aisés		11 à 14	pour 100
	pauvres	paysans. . .	15 à 30	—
		citadins. . .	25 à 35	—
Illégitimes.			60 à 90	—

Le Dr Lecadre (du Havre) a communiqué à Devilliers les renseignements suivants : Pendant les trois années 1863, 1864 et 1865, le chiffre des naissances ayant été au Havre de 8071, celui des décès des enfants au-dessous de quinze mois a été de 1433. Or, cette mortalité qui représente à peu près le cinquième des naissances, atteint fort peu la classe élevée, un peu plus la classe moyenne, et retombe presque tout entière sur la classe nécessiteuse. Ce n'est pas seulement la nourriture artificielle, mais le manque de soins, de propreté, le séjour dans des habitation insalubres, etc., qui ajoutent aux causes de mortalité.

D'après Chadwick, il y aurait, pour les enfants au-dessous d'un an, dans la classe riche, 20 pour 100 de décès ; 44,4 pour 100 dans la moyenne ; 50 pour 100 dans la classe pauvre.

Bertillon donne des moyennes différentes. Il évalue la mortalité infantile, dans les familles riches, aux 3/8 de la mortalité générale, de telle sorte que si l'on estime cette dernière à 20,4 pour 100 en France, celles des familles aisées serait de 7,6 pour 100.

A Lyon (1867-1868), on voit d'après le rapport de Devillers, que pour les enfants des journaliers, des familles pauvre, des filles-mères, la proportion des décès a été de 26,96 pour 100. Pour les employés, ouvriers d'état et chefs d'ateliers de 19,94 pour 100. Pour les cultivateurs aisés, agriculteurs et gens de la campagne des environs de Lyon 9,73 pour 100.

Dans les familles princières sur 1000 décès, 57 frappent des enfants avant la cinquième année, dans les familles pauvres la proportion de décès s'élève, pour la même période, à 345 (Cooper).

Pour Erfurt, Wolf a constaté que la mortalité enfantile dans cette ville, pour la première année, est ainsi répartie, pour 100 :

En moyenne 24,4
Dans les classes supérieures 8,9
Dans la classe moyenne 17,3
Dans la classe ouvrière. 30,5

En distinguant les professions, Drupetiaux a trouvé, pour Bruxelles, des écarts très saillants.

1º Domestiques, journaliers : 1 mort-né sur 123 individus, ou en-dessous de 5 ans, 54 décès sur 100 décès généraux ;

2º Ouvriers, industriels, commerçants : 1 mort-né sur 260 individus, ou en-dessous de 5 ans, 51 décès sur 100 décès généraux ;

3º Professions non spécifiées : 1 mort-né sur 600 individus, ou en-dessous de 5 ans, 43 décès sur 100 décès généraux ;

Professions libérales : 1 mort-né sur 600 individus, ou en-dessous de 5 ans, 33 décès sur 100 décès généraux ;

Propriétaires, rentiers : 1 mort-né sur 2785 individus, ou en-dessous de 5 ans, 6 décès sur 100 décès généraux.

En somme, dans la première catégorie, mort-nés exclus, 1 décès sur 14,0 habitants ; dans la deuxième, 1 décès sur 27,0 habitants ; dans la troisième, 1 décès sur 50,6 habitants (Kuborn).

Toutes ces statistiques démontrent l'influence extraordinaire du bien-être sur la mortalité infantile. Comme conséquence logique, on comprend l'influence néfaste des années de disette, sur la mortalité enfantile dans la classe laborieuse, comparée à la moyenne des années où les récoltes sont très abondantes.

PROFESSIONS DIVERSES DES PARENTS. — *Fabriques.* — La mortalité, dans le cours de la première année est plus grande, parmi les enfants dont les mères reprennent leur travail, dans les fabriques, peu de temps après l'accouchement, que parmi les enfants des autres classes du peuple. Dans le canton de Glaris, cette mortalité était de 20 pour 100 ; depuis la loi de 1864, défendant d'employer comme ouvrières les femmes pendant six semaines après l'accouchement, la mortalité des enfants de ces femmes n'a pas excédé la moyenne ordinaire en Suisse (Schuler).

Il convient cependant de faire des réserves sur ce point; car, dans un travail très consciencieux, Villermé a trouvé, en 1840, que 50 pour 100 des enfants d'ouvrières, travaillant dans des fabriques de tissus et des filatures, n'atteignaient pas leur troisième année.

Tabac. — L'influence du travail dans les manufactures de tabacs, sur la santé des nouveau-nés, a été récemment étudiée. D'intéressantes recherches ont été faites à ce sujet au Havre par Piasecki.

Les ouvrières mariées, au nombre de 188, ont eu pendant leur séjour à la manufacture 376 enfants, soit une moyenne de 2,9 enfants par femme mariée féconde, car il faut déduire du chiffre total, celui de 48 ouvrières mariées sans enfants. De ces 376 enfants, 153 sont vivants, 223 sont morts. Les morts se subdivisent au point de vue de l'allaitement, de l'âge du décès et des maladies, en plusieurs catégories.

Piasecki croit qu'il faut voir la cause de cette mortalité considérable en dehors de toute influence du tabac, mais plutôt dans les logements insalubres, l'encombrement, les précautions hygiéniques nulles ou insuffisantes, l'alimentation vicieuse, etc.

Maladies	En bas âge	de 1 jour à 3 mois	3 m. à 6 m.	6 m. à 9 m.	9 m. à 12	de 1 jour à 1 an	de 1 an à 8 ans	Total
Choléra infantile.	2	»	4	»	1	7	1	8
Gastro-entérite ou diarrhée . .	»	40	27	9	2	78	16	94
Bronchite, broncho-pneumonie.	»	»	»	»	»	8	7	15
Coqueluche.	»	»	»	»	»	»	2	2
Méningite, convulsions . . .	»	»	»	»	»	45	10	55
Rougeole	1	»	»	»	»	1	7	8
Variole.	»	»	»	»	»	3	1	4
Croup.	»	»	»	»	»	4	5	9
Total.	3	40	31	9	3	146	49	195

Causes de mort	total des cas	Enfants nourris au sein	au biberon
Choléra infantile	8	3	5
Gastro-entérite ou diarrhée. . .	94	16	78
Bronchite, broncho-pneumonie .	15	9	6
Coqueluche	2	?	?
Méningite, convulsions	55	34	21
Rougeole.	6	4	2
Variole	5	3	2
Faiblesse congénitale.	12	»	»
Croup	10	6	4
Mort-nés	14	»	»
Accidents.	2	»	»
TOTAL	223	75	118

Kostial a constaté aussi, en 1868, cette mortalité considérable chez les enfants des ouvrières des manufactures d'Yglau. Sur 506 enfants nés dans l'espace de trois ans, Kostial en a suivi 453, parmi lesquels il a noté 11 mort-nés et 206 décès, dont 181 pendant la première année. Cet auteur admet que le lait sécrété par les mères est particulièrement nuisible au nourrisson à cause de la nicotine qu'il contient.

Mise à l'ordre du jour en 1879 et 1880, par la Société de médecine publique et d'hygiène professionnelle, la question n'est guère plus avancée, faute de recherches statistiques suffisantes. Delaunay a cependant fait connaître, à la suite d'une enquête, entreprise dans les environs de la manufacture de la rue Jean-Nicot, à Paris, que les ouvrières employées seraient de mauvaises nourrices. Leurs enfants chétifs succomberaient en grand nombre. Sarré, médecin de bienfaisance de ce quartier du Gros-Caillou, Quinquaud, médecin d'une Société d'ouvriers de la manufacture précédente, partagent le sentiment de Delaunay.

Les nouveau-nés, dit Goyard, présentent tous sans exception, mais à des degrés divers, des signes qui les différencient de la majorité des enfants. Ils sont débiles, d'une pâleur blême, irritables, difficiles à élever. Ils supportent très mal les épreuves de la dentition ; ils sont sujets plus que les autres à contracter les maladies de leur âge, et, une fois atteints, ils n'offrent aucune résistance, ils meurent en grand nombre.

Thévenot, quoique moins pessimiste, a reconnu, à la suite d'une enquête, faite auprès des sages-femmes des quartiers entourant la manufacture de Bercy, que les enfants des ouvrières en tabac sont très difficiles à élever et meurent plus que les autres.

Plomb. — Constantin Paul a trouvé, sur 123 grossesses, 73 morts avant l'accouchement, 20 enfants morts dans la première année, 8 dans la deuxième année, 7 dans la troisième, 1 après la troisième et seulement 14 enfants vivants dont 10 âgés de plus de trois ans.

Mercure. — A Furth, la manufacture de glaces occupe 110 hommes et 90 femmes. Sur 41 sujets atteints d'hydrargyrie, on compte 35 femmes.

Dès la première année de la vie, il succombe 45 pour 100 des enfants de polisseurs et d'étameurs de glaces. La mortalité est encore plus effrayante pour les enfants de polisseurs tuberculeux. Il en meurt 55 pour 100, avant un an (Hirt).

CULTES. — En Prusse, de 1822 à 1840, Hofmann a trouvé pour la mortalité de la première année de la naissance une proportion de 13,33 pour 100 chez les juifs, et de 16,66 pour 100 chez les chrétiens.

L'*Annuaire législatif, administratif et économique de l'Empire allemand* donne des renseignements plus détaillés pour le grand-duché de Bade. (Voy. tabl. p. 424.)

A Erfurt, sur 1000 enfants chrétiens, il y en a 409 qui sont enlevés avant leur quatorzième année, et la mortalité correspondante pour les juifs est 198 (Wolf). La mortalité des enfants à Munich est, d'après Kerschensteiner :

Chez les catholiques . . . . . 41 pour 100 naissances
— les protestants. 27   —   —
— les juifs 15   —   —

Age	Juifs		Protestants		Catholiques	
	1864-70	1871-73	1864-70	1871-73	1864-70	1871-73
1er mois . .	6.73	5.73	8.26	7.93	11.21	10.71
2e — . .	2.38	2.18	3.14	2.79	3.14	3.18
3e — . .	1.78	1.90	2.63	22.7	2.69	2.89
1er trimestre .	10.89	9.81	14.03	13.44	17.47	16.78
2e — .	4.11	4.09	5.50	5.96	5.52	5.05
3e — .	2.43	2.59	3.57	3.47	3.38	3.39
4e — .	1.91	1.11	2.57	2.39	2.46	2.27
1re année . .	19.18	17.61	25.69	25.25	28.83	28.46

Cette moindre mortalité des enfants juifs ne se reproduirait pas pour les enfants naturels, comme semblent l'indiquer les rapports ci-après (période 1871-73).

	Juifs	Protestants	Catholiques
Première année . . .	44,86	38,49	38,31

Dans le grand-duché de Bade, il y a eu, sur 100 naissances de chaque catégorie, une proportion d'enfants naturels de 14,23 pour 100 chez les catholiques, de 12,31 pour 100 chez les protestants, 1,83 pour 100 chez les juifs, dans la période 1864-70. Ce chiffre a été de 10,34 pour 100 chez les catholiques, de 9,34 pour 100 chez les protestants, et de 1,29 pour 100 chez les juifs, dans la période 1871-73.

D'après Wesselovski, en Russie, de 1867 à 1870, la moyenne des naissances illégitimes a été de 2,92 pour 100 pour l'ensemble de la population. Elle varie comme il suit entre les habitants des divers cultes, pour 100.

Grecs orthodoxes. .	3,06	Juifs.	0,22
Catholiques. . . .	3,17	Mahométans . . .	0,16
Protestants. . . .	3,19	Russes.	2,92

Le taux mortuaire des enfants dans la première année de

la naissance varie, comme il suit, parmi les mêmes habitants
pour 100 :

Protestants. . . . 21,18   Juifs. 14,08
Mahométans . . . 27,53   Catholiques . . . 13,96
Pour la Russie entière le rapport est 26,34.

Ces diverses statistiques paraissent être en contradiction.
En voici le motif. Si les catholiques sont les plus favorisés
en Russie et les moins favorisés en Allemagne, la question
de croyance n'a rien à voir en de pareils résultats. En Allemagne, les pays où les catholiques sont en majorité, comme
la Bavière, la Prusse rhénane, etc., sont justement ceux où
l'allaitement artificiel et le sevrage sont les plus répandus.
En Russie, au contraire, dans les provinces catholiques
comme la Pologne, l'allaitement maternel est très répandu.

A Alger, d'après Bertherand, sur 100 décès, il y a :
12 enfants israélites, 16 enfants d'Européens, 20 enfants de
musulmans. A Constantine, le Dr Reboulcau a trouvé que,
sur 100 naissances, il y meurt actuellement : 25 enfants chez
les Européens, 15 enfants chez les israélites et 32 chez les
musulmans. Je m'explique aisément le motif de cette moyenne
si élevée parmi les derniers. L'hygiène infantile est absolument inconnue dans leurs familles ; on ne songe presque
jamais à consulter le médecin, pour les nourrissons malades,
mais par contre on suit strictement les recettes plus ou moins
invraisemblables des matrones de la localité ; enfin, les filles,
étant peu estimées, sont forcément très négligées, dès le premier âge, et paient un tribut de mortalité beaucoup plus
élevé que les garçons. Tel est du moins le spectacle que j'observe tous les jours en Syrie.

V. Influences individuelles

Age. — La mortalité, je l'ai déjà dit (p. 418), est plus
accentuée au début de la vie. Sur 196.833 naissances, à

Marseille, de 1866 à 1885 compris, je compte 40.134 décès, d'un jour à un an, ainsi répartis :

Age	Total des morts	Proportion dans la mortalité infantile annuelle pour 100
De 0 à 8 jours	4.259	10,61
De 8 jours à 1 mois . . .	10.436	26 »
Dans tout le 1er mois . . .	14.695	36,61
Dans le 2e mois et le 3e mois.	6.928	17,2
— le 1er trimestre. . .	21.623	53,81
— le 2e — . . .	6.313	15,17
— le 3e et 4e trimestre .	12.198	30,49

En somme, la mortalité est surtout élevée le premier mois, où elle atteint le chiffre des 4/10 de la mortalité; elle diminue des 3/4 le deuxième mois, et des 7/8 du troisième au onzième mois, où elle est à peu près stationnaire, pour remonter légèrement le douzième mois.

Pour Lille, Wintrebert donne des moyennes analogues :

Années	Décès de 1 à 7 jours	de 8 à 15 jours	de 15 à 30 jours	de 1 à 3 mois	de 3 à 6 mois	de 6 à 12 mois	de 0 à 1 an
1861	95	71	89	185	223	297	960
1862	94	93	88	187	201	315	978
1863	111	87	132	185	236	316	1.067
1864	110	82	127	242	301	375	1.237
1865	100	91	127	238	307	377	1.240
1866	105	86	103	202	368	489	1.353
1867	142	73	140	210	349	395	1.309
1868	115	97	178	369	344	462	1.565
1869	94	54	126	295	299	394	1.262
1870	99	109	153	369	317	428	1.475
Total. . .	1.065	843	1.263	2.482	2.945	3.848	12.446
Rapport au total général p. 100.	8.42	6.66	10	21.20	23.29	30.42	100

D'après cette statistique, plus du douzième des enfants (8,42 pour 100), qui succombent dans la première année, passent de vie à trépas dans la première semaine de leur existence. A la fin de la deuxième semaine, ce chiffre s'élève à 15 pour 100. Un quart des décédés n'atteignent pas le premier mois ; près de la moitié (46,28 pour 100) meurent avant l'âge de trois mois. Enfin 70 pour 100 n'arrivent pas à six mois.

Pendant les dixième, onzième et douzième mois, une élévation du chiffre de la mortalité s'observe, soit dans les cantons qui reçoivent des nourrissons étrangers (Côte-d'Or, Isère) ; soit dans les départements du Midi, surtout au delà du 45e degré de latitude (Bouches-du-Rhône, Gard, Hérault, Alpes-Maritimes), où l'élevage devient bien plus périlleux pendant les chaleurs et à l'époque de la poussée des premières dents (Devilliers).

En France, sur 100 enfants nés vivants, 7,25 meurent dans le premier mois ; en Suisse, cette mortalité est de 7,35 ; dans le duché de Bade, de 10,6 ; en Belgique, de 5,87 ; en Suède, de 4,95 ; en Danemark, de 5,11 (Bertillon).

Helfft donne les proportions suivantes pour la mortalité des nourrissons : Premier mois, 25 pour 100 ; deuxième mois, 10 pour 100 ; troisième mois, 9,5 pour 100 ; quatrième mois, 9,5 pour 100, etc.

En Belgique, d'après Kuborn, sur 1000 décès généraux, de 1841 à 1868, la mortalité infantile serait ainsi répartie :

De 0 mois à 1 mois	65
— 1 — à 2 —	24
— 2 — à 3 —	18
— 3 — à 4 —	15
— 4 — à 5 —	12
— 5 — à 6 —	10,3
Première année entière	205 (1841-74)

Janssens, sur 1.020.289 individus, décédés dans le même royaume, en 1850-60, relève :

73.502 enfants âgés de	1 jour	à	2 mois
24.631 — —	1 mois	à	2 —
18.236 — —	2 —	à	3 —
15.896 — —	3 —	à	4 —
12.576 — —	4 —	à	5 —
10.931 — —	5 —	à	6 —
10.103 — —	6 —	à	7 —
9.311 — —	7 —	à	8 —
9.155 — —	8 —	à	9 —
8.848 — —	9 —	à	10 —
8.548 — —	10 —	à	11 —
11.208 — —	11 —	à	12 —

A partir de 1878, les annuaires statistiques de Belgique donnent les renseignements suivants :

Périodes	Total des décès de la 1ʳᵉ année	Total des décès du 1ᵉʳ mois	Proportion pour 100
1878-80 . . .	87.688	25.634	29,2
1881-84 . . .	110.532	30.919	27
1885-88 . . .	111.970	29.738	26,5

D'après la proportion décroissante des décès du premier mois, comparée à la proportion 34 pour 100, trouvée par Meynne, pour le même pays, dans la période 1841-1855, on remarque que la mortalité générale des enfants s'est abaissée en Belgique du tiers au quart.

A Athènes, 5157 décès dans la première année de l'existence, pour la période 1868-1878, se répartissent ainsi d'après Zinnis :

Ages	G.	F.	Total
De 0 jour à 7 jours . . .	355	276	631
— 8 jours à 15 jours . . .	163	169	332
— 15 jours à 1 mois . . .	167	193	360
— 0 — à 1 — . . .	685	638	1323
— 1 mois à 3 — . . .	500	545	1045
— 3 — à 6 — . . .	555	566	1121
— 6 — à 9 — . . .	403	364	767
— 9 — à 12 — . . .	473	428	901

A Buenos-Ayres, les documents statistiques, pour 1891, donnent les chiffres suivants :

Ages	G.	F.	Total
Moins de 1 jour	14	9	23
De 1 jour à 1 mois	595	460	1055
De 1 mois à 6 mois	773	670	1443
De 6 mois à 1 an.	703	655	1368

SEXE. — La mortalité est plus grande chez les garçons que chez les filles. En 1873, dans l'Hérault, sur 11.521 naissances, le Dr Béringuier a trouvé 2207 décès, dont 1238 garçons et 969 filles. D'après Bertillon, sur 1000 naissances masculines, il y a au bout d'un an 172 décès, tandis que 1000 naissances féminines donnent 142 décès, soit un cinquième des garçons et un sixième des filles qui succombent dans leur première année. Bertillon a vérifié cette proportion dans la plupart des pays d'Europe.

A Marseille, pour la période 1866-1885, sur 40.134 décès de la naissance à un an, il y avait 21.474 garçons et 18.660 filles, soit au bout d'un an, sur 1000 naissances masculines 215.21 décès, et sur 1000 naissances féminines 192.26 décès. Ces proportions, étudiées par périodes de cinq ans, sont les suivantes pour 100 naissances :

Périodes	Garçons	Filles	Pour les deux sexes
1866-1870.	224.4	195,4	207,7
1871-1875.	209,5	198,7	204,4
1876-1880.	224.2	190,6	205,1
1881-1885.	212,4	185,4	199,8

A Athènes, sur 5157 enfants décédés d'un jour à un an, dans la période 1869-78, Zinnis rélève 2616 garçons et 2541 filles.

A Tournai, de 1869 à 1888, en vingt ans, sur 9192 naissances mâles, le Dr Schrevens a compté 1186 décès de moins d'un an, soit 129 pour 100, et sur 8976 naissances féminines il n'a trouvé que 927 décès au-dessous d'un an, ou 103,2 seulement pour 100.

Meynne attribue cet avantage, constaté du côté des filles, à ce privilège qu'elles possèderaient une plus grande immunité contre les causes morbides en général. Si, chez les enfants illégitimes, la mortalité est plus forte chez les filles que chez les garçons, dans la première année, c'est, d'après Schrevens, parce que pareille charge paraît plus lourde aux filles-mères pour l'avenir.

A Buenos-Ayres, en 1891, on trouve dans la première année, 2085 décès sur 12.528 naissances masculines, soit 166,4 pour 1000, et 1804 décès sur 12.083 naissances féminines, soit 149,3 pour 1000.

VI. Influences atmosphériques

Saisons. — On admet qu'en général le maximum de la mortalité des nourrissons correspond, pour l'Europe, à la fin de l'hiver et le minimum à la fin de l'été.

Mes recherches personnelles, loin de confirmer cette assertion, peut-être trop facilement admise, démontrent qu'en tout cas elle souffre de très nombreuses exceptions, dans des régions fort éloignées les unes des autres, et fort différentes pour leurs conditions climatologiques. Telles sont : Montpellier, Marseille, Lille, Saint-Étienne, le département de Seine-et-Marne, Bruxelles, Stockholm, Chemnitz (Saxe), Berlin, Athènes, etc. En Syrie, à Beyrouth l'été est aussi la saison la plus meurtrière surtout les mois de juillet et d'août, comme à New-York et à Chicago (Virchow).

A. Pamard (d'Avignon) signale, pour le département de Vaucluse et la région des oliviers, cette mortalité excessive dans les mois de juillet, août et septembre qui dépasse les 47 pour 100 de la mortalité annuelle.

Selon Escherich, l'augmentation de la mortalité des enfants, pour le premier degré de chaleur qui dépasse la moyenne, est de 1,3 pour 100. Pour le second, elle est déjà de 5 pour 100. Turner affirme qu'à Londres 1 degré

Farenheit d'élévation, au-dessus de 50 degrés, ne produit pas moins de 3,37 décès sur 100 naissances, à moins que cette élévation de température ne soit transitoire.

En Allemagne, l'augmentation de la mortalité, pendant les mois d'été, s'adresse surtout à la catégorie de 0 à 1 an, un peu moins à celle de 1 à 2 ans (Uffelmann).

Je mets en regard des moyennes pour 100, que j'ai obtenues à Marseille sur 6248 décès de 1 jour à 1 an, survenus dans la période de trois ans 1879, 1880 et 1881, celles de Bertillon pour la France entière, de Marmisse pour Bordeaux, de Maher pour Rochefort, de Riembault pour Saint-Étienne, de Wintrebert pour Lille, etc. (Voy. tabl. p. 432.)

Marmisse et Bertillon ont limité leurs recherches aux enfants de 1 jour à 1 mois; Riembault, en 1865, a fait entrer dans sa statistique les enfants de 1 jour à 2 ans, Wintrebert a établi ses moyennes sur 22.755 décès d'enfants de 1861 à 1877, et Maher sur le chiffre ordinaire de 1200 décès annuels. A Milan on donne la mortalité de 0 à 24 mois.

Le Dr Sanguin (de Saint-Chamas) est arrivé a des conclusions identiques aux miennes. L'été, qui développe les affections intestinales, est la saison la plus meurtrière; puis, après elle, c'est l'hiver qui fait le plus de victimes. Les statistiques, qui ont signalé, par saison, la répartition des maladies diverses, décimant les enfants à la mamelle, le démontrent irréfutablement. Sur 234 décès par affections intestinales, survenus en 1887, dans le département de Seine-et-Marne, 28 se sont produits en hiver, 31 au printemps, 41 en automne et 134 en été. Par contre, sur 85 décès par affections pulmonaires, 32 se sont produits en hiver, 17 au printemps, 17 en été et 19 en automne.

L'accroissement de la mortalité infantile, durant l'été, pourrait porter à croire que la période des chaleurs favorise le développement épidémique d'affections spécialement nuisibles aux enfants, surtout de gastro-entérites. C'est une

Observateurs	J. Rouvier	Bertillon	Marmisse	Maher	Riembault	Wintrebert	Durand-Desmons	Compte rendu officiel	Janssens
Janvier.	7.70	»	»	14	»	8.20	»	»	9.47
Février.	7.26	»	»	14	»	7.65	»	»	8.68
Mars.	8.05	»	»	14	»	8.18	»	»	8.12
Hiver	23.01	26.9	33.42	42	25.10	24.03	18.44	26.8	26.27
Avril.	6.70	»	»	»	»	7.83	»	»	7.35
Mai	6.91	»	»	»	»	7.3	»	»	7.54
Juin	9.25	»	»	»	»	7.46	»	»	8.37
Printemps	22.86	»	»	»	22.38	22.59	19.11	23	23.26
Juillet.	14.05	»	»	3.25	»	9.67	»	»	9.48
Août.	11.95	»	»	»	»	12.63	»	»	8.68
Septembre. . . .	8.64	»	»	»	»	10.27	»	»	9.77
Été	34.64	22.5	32.16	»	31.51	32.57	43.34	23.7	27.93
Octobre.	7.01	»	»	»	»	7.03	»	»	8.55
Novembre. . . .	5.50	»	»	»	»	6.47	»	»	7.30
Décembre. . . .	6.97	»	»	»	»	7.40	»	»	6.69
Automne.	19.48	»	»	»	20.98	20.90	19.11	26.5	22.54
Localités	Marseille	France entière	Bordeaux	Rochefort	Saint-Étienne	Lille	Seine-et-Marne	Milan (1872)	Bruxelles

erreur. La température élevée n'exerce directement aucune influence néfaste sur eux. La preuve est qu'elle est la même pour tous les enfants du même âge, et qu'un petit nombre seul est frappé. En divisant les enfants par catégories, au point de vue de l'alimentation, on voit que la mortalité excessive sévit uniquement sur ceux qui sont soumis à un sevrage prématuré, ou à une alimentation vicieuse. Les enfants élevés au sein ou au biberon, d'après les règles et les conseils de l'hygiène, sont à peu près entièrement épargnés. Mais cette température, si bien supportée par l'organisme infantile, favorise le développement rapide des microorganismes, dans certains milieux de culture, comme le lait et d'autres substances alimentaires, et c'est à ces derniers seuls qu'il faut attribuer, et non à la chaleur, les résultats déplorables, déterminés par l'allaitement artificiel mal conduit, et par le sevrage prématuré, durant la saison chaude. C'est là un motif suffisant, pour exclure par prudence, à cette époque, sans nécessité absolue, le sevrage normal qui nécessite un changement trop considérable, dans l'alimentation quotidienne du nourrisson.

C'est encore au défaut d'hygiène, beaucoup plus qu'au froid lui-même qu'il faut rattacher la mortalité des mois d'hiver. La preuve en est dans la catégorie des enfants qui en sont les victimes. Ce sont toujours des enfants négligés et mal surveillés d'habitude, ou encore des nourrissons exposés à une imprudence accidentelle.

Froid. — Le nouveau-né est très sensible au froid. La déperdition de calorique par le rayonnement tend à abaisser rapidement sa température dans certaines conditions. Ici en effet, l'exercice ne vient pas, comme à l'âge adulte, établir une compensation. On comprend donc, sous cette influence, la multiplicité des affections des voies respiratoires et des organes digestifs. Les principales causes qui exagèrent les mauvais effets du froid, sont l'allaitement artificiel, comme Hervieux l'a montré il y a trente-six ans pour l'hospice des Enfants-Trouvés, et le bas âge de l'enfant. Voilà pourquoi, on s'est élevé contre la loi obligeant de porter le nouveau-né à l'état civil, dans les premières heures après la naissance.

L'habitude, dans les familles catholiques, pour se conformer au désir exprimé par les Conciles, d'administrer le baptême avant le dixième jour, est aussi passible des mêmes critiques, si l'on ne s'entoure de certaines précautions. Rien n'empêche, sans vouloir nullement contrecarrer les règlements en usage dans l'Église, d'établir au moins quelques distinctions, suivant les cas. Si le nouveau-né est débile, la saison rigoureuse, les variations atmosphériques constantes, enfin l'église trop éloignée, froide et humide, etc., on peut solliciter de l'Administration ecclésiastique, l'autorisation d'ondoyer d'abord l'enfant à domicile. On remettra aussi sans crainte à plus tard l'accomplissement des autres cérémonies qui doivent s'effectuer dans le temple religieux. Je ne conçois pas que certains pasteurs (évêques ou curés) de l'Église latine, puissent faire des difficultés, à ce sujet ; dans les différents rites de l'Orient, le clergé se montre plus accommodant, et les baptêmes à domicile ne sont pas rares. Peut-être faut-il en voir la cause dans ce fait que le célibat n'est pas chez eux la règle, comme dans l'Eglise catholique romaine, et que leur qualité de pères de famille n'est pas sans exercer d'influence sur leur qualité de pères spirituels de leurs ouailles.

Ces précautions sont d'ailleurs, plus indispensables, il faut le reconnaître dans les Églises grecques, melchite et orthodoxe, qui ont recours au baptême par immersion totale.

Par crainte du froid, Vacher a condamné le transport chez les nourrices à la campagne, avant la troisième semaine. Wakefield a établi que le transport des enfants à une distance supérieure à 60 kilomètres, accroît la mortalité de 9 pour 100. Routh admet ces résultats, sauf pour la saison chaude, où il regarde le transport comme sans danger. Ces moyennes remontent, il est vrai, à une époque assez ancienne. Depuis, a fait observer Broca, le chemin de fer a supprimé la voiture du meneur ; cette voiture qui emmenait plus de nourrices qu'elle ne contenait de places, de telle sorte que les nourrices étaient obligées de marcher à tour de rôle, et que la voiture n'allant qu'au pas, le trajet durait bien longtemps. Cette affirmation de Broca n'est malheureusement pas exacte. Les lignes de chemin de fer sont loin de desservir tous les villages de nos campagnes.

C'est à l'action délétère du froid qu'il faut attribuer la mortalité des nouveau-nés dans les quatre ou cinq premières semaines de la vie, si considérable pendant la mauvaise saison. Les statistiques de Lombard (de Genève), Toaldo, Trévisano, Milne-Edwards, Villermé, Bertillon, Marmisse (de Bordeaux), Maher (de Rochefort), concordent pleinement sur ce point.

Lombard a fait apprécier l'étendue du mal et l'importance de cette question par le tableau suivant, où l'on voit la proportion des décès des nouveau-nés, dans les quatre mois froids comparés aux quatre mois chauds. Sur cent décès d'un jour à un mois et d'un mois à vingt-quatre mois, on compte : (Voy. tableau p. 436.)

La crainte du froid, tel est aussi le motif sur lequel s'appuyait le 19 avril 1870, en clôturant la discussion sur les crèches, l'Académie de médecine. Elle les trouvait nuisibles pour les enfants âgés de moins de deux mois ; car elle redoutait le refroidissement inévitable, auquel les exposait la distance à parcourir matin et soir, de leur maison à ces établissements.

Il est curieux de constater avec Lombard que le froid tue moins d'enfants, dans les pays septentrionaux que dans les contrées centrales ou méridionales de l'Europe.

Au delà d'un mois, l'influence du froid sur les enfants, diminue au fur et à mesure qu'ils avancent en âge. Ce fait

Pays et localités	1 j. à 1 m.		1 à 3 m.		3 à 6 m.		6 à 12 m.		12 à 24 m.	
	4 mois froids	4 mois chauds	4 mois froids	4 mois chauds	4 mois froids	4 mois chauds	4 mois froids	4 mois chauds	4 mois froids	4 mois chauds
Hollande. . . .	36.7	31.0	34.7	33.0	30.1	40.9	32.1	36 4	35.3	31.8
Savoie	39.5	30.5	36.7	21.3	36.9	33.1	34.2	33.0	35.8	31.8
Italie. — Prov. de										
Turin	47.7	25.3	35.6	33.6	32.3	39.0	28.8	48.6	25.1	48.1
Gênes.	»	»	38.3	31 6	33.9	35.0	28.2	42.7	26.3	45.2
Nice	42.6	46.3	35.1	37.8	30.0	42.9	22.7	51.5	22.0	53.4
Levant	»	»	43.6	27.9	31.9	38.6	29.2	40.4	26.1	44.9
Grossetto . . .	46.8	22.9	27.4	36.8	27.8	49 6	18.0	56.9	19.0	60.6
Cagliari (Sardaig.)	»	»	27.8	40.8	22.2	47.6	20.4	57.0	29.2	38.5
Palerme (Sicile).	42.4	27.9	35.7	34.2	25.4	46.1	19.5	51.5	28.0	45.0

ressort du tableau précédent de Lombard, concernant la mortalité des nourrissons âgés d'un mois à deux ans.

VII. Influences du milieu

Hospices. — Routh attribue au défaut d'exercice et à l'abus de l'attitude couchée beaucoup plus qu'à l'allaitement artificiel, la grande mortalité qui décime les enfants des hospices. Ce milieu est d'ailleurs essentiellement malsain, l'atmosphère est corrompue, et les maladies contagieuses viennent s'ajouter aux autres causes de mortalité.

Les causes morbides, disent Blache et Odier, semblent être imprégnées dans les murs des hospices, et si l'on a pu dire autrefois à tort, que le mercure suintait des murs de l'hôpital du Midi, on peut dire aujourd'hui sans risque d'être démenti, que les causes miasmatiques des maladies de l'enfance s'échappent de toutes les parois des salles où ils sont renfermés en grand nombre.

Cette influence délétère se manifeste par un accroissement de mortalité, même dans les premiers jours qui suivent leur transport chez des nourrices à distance. Les hospices de

Marseille envoient dans le département du Gard des nourrissons en très mauvais état. Ainsi, sur dix enfants envoyés de Marseille à Saint-Bonnet, en janvier, février et mars, le Dr Catelan, médecin inspecteur de vingt-deux communes du département a constaté qu'ils avaient tous succombé au bout de huit, quinze ou vingt jours !

CHAPITRE II

PROPHYLAXIE DE LA MORTALITÉ

L'accroissement rapide de la population est un gage de prospérité pour les États. Cet accroissement est en rapport de l'augmentation du chiffre des naissances et de la diminution de la mortalité infantile. Si l'État ne peut pénétrer dans le foyer de la vie conjugale et édicter des lois propres à favoriser la fécondité dans le mariage, il peut au moins sauvegarder par des mesures prudentes, les existences si menacées des enfants en bas âge. Mais l'État n'a pas été le seul à chercher à atteindre ce but; un grand nombre de Sociétés charitables ou philanthropiques ont été instituées pour arriver aux mêmes résultats.

I. CHARITÉ PRIVÉE

SOCIÉTÉ DE CHARITÉ MATERNELLE. — Fondées en 1786, sous le patronage de Marie-Antoinette, les Sociétés de charité maternelle existent aujourd'hui dans la plupart des villes de France. Leur but est d'éviter aux mères de famille, sans distinction de croyances religieuses, les dangers des accouchements dans les hôpitaux, et de leur faciliter le moyen de nourrir elles-mêmes leurs enfants. Ces Sociétés puisent leurs ressources dans la charité publique, mais elles reçoivent aussi des subventions votées par les municipalités, les conseils départementaux ou les ministères. Elles distribuent leurs secours à domicile.

En 1866, elles avaient partagé 610.000 francs entre 15.808 familles. Le compte rendu des opérations de la Société de Paris, en 1873, constate que, sur 2802 enfants, il n'y a eu que 212 décès, soit 7,50 pour 100. En 1877, cette Société a réparti, entre 3268 femmes, une somme de 162.839 francs. En 1885, la moyenne annuelle a un peu baissé. La Société a secouru 1709 mères pauvres et protégé 1724 enfants. Sur 7598 enfants protégés de 1881 à 1885, la proportion des décès n'a été que de 11,12 pour 100.

A Lille, la Société de charité maternelle distribue aux mères qui sont à leur troisième accouchement, une layette composée de dix-huit pièces et d'une chemise de femme, plus une somme de 18 francs. Cette Société secourt ainsi 1300 à 1400 femmes par an (Wintrebert).

Il existait, en 1887, des Sociétés de Charité maternelle dans 49 départements.

SOCIÉTÉS INDUSTRIELLES. — On a vu (page 385) la mortalité énorme de la première année dans les villes industrielles. Elles s'expliquent aisément. La charité privée procure à toute femme mariée, indigente, un secours suffisant pour la mettre à l'abri du besoin, pendant la première semaine après l'accouchement. Mais rien de plus. Si donc la famille est nombreuse, le mari malade, ou si les résultats de son travail ne suffisent pas pour nourrir tout le monde, la femme doit regagner prématurément l'usine ; les crèches ne recevant pas d'enfants avant trois mois, force est à la mère de donner son nourrisson en garde, ce qui l'expose à de nombreux dangers.

A Mulhouse, les grands industriels ont organisé des Sociétés qui permettent aux ouvrières d'allaiter leurs enfants au moins pendant les six à huit premières semaines. Elles reçoivent, pendant ce laps de temps, des subventions suffisantes pour les dispenser de leur labeur ordinaire. Grâce à ce système, la mortalité infantile s'est abaissée de 38 à 13 pour 100.

Il est utile de rapporter ici le règlement de l'Association des femmes en couches, due à l'initiative de MM. Kœchlin-Schwarz et Dolfus, etc., fondée à Mulhouse en 1866.

ARTICLE PREMIER. — Il sera accordé à toutes les ouvrières qui travaillent dans les établissements de l'Association des femmes en couches, un secours en argent, lorsqu'elles seront en couches, et cela aux conditions indiquées ci-dessous.

ART. 2. — Pour avoir droit à ce secours, il faudra que l'accouchée ait travaillé, au moins pendant dix mois sans interruption, dans les établissements des fabricants soussignés.

ART. 3. — Toutes les accouchées recevront une somme fixe de 18 francs par quinzaine.

ART. 4. — Pour arriver à réunir les fonds nécessaires pour les paiements ci-dessus mentionnés, toutes les femmes âgées de 18 à 45 ans auront à payer 15 centimes par quinzaine. Les fabricants verseront une somme égale pour chacune des femmes employées par eux.

ART. 5. — Les ouvrières recevront ce secours, durant six semaines, à partir du jour qui suivra leurs couches.

ART. 6. — Dans le cas où l'enfant mourrait, les secours cesseront, à partir de ce jour d'être donnés à l'accouchée. Toutefois les secours donnés ne pourront cesser avant trois semaines après les couches. En cas de décès de la mère, les secours continueront si l'enfant vit, et cela jusqu'à l'expiration de six semaines. Il est alloué un secours de 18 francs aux ouvrières qui font une fausse couche d'au moins quatre mois, à la condition qu'elles cessent immédiatement leur travail pendant quinze jours au moins. Les accouchées qui, sans motif valable, constaté au besoin par un certificat d'un médecin, auront cessé d'allaiter leur enfant, se verront refuser tout secours à partir du jour où l'allaitement aura cessé.

ART. 7. — Les médecins attachés aux établissements seront chargés, après avoir visité l'accouchée, de délivrer chaque quinzaine des certificats d'après lesquels les paiements seront effectués aux jours de paie ordinaires.

ART. 9. — Toute ouvrière, recevant des secours, sera dans l'obligation de cesser tout travail, pendant le temps que ces secours lui seront accordés, afin de pouvoir donner à son enfant tous les soins nécessaires. Lorsque, les six semaines étant expirées, la femme ne retourne pas à l'atelier, elle pourra continuer à faire partie de l'Association en versant une cotisation de 30 centimes par quinzaine. Toutefois elle devra allaiter elle-même son enfant, ou sinon fournir des motifs valables appuyés d'un certificat de médecin. Trois mois après l'accouchement, cette faculté de continuer à faire partie de l'Association cessera.

Art. 10. — Les soussignés feront visiter fréquemment les ouvrières en couches par des sages-femmes ou des médecins qui seront chargés de leur donner des soins convenables ou de bons conseils.

Art. 11. — Pour surveiller tout ce qui se rapporte à la présente Association entre les fabricants et les ouvrières employées par eux, il sera institué une Commission composée de fabricants, de contre-maîtres et d'ouvriers.

La Société industrielle de Lille, à la suite d'un rapport du Dr Houzé de l'Aulnoit, a engagé les fabricants à créer une caisse de secours en faveur des mères nourrices de leurs ateliers, à l'instar de ce qui se fait à Mulhouse. En 1879, cet appel n'avait pas été entendu. Seuls MM. Thiriez, à Lille, avaient imité l'exemple de MM. Dollfus (de Mulhouse). Leurs ouvrières en couches reçoivent des secours pendant six semaines pour bien se soigner et soigner le nouveau-né (art. 8 du règlement).

Quelques Sociétés ont adopté des mesures analogues dans les fabriques de Cercamp (Pas-de-Calais) et dans celles de MM. Kœchlin et Baumgärtner (Grand-Duché de Bade). Malheureusement le nombre en est beaucoup trop limité.

Sociétés protectrices de l'enfance. — C'est une noble pensée, inspirée par la charité et le patriotisme, qui a conduit Barrier et Alex. Mayer à fonder en 1865, à Paris, la première Société protectrice de l'Enfance. Depuis, d'autres Sociétés analogues se sont successivement fondées, à Lyon (1866), au Havre (1869), à Tours (1870), à Rouen et à Marseille (1873), à Pontoise, à Essonnes, à Bordeaux, à Reims et à Bruxelles. Ces Sociétés diffèrent un peu par leur organisation, mais leur but est partout le même : diminuer la mortalité infantile. Pour y arriver, elles cherchent : 1° à mettre en honneur et à propager l'allaitement maternel, que réclament si impérieusement la voix de la nature, l'intérêt de la mère, de l'enfant et de l'ordre social ; 2° de préserver les enfants, dès leur naissance, des dangers de tous genres qui les menacent, lorsqu'ils sont abandonnés à des nourrices qui les emportent au loin, sans que les parents puissent exercer sur eux une surveillance suffisante ; 3° à protéger les enfants de toutes conditions contre l'abandon, l'incurie, les mauvais traitements, les exemples immoraux auxquels ils peuvent être exposés de la part de leurs parents ou des personnes chargées de veiller sur eux, en un mot, dans toutes les circonstances où ils ont besoin de protection ; 4° à vulgariser dans les familles, les préceptes les plus utiles de l'hygiène physique et morale des enfants, et d'en favoriser l'application, afin de préparer pour l'avenir des générations saines de corps et d'esprit.

Les Sociétés se proposent d'atteindre leur but par tous les moyens que l'expérience leur suggère, notamment : 1° en organisant une surveillance aussi complète que possible sur les nourrices et sur les enfants qui leur sont confiés ; 2° en signalant à la reconnaissance publique les nourrices qui auront le mieux accompli leur mission, en instituant des prix en leur faveur, et en déférant à la justice celles qui auront manqué à leurs devoirs, ou qui se seront rendues coupables de mauvais traitements envers les enfants ; 3° en provoquant par des encouragements ou des prix, et en poursuivant elles-mêmes l'étude de toutes les questions relatives à l'enfance ; 4° enfin en publiant des bulletins pour faire connaître les actes de ces Sociétés, et traiter des matières relatives à leur but.

De 1872 à 1880, la Société protectrice de l'Enfance pour l'arrondissement de Pontoise a secouru 233 familles pauvres, récompensé plus de 100 nourrices méritantes et leur a délivré pour 1400 francs de livrets de la Caisse d'épargne. Aussi ne trouve-t-on plus guère de mauvaises nourrices dans cet arrondissement.

Ces Sociétés méritent l'approbation et la collaboration de tous les hommes de bien. Malheureusement leur influence est encore trop peu répandue. Dans la sphère de leur action, elles ont rendu déjà de grands services. Dans la Nièvre, la mortalité des nourrissons non surveillés est de 71 pour 100 ;

elle n'est que de 11 pour 100 pour les pupilles de la Société protectrice de l'Enfance.

COLONIES MATERNELLES, FERMES NOURRICES. — Dans les cas où l'allaitement maternel est impossible, Monribot, Coudereau, Antonio de la Calle, Chalvet et Proust ont proposé d'élever les nourrissons dans des pouponnières ou des fermes nourrices. Ces établissements spéciaux, situés à la campagne, leur paraîtraient devoir offrir plus de garanties, au point de vue hygiénique, et les enfants y absorberaient du lait d'excellente qualité. Cette idée théorique n'a pas jusqu'ici paru appelée à donner de grands résultats en pratique. D'un côté, elle oblige à réunir un certain nombre d'enfants sous le même toit, ce qui les expose à une foule de dangers; de l'autre, l'expérience faite à Bonneval (Eure-et-Loir) est peu encourageante. Sur vingt enfants qui y furent envoyés, dix-huit avaient succombé au bout de quelques mois. Depuis cette époque, nos connaissances en hygiène, grâce aux enseignements de la bactériologie ont fait des proprès considérables. Les difficultés me paraissent faciles à vaincre avec un personnel nombreux et expérimenté et des ressources suffisantes.

Dans son rapport au Ministre de l'intérieur, en 1887, au nom du Comité supérieur de protection des enfants du premier âge, P. Bucquet a de nouveau exprimé le vœu que l'on créc des établissements spéciaux pouvant renfermer de cinquante à cent enfants.

CRÈCHES. — *Historique.* — On désigne sous le nom de *crèches,* les établissements destinés aux enfants du premier âge. Ce nom leur a été donné en souvenir de celle de Bethléem, où fut mis Jésus-Christ, après sa naissance.

Leur organisation sur le pied actuel est relativement récente. Elle remonte à peine à 1844. Cette année-là, un adjoint au maire du premier arrondissement de Paris, F. Marbeau, ouvrit la première crèche pour les enfants âgés de moins de deux ans, dont les mères étaient obligées de travailler dans des ateliers ou des manufactures. Jusque-là, les petites créatures étaient confiées dans des garderies et maisons de sevrage, à des personnes malpropres, dénuées de toute expérience, et, de plus, fort peu soucieuses des préceptes de l'hygiène la plus élémentaire. Tout ici laissait à désirer, surtout l'installation des locaux, toujours trop exigus et très mal aérés. La nouvelle fondation répondait donc à un besoin réel. Au bout de deux ans, le nombre d'établissements analogues, installés dans la capitale s'éleva à quatorze.

Une délibération du Conseil général des hospices de Paris, du 6 août 1845, invite le Préfet de la Seine à prendre les mesures nécessaires pour multiplier les crèches et les salles d'asiles, afin de diminuer le nombre des enfants trouvés. Une délibération identique fut prise par le Conseil général du département, le 17 novembre suivant, et les Bureaux de bienfaisance de Paris exprimèrent le même vœu.

Le 26 janvier 1846, une bulle du pape Grégoire XVI témoigne de la haute approbation du Saint-Siège.

L'Académie française, dans sa séance du 10 septembre de la même année, décerne un premier prix Monthyon, une médaille de 3000 francs, à la brochure dans laquelle M. F. Marbeau faisait connaître son œuvre admirable[1].

Un certain nombre de villes, en France et à l'étranger, Melun, Orléans, Rennes, Bordeaux, Nantes, Brest, Milan, Vienne, approuvèrent cette institution et l'établirent chez elles.

L'œuvre de la Société des crèches, dévouée à leur multiplication et à leur bonne direction, à Paris, ne fut pourtant reconnue qu'en 1862. A cette époque, un décret impérial la plaça sous la protection de l'impératrice.

But. — La crèche est instituée pour garder les enfants

---

[1] Marbeau, *Crèches pour les petits enfants des ouvrières, ou moyen de diminuer la misère en augmentant la population.*

au-dessous de la troisième année, leur procurer tout ce qu'il leur faut, et veiller sur eux, comme la mère la plus tendre et la plus expérimentée. Elle les garde et les soigne tous les jours non fériés, depuis l'heure où le travail commence jusqu'au moment où il finit : ainsi la mère a sa journée complète.

La crèche n'accorde ses bienfaits qu'aux familles qui en ont besoin et qui en sont dignes. Elle n'admet pas les enfants dont les mères se conduisent mal, ni ceux dont les mères travaillent au logis, ni les enfants malades. Elle cesse de garder ceux que leurs mères négligent de venir allaiter. Ses règlements pour l'admission et le renvoi des enfants ont pour but, non point d'encourager la paresse ou les autres vices, mais de conserver et d'améliorer la santé des enfants, et d'épurer les mœurs des mères pauvres, dans leur intérêt le mieux entendu, comme dans l'intérêt de leurs enfants.

Le but final de l'institution est de faciliter l'allaitement maternel et de conserver les liens de famille dans les classes nécessiteuses ; de favoriser le travail des femmes, de les aider à bien commencer l'éducation physique et morale de leurs enfants ; d'améliorer à la fois le sang et les mœurs dans la classe laborieuse ; de diminuer enfin le nombre des causes d'indigence et de méfaits.

Utilité. — La maternité est pour la compagne de l'homme une source de consolations ineffables ; car elle lui permet de dépenser avec prodigalité les trésors d'affections que la nature a déposés dans son cœur. Là est son bon côté. Mais aussi quelle source d'amertume n'est-elle pas souvent dans la classe laborieuse? Quand les ressources sont précaires, si le mari reste dans l'oisiveté faute d'ouvrage, s'il es malade ou débauché, s'il est mort, ou a abandonné le foyer conjugal, etc., force est à la pauvre mère de demander au travail de ses mains la nourriture qui lui est nécessaire. Le pauvre n'a pas de rentes ; sa vie ne peut se soutenir que par le salaire attribué à son travail ou par les aumônes. Mieux vaut recourir au premier qu'aux secondes. Mais si la mère est obligée d'élever un enfant en bas âge, sans la crèche, tout travail est impossible, à moins de recourir à la nourrice, à la garderie ou à la maison de sevrage.

La nourrice sur lieu est inconnue, et pour cause, chez les artisans. L'allaitement par les nourrices s'effectue donc à distance. Il ôte l'enfant à sa mère, pendant une année au moins, l'expose à des dangers de mort considérables, détourne les affections et les amoindrit.

La garderie spécule sur l'embarras de la mère, et la vie de l'enfant. Elle fait le moins possible, et se fait payer le plus qu'elle peut.

La maison de sevrage a tous les inconvénients de la garderie, et en outre, elle sépare l'enfant de sa mère pendant plusieurs mois, et le laisse nuit et jour dans un local souvent exigu, insalubre, mal aéré, mal chauffé.

Inutile d'insister davantage pour faire ressortir l'utilité indiscutable des crèches; et les services qu'elles ne cessent de rendre à la classe laborieuse.

Attaques contre les crèches. — A côté d'adversaires déclarés, les crèches trouvèrent d'éloquents défenseurs.

Les reproches adressés à ces établissements n'étaient mérités que par un petit nombre d'entre eux. On accusa les crèches d'être immorales, en détournant la mère de ses devoirs les plus sacrés vis-à-vis de son enfant, par son abandon, la majeure partie de la journée, à des mains étrangères. Elles favorisaient une oisiveté coupable et occasionnaient par leur éloignement une sérieuse perte de temps, le matin et le soir, pour y déposer ou y reprendre l'enfant confié en dépôt.

On dépeignait ce dernier comme exposé sans défense par les crèches à des dangers sans nombre. Sommeil interrompu à chaque voyage, exposition aux intempéries de l'air, dans la mauvaise saison, nourriture insuffisante, allaitement artificiel ou sevrage prématuré, défaut de soins indispensables, augmentation des chances de contracter les maladies contagieuses, furent tour à tour invoqués, comme des preuves manifestes de l'influence néfaste des crèches. Des mesures intelligentes coupèrent court à tout abus.

Opinion de l'Académie de médecine. — L'Académie de médecine clôtura la discussion sur les crèches, en votant le 19 avril 1870 les conclusions suivantes :

L'Académie reconnaît l'utilité des crèches, mais, pour assurer leurs bons résultats, elle émet le vœu que les mesures suivantes y soient exactement observées :

1° Les crèches ne recevront que des enfants âgés de plus deux mois, et reconnus exempts de maladies transmissibles ;

2° Tout enfant devenu malade cessera d'y être admis pendant la durée de sa maladie ;

3° Destinée surtout à favoriser l'allaitement maternel, la crèche n'admettra pas d'enfants sevrés avant l'âge de neuf mois, si ce n'est sur un avis motivé du médecin inspecteur. Les mères viendront allaiter leurs enfants deux fois au moins dans la journée ;

4° Le médecin inspecteur visitera la crèche une fois chaque jour. Il fixera seul les conditions de l'alimentation supplémentaire et l'époque du sevrage ;

5° Les locaux destinés aux crèches seront scrupuleusement examinés au point de vue de la salubrité, de l'aération, du chauffage. Il est désirable que chaque crèche ne réunisse qu'un nombre d'enfants peu considérable, ou que ceux-ci soient divisés par groupes peu nombreux dans des salles séparées ;

6° La crèche particulièrement utile pour les populations ouvrières, devra être aussi rapprochée que possible des grands centres de travail.

Règlement

1° Les enfants reçoivent à la crèche, jusqu'à ce qu'ils puissent entrer à la salle ou qu'ils aient accompli leur troisième année, les soins hygiéniques et moraux qu'exige le premier âge.

Ils ne peuvent y être gardés pendant la nuit.

Les enfants sevrés seront séparés, autant que possible de ceux qui ne le sont pas.

2° La salle ou les salles doivent contenir au moins 8 mètres cubes par chaque enfant.

Elles doivent être éclairées par des fenêtres qui se correspondent, à châssis mobiles en tout ou en partie, et offrir des renouvellements d'air artificiels.

Toute Crèche doit être pourvue d'un promenoir à ciel découvert, ou au moins d'une cour, d'un balcon ou d'une terrasse.

3° Nulle Crèche ne peut être ouverte avant que le Préfet du département ait fait constater qu'elle réunit les conditions de salubrité ci-dessus prescrites. L'arrêté préfectoral qui en autorisera l'ouverture fixera le nombre d'enfants qui pourront y être réunis.

4° Les Crèches sont exclusivement tenues par des femmes.

Nulle ne peut tenir une Crèche si elle n'a pas vingt-un ans accomplis et si elle ne justifie pas un certificat signé par deux dames notables de la commune et visé par le curé ou le pasteur. Les lettres d'obédience délivrées par les supérieures des communautés religieuses régulièrement reconnues tiennent lieu de certificats d'aptitude.

Nulle ne peut être gardienne des enfants, si elle ne justifie d'un certificat de moralité et d'aptitude délivré par le maire, sur l'attestation de deux dames notables.

5° La Crèche doit être visitée tous les jours par un médecin.

On ne doit y admettre que des enfants en état de santé, ou dont les parents consentent à ce qu'ils le soient dans le plus bref délai.

6° Toute Crèche qui désirera obtenir l'approbation du Ministre de l'Intérieur devra faire parvenir, à cet effet, une demande au Ministère de l'Intérieur par l'intermédiaire du préfet.

A l'appui de cette demande seront jointes.

a) Un avis du Conseil municipal ;

b) Deux copies du règlement de l'œuvre ;

c) Les comptes rendus des deux derniers exercices ;

d) Le budget de l'année courante ;

e) Une notice indiquant les dimensions des salles, le nombre d'enfants qui fréquentent habituellement la Crèche, etc.

7° Toute Crèche approuvée est administrée par un Conseil composé de personnes des deux sexes.

Le Conseil d'administration pourra s'adjoindre un comité composé de dames, qui lui prêtera son concours, soit pour recueillir des souscriptions, soit pour surveiller la tenue des divers services de la Crèche.

8° *Abrogé.*

9° Le maire ou son délégué et le curé ou le pasteur de la circonscription dans laquelle une Crèche est établie font nécessairement partie du Conseil d'administration de ladite Crèche, à titre de présidents honoraires.

10° Les personnes appelées à faire partie du Conseil d'administration d'une Crèche, sont nommées pour la première fois au scrutin de liste, et à la majorité absolue des suffrages par les souscripteurs réunis en assemblée générale. Le Conseil désigne sa présidente, sa vice-présidente et sa trésorière.

Le Conseil se renouvelle ensuite chaque année, les membres sortants sont désignés par le sort, jusqu'à ce que le roulement soit établi. Le Conseil procède au remplacement des membres sortants qui peuvent toujours être réélus.

En cas de vacances pour d'autres causes, il est pourvu au remplacement, dans le délai de deux mois, par le Conseil réuni à cet effet. Les personnes choisies ne seront nommées que pour le temps pendant lequel les membres sortants auraient dû rester en fonctions.

11° Toute Crèche approuvée doit tenir :

a) Un registre matricule sur lequel sont inscrits les noms, prénoms et âge de chaque enfant ; les nom, adresse et profession de ses parents ; la date de l'admission et l'état physique de l'enfant à son entrée ;

b) Un registre sur laquel est constaté nominativement le nombre des enfants présentés chaque jour ;

c) Des registres où sont portées les prescriptions et les observations des médecins ;

d) Des registres où sont consignées les observations des inspecteurs et des visiteurs.

12° Ces Crèches doivent avoir une berçeuse pour six nourrissons, et une gardienne pour douze enfants de dix-huit mois à trois ans.

13° Les mères qui s'engagent à venir allaiter leurs nourrissons sont seules admises à profiter de l'institution des Crèches. L'usage pourra en être refusé aux mères dont la conduite habituelle donnerait lieu à de graves reproches. Elles doivent payer, pour chaque journée de présence de leur enfant, une rétribution fixée par le Conseil d'administration, eu égard au salaire moyen des ouvrières dans la commune.

14° Chaque Crèche approuvée a un règlement général et des règlements de service intérieur. Le premier renferme des conditions fondamentales de l'œuvre : les seconds, les dispositions secondaires ou de détail. Ces derniers règlements seront affichés dans un endroit apparent de la salle.

Les Crèches sont surveillées par les membres du Conseil d'administration et par les dames du comité.

Elles peuvent être visitées par le public.

15° Le maire, le curé ou le pasteur de la circonscription et le médecin de l'œuvre veillent, chacun en ce qui le concerne, à ce que la Crèche ne s'écarte pas de son but hygiénique et moral.

16° Au 31 mars au plus tard, la présidente du Conseil d'administration soumettra au Préfet, en double expédition ;

a) Le compte des recettes et des dépenses pendant l'exercice précédent.

b) Le compte moral de l'œuvre pour la même période de temps.

Le Préfet, après avoir approuvé ces documents, en transmettra un exemplaire au Ministre de l'intérieur.

17º Les Crèches approuvées pourront recevoir des encouragements sur les fonds de l'État.

Les demandes de subvention seront adressées, par l'intermédiaire des Préfets, au Ministre de l'intérieur.

18º Les Crèches privées fonctionnant en ce moment ou qui pourront être créées à l'avenir seront administrées conformément à leurs règlements particuliers, mais elles devront se conformer aux prescriptions (1 à 6) du présent arrêté. Elles seront tenues d'adresser une copie de leurs règlements au maire de la commune.

L'autorité administrative pourra faire inspecter ces établissements, afin de s'assurer s'ils ont satisfait aux conditions qui leur sont imposées.

Prospérité. — L'œuvre des crèches n'a jamais pris le développement qu'on pouvait en attendre. Vingt-cinq ans après leur fondation, en 1872, il n'en existait dans la France entière que 87, ayant admis 3725 enfants et reçu 304.608 francs. En 1888, la situation s'est améliorée. Le nombre de crèches s'est élevé à 130, mais le chiffre des enfants présents chaque jour n'a jamais atteint celui des places disponibles. Ainsi, à Lille, trois crèches pouvant recevoir 90 enfants atteignaient à peine la moitié de ce chiffre (Wintrebert).

Siry attribue le peu de faveur que ces établissements ont trouvé, dans le public, à plusieurs causes.

Moins utile qu'une salle d'asile, une crèche demande plus d'argent. Dans les localités pauvres, elle ne peut subsister sans le secours administratif. La situation financière de la Société des Crèches est des plus modestes, et constitue une entrave aux nouvelles créations. Les règlements auxquels sont soumises les crèches ne conviennent pas toujours aux exigences de la classe pauvre. Elles ferment certains jours et à certaines heures, qui ne concordent pas avec les occupations maternelles. Elles rendent l'enfant indisposé à sa mère, et l'obligent à perdre son travail. Peu d'entre elles sont sur le chemin de l'atelier, etc. Quelques femmes, sous prétexte qu'elles exposent leur enfant à contracter des maladies contagieuses, préfèrent le garder, pour se dispenser de tout travail et solliciter des secours des personnes charitables.

Dans ces dernières années, il semble qu'on ait mieux compris la nécessité de ces établissements philanthropiques. A Lyon, à Bordeaux et dans d'autres villes, les Sociétés protectrices de l'enfance, ont ouvert des crèches qu'elles administrent elles-mêmes, et qui sont soutenues par les administrations gouvernementales, départementales et municipales, pour le plus grand bien de la classe laborieuse.

A Paris, depuis juillet 1880, l'inspection des crèches a été confiée aux médecins inspecteurs de la Protection, et cette mesure a déjà produit d'excellents résultats.

En juillet 1883, il existait 34 crèches à Paris, et 16 dans la banlieue de cette ville, soit 50 dans le département de la Seine. La statistique du Ministère de l'intérieur en compte 133 dans les autres départements et 3 en Algérie. En y joignant les crèches privées établies par de grands manufacturiers pour leurs ouvrières, on atteint le chiffre de 200 crèches en France, comptant environ 1.200.000 présences annuelles et recevant, chaque jour, environ 4000 enfants. Au 1er janvier 1889, ce chiffre dépassait 250, dont 62 pour Paris et le département de la Seine.

Résultats. — Nous avons constaté, dit Kuborn, qu'il fut un temps où la mortalité infantile dans certaines crèches, à Saint-Josse-en-Noode par exemple, s'était élevée, année moyenne, à 22 pour 100. Depuis le 1er janvier 1847 jusqu'à 1868 inclus, c'est-à-dire en vingt-deux années, 1464 enfants de neuf jours à deux ans ont été reçus, 762 garçons et 702 filles. La mortalité a été de 310 soit 21,8 pour 100.

Le taux auquel s'est élevée la mortalité de 1866 à 1868, des enfants de la crèche Notre-Dame de Bonne-Nouvelle était aussi fort inquiétant : 255 enfants y avaient été reçus du 2 juin 1866 au 9 septembre 1868, savoir 101 d'un jour à un an ; 103 d'un à deux ans ; 47 de deux à trois ans. Décès au-dessous d'un an, 26 ; d'un à deux ans, 21 ; de deux à trois ans, 7. Sans doute, dans ces accidents, de mauvaises conditions hygiéniques avaient la forte part.

Les choses ont bien changé depuis. Ainsi en 1869, au rapport de M. Marbeau, la crèche Sainte-Geneviève n'a perdu aucun de ses 146 petits pensionnaires.

D'après le Dr Despaulx-Ader, à la crèche de la Madeleine, de 1861 à 1866 sur 45.522 présences et une moyenne de 30 enfants par jour, on n'a eu à déplorer que 24 décès. De 1856 à 1861 sur 39.547 présences et une moyenne quotidienne de 25 enfants, 49 décès. De 1867, sur 7314 présences, dues à 85 enfants, la mortalité n'a été que de 3.

En Belgique, de 1869 à 1873, sur 807 enfants admis à la crèche de Saint-Josse-en-Noode, la mortalité est tombée à 12 pour 100 entre trois mois et un an; au delà de cet âge 0. A la crèche Jourdan, Saint-Gilles-Bruxelles, de 1873 à 1875, sur 278 bébés, il en est mort 29, soit 10 pour 100, tous âgés de moins d'un an. Des chiffres extrêmement favorables sont fournis par la crèche Saint-Christophe, à Liège. De 1861 à 1869, on ne comptait que 47 décès sur 802 enfants soit 6 pour 100. Mais, ainsi que l'observe M. le Dr Davreux, comme il convient de faire une catégorie particulière pour les enfants âgés de moins de six mois, époque habituelle du sevrage, nous ajouterons que les enfants de quinze jours à six mois représentent à peu près le tiers du chiffre entier, mais qu'ils figurent pour la moitié des décès, soit une mortalité inférieure à 9 pour 100.

Les affections qui déciment le plus les petits pensionnaires des crèches sont : la rougeole d'abord, viennent ensuite la scarlatine, la bronchite, la coqueluche, le catarrhe gastro-intestinal, les convulsions. Quant à l'entérite, on dirait que les conditions de la crèche en ont modifié à tel point la nature ou diminué la fréquence qu'elle n'occasionne pas plus de décès que les autres maladies [1].

---

[1] On consultera utilement l'instruction demandée par le préfet de la Seine au Conseil d'hygiène publique et de salubrité et rédigée par le Dr Delpech : *Premiers symptômes des maladies contagieuses qui peuvent atteindre les jeunes enfants*, Paris, 1880, J.-B. Baillière.

SOCIÉTÉ POUR LA PROPAGATION DE L'ALLAITEMENT MATER-
NEL. — Cette Société a été fondée le 14 février 1876, et
reconnue d'utilité publique le 20 juillet 1880. Elle s'est
proposé de combler une lacune de notre organisation de
l'Assistance publique. Elle soutient l'enfant pour lui-même
le prenant à sa naissance et le suivant jusqu'au sevrage
sans préoccupation religieuse ou sociale.

La Société a voulu sauver l'enfant en donnant à la mère
le moyen de le nourrir, en la soutenant de son appui moral
et matériel, et assurer ainsi la plus efficace des protections
et des garanties sanitaires : celle de la surveillance et de
l'amour maternels.

Purement laïque, la Société ne tient compte d'aucune considération de croyance ou d'opinion : qu'une femme soit
mariée ou fille, qu'elle professe un culte quelconque ou
qu'elle n'en pratique aucun, pourvu qu'elle donne le sein à
son enfant et qu'elle remplisse ses devoirs de mère, elle
peut compter sur son assistance. Et si elle a besoin de travail, on cherche à lui en procurer pour la soustraire aux
suggestions de la misère.

La Société a pour but de propager l'allaitement maternel
dans toutes les classes, et notamment au moyen de secours
délivrés aux mères pauvres.

Mode de distribution des secours. — Dans cette Société
composée indistinctement de membres de l'un ou l'autre
sexe, les femmes seules ont la direction des secours.

Un Comité formé des femmes du Conseil d'administration
et de cent vingt dames patronnesses prend toutes les mesures
pour assurer, au moyen de dons et des travaux exécutés gratuitement à l'ouvroir et à domicile, la fourniture des layettes,
vêtements, etc. Le nombre de ces objets dépasse annuellement 30.000, comprenant depuis le grand lit, matelas, draps,
couvertures, nécessaires à la mère, berceaux, hamacs, etc.,
jusqu'au bonnet et à la bavette de l'enfant : chaque objet
donné ne figure dans les comptes que pour une valeur de

50 centimes, *quelle qu'en soit la valeur réelle*. Lorsqu'une demande est reçue, elle est examinée par l'une des vice-présidentes, et un dossier est ouvert. Une dame patronnesse est chargée de visiter la mère et l'enfant et d'indiquer les secours.

Elle fait connaître les ressources de la mère, le nombre de ses enfants, et donne tous renseignements moraux et matériels qu'elle peut se procurer. Un médecin de la Société est chargé également de visiter la mère et l'enfant et d'indiquer l'état de santé de l'un et de l'autre et les soins médicaux.

Deux sortes de secours sont alors accordés :

1° *Toujours*, chaque mois, trente-deux livres de pain et de la viande; presque toujours, des layettes complètes et un trousseau quand cesse le secours.

Quand le médecin juge que le lait maternel est insuffisant, on donne du lait : ce lait est surveillé particulièrement ; il coûte 60 centimes le litre; il est garanti et plombé par le fournisseur; tous les mois, l'analyse est faite par l'Administration de l'Assistance publique.

2° Les secours médicaux nécessaires et les médicaments.

En outre, les dames patronnesses s'occupent de rechercher du travail pour les pères et mères sans ouvrage, etc.

Elles continuent leur surveilllance morale pendant toute la durée des secours.

Les secours sont donnés chaque mois, pendant une année; pendant quatorze ou quinze mois si les médecins le jugent utile. La Société ne donne jamais de secours en argent.

En outre du dossier ouvert au nom de chaque enfant et contenant tous les renseignements qui le concernent, des livres de secours sont tenus, l'un pour les dons en nourriture, l'autre pour les dons en nature d'objets de layettes et autres provenant de l'ouvroir.

Résultats sanitaires. — La Société, ainsi qu'on l'a dit, prend l'enfant à sa naissance, et pendant une année elle surveille son régime et sa santé. Tous les mois, à la visite, on fait déshabiller l'enfant, on le pèse, et, si l'on juge utile d'appeler l'attention du médecin désigné, l'enfant lui est envoyé.

On vérifie l'état de sa vêture.

On comprend que cette surveillance continue et assidue produit un effet réel. Au point de vue moral, il résulte de l'assistance ainsi donnée un échange constant de confiance de la part de la mère, et de tutelle bienveillante de la part de la dame patronnesse, que l'on doit considérer de nature à produire un heureux résultat.

Au point de vue sanitaire, les résultats ont été les suivants :

ÉTAT COMPARATIF DES ENFANTS DÉCÉDÉS ET SURVIVANTS APRÈS UNE ANNÉE D'ASSISTANCE

Périodes de quatre années	Nombre d'enfants assistés	Nombre d'enfants décédés	Rapport des décès aux survivants
1877 à 1880. . . .	2.352	125	5,3 p. 100
1881 à 1884. . . .	4.244	241	5,6 —
1885 à 1888. . . .	5.108	328	6,4 —

ÉTAT COMPARATIF DES AGES DES ENFANTS DÉCÉDÉS

Age	1877 à 1880	1881 à 1884	1885 à 1888	Totaux
1 mois	10	6	22	38
2 —	24	46	76	146
3 —	14	40	57	111
4 —	21	32	55	108
5 —	18	36	45	99
6 —	15	30	21	66
7 —	6	13	25	44
8 —	7	25	11	43
9 —	3	8	5	16
10 —	1	1	6	8
11 —	3	1	4	8
12 —	3	3	1	7
Total. . . .	125	241	328	694

ÉTAT COMPARATIF DES DÉCÈS D'ENFANTS ÉLEVÉS PAR LEUR MÈRE
SOIT AU SEIN, SOIT AU BIBERON

Périodes	Biberon	Sein	Totaux
1887 à 1880. . . .	92	33	125
1881 à 1884. . . .	175	66	241
1885 à 1888. . . .	236	92	328

Nombre et importance des secours. — Les ressources de la Société ayant grandi chaque année, le nombre de secours s'est constamment accru.

Depuis 1878, c'est-à- dire depuis la dernière Exposition universelle, il a été distribué pour 330.618 fr. 25 de secours de toute nature.

Les comptes statistiques sont distribués par périodes de quatre années, afin de rassembler un nombre de résultats permettant d'établir des moyennes. Or, ces moyennes, de 1877 à 1889, sont les suivantes :

1877 à 1880

Total des secours	71.033 francs
Moyenne annuelle	17.758 —
Nombre annuel de lots de secours. . .	6.457 —
Enfants secourus annuellement	588 —

1881 à 1884

Total des secours	128.350 francs
Moyenne annuelle	32.087 —
Nombre annuel de lots de secours. . .	11.668 —
Enfants secourus annuellement	1.061 —

1885 à 1888

Total des secours	153.411 francs
Moyenne annuelle	38.353 —
Nombre annuel de lots de secours. . .	13.946 —
Enfants secourus annuellement	1.277 —

Nombre total des enfants secourus : 12.026

II. INITIATIVE GOUVERNEMENTALE

TOURS.— *Historique.* — Comme un grand nombre d'autres institutions de charité, les tours doivent leur naissance à la foi religieuse de nos pères.

Diminuer la mortalité des enfants naturels : tel est le but que l'on s'est proposé d'atteindre dès le principe ; car les enfants issus de commerces illégitimes ont, de tout temps, paru menacés d'un plus grand nombre de chances de mort que les autres.

L'ouverture du premier tour remonte à 1198. Il fut fondé par Guy, seigneur de Montpellier. Antérieurement, il y avait eu des hospices fondés pour les enfants trouvés. L'un fut ouvert à Milan dès 787. Les autres sont postérieurs à la fondation de l'hospice de Montpellier. Celui de Jérusalem date de 1210, celui de Rome de 1212, celui de Florence de 1316, celui de Nuremberg de 1331, celui de Paris de 1332, celui de Venise de 1380, etc. Ils sont donc bien antérieurs à saint Vincent de Paul, à qui on les attribue généralement. Mais ce saint illustre eut le mérite, en 1640, d'organiser cette œuvre et de la faire reconnaître par Louis XIII. Elle ne reçut les lettres patentes qu'en 1670, sous Louis XIV.

Le nombre de tours abandonnés à la charité publique fut assez restreint jusqu'en 1811, époque où, par décret, l'institution devint gouvernementale.

D'après le rapport du baron de Watteville en 1826, il existait en France deux cent dix-sept hospices dépositaires avec tours ; cinquante-six hospices dépositaires sans tours. Onze départements n'avaient point de tours à cette époque.

Certaines circulaires enjoignant des enquêtes administratives pour connaître l'origine des enfants, leurs noms, etc., firent perdre à cette institution, les caractères qu'elle aurait dû conserver. Lorsque, en 1204, le pape Innocent III, appropria l'hôpital du Saint-Esprit au service des nouveau-nés, il fit inscrire dans le règlement :

Au dehors de l'hôpital, il y a un tour, avec un petit matelas dedans, pour recevoir les enfants exposés. On peut hardiment les mettre en plein jour, car il est défendu, sous des peines très graves, et même de punition corporelle, de s'informer qui sont ceux qui les apportent, ni même de les suivre.

En France, lorsque l'institution du tour fut légalement sanctionnée, dans le décret du 11 janvier 1811, le secret absolu fut aussi respecté.

Les nouvelles circulaires administratives changeaient donc le mode de fonctionnement de cette institution.

Tombés en discrédit, les tours devenaient une dépense qui obérait le trésor public, sans offrir aucun avantage. De 1833 à 1845, cent trente-huit tours furent supprimés. En 1849, consultés sur la question de leur maintien, les Conseils généraux se prononcèrent cependant en grande majorité (quarante-quatre contre onze), contre la supression.

En 1852, un règlement entraîne la fermeture effective des tours, au nom de la morale publique.

En 1853, quarante-quatre départements, au lieu de onze, n'avaient plus de tours. Il restait l'année suivante cinquante-quatre hospices dépositaires avec tours ; le chiffre des hospices dépositaires sans tours s'était élevé à cent neuf. On n'en comptait plus, au 31 décembre 1860, que vingt-cinq sur cent soixante-dix hospices ; et ce nombre était descendu à sept en 1871. Celui de Marseille fut fermé un des derniers, en 1866.

Objections. — L'utilité des tours est encore aujourd'hui le sujet d'ardentes controverses.

Les médecins demandent, pour la plupart, leur rétablissement, les économistes le repoussent. La question a été agitée bien des fois dans les Assemblées politiques et dans les Sociétés savantes, et a même été portée jusqu'à l'Institut. Mais aucune décision n'a été prise ; le *statu quo* a été jusqu'ici maintenu.

Parmi les objections faites au rétablissement des tours, quelques-unes méritent d'être signalées. On les accuse de favoriser le nombre des naissances illégitimes, et de n'avoir qu'une utilité limitée à quelques régions.

La Commission des hospices de Tournai, dit M. A. Delannoy, secrétaire de l'Administration des hospices civils de cette ville, n'avait jamais été partisan du tour qu'elle avait été obligée d'établir à la suite du décret du 19 janvier 1811, aussi usa-t-elle de toute son influence pour en obtenir la suppression qui, enfin, lui fut accordée par arrêté du Collège de régence du 30 janvier 1835. Suivant ladite commission, le tour augmenta beaucoup le nombre des enfants trouvés et entraîne des abus. On y exposa non seulement des enfants naturels, mais aussi des enfants légitimes que l'immoralité, l'inconduite ou la misère des pères et mères faisaient abandonner. Les gens de la campagne venaient sans scrupule y déposer des enfants. Ce fléau ne s'arrêta que par les moyens que prit postérieurement la Commission des hospices pour celer autant que possible l'endroit où les enfants étaient placés. Mais ces moyens furent insuffisants auprès de la facilité avec laquelle on avait pris l'habitude d'exposer au tour.

Parmi les moyens auxquels l'administration des hospices avait eu recours, pour corriger les abus auxquels prêtait l'ouverture du tour, on voit la nomination d'un inspecteur chargé de visiter les enfants trouvés, mis à la charge des hospices et de s'assurer s'ils étaient soignés et élevés convenablement. C'est alors, qu'on reconnut que vingt-neuf enfants trouvés et abandonnés étaient placés chez leurs mères mêmes ; d'autres n'avaient jamais habité avec leurs pères et mères nourriciers, et étaient élevés par leurs propres parents, qui recevaient ainsi, de la Commission, des pensions alimentaires pour des enfants qui leur appartenaient et qu'ils avaient eux-mêmes exposés et abandonnés.

M. Delannoy, dans son travail publié en 1880, constate que les enfants trouvés sont maintenant en très petit nombre ; l'active surveillance de la police empêchant ces abandons, qui, du reste sont sévèrement punis par les lois ; que le chiffre des abandonnés, autrefois considérable, tend actuellement à diminuer l'abondance des secours, dont le bureau de bienfaisance dispose, ne permettant plus au pauvre honnête de s'expatrier et d'abandonner ses enfants à la charité publique (Schrevens).

J'ai cru devoir rapporter, avec impartialité, les objections les plus sérieuses faites au rétablissement des tours. Reste à examiner quelles réponses peuvent y être faites, et nous parviendrons ainsi à savoir si les tours remplissaient le but pour lequel ils avaient été institués.

Motifs de leur ouverture. — En créant les tours, le législateur se proposait de diminuer la mortalité infantile, en rendant inutiles les crimes dont les enfants naturels étaient plus spécialement les victimes, principalement les expositions, les infanticides, les avortements, etc. Il espérait aussi atténuer la proportion des mort-nés.

Seule la statistique peut faire connaître si cette institution a réellement rendu à la Société tous les services qu'on en attendait. Car, en matière aussi grave, il ne faut pas se contenter de généraliser, après examen superficiel, des abus observés dans quelques cas particuliers. Ici, un esprit impartial se trouve forcément embarrassé, car c'est précisément à la statistique, que les partisans et les adversaires des tours empruntent leurs arguments les plus décisifs, leurs preuves les plus péremptoires.

Devilliers tranche la difficulté. Son expérience en pareille matière donne un grand poids à son sentiment. Il regarde les statistiques mises en avant par les partisans du rétablissement des tours, comme plus exactes et mieux étudiées que celles de leurs adversaires. Néanmoins, il avoue que les statistiques des administrations départementales laissent beaucoup à désirer pour la manière dont elles ont été faites. Elles ne tiennent pas assez compte de plusieurs éléments, tels que la diminution du nombre des enfants inscrits au secours parce qu'ils ont cessé de vivre, etc.

Sans avoir la prétention d'élucider complètement ce problème, essayons de reconnaître dans quel camp se rencontre la vérité.

Naissances illégitimes. — On a reproché aux tours d'être contraires à la morale, de favoriser la débauche et les naissances illégitimes. Pour apprécier la valeur de cette accusation, il suffit de jeter les yeux sur le tableau suivant de G. Lagneau[1], on y trouvera une proportion croissante des naissances illégitimes malgré la fermeture des tours.

Périodes décennales	Moyennes annuelles des naissances	Moyennes annuelles des naissances légitimes	Moyennes annuelles des naissances illégitimes	Proportion des naissances légitimes sur 1000 naiss.	Proportion des naissances illégitimes sur 1000 naiss.
1800-1810	918.065	871.299	46.766	949.1	50.9
1811-1820	942.919	885.231	59.688	936.7	63.3
1821-1830	974.181	904.205	69.976	928.2	71.8
1831-1840	967.194	895.778	71.416	926.2	73.8
1841-1850	962.812	893.931	68.881	928.5	71.5
1851-1860	953.593	883.618	70.575	926.0	74.0
1861-1870	996.505	921.063	75.442	924.3	75.7
1871-1874	924.784	856.123	67.161	927.3	72.7

Depuis le commencement du siècle, en France, la proportion des naissances illégitimes s'est donc accrue de près de moitié, tandis que celle des naissances légitimes a diminué d'un trente-huitième.

Expositions. — Avant l'institution des tours, on exposait les enfants. C'est en partie pour prévenir ces expositions, que les tours ont été créés. Depuis leur fonctionnement, ils ont reçu, en moyenne annuellement, 39.000 enfants abandonnés. Néanmoins le chiffre des expositions n'a pas cessé d'augmenter.

[1] G. Lagneau, *Annales d'hygiène publique*, 1876, t. XLV, p. 54.

Il était en 1819 . . . .   99.346
—   1826 . . . .   116.377
—   1830 . . . .   118.073
—   1831 . . . .   123.868
—   1832 . . . .   127.982
—   1833 . . . .   129.699
—   1838 . . . .   95.624
—   1845 . . . .   96.728

Depuis 1848, il est de 120.000 environ.

De plus, suivant Delore, si les tours avaient réellement contribué à diminuer le nombre des expositions, ces dernières auraient dû augmenter lors des fermetures des tours. Or, il n'en est rien, d'après les chiffres fournis dans le département du Rhône, de 1866 à 1875, il y avait en :

1866	. .	22 expositions	1871	. .	21 expositions
1867	. .	22 —	1872	. .	15 —
1868	. .	13 —	1873	. .	18 —
1869	. .	18 —	1874	. .	8 —
1870	. .	21 —	1875	. .	11 —

D'autres s'appuient sur la statistique des enfants trouvés d'un jour à dix jours, admis à l'hospice de Paris de 1839 à 1858 qui ont été en :

1839 de . . .	2559	1849 de . . .	2949
1840 — . . .	2670	1850 — . . .	2134
1841 — . . .	2836	1851 — . . .	2884
1842 — . . .	3194	1852 — . . .	2216
1843 — . . .	3213	1853 — . . .	907
1844 — . . .	3192	1854 — . . .	984
1845 — . . .	3199	1855 — . . .	1113
1846 — . . .	3097	1856 — . . .	1399
1847 — . . .	3194	1857 — . . .	1575
1848 — . . .	3313	1858 — . . .	1896

Et l'on fait remarquer la diminution du chiffre des admissions à partir de 1853, par conséquent depuis la suppression des tours.

Tout d'abord, je ferai remarquer, avec Heulhard d'Arcy, que ces statistiques administratives sont inexactes.

En 1874, le Parquet de Paris n'a enregistré que quatre expositions d'enfants ; or, dans le cours de la même année, cinquante et un nouveau-nés, exposés dans la rue, ont été apportés à l'hospice de la rue d'Enfer. Un grand nombre de filles-mères se servent du secours qu'on leur donne pour mettre leurs enfants chez des nourrices au rabais ; puis elles déménagent, on perd leur trace et leurs enfants sont des abandonnés qu'on ne compte pas (Heulhard d'Arcy).

De plus, Bouchut observe que « la diminution signalée plus haut tient à un arrêté administratif qui obligeait les mères accouchant dans les hôpitaux à nourrir elles-mêmes leurs enfants, moyennant un secours de nourrice [1]. On voulait ainsi empêcher les abandons. La mesure a échoué. Les mères ne voulant pas nourrir remplissaient mal leur devoir, donnaient mal à teter, ou employaient le biberon, et il en résultait un dépérissement rapidement mortel pour l'enfant. Seulement, la mortalité est ici perdue dans la mortalité générale de la ville de Paris et ne peut être appréciée. Ce qui manque donc sous ce rapport dans le recensement des enfants abandonnés à l'hospice pourrait se retrouver, et même au delà, sur les registres de l'état-civil. Aujourd'hui, on n'oblige plus aussi sévèrement les mères à nourrir, et d'année en année, le nombre des abandons augmente à l'hospice, et il reviendra bientôt au chiffre où il était jadis. »

Bouchut prophétisait en écrivant ces lignes. En effet, il s'est produit :

En 1887	. . . .	2320 abandons
— 1878	. . . .	2760 —
— 1879	. . . .	2774 —
— 1880	. . . .	2730 —
— 1881	. . . .	2834 —
— 1882	. . . .	2746 —
— 1883	. . . .	3151 —

En comparant ces derniers chiffres à ceux des premières années de la statistique, on voit bien peu de différence. Il

---

[1] Bouchut, *Hygiène de la première enfance. Guide des mères pour l'allaitement, le sevrage et le choix de la nourrice*, 8e édit.

en existe une cependant. Si l'on tient compte de l'augmentation considérable de la population de Paris de 1848 à 1883,
on est forcé de conclure logiquement que le nombre des
expositions a baissé depuis la fermeture des tours. Est-ce à
dire que leur réouverture entraînerait l'accroissement du
nombre des enfants exposés. Non, les expositions offrent
trop de dificultés, et peuvent occasionner l'intervention de
la justice. Avec l'abaissement du sens moral qui tend de plus
en plus à envahir la Société moderne, il est bien plus commode de recourir à l'avortement *accidentel* en apparence,
mais *provoqué* en réalité, ou à ce crime affreux qui échappe
à la répression judiciaire, *l'infanticide légal.*

Enfants trouvés légitimes. — Parmi les enfants trouvés,
on rencontre toujours un certain nombre d'enfants légitimes.
Suivant l'abbé Gaillard, la proportion en était 10 pour 100
de 1804 à 1809 ; 8 pour 100 de 1809 à 1813 ; 7 pour 100 en
1814 ; 5 pour 100 de 1818 à 1827 ; 7 pour 100 de 1828 à
1830 ; 10 pour 100 de 1831 à 1834 ; enfin 9 pour 100 en 1835.

Le directeur de l'Assistance publique a donné à l'enquête
parlementaire de 1884, les chiffres de 457 enfants légitimes
pour l'année 1882, et de 560 pour 1883.

On s'est appuyé sur le chiffre élevé d'enfants légitimes,
soumis à l'exposition ou à l'abandon, pour soutenir l'influence démoralisatrice des tours. Cette accusation est spécieuse, mais ne résiste pas à un examen approfondi.

L'abandon d'enfants légitimes par leurs parents n'est point
le résultat de l'égoïsme et de l'indifférence, mais uniquement
de la misère. Instruits peut-être par une triste expérience, incapables, faute de ressources suffisantes, d'élever
leurs enfants, plutôt que de les voir mourir dans leurs bras,
ces parents ont préféré les confier à l'Assistance publique.
Et la preuve que mon interprétation ne repose point sur une
simple hypothèse, je la trouve d'abord dans cet alinéa du
Petit Journal, du 10 avril 1878.

« Un allumeur de gaz a trouvé, sous la porte-cochère

d'une maison de la rue Hautefeuille, une petite fille, aux langes de laquelle était attaché un billet ainsi conçu : « Je « préfère abandonner mon enfant, plutôt que de la voir « mourir de faim ; elle a treize mois, elle s'appelle Blanche, « ayez pitié d'elle. » Que d'angoisses et de larmes dans ce simple billet !

J'en trouve encore une autre preuve dans le chiffre élevé des réclamations de ces mêmes enfants légitimes.

Sur 258 enfants réclamés en six ans à l'hospice de Rouen, il y avait 122 enfants légitimes, soit 47,3 pour 100. Dans l'arrondissement de Dieppe, sur 536 enfants réclamés, 318 étaient légitimes, soit 59,32 pour 100.

Ces réclamations sont hors de proportion avec le chiffre moyen des abandons, qui ne dépassent pas 10 pour 100.

Infanticides. — Dans son rapport au Sénat, M. Béranger a donné la statistique suivante des crimes commis contre les enfants de 1826 à 1875, que je complète de 1876 à 1880, à l'aide de la thèse de J. Socquet [1].

| | Année moyenne | | | |
Périodes	Infanticides	Avortements	Homicides	Total
1826-1830 . . .	102	8	10	120
1831-1835 . . .	64	8	53	125
1836-1840 . . .	135	13	75	223
1841-1845 . . .	143	18	76	237
1846-1850 . . .	152	22	83	257
1851-1855 . . .	183	35	109	327
1856-1860 . . .	214	30	123	367
1861-1865 . . .	205	24	132	361
1866-1870 . . .	206	17	101	324
1871-1875 . . .	206	20	70	296
1876-1880 . . .	194	20	»	»

Mais, comme le remarque avec raison le Dr A. Faucon (de Lille), pour les infanticides, d'après la statistique judiciaire, ces chiffres ne correspondent qu'aux cas qui ont été

[1] J. Socquet, *Statistique de la criminalité en France, de 1826 à 1880*, thèse, Paris, 1883.

jugés ; les cas, arrivés à la connaissance de la justice, mais qui n'ont pu être poursuivis, soit qu'on n'ait pas découvert l'auteur, soit qu'il ne se soit pas produit de preuves suffisantes, sont plus nombreux encore en les ajoutant aux cas jugés, on arrive à des chiffres trois fois plus élevés que les précédents. Ainsi, le nombre des cas jugés s'élevant à 3437 de 1854 à 1870, celui des cas constatés est 10.814.

Cette statistique paraît très instructive. Après 1852, un seul tour a subsisté ; si l'on compare la période 1856-1860 (214 infanticides pour moyenne annuelle) qui a suivi immédiatement la fermeture des tours, à celle de 1846-1850 qui l'a immédiatement précédée, on trouve un excédent annuel de 62 décès, soit 40,78 pour 100 en plus.

En citant ce document, M. Delore, de Lyon, est frappé de voir le tableau accuser une diminution légère depuis 1860, précisément depuis l'époque où le dernier tour a été fermé ! Si le nombre d'infanticides a augmenté, il croit comme Naud (d'Angoulême) que ce crime a suivi la progression de tous les autres.

Les dernières années accusent une décroissance assez appréciable.

Années	Infanticides	Avortements
1882	171	19
1883	191	19
1884	170	25
1885	173	25
1886	166	22

Quelle est la valeur de cette statistique judiciaire ? Elle est trop incomplète, et par suite, offre trop de prises à la discussion. Le relevé du nombre de fœtus exposés à la Morgue de Paris, fait par Tardieu sur les registres de cet établissement, a démontré que le crime d'infanticide se multiplie d'une manière déplorable dans la capitale, aussi bien que dans les départements [1]. De 1837 à 1851, le chiffre des

[1] Tardieu, *Étude médico-légale sur l'infanticide*, 2ᵉ édition, Paris, 1880.

J. ROUVIER, Hygiène de la prem. Enfance.   30

nouveau-nés à terme déposés à la Morgue aurait été de 315 ; autopsies, 222 ; infanticides constatés, 169. Durant les quinze années suivantes, 1852-1866, le nombre des déposés s'est élevé à 929 : autopsies, 791 ; infanticides constatés, 566.

Un très grand nombre, la plupart de ces infanticides sont commis sur des enfants illégitimes. Cette mortalité, ainsi que l'a dit très justement M. Bertillon, est la conséquence des dures conditions sociales faites à la fille-mère et à l'enfant naturel, par nos lois qui, si indulgentes pour le père odieux et criminel, se dérobant aux devoirs de la paternité, sont si exigentes pour la mère et l'enfant abandonnés. La dureté de ces conditions sociales porterait au crime un grand nombre de ces malheureuses filles-mères, si, ainsi que le pense ce statisticien, chaque année, on devait attribuer à l'*infanticide par inanition*, la mort de 1400 enfants illégitimes, périssant, contrairement à toute loi naturelle, durant leur seconde semaine d'existence.

Des documents plus précis ont été publiés par Socquet.

Influence de la fermeture des tours sur la proportion des infanticides. — En recherchant l'influence exercée par la fermeture des tours sur l'accroissement des infanticides, Socquet a reconnu qu'il lui serait impossible d'arriver à des conclusions indiscutables, pour plusieurs motifs. Les tours ont été très inégalement répartis entre les départements. Quelques-uns n'en ont jamais eu, d'autres en ont eu plusieurs. Leur ouverture comme leur fermeture a eu lieu à des époques différentes. Parfois même, le tour était fermé, puis rétabli, et fermé de nouveau à plusieurs reprises. Socquet a donc restreint son étude aux départements n'ayant eu qu'un seul tour ou en ayant eu deux fonctionnant ensemble, depuis l'origine jusqu'à la suppression. Les chiffres ont été établis sur la moyenne annuelle des accusés par 1.000.000 d'habitants, dans chacun des départements considérés, avant et après la suppression.

Départements	Avant la suppression du tour		Depuis la suppression du tour jusqu'en 1880	
	Nombre	Proport. pour 1.000.000 habitants	Nombre	Proport. pour 1.000.000 habitants
Cher	1.3	5.0	1.7	5.4
Corse	1.2	5.6	2.3	9.1
Côte-d'Or	2.4	6.2	2.3	6.1
Gironde	1.9	3.1	4.0	5.6
Indre-et-Loire	2.8	9.1	3.6	11.12
Jura	1.0	3.1	2.4	8.1
Loire-Inférieure	2.4	4.6	5.3	8.7
Haute-Marne	0.7	2.7	1.8	7.1
Nièvre	1.0	3.5	2.4	7.3
Pyrénées-Orientales	0.6	3.4	2.3	11.9
Rhône	1.8	3.4	2.2	3.2
Sarthe	1.3	2.7	2.5	5.4
Seine	4.5	3.2	7.3	3.2
Seine-et-Oise	1.7	3.7	3.1	6.1
Ain	2.5	6.9	2.4	6.5
Hautes-Alpes	0.6	4.5	1.0	8.0
Cantal	0.7	2.6	1.1	4.5
Haute-Garonne	2.0	4.4	3.0	6.2
Isère	2.8	4.6	2.8	4.8
Mayenne	1.6	4.3	3.2	8.9
Morbihan	3.2	6.9	6.8	13.6
Oise	0.8	2.0	2.8	6.9
Haute-Vienne	2.4	7.9	3.1	9.5

Dans l'ensemble des cas, la suppression des tours a été suivie de l'augmentation du nombre des accusés. L'accroissement a été en général très considérable.

« Partout où de faux et féroces philanthropes ont réussi, soit à faire fermer les tours, soit à en ôter le mystère, dit

Alphonse Karr, il est arrivé qu'on a mis beaucoup moins d'enfants dans les tours, mais beaucoup plus dans les latrines, les égouts, les rivières, etc. Ce sera une honte entre les autres, pour ce pays et pour cette époque que la question ait été agitée, et surtout qu'elle l'ait été si longtemps, car je ne suppose pas un moment qu'elle puisse être résolue contre les tours. »

Pour le département de la Charente-Inférieure, l'examen des tableaux statistiques, présentés par l'inspecteur des enfants assistés, prouve aussi cette marche particulièrement sensible de la criminalité sur les enfants.

Périodes	Moyenne annuelle des infanticides	Moyenne annuelle des enfants déposés et secourus
1828-1843	35	311
1844-1859	41	262
1860-1865	51	175

Supposons que les résultats eussent été contraires, cela ne prouverait pas nécessairement l'inutilité des tours.

L'instruction, répandue plus généralement dans un peuple, a son bon et son mauvais côté. Pour les honnêtes gens, elle est vraiment utile et d'un très grand secours; mais elle constitue pour le rebut de la société, une arme terrible contre leurs semblables.

Avec la corruption toujours croissante d'un peuple, les infanticides et les avortements doivent forcément diminuer. A quoi bon s'exposer à la répression de la justice. Il est aujourd'hui si facile de prévenir la grossesse, et si, par une erreur involontaire, elle a eu lieu, on trouve tant de nourrices complaisantes dans les campagnes!

Le rétablissement des tours aurait donc pour résultat à mes yeux d'arracher à la mort un certain nombre d'existences. Jamais en face d'un semblable résultat, il ne faut regarder aux questions d'argent.

Avortements. — Pour donner une idée du nombre d'avortements qui se pratiquent dans les grandes villes, Brochard a cité le fait suivant : Dans mon département, écrit un préfet à M. Lafabrègue, directeur de l'hospice des Enfants-Assistés, on pratique l'avortement sur une vaste échelle. On vient d'arrêter une sage-femme qui, en dix ans, n'avait fait que deux déclarations de naissances d'enfants naturels, et vivait, bien qu'on ne lui connût ni fortune, ni clientèle, sur le pied de quinze mille livres de rentes. Elle n'est pas la seule, je lui sais quatre ou cinq concurrentes.

Que penser encore de la fameuse affaire Constance Thomas-Floury qui s'est déroulée en 1891, devant la Cour d'assises de la Seine? Sur la dénonciation inattendue de la fille Thomas, le parquet de la Seine avait poursuivi 118 personnes sur lesquelles 65 ont bénéficié d'une ordonnance de non-lieu et 53 ont été retenues pour comparaître devant la Cour d'assises. Sur ce dernier nombre deux ont été déclarées en fuite et une autre est morte au cours de l'instruction. Au point de vue du sexe, il y avait 5 hommes et 47 femmes, dont 11 domestiques, 10 couturières et 5 cuisinières.

La suppression en France des tours d'abandon, dit M. le professeur Le Fort, dans son ouvrage sur les Maternités, me paraît avoir été une déplorable et funeste mesure ; elle a été le signal de la pratique régulière de l'avortement, et n'a rien fait pour la moralisation des individus.

Mort-nés. — D'après Baumann, Leipsick et Dresde sont les villes d'Allemagne qui comptaient, il y a quarante ans, le plus de mort-nés, et le nombre de mort-nés illégitimes y dépassait du double celui des mort-nés légitimes, pendant la dernière moitié du siècle dernier. Casper nous apprend que, dans l'espace de quatre ans, de 1819 à 1822, il naquit à Berlin 22.643 enfants légitimes vivants et 937 mort-nés ; et 4002 enfants naturels vivants et 317 mort-nés ; soit deux fois plus d'enfants naturels (8,33 pour 100) que d'enfants légitimes (4 pour 100) mort-nés; soit sur 26.645 naissances 1254 mort-nés (4,70 pour 100). De 1856 à 1864, ce rapport des mort-nés au total des naissances a été de 4,53 pour 100, et de 1861 à 1864 de 4,43 pour 100; de 1873 à 1878, il a varié entre 3,88 et 3,92 pour 100. A Vienne, la proportion des mort-nés était en 1873 de 5,17 pour 100.

En Italie, pour 1875, on trouve 1.035.577 naissances et 29.831 mort-nés, soit 2,91 pour 100. Sur 963.324 naissances légitimes, il y a eu 27.114 mort-nés, soit 2,08 pour 100, et sur 72.243 naissances illégitimes 2717 mort-nés, soit 3,76 pour 100.

Legoyt a dressé le tableau suivant qui permet de comparer la proportion des mort-nés sur 1000 naissances dans quelques pays de l'Europe.

France	1851-55	39,1 sur 1000 naissances	
—	1856-60	43,0	—
Belgique	1851-55	44,4	—
—	1856-60	45,9	—
Hollande	1850-54	49,7	—
—	1855-59	51,5	—
Prusse	1849	37,1	—
—	1859	42,7	—
Bavière	1835-40	29,2	—
—	1860-61	34,4	—
Saxe Royale	1847-51	45,3	—
—	1852-56	44,8	—
Suède	1816-20	24,9	—
—	1851-55	32,5	—
Danemark	1821-40	39,3	—
—	1850-54	45,0	—
Norvège	1837-46	38,4	—
—	1846-55	40,8	—
Suisse : Zurich	1827-30	37,7	—
— —	1856-58	41,9	—
— Saint-Gall	1816-20	32,0	—
— —	1851-54	46,9	—
— Thurgovie	1811-20	41,0	—
— —	1851-53	48,0	—

A Buenos-Ayres, d'après le Dr Emile Coni (1885), la proportion des mort-nés est 2,69 pour 100. En 1891, on a compté dans la même ville, d'après la statistique officielle, 1304 mort-nés sur 24.617 naissances, soit 5,29 pour 100.

En France, en l'an X, il y eut 1.097.157 enfants nés vivants et 29.202 mort-nés, soit 1 mort-né sur 37 naissances. Plus tard l'*Annuaire du bureau des longitudes* fournit les chiffres suivants : de 1840 à 1849, 1 mort-né sur 32 naissances, 3,125 pour 100; de 1850 à 1859, 1 mort-né sur 24 naissances, 4,165 pour 100; de 1860 à 1869, 1 mort-né sur 22 naissances, 4,545 pour 100.

Cette proportion monte à 4,60 pour 100 en 1875; à 4,614 pour 100, en 1878; à 4,678 pour 100 en 1881; à 4,74 pour 100 en 1884; à 4,71 pour 100 en 1883; à 4,81 pour 100 en 1884; à 4,76 pour 100 en 1885. La proportion croissante du chiffre des mort-nés coïncide avec la proportion décroissante des naissances.

A Lisieux, la proportion de 4,13 pour 100, de 1831 à 1840, est devenue 6,45 pour 100 de 1856 à 1865, nullement en rapport avec l'accroissement des naissances, qui, de 22,74 pour 100 dans la première période, était 25,02 pour 100 dans la seconde (Notta). Pour que la proportion ne variât pas, ce dernier chiffre eût dû être 35,51 pour 100.

Mêmes résultats à Bordeaux où le chiffre a été de 393 en 1866, de 544 en 1867, de 626 en 1868, et nullement en rapport avec l'accroissement de la population (Brochard).

A Paris, je trouve pour les mort-nés, une proportion de 7,30 pour 100 en 1874; de 6,73 pour 100 en 1878; de 7,06 pour 100 en 1879. La constatation de cette progression croissante du chiffre des mort-nés inspire à Broca, en 1867, les réflexions suivantes : « Quoi donc? Serions-nous dégénérés à ce point que nos femmes commenceraient à ne plus pouvoir mettre au monde des enfants vivants? Et si, en une vingtaine d'années, le chiffre des mort-nés s'est accru de moitié, n'est-il pas à craindre qu'il continue à s'accroître dans la même proportion, qu'en l'an 2000 il s'élève au delà de 100.000 et qu'en moins de deux siècles il finisse par absorber entièrement la liste des naissances? Que l'on se rassure. Cet accroissement si menaçant est tout à fait illusoire. Ce n'est pas un phénomène biologique, ce n'est qu'un accident de statistique. Jusqu'en 1840, la statistique confondait dans un même groupe, les mort-nés et les enfants nés vivants. Cette année-là, pour la première fois, le Bureau de la statistique de la France donna des instructions pour que la distinction des deux groupes fût établie. Mais on ne change pas ainsi d'un trait de plume les habitudes de la population, ni même celles des employés de l'état civil. Malgré des avertissements réitérés, beaucoup de gens s'imaginent encore qu'il n'est pas nécessaire de déclarer les mort-nés. Beaucoup d'autres, quoique ne péchant pas par ignorance, font disparaître les mort-nés pour éviter les complications et les dépenses de l'enterrement. La statistique a donc été fort incomplète pendant les premières années; elle s'est perfectionnée peu à peu. Les maires sont devenus plus vigilants, les administrés moins récalcitrants. Enfin l'expérience a montré qu'il était nécessaire de confondre avec les mort-nés proprement dits les enfants qui vivent moins de trois jours, et qui, pendant les premières années de la statistique, figuraient tantôt sur la liste des enfants nés vivants, tantôt sur la liste des mort-nés. Pour tous ces motifs, les chiffres annuels se sont rapidement accrus; mais l'accroissement s'est notablement ralenti depuis dix ans, et tout permet de croire qu'il ne tardera pas à s'arrêter. »

Je ne comprends pas l'optimisme du savant professeur de Paris. Sans contester l'exactitude des causes qu'il invoque, je crois qu'elles ne sont pas les seules à exercer une influence.

Le Dr S.-E. Maurin pense que la plupart des mort-nés illégitimes sont dus à des infanticides dissimulés. Leur proportion de 10,3 pour 100 en 1860 a atteint 14,28 pour 100 en 1870. En 1873 à Marseille, la proportion des mort-nés légitimes étant de 8 pour 100, celle des illégitimes a été 17 pour 100.

Dans les six premiers mois de 1875, sur 76 mort-nés illégitimes, 71 ont été déclarés par des sages-femmes, 2 par des personnes étrangères à l'art médical, 3 seulement par des docteurs.

« Faut-il tout dire, ajoute le même praticien, pendant ces recherches, j'ai vu le crime suinter à travers les pâles feuilles qui me passaient sous les yeux. Des aides complaisants se chargent même de faire disparaître les victimes à prix réduit : 62 enterrements de mort-nés ont été faits en trois mois, en dehors de la régie des inhumations, par des hommes que l'on sait vivre de ce genre d'industrie. Certains noms, qui figurent deux fois comme ayant déclaré des naissances illégitimes, paraissent cinq fois pour remplir la déclaration de mort-nés inconnus dans le courant du semestre.

« Le crime est là, il s'est développé depuis la fermeture des tours, et c'est lui seul qui, de 1860 à 1870, fait monter la proportion des mort-nés illégitimes de 1 sur 9,7 naissances à 1 sur 7. » (Maurin.)

Bertillon a fait remarquer d'une part que, de 1850 à 1874, à la Maternité de Paris, où les accouchements sont surveillés, 1000 naissances, la plupart illégitimes, ne donnent que 43 à 44 mort-nés, suivant M. Lafabrègue, proportion presque égale à la mortinatalité des enfants légitimes en France, soit 41 à 42 pour 1000 ; et d'autre part que les naissances illégitimes donnent ordinairement 83 mort-nés pour 1000. Cet auteur en conclut que de nombreux infanticides se dissimulent sous ces 40 morts-nés illégitimes en excès. Leur nombre en France, s'élèverait annuellement à environ 1520. Lagneau partage aussi cette manière de voir.

Aujourd'hui que l'art obstétrical a fait tant de progrès, le nombre des mort-nés devrait diminuer plutôt qu'augmenter. Il est si facile de faire un mort-né. Delore en s'appuyant sur la statistique de mort-nés illégitimes (8 pour 100) de son service, repousse cette manière de voir. Le savant accoucheur reconnaîtra que sa statistique est trop restreinte pour prouver quelque chose, et que la proportion si faible de mort-nés illégitimes de son service établirait plutôt une présomption dans un sens opposé au sien, quand on la compare au chiffre si élevé de cette catégorie au dehors.

Un grand nombre de médecins de la province et de l'étranger ont signalé une autre cause qui contribue à accroître le chiffre des mort-nés. C'est l'abus du seigle ergoté par les sages-femmes peu instruites Villeprand (de Manosque), Sanguin (de Saint-Chamas) Béringuier (de Montpellier), Emile Coni (de Buenos-Ayres).

Cette opinion me paraît très justifiée.

A Cavaillon, commune de 8034 âmes, la proportion des mort-nés a varié de 1866 à 1874 entre 5 et 11 pour 100 des naissances. Quelle est la cause de cette moyenne si élevée ? Pour le Dr Michel la cause dominante et particulière à ce pays de cette léthalité est le travail excessif et incessant de la femme. Parmi les travaux agricoles auxquels la femme est sans cesse mêlée, ceux qui l'obligent à se courber fortement doivent être particulièrement incriminés. Dans cette région, la femme ne se contente pas des soins du ménage, de la basse-cour, de la bergerie, de la porcherie, de l'étable même, elle vient à la ville, au printemps surtout, plusieurs fois la semaine, souvent à pied, pesamment chargée, pour y vendre les produits maraîchers. Puis rentrée au logis, elle aide son mari aux rudes travaux de la terre.

J'ai habité assez longtemps la vallée de la Durance, pour pouvoir confirmer en tout point la description si exacte de mon honorable confrère. Toutefois, je ferai remarquer que les mêmes usages sont en vigueur dans les autres cantons de Vaucluse et des Bouches-du-Rhône.

A l'appui de son opinion, le Dr Michel a dressé un tableau général, puis des tableaux graphiques pour chaque année, où figure, mois par mois, le nombre des mort-nés. Les mois peuvent être classés ainsi d'après l'importance de leur mortalité spéciale : 1º Le mois de mai, pendant lequel s'effectue le travail des vers à soie. Cette culture exige un labeur incessant de jour et de nuit, dans des magnaneries mal

aérées, chauffées au charbon de bois. Evidemment, c'est à
ces émanations délétères (oxyde de carbone et acide carbonique) qu'il faut rattacher, avec Devilliers, l'élévation du
nombre de mort-nés, si constante pendant ce mois. 2° Le
mois d'août, époque du binage des pommes de terre. 3° Le
mois de décembre, pendant lequel malgré la mauvaise saison, il faut s'occuper de semer les aulx, les petits pois, etc.,
pour le printemps. 4° Le mois d'octobre, pendant lequel
domine le travail relatif à la récolte des haricots.

Les mois les mieux partagés sont février, mars, avril,
pendant lesquels la femme, plus retenue à la maison, subit
moins de fatigue.

Conclusions. — En résumé, les tours rendaient des services réels, en tant qu'institution gouvernementale. Leurs
détracteurs le reconnaissent eux-mêmes, s'ils ont produit
aussi du mal, en permettant de viles escroqueries aux dépens
du patrimoine des pauvres, en laissant oublier à des parents
indignes leurs devoirs naturels envers leurs enfants, en
favorisant (quelquefois) enfin la débauche et l'immoralité
(Schrevens) ; comme on le verra ci-après, le seul système
prôné pour les remplacer, l'assistance des enfants naturels,
choque davantage le bon sens et la logique, et donne des
résultats aussi déplorables, sinon pires. Il est donc à désirer
qu'on abandonne cette voie, pour revenir aux tours. En
perfectionnant, à l'aide des connaissances modernes, cette
institution de charité, on sauvegardera un très grand nombre d'existences vouées sans elle à une mort certaine [1].

ASSISTANCE DES ENFANTS. — Les enfants trouvés étaient
autrefois confiés aux administrations hospitalières. En présence des mauvais résultats fournis par ce système, une loi
du 5 mai 1869, appliquée à partir du 1er janvier 1870, a
placé cette catégorie d'enfants sous la surveillance exclusive
des départements.

[1] L'Académie de médecine de Paris s'est récemment (4 mai 1891)
déclarée pour le rétablissement des tours (voir p. 480).

Les enfants assistés sont classés en deux sections : 1º les enfants abandonnés; 2º les enfants secourus.

L'assistance est définitive pour les premiers, temporaire pour les seconds. Pour ces derniers, l'administration procède de deux manières différentes. Elle se charge elle-même de les placer en nourrice, ou aide la mère à les nourrir, ou à les placer elle-même en nourrice. D'après Delore, à Lyon, le premier système a fourni, de 1868 à 1871, une mortalité de 50 pour 100, et le second une mortalité de 33,5 pour 100. Les moyennes varient beaucoup suivant les départements. Il est difficile d'accorder une confiance absolue à ces chiffres fournis par la statistique administrative; ils sont généralement entachés d'erreur.

Ainsi Delore, en onze années, de 1865 à 1875, a relevé, au seul hospice de la Charité de Lyon, 1254 enfants ayant vécu, et qui, étant morts avant d'avoir été enregistrés, ne figurent pas sur les tables mortuaires de l'Assistance publique. C'est une augmentation de 11 pour 100 qui porterait le chiffre administratif de 44,42 pour 100 à 55,42 pour 100, et avec les mort-nés à 63,42 pour 100 !

Le système actuel d'assistance des enfants a été créé surtout pour laisser l'enfant entre les mains de la mère. Le secours attribué aux filles-mères favorise parfois l'immoralité et constitue alors une véritable prime à l'inconduite. L'exemple suivant le démontre. « Nous étions dans un des plus riches départements du Midi, dit M. Paul Cère, une fille jeune et d'un physique agréable parlait avec animation à l'huissier de la préfecture. Nous nous approchâmes pour savoir l'objet de la discussion. La jeune fille demandait le *père des bâtards*, c'est ainsi qu'elle désignait le chef du service des enfants trouvés, et comme nous lui demandions ce qu'elle lui voulait : « J'ai fait un enfant, répondit-elle, et « je viens pour recevoir *ma prime*. » C'est là une histoire à ne point oublier. »

Il serait à désirer qu'on ne secourût que les primipares.

A tout pécheur miséricorde ; une faute ne prouve pas nécessairement une dépravation considérable. Un secours, en pareil cas, peut venir en aide à une pauvre malheureuse, dont le tort est de s'être laissé tromper, et sauver un enfant qu'elle élèvera avec autant de soin que s'il était issu d'un commerce légitime. Toute autre est la position des filles-mères multipares. Ces personnes ont généralement perdu tout sens moral et sont capables des actions les plus perverses. De Gérando remarque que, parmi les criminels, il y a beaucoup plus d'enfants naturels que d'enfants trouvés. L'influence maternelle est donc pour cette catégorie bien plus nuisible qu'utile, et mieux vaut l'éviter pour obtenir de meilleurs résultats dans l'intérêt de la société.

Laisser l'enfant à sa mère donne d'ailleurs, comme toutes les tâches imposées, juste le contraire de ce que l'on recherchait. Avant 1862, époque où les secours étaient l'exception, la mortalité des enfants laissés à leurs mères n'était, dans la première année, que de 18 pour 100. Mais à partir de cette année-là, c'est-à-dire depuis que la mesure est devenue générale, la mortalité dans la première année s'est élevée à 45 pour 100 (Delore).

Dans l'application, l'assistance des enfants a encore des inconvénients graves. L'enquête est trop longue. Les formalités administratives n'en finissent plus. Pendant qu'elles se poursuivent, l'enfant souffre et souvent succombe.

En présence des bons résultats de l'allaitement maternel, on a cherché à le favoriser le plus possible. L'idée est généreuse, mais elle paraît plus théorique que pratique. On confond ici deux catégories tout à fait distinctes : les femmes mariées avec les filles-mères. Les mesures applicables aux unes ne le sont pas aux autres. Pour être conduit avec succès, l'allaitement exige de la part de la mère nourrice du dévouement et de l'affection pour son nourrisson. Ces sentiments se manifesteront chez la plupart des mères de famille. Ils deviendront exceptionnels chez les filles-mères. L'enfant, né dans le mariage est la joie et l'orgueil de sa mère; il est un sujet de gêne et de honte s'il provient d'un commerce illégitime. Voilà pourquoi les soins administrés, et par suite les chances de maladie et de mort, diffèrent pour l'enfant avec l'état civil de la mère.

A Paris, l'Assistance publique dépense des sommes considérables, non seulement pour secourir les filles-mères qui élèvent leurs enfants, mais aussi pour celles qui les ont placés en nourrice. « Malheureusement, observe Marjolin, ce secours étant remis directement à la mère, il n'est pas rare qu'au lieu de l'envoyer à la nourrice elle le garde et le dépense. Alors, celle-ci, fatiguée de ne recevoir aucune réponse de la mère qui a changé de domicile, et voyant chaque mois augmenter la somme qui lui est due, se décide à porter son nourrisson à l'hospice dépositaire le plus voisin. Dans ces cas, ne serait-il pas préférable, comme on l'a proposé, d'envoyer cet argent au maire de la commune où est la nourrice? Ce serait un moyen d'augmenter la surveillance et de prévenir les abandons. »

Les avantages de l'assistance des enfants sont cependant réels. Le système est moins onéreux pour les finances de l'État; ce qui, soit dit en passant, ne me touche guère. On ne saurait payer trop cher, pour sauvegarder la vie de ses semblables. L'assistance, en laissant l'enfant à sa mère, est parfois une sauvegarde pour l'avenir des deux créatures. Cette proposition n'est vraie que pour les primipares et surtout pour les filles de la campagne, mais jamais dans les grandes villes. En résumé, pour être réellement utile, l'assistance des enfants doit être généreuse, mais appliquée avec discernement, après une enquête rapide. Elle doit être contrôlée par des inspecteurs apportenant au corps médical.

ASILE DES FILLES ENCEINTES. — Parmi les autres moyens qui ont paru propres à diminuer la mortalité de l'enfance est l'asile des filles enceintes.

Quand la fille-mère au désespoir, partout repoussée, n'a

pas même un grabat pour s'étendre aux douleurs de l'enfan-
tement, il lui reste un suprême refuge et celui-ci ne lui fera
pas défaut : c'est le suicide. Ainsi, sans parler des femmes
qui mènent une vie de débauche, et dont les conceptions se
terminent presque toujours par des avortements, on a relevé
que, de 1861-65 inclusivement, sur 978 suicides féminins,
si 87 seulement ont été attribués à des grossesses hors
mariage, 208 ont été inscrits comme ayant été motivés par
des amours contrariées, dénomination qui bien souvent autorise à supposer un commencement de gestation suivi de
délaissement de la jeune fille (Tardieu [1]).

Dans la ville de Vienne (Autriche), sur 874 cas constatés
de 1869 à 1878, 0,5 pour 100 seulement chez les femmes
sont attribués à une grossesse illégitime, et 17,4 pour 100
à un amour malheureux (Legoyt).

J'emprunte au même auteur quelques autres chiffres.

Pays	Auteurs des recherches	Période	Suicides		
			Total pendant cette période	Motifs	
				Gross. illégit. pour 100	Amour contr. pour 100
France . .	Legoyt.	1873-78	34.735	1.05	4.42
Italie . .	Morselli.	1866-77	10.347	2.20	7.50
Paris . .	Legoyt.	1851-59	3.863	?	14.13

La plus grande tendance au suicide par amour et jalousie,
dit Morselli, se rencontre chez les femmes, parmi les maî-
tresses, les institutrices et les servantes, chez lesquelles la
séduction et la grossesse clandestine font le plus de victimes.
Pour ces catégories de malheureuses, les asiles de filles
enceintes rendraient certainement les plus grands services.

[1] Tardieu, *Étude médico-légale sur l'avortement*, Paris, 1881.

Car la fille trompée, qui ne veut pas avouer à tous sa faute, dans une Maternité, est obligée de recourir à une maison privée d'accouchements, dirigée par une sage-femme, ou, si elle n'en a pas les moyens, au suicide. Ces deux moyens ne valent guère mieux l'un que l'autre au point de vue moral.

« Les maisons d'accouchements, dit M. Giraud, sont des ateliers d'avortement, souvent des officines de prostitution, et quelquefois le repaire d'un odieux commerce de substitution d'enfants. »

Il y a certainement d'honorables exceptions, mais elles sont de plus en plus rares, et l'on comprend que Warlomont et Tardieu se soient montrés aussi sévères pour les sages-femmes. A Saint-Péterbourg, à Rome, Prague, Vienne et Berlin, existent des Maternités, où l'on reçoit, sous le sceau du secret, toute fille enceinte, à partir du cinquième mois. Le Conseil général des Bouches-du-Rhône a, sur la proposition de la Société protectrice de l'enfance de Marseille, adopté, en 1878, le vœu que l'on réservât aussi, dans les Maternités françaises, des salles spéciales, pour les filles-mères, sur le modèle de ce qui se passe à l'étranger. La même proposition a été faite, en 1889, au Congrès international d'assistance publique, par M. Drouineau.

Enfin, dans sa séance du 4 mai 1891, l'Académie de médecine de Paris a adopté, à l'unanimité, entre autres conclusions celle présentée par son président, le professeur S. Tarnier est ainsi conçue.

L'Académie émet le vœu : Que, dans chaque département, il soit établi au moins un asile, destiné à recevoir les femmes, pendant le dernier mois de leur grossesse; que toute femme, si elle le désire, puisse y être reçue dans des conditions qui assurent le secret absolu sur son entrée et son séjour dans cet établissement et sur son accouchement; qu'il sera interdit de faire une enquête administrative sur le domicile et l'identité de toutes les femmes enceintes ou en couches qui sont hospitalisées; que des tours soient établis dans tous les départements et que, dans le même local, soient réunis un tour et un bureau ouverts, que des secours soient accordés aux femmes ne pouvant, faute de ressources suffisantes, élever leur enfant.

L'idée de multiplier les asiles pour filles enceintes mérite d'être encouragée, quoique passible de certaines objections. L'hospitalisation, pendant la grossesse, est peu hygiénique. Mais, effectuée sur une proportion limitée, à la campagne, dans les conditions antiseptiques les plus absolues, elle perd à peu près tout inconvénient.

Au point de vue moral, n'est-il pas à craindre que l'exécution de ce projet, ne devienne un encouragement pour le vice? C'est peu probable. La plupart des crimes commis contre les enfants le sont surtout par des primipares, ayant intérêt à cacher leur faute, pour éviter le déshonneur. Les filles multipares n'obéissent pas à une semblable considération. Tout abus, d'ailleurs, pourrait être prévenu dans les asiles de filles enceintes, en ne les ouvrant qu'aux primipares.

Drouineau et Wintrebert, voudraient en outre que ces asiles recueillissent les nouveau-nés, pour les mettre à l'abri des dangers qui les attendent, surtout dans les premiers temps de leur existence. Plus tard, lorsque la mère sortirait de l'asile, les conseils des membres du Comité pourraient souvent l'amener à nourrir elle-même son enfant. Une allocation accordée aux plus dénuées de ressources leur rendrait ce devoir plus facile. Des crèches annexées aux asiles serviraient de refuge aux malheureux, que leurs mères voudraient absolument abandonner.

RECHERCHE DE LA PATERNITÉ. — Un remède souvent conseillé, pour atténuer les dangers des naissances illégitimes, est la recherche de la paternité. On a remarqué, en effet, que depuis l'époque où cette recherche a été interdite, en France, cette mesure paraît avoir donné de déplorables résultats, peut-être aussi en partie attribuables à d'autres causes : augmentation de proportion des naissances illégitimes, dont la mortalité est deux fois supérieure à celle des enfants légitimes; augmentation des avortements et des infanticides; diminution de plus d'un neuvième de la pro—

portion des mariages, etc. Reste à démontrer si une nouvelle loi permettant cette recherche donnerait les résultats qu'on espère.

Rappelons d'abord qu'aucun État, avant 1803, n'avait cru pouvoir priver l'enfant, issu de relations illégitimes du droit de réclamer son père, et que, depuis, la Belgique, qui a adopté la loi civile française, dans son ensemble, et le pays de Vaud, qui, en 1855, à la suite de quelques désordres motivés par une législation excessive, se l'est assimilée, sont les seuls qui aient suivi notre exemple.

On pourrait faire quelques objections contre la nouvelle loi proposée par les législateurs, les moralistes et les hygiénistes, car déjà en France quelques tentatives ont été faites dans ce sens. Il y a quelques années, en 1878, MM. Béranger, de Belcastel, Foucher de Careil et Schœlcher ont déposé au Sénat la proposition de loi suivante, relative à la recherche de la paternité :

Article premier. — L'article 340 du Code civil est modifié ainsi qu'il suit: « Art. 340 : la recherche de la paternité est interdite, sauf les cas : 1º d'enlèvement, de viol ou de séduction, lorsque l'époque de l'enlèvement, du viol ou de la séduction se rapportera à celle de la conception ; 2º de possession d'état dans les conditions prévues par l'article 321 du Code civil ».

Art. 2. — L'action en recherche de paternité ne peut être intentée que par l'enfant ou en son nom.

Elle se prescrit par six mois à dater de sa majorité.

Elle ne peut être exercée, pendant sa minorité, qu'après avis favorable du conseil de famille et désignation d'un tuteur *ad hoc*, chargé de le représenter dans l'instance.

Art. 3. — Elle est soumise à l'accomplissement des formalités prescrites en matières de séparation du corps, par les articles 875, 877, 878 §§ 1 et 2, et 879 de Code de procédure civile.

Art. 4. — La preuve par témoin n'est admise que dans les conditions de l'article 323, et sous réserve de la preuve contraire, conformément à l'article 324 du Code civil.

Cette proposition de loi n'a pas été adoptée.

La première objection est assez spécieuse. La recherche de la paternité est autorisée, dans la plupart des États allemands, et cependant on y voit, en particulier en Autriche, en Danemark, en Saxe et en Bavière, la proportion des naissances illégitimes atteindre des moyennes de 108, 110. 150, 218 pour 1000 naissances totales, proportion bien supérieure à celle de la France 75,4 pour 1000. On est donc amené à chercher, ailleurs que dans l'interdiction de la recherche de la paternité, le motif de cette énorme natalité illégitime.

Pour la Bavière, M. Hermann et M. Bertillon ont **montré** que cette énorme natalité illégitime paraissait être la conséquence des obstacles, apportés au mariage, par certaines législations exigeant pour se marier des conditions de fortune déterminées. L'influence fâcheuse de cette législation restrictive, faisant du mariage une sorte de privilège inaccessible à beaucoup d'habitants peu riches, paraît avoir été mise en évidence par son abolition même en 1862. En effet, contrairement à ce qui s'observe chez la plupart de nos peuples civilisés, où la natalité illégitime tend de plus en plus à s'accroître, en Bavière, cette natalité illégitime, quoique très considérable encore, paraît avoir notablement diminué depuis 1862, depuis l'abolition de cette fâcheuse législation. Les naissances illégitimes (morts-nés compris), qui de 1850 à 1859 s'élevaient à 218 dans les États bavarois, voire même à 237,1 dans la Bavière propre ; qui, de 1860 à 1868, quelques années après l'abolition de cette législation, s'élevaient à 222, tombaient à 150 pour la période 1870-1873 (Lagneau).

La seconde objection, contre une loi permettant la recherche de la paternité, vise le scandale qui en serait la conséquence. Le scandale est dans la violation de la lo morale; il n'est pas dans la répression. La répression est exemplaire, loin d'être démoralisatrice. L'argument du scandale, si l'on devait s'y arrêter, paralyserait toute justice. Tous les jours, des procès civils en séparation de corps ou en désaveu de paternité, et des poursuites criminelles, pour attentat aux mœurs, amènent la divulgation de faits déplorables. A-t-on jamais pensé à élever, en pareille matière, la fin de non-recevoir du scandale ? Il y a quelque chose de plus contagieux que le mal lui-même, et de plus démoralisateur, c'est l'impunité du mal... Quiconque a transmis la vie à un être humain lui doit la subsistance et l'éducation, l'assistance morale et l'assistance corporelle. Tout au moins, et ne pût-il que cela, il lui doit l'aveu et la reconnaissance publique de sa paternité. Le déni de paternité est, entre tous les dénis de justice, le plus impie et le plus dénaturé. Les conditions de moralité actuelle et antérieure des filles-mères seraient d'ailleurs toujours un élément qu'on interrogerait dans ces recherches, et qui pourraient jeter sur elles une lumière souvent décisive. Au reste, comme l'a très bien fait remarquer M. Devinck, la loi, pour prévenir des abus, doit stipuler en faveur de la fille séduite, qui est toujours entachée de complicité, un minimum d'avantages, et s'occuper presque entièrement du sort de l'enfant qui, lui, est innocent, et sur lequel doivent se porter principalement, toutes les sollicitudes de la loi. Dans ces limites, la recherche de la paternité clandestine est naturelle, elle est juste, et l'on ne saurait invoquer contre elle les difficultés dont elle est entourée dans l'application. Sans doute, elle échouera souvent ; mais le fait qu'elle est susceptible d'être poursuivie sera, à lui seul, un frein d'une certaine efficacité. Espérons qu'un jour viendra, où elle sera inscrite dans nos codes, non pas avec une forme répressive, ce qui répugnerait à nos mœurs, mais avec une forme réparatrice, ce qui est le minimum de la justice.

Ces sages réflexions méritent notre approbation sans réserve. Mais, il faut bien l'avouer, il sera très difficile, en France, de résoudre cette question d'une manière pratique.

Cependant, ainsi, d'ailleurs, que le fait observer M. le sénateur Béranger, dans la proposition de loi nos magistrats tiennent de plus en plus compte de la cruelle situation faite à la jeune fille et à l'enfant, par l'homme qui souvent, pour séduire la malheureuse, lui a promis mariage, a abusé de l'autorité que lui donnaient sur elle son âge, son intelligence et sa position. Aussi, malgré l'interdiction de la recherche de la paternité prescrite par l'article 340 du Code civil, accordent-ils souvent des dommages-intérets conformément à l'article 1382 du même Code civil.

Art. 1382 (Code civil). — Tout fait quelconque de l'homme, qui cause à autrui un dommage, oblige celui par la faute duquel il est arrivé à le réparer.

Mais ces dommages-intérêts accordés à la mère, tiennent très incomplètement lieu de la pension d'entretien, accordée à l'enfant dans les nombreux pays dont les législations autorisent la recherche de la paternité.

La plupart des législations étrangères diffèrent entièrement de la nôtre, sous le rapport de la protection accordée aux enfants illégitimes. Sans imposer leur reconnaissance légale, elles obligent au moins à pourvoir à leurs besoins. En Angleterre, en Pologne, en Prusse, en Saxe, en Saxe-Weimar et dans la plupart des autres États allemands, en Argovie, à Berne, à Fribourg, à Zurich, à Lucerne, dans le Valais, et plusieurs autres cantons de la Suisse, en Portugal, dans la Louisiane, la Massachusetts, l'Ohio, le Vermont, l'Illinois, le New-Jersey et les autres États-Unis de l'Amérique du Nord, l'homme qui abandonne une jeune fille, après l'avoir rendue mère, est astreint à payer pour l'enfant jusqu'à ce qu'il soit parvenu à l'âge de dix, treize, quatorze, quinze ou seize ans, une pension de 2 schillings et demi (3 fr. 25 cent.) à 5 schillings (6 fr. 25 cent.) par semaine; de 50 à 200 francs, de 12 à 60 thalers, de 50 à 150 dollars par an, c'est-à-dire une pension annuelle variable, suivant les législations, de 50 à 813 francs (Gust. Lagneau[1]).

PROTECTION DE L'ENFANCE DANS DIVERS PAYS. — *Angle-*

---

[1] G. Lagneau, De l'influence de l'illégitimité sur la mortalité (*Annales d'hygiène*, t. XLV, p. 77, 1876).

terre [1]. — En Angleterre, l'*Infant Life protection Act* remonte à 1872. Elle défend à qui que ce soit, sans faire enregistrer son nom et son domicile, de prendre en nourrice, pour plus de vingt-quatre heures, plus d'un enfant de moins d'un an ou de deux jumeaux.

Le *Local Board of Health* ne fait cet enregistrement que si le domicile est reconnu salubre et si le caractère de la femme, comme son aptitude à garder les enfants, inspirent confiance.

La gardienne doit inscrire, dans un livret spécial, le jour où un enfant lui a été remis, son nom, son âge et son sexe, le nom et l'adresse de la personne qui l'a amené, le jour où on l'a repris et le nom de la personne qui est venue le chercher.

Le *Local Board of Health* fixe le nombre des enfants que chaque gardienne est autorisée à recevoir. L'autorisation n'est valable que pour une seule année, et peut être retirée en tout temps, si l'on vient à découvrir que les enfants sont mal soignés ou placés dans des conditions défavorables, sous quelque autre rapport.

Tout décès, parmi ces enfants, doit être déclaré dans les vingt-quatre heures. A défaut d'une déclaration mortuaire signée d'un médecin, la police commet un médecin pour l'examen du cadavre.

Les prescriptions précédentes ne sont applicables ni aux parents et tuteurs des enfants, ni aux Établissements de bienfaisance, ni aux personnes placées sous le contrôle d'une Association ayant pour but de protéger la première enfance.

Allemagne. — (*Rundverfügung* du 18 juillet 1874,

---

[1] J'emprunte à l'excellente traduction du *Traité d'hygiène publique de Palmberg*, par mon ami A. Hamon, pages 45, 295, 403 et 453, la plupart des renseignements suivants sur la protection des enfants dans différents pays.

Minist. Verfügung du 25 août 1880). — Toutes les personnes qui reçoivent contre paiement, des enfants étrangers, pour en prendre soin, sont placées sous la surveillance de la police et tenues d'avertir celle-ci de l'arrivée de chaque nouvel enfant.

Il appartient à chaque commune d'établir des règles détaillées à cet égard, en tenant compte des observations suivantes : 1° les personnes qui, moyennant une rétribution, veulent soigner des enfants, au-dessous de six ans, doivent en avoir l'autorisation de la police ; 2° cette permission n'est accordée qu'à des gens placés dans des conditions d'existence convenables et habitant des logements appropriés ; 3° à chaque changement de domicile, la permission doit être renouvelée ; 4° si un enfant est mal soigné, ou que la personne chargée de le garder tombe dans une mauvaise situation, la permission est retirée ; 5° la police ou la personne désignée doit avoir libre accès auprès des petits pensionnaires, afin d'obtenir des renseignements précis sur leur état ; 6° l'entrée et la sortie de chaque enfant doivent être signalées à la police ; 7° les déclarations doivent mentionner le nom de l'enfant, le lieu et le jour de sa naissance, le nom et le domicile de ses parents ; si l'enfant est illégitime, le nom et l'adresse de sa mère et de son tuteur ; 8° les contrevenants à ces règles sont passibles d'une amende de 37 fr. 50, ou d'un emprisonnement en cas d'insolvabilité.

Autriche. — (*Hof Decret* du 1er avril 1824).— Le soin de veiller sur les enfants abandonnés, incombe au médecin du district et au pasteur de chaque paroisse. Ceux-ci sont tenus d'inspecter fréquemment les enfants en nourrice, de signaler à l'Assistance publique les inconvénients qu'ils auraient remarqués et de rédiger un rapport annuel, qui doit être remis au gouverneur.

Les dispositions ne sont pas les mêmes dans les différents pays de la couronne. En Bohême, outre le médecin et le pasteur, il y a encore un membre choisi par la commune, le *waisenvater*. En Moravie, des primes sont décernées aux mères-nourrices qui ont pris le plus de soin de leurs pensionnaires.

En Hongrie, la loi XIV de 1876 contient les articles suivants qui visent la protection de l'enfance.

§ 20. — Toute personne autorisée à soigner des enfants, ou toute personne qui s'est chargée de ce soin, est tenue de recourir à l'assistance d'un médecin, en cas de maladie de tout enfant au-dessous de sept ans.

§ 21. — Ceux qui manquent à ce devoir sont passibles d'une amende de 10 florins au maximum, ou deux jours d'arrêt. Cette amende sera proportionnelle au degré de négligence, le maximum ne pourra être appliqué qu'en cas de récidive.

§ 23. — Les vérificateurs des décès doivent informer la municipalité de tous les cas où un enfant de moins de sept ans serait mort sans traitement médical. La municipalité doit en référer à l'autorité d'hygiène de première instance.

§ 24. — Celui qui veut prendre chez lui des enfants en nourrice ou en pension, doit en informer la mairie, qui, après la constatation de l'état de santé de la nourrice et de la salubrité du logement, en donne l'autorisation si le résultat des constatations est suffisant. Dans le cas contraire, la mairie refuse et soumet le cas à l'autorité d'hygiène de première instance.

§ 25. — Une femme ne peut prendre en nourrice qu'un seul enfant, la mairie doit tenir un tableau de tous les enfants en nourrice.

§ 26. — L'emploi de remèdes soporifiques ou narcotiques, sans ordonnance du médecin, est prohibé, et peut être puni d'une amende de 5 à 20 florins, soit quatre jours de prison.

Loi Roussel. — Cette loi de protection de l'enfance votée le 23 décembre 1874 a eu les plus heureux résultats.

Pour ne parler que du département de la Seine, en 1887, sur 4925 enfants surveillés, dont 1569 dans la ville même de Paris et 3356 dans les communes suburbaines, la mortalité a été de 363 soit 7,37 pour 100 ; moyenne excellente quand on songe que la mortalité antérieure oscillait de 16 à 39 pour 100.

Dans les départements où la loi Roussel est appliquée avec zèle, elle a mis fin, dans la mesure du possible, au trafic du premier mois et de la layette ; elle a éliminé définitivement les nourrices incapables par défaut d'intelligence ou par in-

curie ; elle a détruit les centres d'élevage et amené la dispersion des enfants et leur placement favorable 90 fois sur
100 ; grâce à elle, l'industrie nourricière a pénétré là où elle
était presque inconnue, là où la femme ne trouve pas à s'occuper hors de chez elle. Le médecin inspecteur y a beaucoup
contribué. Précédemment, c'était le contraire, et l'enfant
allait là surtout où la femme pouvait facilement s'occuper,
dans les centres où, au point de vue de l'alimentation, la
condition des enfants laissera toujours à désirer. Actuellement cette industrie se trouve partout, et, on peut dire que,
en général, elle est entre les mains de personnes soigneuses,
actives, mais trop souvent imbues de préjugés invétérés.

Tout en favorisant l'allaitement naturel, la loi Roussel a
réhabilité l'allaitement artificiel. Elle a montré l'excellence
de tout mode d'allaitement convenablement dirigé. Ainsi,
elle a prévenu la mort d'innombrables victimes.

Grâce à cette loi, l'hygiène de la première enfance, dont
elle applique heureusement les principes essentiels, a démontré péremptoirement son importance capitale, pour l'avenir
des sociétés.

FIN

Lyon — Imp. Pitrat Aîné, A. Rey Successeur, 4, rue Gentil. — 5011.

MANUEL PRATIQUE DES MALADIES DE L'ENFANCE

PAR

A. DESPINE
Professeur de pathologie interne
à l'Université de Genève.

C. PICOT
Médecin de l'infirmerie du Prieuré
à Genève.

Troisième édition, revue et augmentée.

1 vol. in-18 jésus de 656 pages . . . . 7 fr.

TRAITÉ PRATIQUE DES MALADIES DES NOUVEAU-NÉS

DES ENFANTS A LA MAMELLE ET DE LA SECONDE ENFANCE

Par le docteur E. BOUCHUT
Médecin de l'hôpital des Enfants-Malades.

Ouvrage couronné par l'Institut de France.

1885, 1 vol. gr. in-8 de 1130 pages, avec 179 figures . . 18 fr.

HYGIÈNE DE LA PREMIÈRE ENFANCE

GUIDE DES MÈRES POUR L'ALLAITEMENT, LE SEVRAGE ET LE CHOIX DE LA NOURRICE

Par le docteur E. BOUCHUT
Médecin de l'Hôpital des Enfants-Malades.

1 vol. in-18 jésus, de 460 pages, avec 53 figures. . . 3 fr. 50

BOUCHUT. CLINIQUE DE L'HOPITAL DES ENFANTS-MALADES, 1885, 1 vol.
in-8, de 780 pages. . . . . 8 fr.

LES MALADIES DE LA PREMIÈRE ENFANCE

PREMIERS SOINS AVANT L'ARRIVÉE DU MÉDECIN

Par le docteur E. JACQUEMET
Médecin-inspecteur des enfants malades du premier âge.

1892, in-16, 175 pages avec 17 figures dans le texte. . . 2 fr.

ENVOI FRANCO CONTRE UN MANDAT POSTAL

HYGIÈNE DES FAMILLES

Par le docteur A. CORIVEAUD (de Blaye)

1 vol. in-18 jésus, de 320 pages. . . . . 3 fr. 50

Hygiène individuelle. — Hygiène alimentaire dans l'état de santé et de maladie. — L'obésité et son régime. — Le diabète et son régime. — Hygiène de la bouche. — Hygiène de la vue. — Physiologie et hygiène du cœur. — Le tabac. — Les nerveux. — La cinquantaine chez l'homme. — Les petites infirmités. — Remèdes et médicaments. — Les bains. — Le sommeil, etc.

Hygiène sociale. — Les parasites invisibles. — Les eaux potables et la fièvre typhoïde. — Les étuves à désinfection. — La phtisie pulmonaire. — L'air confiné. — Les poêles mobiles. — Hygiène des villes d'eau et des stations balnéaires, etc.

LA SANTÉ DE NOS ENFANTS

Par le docteur A. CORIVEAUD (de Blaye)

1 vol. in-18 jésus de 320 pages. . . . . 3 fr. 50

Ce livre est un recueil de conseils, que l'auteur, médecin praticien, adresse aux parents soucieux de la santé de leurs enfants : il a choisi des sujets de pratique courante, aux difficultés desquelles les familles se heurtent chaque jour.

LE LENDEMAIN DU MARIAGE

Par le docteur A. CORIVEAUD (de Blaye)

Sixième mille. 1 vol. in-18 jésus. . . . . 3 fr. 50

L'amour et le mariage. — La première nuit de noces. — Le voyage de noces. — La chambre à coucher. — Ovulation, fécondation, procréation. — Artifices de la nature et rôle de l'amour. — Procréation des sexes à volonté. — Avant la naissance. — Plaisirs permis et plaisirs défendus. — Hygiène de la jeune mère. — Le premier né. — La famille devant le mariage. — Le mariage, ce qu'il est, et ce qu'il devrait être. — Mœurs contemporaines. — Fécondité et mortalité. — Remèdes au mal.

HYGIÈNE DE LA JEUNE FILLE

Par le docteur A. CORIVEAUD (de Blaye)

1 vol. in-18 jésus.. . . . . 3 fr. 50

L'âge ingrat. — Vie des jeunes filles dans les grandes villes. — La journée d'une jeune fille. — Devoirs des mères de famille. — L'appétit et le régime. — La gymnastique. — Séjour à la campagne. — Bains de mer. — Les costumes de la jeune fille. — Bals, soirées, théâtres. — Le mariage précoce.

HYGIÈNE DE LA GROSSESSE

Par le docteur Ad. OLIVIER
Ancien interne de la Maternité.

1 vol. in-16, avec 40 figures. . . . . 3 fr. 50

NOUVEAU DICTIONNAIRE DE LA SANTÉ

Comprenant
la médecine usuelle, l'hygiène journalière, la pharmacie domestique,
et les applications des nouvelles conquêtes de la science à l'art de guérir.

Par le Docteur PAUL BONAMI

Médecin en chef de l'hospice de la Bienfaisance,
Lauréat de l'Académie de médecine.

1 vol. gr. in-8 jésus. de 950 pages, à 2 colonnes, avec 704 fig.. . **16** fr.
Relié en toile rouge, fers spéciaux. . . . . . **18** fr.

L'attention et la curiosité des gens du monde se portent de plus en plus vers tout ce qui concerne les moyens de prévenir ou de guérir les maladies ; c'est à ce public soucieux de sa santé et désireux de connaître les plus récents progrès réalisés par l'hygiène, la médecine et la chirurgie, que s'adresse le *Dictionnaire de la Santé*. Les sciences médicales forment un ensemble dont toutes les parties s'éclairent et se complètent mutuellement ; tout en restant exact dans le fond, l'auteur s'est attaché à exclure de son langage ces termes à mine rébarbative qui effrayent les profanes.

Voulez-vous savoir ce que vous devez manger et boire, comment il faut vous vêtir, l'exercice que vous devez prendre, la façon d'user avec profit et sans danger des bains, douches et autres pratiques d'hydrothérapie, la manière d'orienter, de distribuer, d'aménager, de chauffer, d'éclairer, de ventiler votre habitation, de faire servir à la prolongation de votre existence tous les agents du monde extérieur et de fuir tout ce qui peut vous nuire ? Ouvrez le *Dictionnaire de la Santé*. La maladie a-t-elle fait son apparition ? Un accident s'est-il produit ? Etes-vous en présence d'un empoisonné, d'un asphyxié, d'un noyé, d'un blessé ? Consultez encore le *Dictionnaire de la Santé*. Il vous indiquera les causes, les signes et le traitement des maladies.

Le *Dictionnaire de la Santé* n'a pas la prétention de se substituer partout et toujours à l'assistance du médecin ; mais il permettra certainement à ses lecteurs de suivre les règles les plus sages de l'hygiène, de traiter les malaises et indispositions sans le secours de l'homme de l'art, et, en cas de maladie véritable ou de blessure grave, de donner dans les premiers moments des soins utiles ou éclairés.

Ce livre sera le guide de la famille, le compagnon du foyer, que chacun, bien portant ou malade, consultera dans les bons comme dans les mauvais jours.

HYGIÈNE

L'HYGIÈNE A PARIS

L'HABITATION DU PAUVRE

Par le Docteur O. du MESNIL

Préface par Jules SIMON (de l'Institut)

1 vol. in-16 de 320 pages . . . . 3 fr. 50

LES EXERCICES DU CORPS

LE DÉVELOPPEMENT DE LA FORCE ET DE L'ADRESSE

ÉTUDE SCIENTIFIQUE

Par E. COUVREUR

1 vol. in-16 de 351 pages, avec 59 figures. . . . . . 3 fr. 50

NERVOSISME ET NÉVROSES

HYGIÈNE DES ÉNERVÉS ET DES NÉVROPATHES

Par le docteur A. CULLERRE

1 vol. in-16, 350 pages. . . . . 3 fr. 50

LE SURMENAGE INTELLECTUEL

ET LES EXERCICES PHYSIQUES

Par le docteur RIANT

1 vol. in-16 de 312 pages. . . . . 3 fr. 50

HYGIÈNE DES ORATEURS

HOMMES POLITIQUES, MAGISTRATS, AVOCATS, PRÉDICATEURS, PROFESSEURS,
ARTISTES, ET DE TOUS CEUX QUI SONT APPELÉS A PARLER EN PUBLIC

Par le docteur A. RIANT

1 vol. in-16, 340 pages. . . . . 3 fr. 50

LE CUIVRE ET LE PLOMB

DANS L'ALIMENTATION ET L'INDUSTRIE, AU POINT DE VUE DE L'HYGIÈNE

Par A. GAUTIER

Professeur à la Faculté de médecine de Paris, membre de l'Institut

1 vol. in-16 de 310 pages. . . . . 3 fr. 50

LES NOUVELLES INSTITUTIONS DE BIENFAISANCE

LES DISPENSAIRES POUR ENFANTS MALADES, L'HOSPICE RURAL

Par le docteur A. FOVILLE

1 vol. in-16, avec 10 planches. . . . . 3 fr. 50

ENVOI FRANCO CONTRE UN MANDAT POSTAL

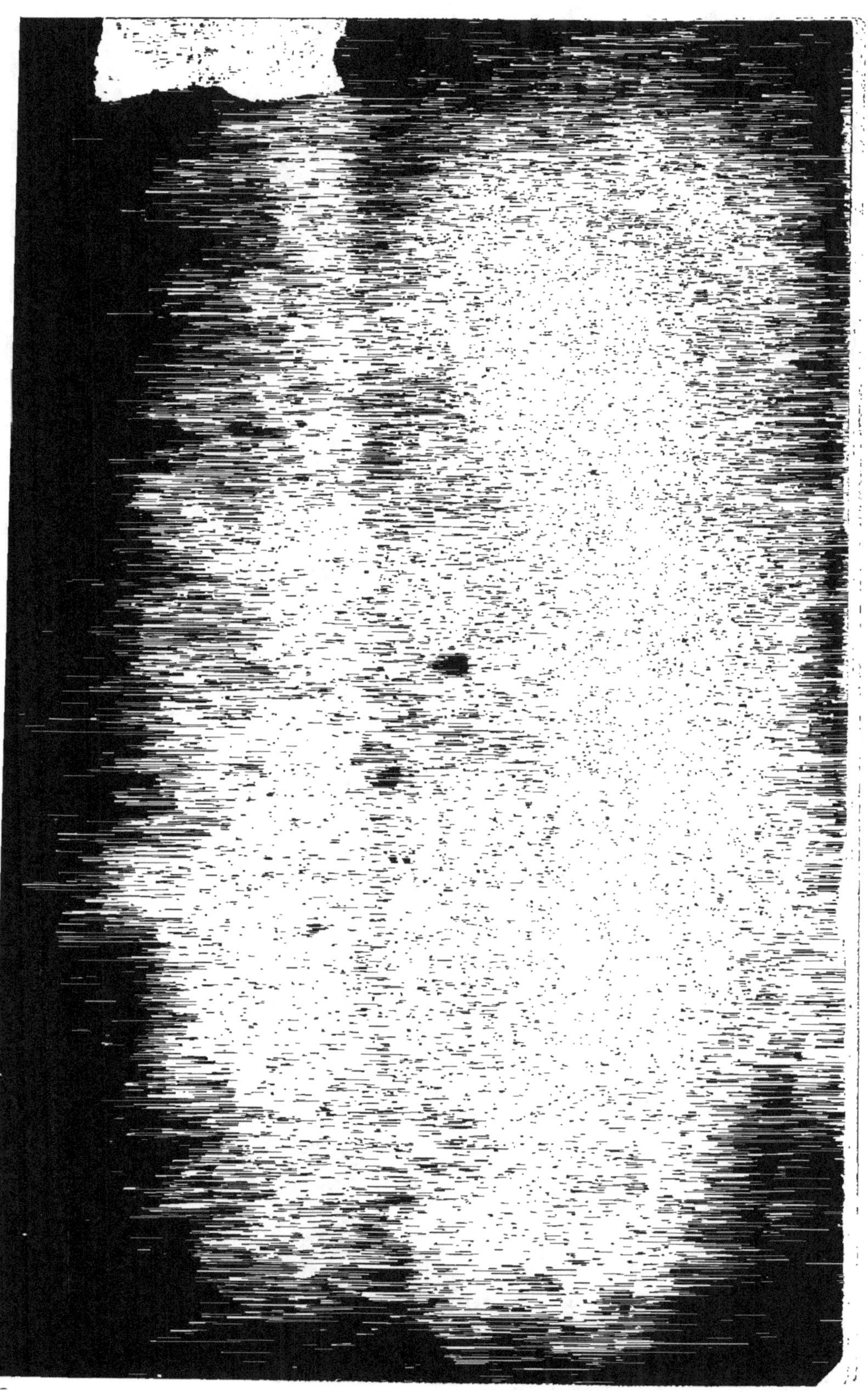

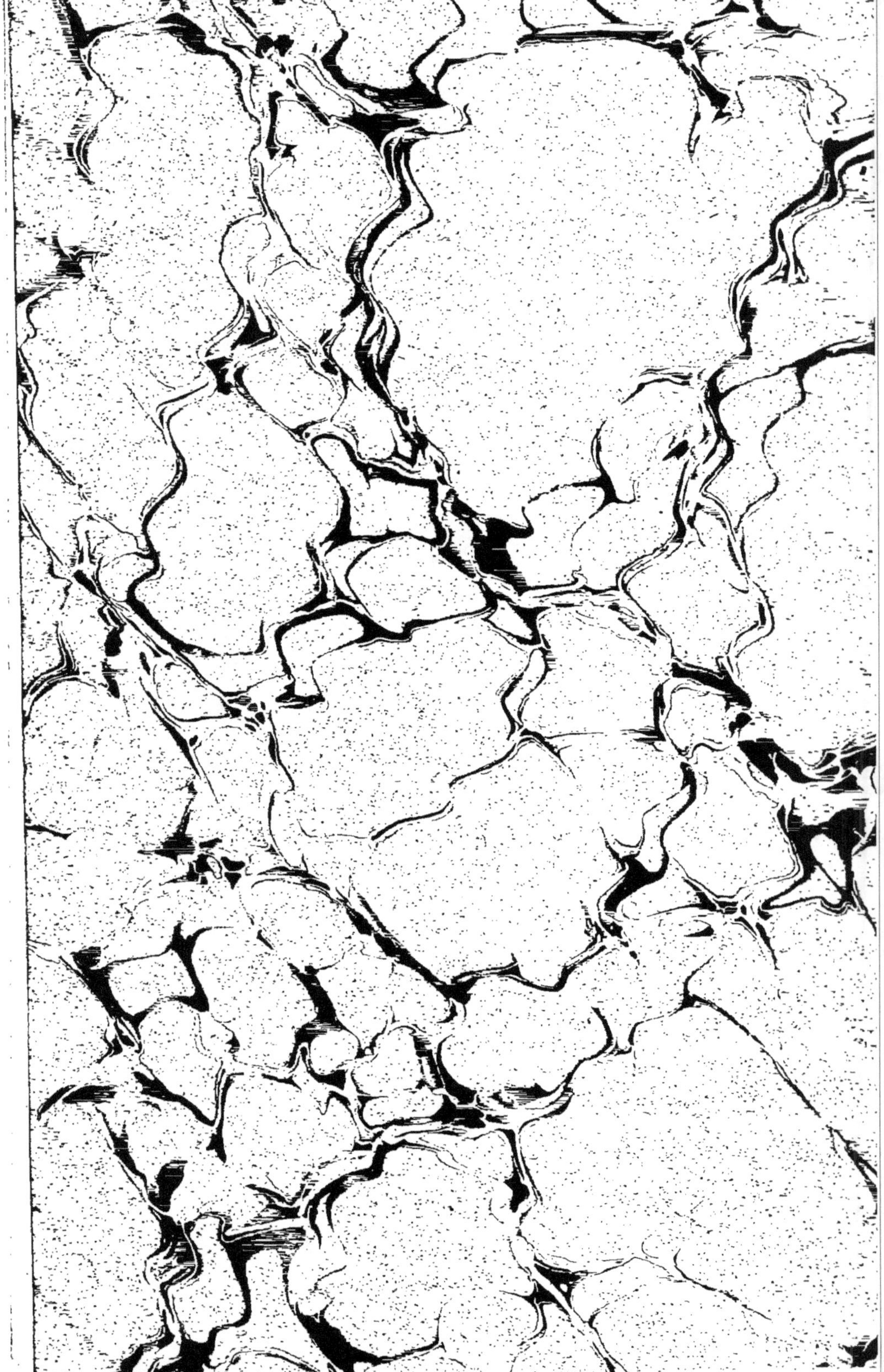

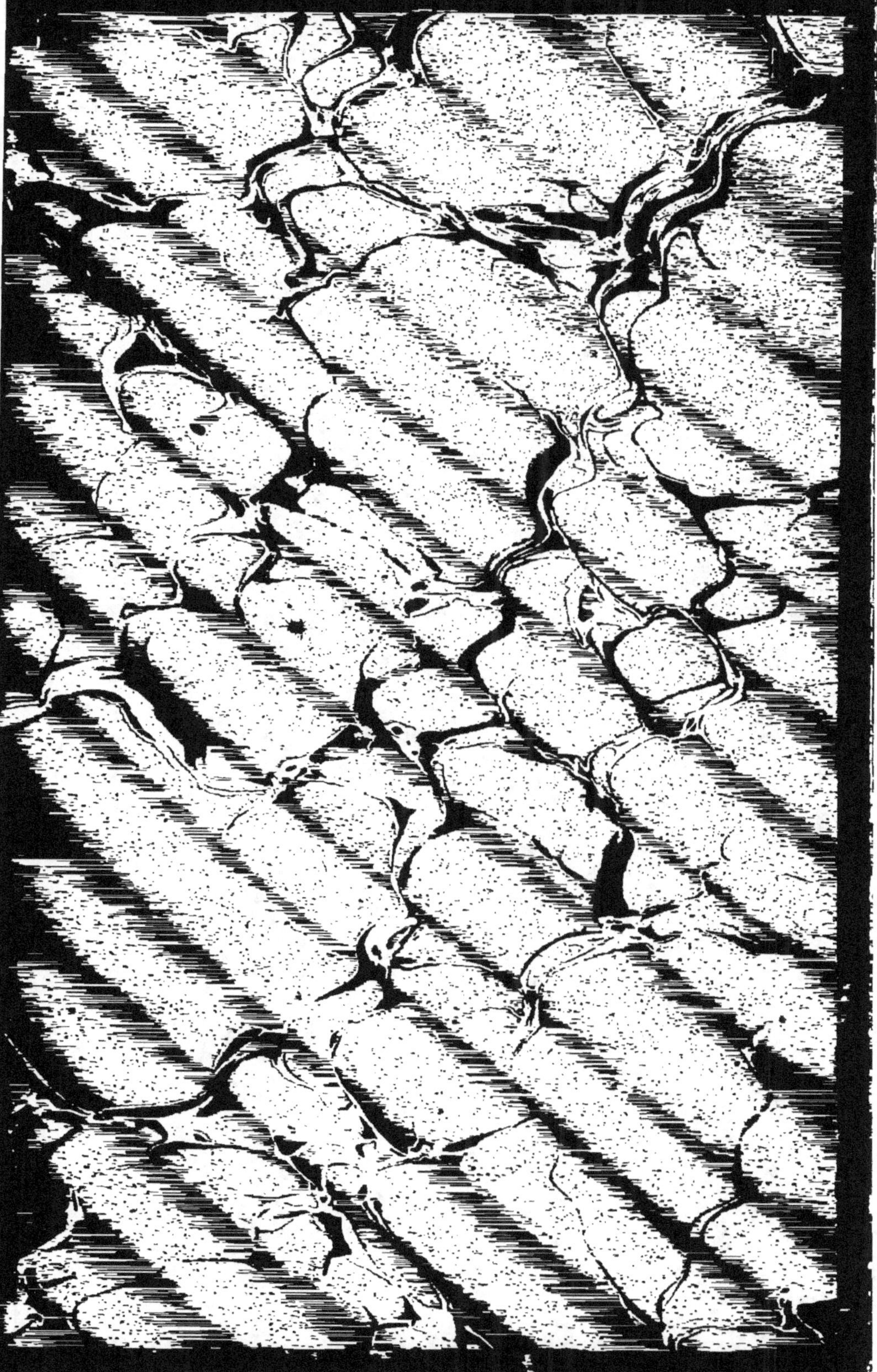